教育部人文社会科学研究青年基金项目资助（18YJCZH161）

毒品成瘾心理学

唐 浩 著

群众出版社
·北 京·

图书在版编目（CIP）数据

毒品成瘾心理学／唐浩著．—北京：群众出版社，2021.8

ISBN 978-7-5014-6155-4

Ⅰ.①毒…　Ⅱ.①唐…　Ⅲ.①吸毒—精神障碍—心理学—研究　Ⅳ.①R163.4

中国版本图书馆 CIP 数据核字（2021）第 137097 号

毒品成瘾心理学

唐　浩　著

出版发行：群众出版社

地　　址：北京市西城区木樨地南里

邮政编码：100038

经　　销：新华书店

印　　刷：北京市科星印刷有限责任公司

版　　次：2021 年 8 月第 1 版

印　　次：2023 年 3 月第 3 次

印　　张：20.25

开　　本：787 毫米×1092 毫米　1/16

字　　数：449 千字

书　　号：ISBN 978-7-5014-6155-4

定　　价：70.00 元

网　　址：www.qzcbs.com

电子邮箱：qzcbs@sohu.com

营销中心电话：010-83903991

读者服务部电话（门市）：010-83903257

警官读者俱乐部电话（网购、邮购）：010-83901775

法律图书分社电话：010-83905745

前　言

联合国毒品和犯罪问题办公室发布的《2021年世界毒品报告》称，2020年全球约2.75亿人使用毒品，比2010年增加了22%。报告显示，2010年至2019年，全球吸毒人数增加了22%，部分原因是人口增长。仅根据人口变化，目前的预测表明，到2030年全球吸毒人数将增加11%，非洲最为显著，将增加40%。根据最新的估算，全球15至64岁的人口中，约5.5%在过去一年中至少使用过一次毒品；约3630万人存在药物滥用问题，占总吸毒人数的13%。在全球范围内，有1100多万人注射毒品，其中一半人患有丙型肝炎。阿片类药物仍然是造成最大疾病负担的毒品。人类吸食毒品已有很长的历史，毒品问题已经成为国际性的社会问题。随着人们对毒品危害认识的提高，毒品成瘾的心理学问题也成为成瘾矫治和成因分析的重点研究方向。

毒品成瘾是指毒品和机体相互作用引起生理和心理改变，吸毒者为追求吸食毒品引起的愉悦感和避免停药后的戒断反应，而长期反复、持续地以强制性自我给药为特征的脑疾病。在吸毒的主要原因和复吸的主要驱动力上，心理因素都占据了极为重要的地位。心理学是一门研究人类心理现象及其影响下的精神功能和行为活动的科学，兼顾突出的理论性和应用（实践）性。其研究涉及知觉、认知、情绪、思维、人格、行为习惯、人际关系、社会关系等领域，也与日常生活的许多领域——家庭、教育、健康、社会等产生关联。一方面，心理学尝试用大脑运作来解释个体基本的行为与心理机能；另一方面心理学也尝试解释个体心理机能在社会行为与社会动力中的角色。另外，它还与神经科学、医学、哲学、生物学、宗教学等学科有关。心理学家从事基础研究的目的是描述、解释、预测和影响行为，吸毒行为同样可以从心理学的角度出发，进行吸毒现象的描述、吸毒行为的解释、复吸行为的预测以及控制成瘾行为的延续等方面的深入研究。由于心理学本身就是一门多学科交叉的边缘学科，而毒品成瘾行为的产生也是缘于多种因素的交互作用，基于心理学的理论基础和研究方法来对毒品问题进行研究是非常具有发展前景的一个方向。随着对毒品成瘾心理学研究的深入，对毒品成瘾心理干预进行系统性的探索，进而建立毒品成瘾心理学学科，具有重要的现实意义和深远的实践意义。

首先，国内非常重视毒品成瘾生理脱毒和心理矫治方面的研究，并且已经积累了一些实践经验。近年来，我国的戒毒矫治工作也产生了一些变化。第一是戒毒形式的多样化。由原有的自愿戒毒、强制戒毒、劳教戒毒转变为《禁毒法》所规定的自愿戒毒、社区戒毒、强制隔离戒毒和社区康复多种形式。第二是戒毒期限个别化。戒毒人员的戒毒期限因人而异，可根据吸食毒品的种类、成瘾的程度和个人戒毒的状况而定。由此就可以帮助戒毒人员"量身定做"一个科学的戒毒方案，实现"精准化戒毒"。第三是戒毒过程一体化。按照《吸毒成瘾认定办法》实现了吸毒人员的社区戒毒、强制隔离戒毒和社区康复的一体化戒毒模式。第四是戒毒力量专职化。戒毒工作已经由初期阶段应急性、兼职性的工作发展成为一种专业性的工作，这必然需要相关专业知识背景的社工和心理咨询师的参与。第五是戒毒救助社会化。目前，我国一些地区已经将监督社区戒毒和社区康复的责任切实落实到城市街道办事处和乡镇人民政府，坚持聘用专职力量与发展志愿者队伍相结合的方式，大力发展社区戒毒工作力量，并取得了一些成绩。但绝大多数地区社区戒毒和社区康复的心理矫治工作基础比较薄弱，还没有建立专门的机构和工作队伍。戒毒人员的心理矫治和干预工作是一项长期而系统的工作，需要夯实其理论基础并不断付诸实践，在实践中再次与理论碰撞，进而完善戒毒康复心理学理论，最终达到预防复吸的目的。

其次，一些专家学者对毒品成瘾的心理机制和矫治方法等方面进行了深入的理论研究，为毒品成瘾心理学理论的形成提供了较为坚实的基础。例如，医学心理学研究发现，毒品成瘾和复吸行为的发生与人类大脑存在"快乐中枢"有关，采取物理学和化学药物等治疗措施可以降低吸食海洛因的快感，进而根治复吸行为；基础心理学围绕毒品成瘾的负性情绪、注意偏向、记忆等方面进行了基础研究，发现吸毒人员的负性情绪显著高于正常人群，并尝试通过提高积极情绪来抑制复吸行为，还有近几年基于条件反射理论对成瘾记忆的提取及消退实验研究，都为成瘾行为的心理学研究提供了科学的理论支撑；应用心理学的相关研究发现吸毒行为的发生与心理依赖联系紧密，通过运用心理干预方法对吸毒人员进行治疗和心理咨询工作；社会心理学更是从吸毒行为是社会失范和越轨行为的角度，开展社区治疗和帮教工作，使毒品成瘾者重新习得主流的价值观与行为规范，重新实现再社会化。毒品成瘾的心理机制和心理评估等目前也是国际性的难题，所以，毒品成瘾心理学的研究必将经历长期的探索过程。

近年来，有关毒品成瘾的诊断标准、评估方法、成因机制、矫治模式和方法均取得了较大进展，也为毒品成瘾的预防工作提供了理论基础。然而，从矫治实践来看，现有的毒品成瘾的心理干预还存在诸多不足。比如，长期疗效差，复吸率高；忽视了毒品的迭代发展对毒品成瘾防治的影响；缺乏整合多种方法结合的一体化毒品成瘾干预体系。这说明毒品成瘾的成因机制研究仍然有待深入，干预理念和方法仍然需要完善。因此，对毒品成瘾的原因机制展开多视角、多学科、深层次研究，探寻具有长效作用机制的综合矫治模式和策略是解决毒品成瘾问题的关键。

本人是心理学专业博士，并在中国科学院心理研究所成瘾行为干预矫治实验室完成了博士后工作，从事毒品成瘾心理机制与干预方法研究近10年，积累了一些浅薄的认识和经验，同时本书也吸收了毒品成瘾心理学研究方面的新成果，依据心理学、生理学、脑神经学、社会学、教育学等多学科理论，深入地探讨了毒品成瘾的发生机制、影响因素、多元危害、诊断及预防干预策略，旨在探寻复杂多样的毒品成瘾现象的本质、决定性要素，以及防治毒品成瘾的有效对策与途径。希望本书能够对从事毒品成瘾心理研究和实践工作的同行有所帮助，并能为降低复吸率、减少新增吸毒青少年起到良好的促进作用。这是本人撰写本书的初衷和驱动源泉，也是本书的意义所在。

本书共有十章：第一章为毒品成瘾概述；第二章为毒品成瘾的发生机制；第三章为毒品成瘾的心理学基础；第四章为毒品成瘾的影响因素；第五章为毒品成瘾的多元危害；第六章为毒品成瘾的诊断与心理评估；第七章为毒品成瘾的心理治疗方法；第八章为毒品成瘾的心理干预研究；第九章为毒品成瘾的预防策略；第十章为毒品成瘾心理学的未来研究展望。

本书获得教育部人文社会科学研究青年基金项目和公安部软科学项目的资助，在实施过程中获得中国科学院心理研究所健康心理学重点实验室、中国刑事警察学院禁毒与治安学院多位同事的精心指导和真诚帮助。本人花费近三年的时间进行文章框架的搭建与资料的收集整理工作，之后对文稿作了精心的梳理和润色，使本书结构更趋合理，逻辑更趋严密，主线更为突出，特色更为鲜明；中国科学院心理研究所隋南研究员、李勇辉研究员在资助项目中的研究设计和实施方面提供了诸多宝贵意见；中国刑事警察学院禁毒与治安学院院长关纯兴、王玮在

毒品成瘾心理学

研究时间和戒毒所的联络工作方面给予了大力支持；本书在收集相关资料时得到了中国刑事警察学院禁毒学专业 2019 级研究生苏炳任、2020 级研究生倪郡泽同学的积极参与和大力协作；本书在修改、审校、出版过程中得到了编辑刘玉莲老师的悉心指导和鼎力帮助。在此，作者谨向上述所有对本书做出贡献和提供帮助者致以衷心的感谢！同时，深深感谢我的家人一直以来对课题研究和本书撰写工作所给予的理解、支持和付出。

看似寻常最奇崛，成如容易却艰辛。本书中有关"运动戒毒""颈颅磁戒毒"等干预方法目前仍处于探索阶段，其科学性和有效性有待进一步检验。因此，本书疏漏之处在所难免，恳请同行和读者批评指正，不吝赐教，不胜感激！最后，愿所有从事禁毒工作的同人们：所有的坚持都可以换来繁花似锦；所有的苦难都可以换来海阔天空。

作者

2021 年 7 月

目 录

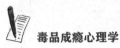

第一章 毒品成瘾概述

成瘾是与人类文明共生的一种现象。近年来，由于社会变迁急速、人际疏离、家庭产生解组等多方面的原因，致使物质成瘾和精神成瘾的人数众多，并呈逐年上升的趋势，成瘾问题已引起各国政府的高度关注。成瘾行为不仅是中国的问题，更是世界各国不容忽视的问题，这已成为影响人类身心健康的全球性灾难。不过，尽管全球大多数国家的政府和研究机构都高度重视成瘾问题，并已对成瘾行为开展了广泛而深入的研究。但由于成瘾行为涉及生理、心理、社会等多方面复杂的原因，这使得对其研究的难度很大。迄今为止，关于成瘾行为的研究，虽然生物医学取向的研究已取得了丰硕的成果，但是心理学取向的研究成果却相对较少。

我们知道，吸毒是一个严重危害人类身心健康的普遍问题，而成功戒毒又是一个很难企及的目标。针对这一世界性难题，各国政府、各种戒毒机构花费了大量的人力、物力和财力来禁毒与戒毒，但按照经济学的原理，大量的投入和微薄的产出却很不成比例。一个残酷而不争的事实是，吸毒问题日趋严峻，戒毒工作似乎也到了穷途末路。戒毒人员回归社会以后，复吸率高达90%以上，这导致多年戒治的努力和心血付诸东流，也让戒毒专家，尤其是投身一线的戒毒工作者倍感挫败。直面这样一种令人沮丧的禁毒与戒毒的现实困境，戒毒专家和实践工作者都应该做深入的理性分析和现实考量，多想想为什么，再看看怎么办。

几十年来，在党和政府的坚强领导、广大戒毒工作者的辛勤努力下，我国的戒毒工作取得了巨大的成绩，数以万计的毒品成瘾者成功告别毒品走向新生。但"高复吸、低操守"一直是困扰戒毒领域的世界性难题，我国戒毒工作的情形也不例外，尽管我们在毒品成瘾矫治工作中投入了大量的人力、物力和财力，但同样面临着戒断率低、复吸率高的问题。导致戒毒人员复吸的原因是多种多样的，其中与毒品成瘾者的心瘾难戒有重要关系，也存在毒品成瘾的心理矫治工作缺乏科学理论的指导，戒毒理念陈旧滞后，戒毒方法与矫治技术规范性、针对性不强，戒断效果评估体系科学性不高等现象。

《禁毒法》对我国的戒毒体制进行了重新构建，强制隔离戒毒的管理体制和戒断模式面临着继承与创新的问题，社区戒毒模式在我国还是一项新生事物，目前还没有成熟的经验与做法可资借鉴，还需要在实践中进一步探索。因此，在毒品成瘾及复吸现象日益严重、党和政府高度重视戒毒工作的背景下，我们有必要对毒品成瘾的心理学问题进行深入的探讨和研究，以期对我国的毒品成瘾心理矫治工作提供理论和方法、技术上的指导和帮

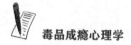

助，从而使更多的毒品成瘾者脱离毒魔的控制，顺利回归社会，成为自食其力、遵纪守法的合格公民，为维护社会治安秩序、构建和谐社会贡献力量。

第一节　毒品成瘾的界定

一、毒品的定义

在英文中，毒品与药品是同一个词"drug"，它反映出绝大多数的滥用药物都是从医疗用途摇身变成大众的消费物品，多数毒品的前身就是药品。自古以来，它们都是首先作为药品或宗教、祭祀目的应用于民间，人们最初用它们来疗伤治病、麻醉神经、解除痛苦、舒缓压力。历史上，毒品的概念是随着社会进步不断发展的，人们正是在应用那些所谓的灵丹妙药的过程中，逐渐认识到它们的长久危害远甚于其所带来的短暂益处，各国政府在经济利益与社会危害的角力中，对它们应用合法性的界定逐步明晰，对毒品的定义逐渐达成共识。

《中华人民共和国刑法》（以下简称《刑法》）第357条第1款规定："本法所称的毒品，是指鸦片、海洛因、甲基苯丙胺（冰毒）、吗啡、大麻、可卡因以及国家规定管制的其他能够使人形成瘾癖的麻醉药品和精神药品。"国外关于毒品的概念似乎更为宽泛，一般将鸦片、海洛因、可卡因等列为非法毒品。而把烟、酒、镇静催眠药等物质归为合法毒品。平时人们所指的"毒药"如砒霜、磷化钾、氰化物、各种剧毒农药、毒鼠药等剧毒品不属于本书所指的毒品。我国毒品的概念有以下几层含义：

第一，毒品是麻醉药品和精神药品的一部分，即毒品也是药品，但这种药品不是帮助人们解除痛苦，保护健康，而是毒害人们的身心，摧残人们的健康。

第二，毒品的本质特征是能够使人形成瘾癖，产生对毒品的依赖，包括生理依赖和精神依赖，并且这种依赖是强烈而全面的。

第三，毒品是国家管制的药品，它具有确定的法律属性。从事国家规定管制药品的一系列活动，如种植毒品原植物、制作、贩卖、吸食毒品等，都是违法行为，都要依法受到查处和制裁。

第四，毒品的种类很多，有的是明确不能用于医疗的毒品，如海洛因；有的是可以用于医疗的，如果滥用就会成为毒品。

毒品定义要素确立了毒品概念的内涵，同时表明毒品受到管制的正当性。很多地区的立法都以成瘾性作为毒品的定义要素之一。我国《刑法》第357条以"能够使人形成瘾癖"作为毒品的药理定义要素；美国《管制物质法案》则在第802条（1）解释"成瘾"术语时，指明了毒品所具有的属性[1]；我国台湾地区以"成瘾性、滥用性及对社会危害

---

① "Controlled Substance Act" (21 U. S. C 802), 802 (1).

性"作为毒品的定义要素①。由此可见，成瘾性作为毒品的定义要素似乎达成了共识。"成瘾性"在管制立法上并非毒品管制的最显著因素，历史、滥用规模甚至文化因素都有可能触发国家对于某种物质的管制；此外，对成瘾性的评价仅是由于其可能是导致社会危害性的前提，而刑法所关注的由成瘾引发的社会危害性，既包括了国家对于不特定市民身体健康的保护，也涵盖了国家保护社会秩序的基本诉求②。

我国《刑法》以"国家管制"作为毒品的定义要素，突出了毒品的行政特征，但对于毒品的实质内涵，却没有进行具体描述。因为从逻辑上看，所有的犯罪都是国家通过立法而对某种行为进行管制的结果，这是结论而非前提，国家介入的前提或原因才是其正当化的解释来源。显然，用"国家管制"作为毒品的定义要素，强调了国家介入市民生活的权力，同时规避了对于毒品管制正当性的解释。因此，在毒品的定义要素中，首要的应当是毒品基于成瘾性而引发的社会危害，其次是基于法律管制费效比而考虑的滥用规模、历史渊源等要素，"国家管制"则应当排除在外。

二、成瘾的界定和解读

（一）成瘾的界定

"成瘾"这一术语被广泛使用，但迄今没有一个统一的定义。从古代到19世纪，"成瘾"这一术语是指对一种坏习惯的沉迷，以至于成瘾者完全忽视了生活的其他方面。它并不是专门指对麻醉毒品或其他药物的依赖。到了20世纪，医学专家开始用"成瘾"这一术语来特指滥用麻醉毒品的一种特性。成瘾的行为和心理特征是病理性的戒断反应和渴求，以及强迫性的觅药行为中的失控感。20世纪后期，"成瘾"这一术语的范围扩大为包含具有欲求性质、强迫和重复的特性，并且是自我破坏的难以改变和停止的任何物质使用和强化行为。《美国遗传医学词典》将成瘾定义为对一种物质或行为的不由自主的、习惯化的心理或生理依赖。

狄克拉曼特（Diclemente）将成瘾定义为一种习得行为，而且这种行为一旦建立，个人即使面对非常严重的后果也难以消除。他认为，成瘾主要有三个维度：①以愉悦和强化为特征的逐步建立的问题行为模式的发展；②产生依赖的行为模式包含生理和心理因素；③这些因素相互作用使行为难以改变。

与成瘾相关最明显的习惯包括烟草依赖、酒精滥用和依赖、物质滥用、一系列饮食失调（包括肥胖症和暴食症），以及强迫性赌博。这些行为的相似之处，即被认为是成瘾的原因包括一些因素：①它们代表有意识的习惯模式，欲求行为；②它们变得过度并产生严

---

① 我国台湾地区"毒品危害防制条例"第2条规定，本条例所称毒品，指具有成瘾性、滥用性及对社会危害性之麻醉药品与其制品及影响精神物质与其制品。

② 包涵：《论毒品的定义要素与授权列管原则》，载《北京联合大学学报（人文社会科学版）》2017年第15期。

重后果；③这些有问题的行为模式有长时间的稳定性；④这些行为有相关的生理和心理因素；⑤有成瘾行为的个体难以停止或改变这些行为。这些代表了用于诊断成瘾的主要标准。在本书中，成瘾是指强迫性地寻求药物和使用药物的行为，尤其是在面对明显的危害结果时，成瘾者试图多次努力地去改变，但这些行为依然继续。成瘾可以引起耐受与生理依赖性及各类社会学、精神病学及医学的问题。近年来，有些研究结果表明，成瘾是一种伴有意志或道德缺陷的自我伤害性疾病，与遗传因素密切相关，呈家族聚集倾向，并与某些特定的基因有关。成瘾行为是一种额外的超乎寻常的嗜好和习惯性，这种嗜好和习惯性是通过刺激中枢神经而造成兴奋或愉快感而形成的。成瘾行为是一种非常复杂的脑疾病，是由生物、行为和环境（包括社会）因素共同作用引起的。

（二）成瘾的解读

关于成瘾有三种不同的观点，丹尼斯·汤姆斯（D. L. Thombs）对这些观点进行了总结①。

1. 成瘾是一种罪行。此种观点认为成瘾是对某种伦理或道德规范的拒弃，成瘾者害人害己，难以原谅。此种观点也假设成瘾行为完全出于个人的自主选择。因此，不能用"失去控制"来解释成瘾行为，应当认为他们是自愿选择"药物滥用"这种折磨人的成瘾方式，而这也是成瘾患者常常遭到谴责的理由。因为成瘾行为是由行动方向上的自由选择与道德错误所导致的，所以惩罚成瘾患者便成为解决这个问题的合理方式，而监禁、罚款及其他的惩处等法律制裁也顺理成章地被当作最适宜的行动。

支持"成瘾是一种罪行"的假设有不少好处，因为这个假设非常直接清楚，从此观点来看，成瘾只是单纯的行为不检，通过惩罚就可以矫正这种恶习。拥护这种观点的人认为，当今社会之所以无法有效遏制成瘾患者的问题应归咎于道德的全面沦丧，因此，回归家庭或弘扬传统的价值观，就常常被当成解决成瘾问题的最佳良方。

不过，历史的经验告诉人们，对普遍存在于人群当中的成瘾问题，使用惩罚的手段并不能产生完全阻遏的效果，这也是人们在鼓吹"成瘾是一种罪行"的看法时，可能会面临的质疑。从历史的先例就可以发现，只凭政府的权威就想根除患者成瘾行为的做法通常是难以持续的。而且，法律的制裁措施常常会衍生出一些不为人所乐见的后果，如促使犯罪网络的组织更为强化、形成地下市场的猖獗、助长对法规法令的漠视、减缓法庭的文件处理及造成强制戒治机构人满为患等。

2. 成瘾是一种疾病。赞同这种观点的人认为毒品成瘾起始于根本的疾病过程。目前，神经科学的迅猛发展有助于推动成瘾疾病模式的科学研究，许多研究成果为这一观点提供了充分的证据。

拥护"成瘾是一种疾病"观点的人普遍相信成瘾患者是疾病的受害者，而"对物质

---

① ［美］丹尼斯·汤姆斯著，李素卿译：《上瘾行为导论》，五南图书出版股份有限公司1996年版，第35～41页。

使用丧失控制力"的说辞，一直是疾病模型用来解释成瘾行为的主要特征。这一模式假设：由于不明原因的体质特征，使得成瘾患者一旦服用少量的药物，就会引发患者更强烈的服用药物的渴求，最后导致了强迫性的过度使用，而个人无法控制这种促成成瘾行为产生的机制。由于成瘾患者被当成深受病痛折磨的人，因此，他们有充分的理由获得照顾、关怀与治疗。而既然成瘾是疾病的一种，对患者施行药物的治疗也是应该的，但适当的治疗，尤其是以住院患者为主的治疗，必须有医师的监督才能确保治疗效果。

支持疾病模式观点的大众至少包括三个团体：第一个团体是属于从事医学的专业人员。他们利用专业的优势来说服大众相信"成瘾是一种疾病"，需要住院治疗，进而坐收渔利。第二个团体是制造成瘾物品的相关从业者，他们也是疾病模型的既得利益者，比如酒精从业者要人们相信成瘾的问题是出在嗜酒者身上，与酒精本身无关。第三个赞同的团体则是"康复运动"的成员，这个组织主要是由那些从药物依赖中康复过来的个人及家属所构成。他们也能从认同疾病模式的理念上获得利益，原因之一是当大众以患者的角度看待成瘾患者时，患者会觉得这样比承受道德批判或心理异常的眼光来得有尊严。同时，认为自己是患者的想法，无形当中也减轻了成瘾患者对过去错误行为的罪恶感和羞愧感，能使他们专注于无药瘾生活的建立，并获得身心的康复。

3. 成瘾是一种适应不良的行为。支持第三种看法的人认为成瘾是一种行为异常，成瘾和所有的人类行为一样，均是由相同的法则加以塑造的。所以，成瘾行为基本上是学习而来的。它既不是罪行，也不是因为丧失控制。反之，它被当成明显受制于环境、家庭、社会以及认知等关联条件，从而导致的问题行为。如同疾病模式一样，成瘾患者也被视为受害者，但并非一种疾病的受害者，而是破坏性的学习环境的受害者。当成瘾被描述成一种"适应不良的行为"时，它和"错误行为"（一种道德的观点）的描述便有极大的差异。行为科学家尽量避免为成瘾行为的"对"与"错"下判断。行为科学家使用"适应不良"一词即意味着，对成瘾患者及他们的家人而言，这种行为形态会产生破坏性的后果，但它并不暗示成瘾患者品德败坏或不负责任。

就行为科学的观点而言，最佳的治疗方式是以学习法则为基础的。更具体地说，成瘾患者需被传授技巧以避免复发。此外，当需要的时候，治疗的医学取向也要加以考虑，但他们通常不会受到重视。成瘾患者的训练及其程序上的实验才是治疗者所关注的焦点，是行为科学家主要采用的治疗取向。目前，在此领域工作的专家与医生是拥护这一观点的主要人员。例如，美国的成瘾行为心理学家学会（Society of Psychologists in Addictive Behavior）就是倡导这一观点的一个团体。但这个团体的人数不多，又没有太多政治势力的介入，并且缺乏公众的认同和赏识，治疗方法本身又十分耗费心力，因此，行为科学的方法目前还处于弱势地位。

总结以上三种观点可以发现，每种观点都有自己的特点和优劣之处。而目前，有些人则坚持认为成瘾行为的形成是基于上述三种因素的连锁演变，即它是一种因人们学习到以不道德方式行动所导致的疾病。不过，这样的整合往往模糊了三种观点的基本差异，因为在每种观点背后，其实都存在着不同的成瘾行为的戒治方法。

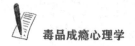

三、与毒品成瘾相关的概念

衡量一门科学是否成熟，往往要看它是否形成了一套成熟的概念体系。应当说，毒品成瘾心理学目前还不能称为一门学科，目前它还没有形成一套成熟的概念体系，但基本上形成了较为固定的概念群。掌握毒品成瘾心理学的基本概念是从事研究和实践工作的基本前提和必要条件。

（一）药物依赖性

当初人们并不了解药物依赖现象时，药物依赖是用药物成瘾这一医学术语来描述的。当时世界卫生组织对药物成瘾下的定义是：药物成瘾是指一种伴有强迫性追求用药行为和严重的戒断症状的状态，并且对用药者和社会都造成明显的损害。随着对药物依赖研究的不断深化和动物实验的结果，世界卫生组织决定用药物依赖来替代药物成瘾。按照世界卫生组织的规范定义：药物依赖包括精神和身体依赖两个方面，并且强调了它是指药物与机体相互作用所造成的一种精神状态，有时也包括身体状态，但未指明行为异常和对社会的危害。

世界卫生组织的专家委员会对药物依赖性所做的解释是：药物依赖性是药物与机体相互作用所造成的一种精神状态，有时也包括身体状态，它表现出一种强迫性地连续或定期用该药物的行为和其他反应，为的是感受它的精神效应，或者是为了避免由于断药所引起的不舒适；可以发生或不发生耐受性；同一个人可以对一种以上药物产生耐受性。药物所具有的依赖性特性是导致用药人群滥用的药理学基础。

（二）生理依赖性

生理依赖性又称身体依赖性、躯体依赖性，是指在某一段时间内不断地使用某种能使人产生瘾癖的药物所带来的生理上的变化，需要继续使用该药才能维持机体的生理功能。否则，会产生一系列的功能紊乱反应（戒断反应）。生理依赖性是中枢神经系统对长期使用依赖性药物所产生的一种适应状态，这时肌体必须在足量药物维持下，才能保持正常状态，一旦断药，生理功能就会发生紊乱，出现一系列严重反应，这些不良反应被称为戒断症状，是一种反跳现象，表现出与药物原来作用相反的症状。例如，苯丙胺类药物有减轻疲劳、抑制食欲和改善情绪等作用，这类药物戒断症状表现为精力疲乏、饮食过多和情绪抑制等情况。

（三）精神依赖性

精神依赖性又称心理依赖性，俗称"心瘾"，是指在长期、反复使用毒品后，在精神上和心理上产生对毒品的依赖状态。毒品成瘾者主要表现在精神上、心理上对所用毒品的依赖。由于使用致依赖性药物，使人产生一种欣快的感觉，并且在精神上驱使用药者表现为一种想连续用药的渴求和强制性用药行为，以获得心理上的满足和避免精神上的不适。精神依赖是依赖者产生顽固性复吸的一个最重要的原因。有少数毒品如致幻剂只有精神依赖性，而相当一些毒品同时具有精神依赖性和身体依赖性，如阿片类药物和镇静催眠药物。在一般情况下，吸食者在反复用药过程中，首先产生精神依赖性，然后产生身体依赖性，而且一旦产生身体依赖性后，将会使精神依赖性进一步加深。正是毒品的依赖性，才会使成瘾者不顾一切地寻觅和使用毒品。这样，一方面是为了享受毒品所带来的"欣快"和舒适或松弛感；另一方面是为了避免一旦断药所带来的难以忍受的痛苦，即戒断症状。这一特性也是毒品被滥用的主要原因。

（四）耐受性

耐受性是指机体对药物敏感性降低的现象。通常表现为机体持续使用药物后所出现的药效下降或维持时间缩短的状况。耐受性是机体连续多次用药产生的，机体对致依赖性药物出现耐受性后，所服药物的效果退化，需要加大剂量才能获得与以前相同的或相似的效果。若停药，多会出现戒断症状。机体对药物不同作用的耐受性，产生时间快慢和程度存在差别。药物耐受性是可逆的，停止用药一段时间后，耐受性可逐渐消失。多数药物依赖者在反复用药过程中对药物产生耐受性。特别是依赖性极强的毒品，人体摄入后往往会产生很强的耐受性。

（五）戒断综合征

戒断综合征是指在反复、长时间和（或）高剂量地使用某种物质后绝对或相对戒断时出现的一组不同表现、不同程度的躯体和精神症状。轻者只感到难受、全身不适，重者可威胁生命。戒断症状大部分由自然停药引起，也可因使用拮抗药，使药物作用暂时减弱或阻断引起。容易形成躯体依赖的药物有阿片类、巴比妥类及酒精等。症状的出现和病程不仅与物质使用有时间联系，而且与停用或减量前刚刚用过的物质类型和剂量有关。例如：酒精所致戒断综合征的特点是震颤、出汗、焦虑、激越、抑郁、恶心和不适；鸦片等麻醉品一旦上瘾，每4～8小时必须再次用药，否则便会出现戒断综合征，一般表现为打哈欠、流涕、流泪、出汗、肌肉疼痛、寒战、起鸡皮疙瘩、恶心呕吐、心悸、激动不宁，24～48小时后的肌肉和腹部痛性痉挛，甚至循环虚脱，36～72小时达到高峰，觅药行为明显，且持续到躯体症状已经减轻后；巴比妥类药物如成瘾量大，突然断药，12～24小时内出现厌食、软弱、焦虑不安、震颤、不眠，可导致癫痫发作、高热谵妄，危及生命；镇静剂所致戒断综合征的许多特点与酒精所致的戒断综合征相同，但还可有肌肉疼痛和抽搐、知觉扭曲和体象扭曲；兴奋剂所致戒断综合征表现为抑郁明显，并伴有不适、无力及情感不稳。戒断综合征的产生与药物特性和个体素质有关。形成的机制可能与体内吗啡受体和成瘾药物的特殊亲和力、神经元活动被成瘾药物阻断后出现代偿性增敏、单胺类神经递质的改变等有关。

（六）稽延性戒断综合征

稽延性戒断综合征是指进行脱毒治疗后，戒断症状消失，但仍然有许多身体不适和痛苦现象，此期间若不继续合理调治，这些症状一般将持续长达数年之久。稽延性戒断综合征的症状概括起来可分为以下四类：

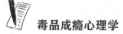

1. 精神现象：入眠困难、多梦易醒、焦虑、抑郁、胆怯、烦躁、思维迟钝、精神恍惚、迷惑、健忘、情感脆弱、易受挫折等。

2. 痛症及其他：头痛、腹痛、腰痛、四肢肌肉骨节疼痛、倦怠乏力、嗜睡、懒言、周身不适等。

3. 消化功能不好：食少甚或厌食、胃脘脾胀不舒、腹泻便秘交替、肌肉消瘦等。

4. 瘾海难填：稽延性戒断综合征的存在影响毒品成瘾者的功能恢复，致使相当一部分人复吸毒品。

（七）心理矫治

心理矫治，目前已经成为毒品成瘾心理学中的一个非常重要的概念。心理矫治一般被翻译为"心理治疗"（Psychotherapy）。在西方国家，起初人们把心理矫治等同于心理治疗，是指应用精神医学和临床心理学的知识、方法和技术对有心理问题或心理异常者进行治疗，帮助他们消除心理障碍，解除心理矛盾，达到心理健康的目的。这实际上是从医学心理学或临床心理学的意义上界定的心理矫治概念。我国的矫正机构一般认为，心理矫治就是矫正机构运用心理科学的原理和方法，通过对违法犯罪者开展心理健康教育、心理评估、心理咨询与治疗、心理危机干预等一系列活动，帮助他们消除违法心理及其他心理问题，维护心理健康，重塑健全人格，提高适应社会的能力，以促进矫治目标的实现。与此相对应，我们认为，毒品成瘾的心理矫治是指戒毒机构运用心理学、精神病学理论和技术对成瘾者存在的心理、行为问题有针对性地进行治疗与康复训练，使其戒除毒瘾，能适应正常社会生活的系列活动。

第二节　毒品成瘾心理学的学科性质和科学基础

一、毒品成瘾心理学的学科性质

当代科学发展的一个重要特点就是学科间的交叉和融合，这一特点在毒品成瘾心理学中表现得尤为明显。关于毒品成瘾心理学的性质，可以从以下三个方面来理解：

（一）毒品成瘾心理学是一门边缘科学

分析毒品成瘾心理学的性质，不能脱离它的母体学科和相关学科。心理学作为毒品成瘾心理学的母体学科，其母亲是哲学、父亲是生理学、媒人是生物学。心理学是在思维科学、自然科学和社会科学交合点上形成的一门具有综合性的交叉科学或边缘科学。应当说，毒品成瘾心理学是心理学的研究领域，同时又与法学、社会学、犯罪学、生理学、心理学、药物学、精神医学、管理学、教育学等众多科学密不可分，因而它又是一门处于中间状态的边缘科学。法学、犯罪学、管理学、教育学、社会学显然属于社会科学，而生理学、心理学、药物学、精神医学又具有自然科学的性质，因此，我们认为，毒品成瘾心理学兼有自然科学和社会科学的双重性质。

一方面，毒品成瘾心理学要研究毒品成瘾者心理现象的物质本体，即心理的神经生物学基础，比如要研究毒品成瘾者生理、心理成瘾、行为问题的脑机制等，因此，它具有自然科学的性质；另一方面，毒品成瘾心理学又要研究成瘾现象产生、发展的社会环境，研究社会心理或团体心理，研究毒品成瘾者的管理、教育、生活技能与行为训练等，因此，它又具有社会科学的性质。

（二）毒品成瘾心理学是一门综合性科学

毒品成瘾心理学涉及心理活动的各个方面，具有综合性的特点。从世界戒毒领域来看，绝大多数国家的戒毒机构都是通过多种途径、多种手段，对毒品成瘾者进行全方位的矫治工作，以促进毒品成瘾者戒断毒瘾，重新进行社会化，顺利回归社会。对毒品成瘾者进行毒品戒断是戒毒机构的根本任务。实践表明，戒毒工作需要运用多方面的理论和方法。现简要介绍如下：

1. 吸毒是一种违法行为，吸毒成瘾的原因是多方面的，既有个体的原因，也有家庭、学校和社会的原因，同时还与毒品本身的特性具有密切的关系。吸毒者不仅是违法者、社会化的失败者，还是毒品的受害者、慢性复发性脑疾病患者。因此，我们要戒断毒品成瘾者的毒瘾，就必须了解吸毒及复吸的原因，了解吸毒成瘾的大脑机制，这就需要运用法学、犯罪学、社会学、生理学、心理学等方面的知识。

2. 初期的戒毒工作需要一个无毒环境，为此，我们需要对戒毒人员依法实施严格、科学、文明的管理，隔断毒源与"毒友"的不良诱惑，以此保障戒毒秩序的稳定，促进戒毒人员良好行为习惯的养成和戒毒工作的顺利进行，这就必然运用到管理学、组织行为学、管理心理学等学科的知识和原理。

3. 戒毒心理矫治工作是一项系统工程，仅从戒毒人员的心理角度来讲，我们要对他们的认知、情绪情感、意志、行为习惯和人格等多方面进行矫治和转化。这些主要是通过教育手段来实现的，不仅要进行思想道德教育、毒品危害教育、心理健康教育、文化法制教育，还要进行拒毒和生活技能训练等，因此，必然要运用教育学、心理学、法学等学科的知识和方法。

4. 我国戒毒机构以强制隔离戒毒作为矫治的基本手段，劳动是极其重要的矫治活动，不仅能使戒毒人员转变劳动观念，还能使他们习得一技之长，将来能够自食其力。因此，研究毒品成瘾心理学必然要运用劳动组织学、劳动心理学、职业技能教育等学科的知识。

5. 毒品成瘾者绝大多数都具有不同程度的心理障碍或疾患，我们有必要对他们采取专门的精神医学和心理学技术加以治疗，以促进其康复，因此，必然要运用精神医学、心理矫治与临床心理学等学科的知识。

6. 戒毒场所是一个特殊环境，我国强制隔离戒毒所非常重视通过构建良好的场所文化环境、营造和谐的人际关系氛围来促进戒毒人员的矫治，因此，必然要运用社会学、社会心理学等学科的知识。由此可见，毒品成瘾心理学是一门综合性科学。

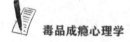

（三）毒品成瘾心理学是一门应用科学

毒品成瘾心理学虽然有自身的基本概念和理论体系，但作为一门边缘科学，它显然属于一门应用科学。如前所述，毒品成瘾心理学是在我国社会的迫切需要下应运而生的，这一需要来源于我国毒品违法犯罪的现状与戒毒工作的实践。因为创立这门学科的宗旨主要在于应用，其目的在于运用综合性的理论、方法与技术，促进毒品成瘾者的心理矫治工作沿着一条科学、规范、高效的道路发展，最终达到提高毒品成瘾者的毒瘾戒断率、降低复吸率，构建我国和谐的社会环境。毒品成瘾心理学的产生和发展是基于戒毒矫治工作实践的需要，其研究价值就在于直接用于指导戒毒工作实践，这一点是毒品成瘾心理学的研究者必须牢牢把握的。由于毒品成瘾心理学具有应用科学的性质，要求研究者不仅要牢固坚持理论与实践相结合的原则，养成实事求是、尊重客观事实的科学态度，还要具备从基层获取第一手资料，并加以统计分析、抽象概括的素质和能力。

二、毒品成瘾心理学的科学基础

如前所述，毒品成瘾心理学是一门综合性的科学，从事这项研究和实践工作的人员需要掌握多方面的科学知识。具体来讲，毒品成瘾心理学的科学基础主要有以下几个方面的内容。

（一）哲学基础

哲学是关于世界观和方法论的一门科学，马克思主义哲学即辩证唯物主义和历史唯物主义，是关于自然界、人类社会和思维发展的最一般规律的科学，是人们认识世界和改造世界的世界观和方法论。马克思主义认识论是关于人类认识的来源以及认识发展过程的理论。它强调实践是认识的基础和来源，认识从实践中产生，并随着实践的发展而发展，它反过来又为实践服务，并在实践中得到检验和证明。人类的认识不是对客观世界的消极的直观反映，而是在改造客观世界的过程中所进行的积极能动的反映。人类的认识过程是从感性认识能动地飞跃到理性认识，再从理性认识能动地飞跃到实践的辩证过程。唯物辩证法是关于自然、人类社会和思维的运动与发展的普遍规律的科学。唯物辩证法认为，人的意识、思维的辩证运动是自然精神文明辩证运动的反映。主张从事物的内部、从某一事物与其他事物的联系中去研究事物的发展。把马克思主义的认识论和辩证法运用到毒品成瘾心理学的工作领域，要求我们必须坚持辩证的观点、目的的观点、发展的观点、联系的观点、具体问题具体分析的观点去认识和对待毒品成瘾心理学的实践工作，具体来说，主要有以下几个方面：

1. 决定论。马克思主义认为物质决定意识，社会意识又对社会存在具有能动的反作用。吸毒行为是吸毒人员思想、意识的外在表现，戒毒工作的一项重要任务就是要改变他们头脑中与社会规范、主流文化相背离的思想观念。在研究毒品成瘾心理的过程中，我们要坚持尊重客观规律与充分发挥主观能动性的统一，必须首先尊重客观规律，实事求是，找出毒品成瘾者违法行为产生的客观原因，在实践中要具体问题具体分析，这是马克思主义活的灵魂。由于每个毒品成瘾者的吸毒原因、个体特质、家庭社会背景、个性特征等都有所差异，因此，在心理矫治过程中，所运用的手段和方法也应当有所不同，注意因人施教、对症下药；同时，又要充分发挥戒毒人员的主观能动性，特别是充分调动起戒毒人员接受教育矫治的积极性和主动性。外因是变化的条件，内因是变化的根据，外因通过内因而起作用。毒品成瘾者是因为消极的外因作用于有缺陷的内因，而使其走上吸毒的道路，戒毒机构必须创设强大的外部力量促使其由强制矫治向自觉接受教育矫治转变。

2. 反映论。马克思主义强调人的心理是客观现实的主观映象。正如恩格斯所讲："事实上，世界体系的每个思想映象的发生，总是在客观上被历史状况所限制，在主观上被得出该思想映象的人的肉体状况和精神状况所限制。"也就是说，人的主观映象受心理学因素、社会学因素、生物学因素以及由往的生活经验积淀而成的个性因素所限制，不能片面强调哪一方面。在对毒品成瘾者的认识上，如果片面强调社会学因素，将无视个体差异，走向机械的反映论；片面强调生物学因素，认为人的心理纯属"本能冲动"，将否定人的社会关系制约性和品德差异，导致毒品成瘾者无法矫治论；片面强调个性因素，忽视物质世界和环境、教育的影响作用，也纯属唯心主义倾向，导致矫治对象心理的不可知论。虽然成瘾者吸食毒品受一定的主观意识支配，但这种主观的偏差行为、动机和目的等，又脱离不开自身所处的一定的社会环境。吸毒人员的心理和行为的形成发展变化，绝不是无缘无故的，而是受到多种客观因素的影响。总是要有过去的或现在的体验在其中，其思想是对客观存在的反映，只不过是这种反映背离了社会发展的要求，是一种错误的、扭曲的、反社会的或非人性反映。也就是说，它受到因果规律所决定，因此，可以通过对多种主客观因素的研究，认识和预测吸毒人员的心理和行为。片面强调客观性，否定主观原因；片面强调偶然原因，否定必然性，无视因果规律和这种规律的可能性都是不对的。

3. 系统论。所谓"系统"，一般被规定为"有组织的和被组织化的全体"或"以规则的相互作用又相互依存的形式结合着的对象的集合"，实质上是泛指由一定数量相互联系的因素所组成的相对稳定的统一体。系统论是从系统的思想出发对事物进行系统分析和处理的科学。系统论的观点就是把研究对象作为一个具有一定组成、机构和功能的整体，从整体与部分之间、整体与外部环境之间、整体中部分与部分之间相互作用、相互矛盾、相互制约的关系中，综合地考察研究对象，以达到最佳认识和处理问题的方法。

系统论的观点运用到毒品成瘾心理学的研究中，就是要贯彻整体性和层次性的观念，将成瘾现象、成瘾原因和成瘾的矫治与预防作为一个系统，从系统的整体和全部出发，研究系统内部各要素之间以及各个子系统之间的整体结构和功能。毒品成瘾的产生是多层次、多因素、多变量相互作用的结果。毒品成瘾现象中的生理、心理及行为等要素又构成不同的子系统，成瘾现象可以说是由不同子系统构成的一个整体。每一种成瘾因素只有与其他因素按照一定的形式组成一定的诱因结构时，才具有成瘾原因的意义。而一定的诱因结构最终能否导致成瘾行为的发生，又受到更为广泛的随机因素的影响，就成瘾矫治与预防来说，矫治戒毒人员的工作是一个系统工程。我们不仅要对戒毒人员的生理疾病进行治疗，还要对他们的心理依赖、人格障碍进行矫治。同时，要对他们进行思想道德、法制文化、劳动观念和职业技能等方面的教育，加强无毒社区环境的治理。在矫治过程中，我们不仅依靠戒毒机构的力量，而且应当调动社会、家庭等各种力量进行综合治理。

此外，毒品成瘾心理学也是更大的社会系统中的一个子系统，是社会这个整体的组成部分之一，构成社会的其他子系统，如国家经济、医疗技术、戒毒观念与政策等对毒品成瘾现象产生影响。因此，不能局部地看待毒品成瘾现象，必须克服"只见树木，不见森林"的倾向，避免仅仅关注毒品成瘾现象的某一方面，而忽视了成瘾现象的整体。既要关心毒品成瘾现象内部各个子系统对整体成瘾现象的影响，也要重视成瘾现象外部的其他社会性因素对成瘾现象的影响。

4. 发展论。马克思主义认为，任何对立的事物或事物内部的对立面都可以在一定的条件下发展变化和相互转化，事物和现象的动态发展是绝对的，静止是相对的，而不是僵死、凝固的，要坚持用普遍联系、动态发展的观点看待社会现象。在毒品成瘾心理学的研究中，就是要从成瘾与社会相互作用的观点出发，不能把吸毒成瘾看作孤立的社会现象。毒品成瘾的形成，总是受到各种社会因素影响的结果，吸毒成瘾不是成瘾者个体的孤立的现象，吸毒成瘾不仅与成瘾者自身因素及其所处的社会环境有关，也与社会中的其他现象存在着相互联系。一个国家吸毒成瘾人群总体数量上升或下降，更是社会各因素相互作用的结果。而且，这种联系具有复杂多样性的特点，既有直接的联系，也有间接的联系，吸毒成瘾现象及相关因素也处于不断运动、变化之中。例如，毒品成瘾者的躯体、心理及行为方面在矫治前阶段、脱毒阶段、康复阶段、适应和考察阶段都会表现出不同的特点。由此可见，不能将毒品成瘾现象及其相关因素看成静止僵化的状态。同时，我们也要认识到毒品成瘾现象在不同的发展阶段呈现某些共性，并具有相对稳定的特点。因此，研究毒品成瘾原因、矫治对策等问题时，必须从普遍联系和动态发展中把握吸毒成瘾现象的规律性，要认识到联系的普遍性和多样性，考虑多种因素的不同作用，找到问题的关键所在。

当然，这种发展变化存在着戒断毒瘾和继续吸毒两种可能性。至于向哪个方面发展，则取决于戒毒机构工作的力度、科学水平，以及毒品成瘾者的矫治动机的强度等多种因素。运用辩证法分析戒毒人员，可以看出他们并非一无是处，他们的主导思想固然是消极的，但是他们很多人头脑中既存在着正确的思想，也有戒断毒瘾的愿望和决心，这就要求我们创造各种有利于戒毒人员思想转化的条件，通过各种矫治活动，扶植、强化、发扬戒毒人员的积极思想意识，抑制、削弱他们不良的思想意识，此消彼长，逐步达到有目的的转化。

（二）法学基础

法是由国家制定或认可，并由国家强制力保证实施的，反映着统治阶级意志的规范体系。这一意志的内容是由统治阶级的物质生活条件决定的，它通过规定人们在相互关系中的权利和义务，确认、保护和发展对统治阶级有利的社会关系和社会秩序。法是调整人们行为的规则，法是能把阶级社会一定历史条件下人们的自由与纪律有机结合起来，反对任性和专横、从社会生活中排除单纯的偶然性和任意性的有效手段。法能够协调自由、秩序、正义和效益之间的关系，解决在具体的情况下，自由、秩序、正义和效益之间出现的矛盾。法通过对人们思想的影响，实现对人们行为的评价、指引、预测，实现对合法行为的保护和对非法行为的谴责、制裁、警戒和预防的作用。

毒品成瘾心理学之所以和法学具有密切的关系，其原因有两点：其一，吸毒是一种违背统治阶级意志，侵犯国家利益和社会秩序的违法行为，世界大多数国家都通过制定法律文件的形式，明确加以禁止。例如，我国先后出台了全国人大常委会《关于禁毒的决定》和《禁毒法》，国家必然要通过法律手段对毒品违法犯罪行为进行打击和制裁，以规范和调整吸毒者的行为，其目的就是维护社会秩序的安定，维护国家的政治经济利益，维护广大人民群众的合法权益，其中也包括吸毒者本人的利益。其二，戒毒工作是一项执法工作，在戒毒过程中，无论是收容、管理，还是教育和矫治，无一不涉及戒毒人员的利益。因此，我们在工作中必须严格执法，做到依法收容、依法管理、依法教育、依法矫治。既要维护戒毒场所的安全与稳定，使戒毒工作顺利进行，又要注意做到维护戒毒人员的合法权益。

（三）医学基础

医学是一门研究疾病发生原因、机制及其预防与治疗措施，以达到治病救人目的的科学，它是一门不断地将医学知识的创新及创造性应用于各领域的医学服务学科。医学是一门非常复杂的科学，它本身包括基础医学、临床医学、公共卫生与预防医学、中医学、中西医结合和药学等，它们所包含的分支学科非常广泛。

众所周知，吸毒行为的危害是非常严重的，对于吸毒者个体而言，吸毒行为所造成的危害也是多方面的。它不仅对吸毒者躯体的各个系统，如呼吸系统、心血管系统、消化系统、生殖系统和免疫系统等具有严重危害，导致功能的衰竭和疾病的发生与传播，而且长期吸毒会导致多巴胺等神经递质系统和奖赏通路的病理改变，损害他们的感知觉系统与中枢神经系统，使大脑基因功能发生病理学改变，导致吸毒者人格障碍、抑郁、焦虑、恐怖和各种精神疾病的发病率很高。另外，毒品成瘾者的生理依赖和心理渴求有着复杂的生物学基础。

戒毒人员躯体疾病的治疗、生理组织器官功能的恢复与维护、传染疾病的控制与预防等，是戒毒工作的重要组成部分。因此，作为戒毒工作的研究者和矫治人员必须了解和掌握相关的医学知识。一般来说，与戒毒工作相关的医学基础知识主要有病原生物学、生理学、病理生理学、人体解剖学、免疫学、卫生毒理学、预防医学、精神医学等。

（四）精神医学基础

精神医学是临床医学的一个分支，它是以研究各种精神疾病的病因、发病机制、临床表现、疾病的发展规律，以及治疗和预防为目的的一门科学。毒品成瘾心理学把对患有不同程度精神疾病的戒毒人员的心理治疗作为重要的研究内容。正是基于这一点，毒品成瘾心理学与精神医学产生了密切的联系。一方面，毒品成瘾心理学必须充分吸收和运用精神医学的研究成果和技术手段；另一方面，毒品成瘾心理学的研究和成功实践也会充实和完善精神医学的内容体系。

毒品成瘾者是心理问题、精神疾病高发的群体之一。研究表明，很多毒品成瘾者在吸毒之前，就存在精神方面的问题或缺陷，他们在成长过程中由于社会化缺陷导致人格不健全甚至人格障碍，因此特别容易沾染毒品。吸毒成瘾之后，由于毒品的药物特性，导致他们的心理和精神发生了更加严重的扭曲。这些心理问题、精神疾病不仅严重影响了矫治对象的生活质量和改造进程，而且会产生心理危机，导致事故发生，影响戒毒场所的安全稳定。"心病还需心药医"，其实，无论是心因性疾病，还是躯体疾病，心理因素的治疗作用均不容忽视，这一点已经被精神医学的研究成果所证实。对心因性疾病的治疗，应以心理治疗为主，辅以药物治疗，以增强心理治疗的效果；对躯体疾病要在药物、手术治疗的基础上，辅以心理治疗，以增强其疗效。这些都是需要心理矫治工作者了解的知识。心理矫治工作者还要经过专门的学习和培训掌握基本的治疗技术。

（五）心理学基础

心理学是研究人的心理现象及其活动规律的学科。人既是有血有肉、有种种生理机能的自然存在物，又是处于一定的社会关系之中、从事社会实践的社会存在物。心理既是人脑的功能，又是个体在现实生活中对客观事物的主观反映活动，人的心理正是在复杂的社会实践活动和社会交往过程中产生并发展起来的。由于心理学是以人为对象，通过对人心理活动的研究，去掌握人类心理活动的普遍规律，因此，一切与人有关的学科都会与心理学发生密切的联系。心理学中的分支学科——犯罪心理学和矫治心理学与毒品成瘾心理学具有更加密切的关系。犯罪心理学是研究行为人犯罪心理产生、发展和变化规律的科学；矫治心理学是指矫治机关运用心理学的理论、方法和技术对矫治对象的犯罪心理和心理问题进行矫治的科学。它是应用普通心理学的基本理论和方法，研究对违法犯罪者实施矫治活动中的心理学问题。心理科学中的条件反射理论、社会学习理论、强化理论、人本主义理论和精神分析理论等，对开展毒品成瘾心理的工作具有重要的指导作用。

毒品成瘾心理学研究的目的是戒断毒品成瘾者的毒瘾，将他们矫治成为自食其力、遵纪守法的合格公民。毒品成瘾者的吸毒行为是在错误心理的驱使下进行的，特别是他们在吸毒成瘾后，延长了顽固的心理依赖，人格发生了严重的扭曲。从心理学的角度来说，戒毒工作的重要内容之一就是矫治他们的不良心理和恶习，消除对毒品的心理依赖。毒品成瘾心理学要研究戒毒人员吸毒的主观心理原因及其心理活动的规律；了解他们成瘾后的人格状况和心理依赖情况；了解他们在戒毒过程中的心理活动及其变化规律，寻求矫治的方法和途径，促使其消除心理依赖，由违法犯罪心理向良性心理、守法心理转化。因此，心理学是从事毒品成瘾心理工作的矫治人员必须掌握的科学基础。

（六）教育学基础

教育是广泛存在于人类生活中的社会现象，是有目的地培养社会人的活动，教育学是研究人类教育现象和问题、揭示一般教育规律的科学。随着现代社会教育实践的发展，对于教育学研究提出更新、更高的要求。教育学研究的问题很多，如教育与社会的政治、生产、经济、文化、人口之间的关系，教育活动与人的发展之间的关系，教育内部的学校教育、社会教育、家庭教育之间的关系，常规教育与特殊教育之间的关系，教育目的、教育内容与教育手段之间的关系，教育者的施教与受教育者的受教之间的关系，学生学习活动中学习动机、学习态度、学习方法与学习效果等。教育学的任务就是要探讨、揭示各种教育的规律，阐明各种教育问题，建立教育学理论体系。

毒品成瘾心理学的一项重要工作就是对戒毒人员进行各种形式和内容的教育，这当然离不开教育学理论与方法的指导。与毒品成瘾心理工作密切相关的是矫正教育学，矫正教育是以特定设施为主要条件的一种特殊教育形式，是以实现矫正教育对象的再社会化为本质，系统地影响和改变受教育者思想观念和行为方式的策略、方法和手段。矫正教育实质上就是矫正机关对依法被收容、关押的矫治对象进行的旨在矫正其违法犯罪心理和恶习，使其成为自食其力、遵纪守法的合格公民的特殊教育。毒品成瘾心理学的矫正对象实质上和矫正教育的对象相同，矫正对象包括因吸毒成瘾而被投入社区和强制隔离戒毒所的戒毒人员。教育学中的可教性思想、主体性观念、生活教育理论、职业教育理论等对毒品成瘾心理工作具有很大的启示作用。因此，在对戒毒人员进行心理矫正教育时，应当充分理解和领会矫正教育的本质和功能，遵循和借鉴矫正教育的指导思想、原则，教育内容与方法，严格遵守矫正教育者的职业道德和行为规范。

（七）管理学基础

管理学是系统研究管理活动的基本规律和一般方法的科学。管理学是适应现代社会化大生产的需要产生的，其目的是研究在现有的条件下，如何通过合理的组织和配置人、财、物等因素，提高生产力的水平。管理学中的系统原理、人本原理、效益原理、创新原理，尤其是管理学中的动机激励理论等对于毒品成瘾心理工作具有很强的指导意义。

与毒品成瘾心理学具有密切联系的是矫正组织管理学。矫正组织管理学是研究矫治机关的组织结构、职能、地位、管理理念与管理原则，以及对矫治对象进行管理活动的一门科学。矫正组织是国家以预防和减少违法犯罪、维护社会正常秩序为宗旨，以教育人、挽救人为目的而设立的，对经过法定程序认定的矫治对象执行法律处分，并进行思想、心理和行为矫正。它具有执行法律处分、惩罚与矫正矫治对象、综合治理违法犯罪的职能。具体形式有监狱、劳教所、未成年违法人员教养所、强制隔离戒毒所与社区矫正组织等。矫正组织管理的工作内容主要是对矫治对象的管理，包括分类分级管理，劳动、学习与生活现场管理，安全管理，信息管理等，特别是对矫治对象的管理涉及处遇管理、行为规范、考核奖惩、减刑、假释保外就医、监（所）外执行等内容。毒品成瘾心理学的一部分是矫正教育的内容，其中也必然涉及戒毒机构的组织管理、对戒毒人员的管理等问题。可以说，戒毒机关的管理就是矫正组织管理的一个组成部分。由于戒毒工作与戒毒人员的特点，我们在戒毒工作中必须遵循国家有关的管理制度和原则，加强对戒毒人员的管理，防止毒品流入戒毒场所和预防性病、艾滋病的传播等，以切实维护戒毒人员的身体健康、生命安全，维护戒毒场所秩序的安全与稳定。

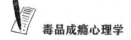

（八）社会学基础

社会学是研究社会现象、分析和解决社会问题的理论体系。社会学对于人类不断成熟的自我认识和指导人类社会向着更加健康、有效的方向发展具有重要作用。社会学是一门博大精深的学科，很多分支学科及具体理论对毒品成瘾心理工作的开展具有重要的指导意义，其中比较密切的主要有犯罪社会学、社会心理学、社会研究方法、社会结构理论、社会化过程理论和再社会化理论等。

犯罪社会学的研究揭示了社会因素对犯罪的影响。正如德国刑事社会学家李斯特所说："从下面的分析可以看出，社会因素的影响显得相当重要。犯罪人实施犯罪的那一刻所具有的个性是从他的天资发展而来的，并由其出生后就面临的外界环境所决定的。这种认识使得我们（通过道德、精神，尤其是身体教育）对正在成长的青少年的潜在的犯罪倾向施加影响成为可能。""社会政策的使命是消除或限制产生犯罪的社会条件。"犯罪社会学理论认为，个体违法犯罪是社会化特别是法律社会化过程的缺陷或障碍导致的。因此，矫治教育的核心目的是促使其重新社会化。这种针对个体的社会教育，就是通过各种教育矫治措施的影响，对违法犯罪人员的生活习惯、行为准则、价值观念等进行重大调整，消除其反社会性，重塑健全人格，使其在思想、心理与行为习惯等方面接受并符合社会规范和社会价值目标，以适应并重新回归社会。社会心理学是研究个体和群体的社会心理现象的心理学分支。个体社会心理现象是指受他人和群体制约的个人的思想、感情和行为，如人际知觉、人际吸引、社会促进和社会抑制、顺从等。群体社会心理现象是指群体本身特有的心理特征，如群体凝聚力、社会心理气氛、群体决策等。社会研究方法对于毒品成瘾心理学的研究也具有很强的应用价值。社会结构理论主要从社会结构的角度解释违法犯罪原因，主要包括文化冲突理论、紧张理论和亚文化理论；社会化过程理论主要从个体的社会化角度解释违法犯罪原因，它主要包含社会学习理论、社会标签理论和社会控制理论。

以上社会学的相关理论对于我们认识毒品成瘾的原因，对毒品成瘾者的矫治和吸毒行为的控制具有重要的启示，同时拓宽了毒品成瘾心理学的研究视野，因此从事毒品成瘾心理学的研究和实践工作者也必须掌握社会学的相关理论和方法。

第三节　毒品成瘾心理学的研究方法

研究是人们认识世界的一种自觉的行动，它不仅仅是科学家在实验室中进行的观测行动，也不仅仅是学者在书斋里引经据典的文字工作，研究实质上是人们发现问题、寻求解释、解答问题的全过程。科学的研究，是以一定的理论和方法论为指导，运用系统的经验观察和严密的逻辑推理，通过建立科学理论来解释具体现象，并力图说明事物间普遍的因果联系。科学的研究方法是人类认识世界和改造世界的手段。古语云："工欲善其事，必先利其器。"对于从事毒品成瘾心理学理论与实务的研究者来说，了解和掌握科学的毒品成瘾心理学的研究方法，犹如工匠准备精良的工具，是进行毒品成瘾心理学研究的前提和基础。毒品成瘾心理学的研究方法是指毒品成瘾心理学理论与实务研究的思维方式、研究方式、研究程序、指导原则及具体方法、技术的总和。对于毒品成瘾心理学来说，科学的研究方法具有重要的价值，在毒品成瘾心理研究中发挥着重要的作用。

一、毒品成瘾心理学研究的指导思想、基本原则与方法论

（一）毒品成瘾心理学研究的指导思想

毒品成瘾心理学研究是一项以毒品成瘾现象为研究对象的应用性科学，虽然它基本上是微观层面的研究，但离不开社会的视野与宏观的指导，特别是不能脱离马克思主义哲学所揭示的事物普遍规律及其方法论的指导。对于我国目前的毒品成瘾心理学研究工作，要从历史性、文化性、区域性、群体性等方面来正确认识吸毒原因、吸毒预防以及成瘾矫治等方面的问题，不能孤立地从抽象的人性或某一方面来考虑。在研究方法上，要借鉴并综合运用自然科学及社会科学领域中行之有效的调查研究、科学实验、个案跟踪、质性访谈等方法，不能片面地强调医学中所强调的实验室研究和停留在个别层次上的心理现象研究。毒品成瘾心理学的科学研究，是提高戒毒人员矫治质量，维护社会稳定，保障社会主义和谐社会建设的重要举措。总之，毒品成瘾心理学的研究从根本上离不开正确的指导思想，这个指导思想就是必须坚持马列主义、毛泽东思想和邓小平理论。

（二）毒品成瘾心理学研究的基本原则

毒品成瘾心理学的研究，必须接受上述方法论的指导，但方法论并不是直接与具体研究活动相联系的，而是转化为具体的方法论原则，贯穿于研究活动之中。毒品成瘾心理学研究特别需要遵循以下三个原则。

1. 全面研究与重点研究相结合的原则。毒品成瘾心理是一种复杂的社会现象，因此，研究者应当树立全面研究的理念，在研究内容上，不仅要研究毒品成瘾工作的法律制度、组织机构、戒毒体制与戒毒模式、管理教育形式与方法，还会涉及毒品成瘾矫治对象生理、心理问题，以及家庭、学校、社区、社会等多方面复杂的因素。在研究方法上，每一种研究方法都有其优点和局限性，采用单一的研究方法很难获取科学、全面、可靠的研究结论。要根据所要研究的课题性质及研究对象来选取合适的研究方法，应当以问题为中心，坚持综合性原则，综合运用生物学、医学、心理学、社会学、教育学及管理学等学科的知识，采用观察法、访谈法、心理测试法、档案分析法、文献资料法等多种方法，相互补充与相互印证，切忌局限于某一种或某一学科的研究方法来分析复杂的毒品成瘾现象。另外，对不同结论进行比较研究，有助于提高研究结论的科学性、可靠性。

但是，全面研究并不意味着所有的研究都要面面俱到，所有方法都要列举与穷尽。多数毒品成瘾心理学研究是关于心理学某一特定领域或专题的研究，因此，在具体课题的研究中，要围绕研究主题开展研究，突出重点，研究内容要与主题保持同一；在研究方法的选择上，要选择那些符合本课题需要的研究方法。总之，坚持全面研究与重点研究相结合的原则是我们进行毒品成瘾心理学研究的一项重要准则。

2. 定性研究与定量研究相结合的原则。任何事物都具有质和量的规定性，并遵循质量互变的规律发展变化。因此，分析事物现象的本质规定性，要用定性研究和定量研究两种方法。定性研究是用文字来描述现象，判定某对象是否存在，结构如何，各要素之间具有何种联结等，是一种基于经验和直觉之上的研究方法。定性研究缺乏量化，不能对特定事件做出严密的阐释，具有不精确性。定量研究是用数字和量度来描述现象，其关键是通过科学仪器来测量被观察对象的各种数量关系，刻画对象的数量特征，获得事物或现象的清晰、准确、普遍的认识，定性研究与定量研究各有优势和缺陷，应该把二者有机结合起来加以综合运用。事实上，定性研究与定量研究互补融合，是科学方法自身不断改进和完善的必然趋势。

在毒品成瘾心理学的研究中，可以通过各种定性研究方法对毒品成瘾者的情况进行充分了解，对其性质意义做出定性分析，然后运用定量研究方法对定性研究的结果进行量化分析，这样不仅能获得较为全面的研究资料，而且能挖掘其深层含义和内在规律，从而提升毒品成瘾心理的研究水平。

3. 微观研究与宏观研究相结合的原则。微观研究与宏观研究代表着理论研究的不同层次。微观研究是对具体研究对象的分析，微观研究能够在同类研究对象较少的情况下深入探讨一些特殊问题。在毒品成瘾心理学的研究中，微观研究主要是从毒品成瘾者个人出发，分析成瘾者为什么吸毒，导致吸毒成瘾的微观社会环境，即直接生活环境。宏观研究就是从系统观点出发，从社会的角度，对吸毒成瘾现象进行整体分析。宏观研究可以发现某一群体心理现象的一般性规律，研究结果具有代表性和普遍性。过去，我国毒品成瘾心理学研究主要偏重于吸毒成瘾的微观分析，侧重于研究个人吸毒及复吸的原因，探讨家庭、群体、社区等微观环境对吸毒成瘾的影响，缺少对吸毒成瘾微观环境形成的宏观背景做系统的考察。

如果能把微观研究与宏观研究结合起来，则体现了普遍性与特殊性相结合的基本原则。目前，在毒品成瘾心理学研究领域，积累了许多微观研究成果，如果能在此基础上提出理论假设，再以相应的群体为研究对象，在更广泛的人群中进行理论检验，进一步把研究结果提升到理论认识的高度，那么不仅使宏观研究建立在一定的理论假设之上，而且充分发挥了微观研究的作用。总体而言，在毒品成瘾心理学研究领域，宏观研究应占主要地位，因为只有具有普遍意义的研究结果才能上升为理论，只有形成了完整的理论体系，才能促进其发展和成熟，实现其社会价值。

（三）毒品成瘾心理学研究的方法论

方法论是研究社会现象的基本立场和指导思想，它对如何进行具体的研究具有重要的指导作用，研究任何社会现象，都必须坚持以一定的方法论作为基础。毒品成瘾心理学研究，同样要遵循这一基本要求。在毒品成瘾心理学研究中，最重要的哲学方法论是辩证唯物主义和历史唯物主义。辩证唯物主义和历史唯物主义是关于自然、社会和人类思维运动和发展的最一般规律的科学，是马克思主义哲学的重要组成部分，是科学的世界观和方法论，是毒品成瘾心理学研究的哲学基础。坚持辩证唯物主义和历史唯物主义原则，是指在毒品成瘾心理学研究中，要以唯物辩证法和唯物史观的基本原理和观点作为指导研究的方法论原则。

毒品成瘾心理学研究的方法论是保证毒品成瘾心理学研究坚持正确的研究方向，并得出科学的研究结论的基本条件和重要保证，也是确立毒品成瘾心理学研究的基本程序和具体方法的基础，对于我们遵循毒品成瘾心理学研究的基本程序，正确运用毒品成瘾心理学的具体方法与技术，具有重要的指导作用。

二、毒品成瘾心理学研究的具体方法

（一）调查研究法

调查研究法是运用科学的手段与技术，有目的、有计划地，比较全面、系统地直接收集有关社会现象的实际资料，并在此基础上进行综合分析的实践活动，是通过实际调查取得第一手资料。调查研究法收集的资料大体可分为三类：直接调查得来的数据资料、直接调查得来的文字资料和文献资料。毒品成瘾心理调查研究所收集的资料属于第一类，用以说明有关毒品成瘾心理的客观状况。

调查研究的普遍研究方法主要包括问卷法、电话访谈法、访问法。与此相对应的毒品成瘾心理研究所使用的调查研究法，主要包括以下几种形式：

1. 通过让毒品成瘾者填写研究者预先设计的问卷来收集资料的方法。

2. 通过打电话的形式了解毒品成瘾者情况的方法。

3. 研究者通过与毒品成瘾者当面交谈，以收集相关资料。

（二）个案研究法

个案研究法是选择某一社会现象（个案）作为研究单位，收集与之有关的一切资料、详细描述它的发展过程，分析内、外因素，并同其他同类个案相比较得出结论的研究过程。个案研究法是一种定性分析方法，一般采用参与观察和深度访谈法。个案可以是一个人、一个家庭、一个社区甚至一件事情，但所选择的研究对象通常具有典型性。例如，某个毒品成瘾者、某类毒品的成瘾者、某一年龄阶段的毒品成瘾者、某个社区的吸毒状况等，都值得研究人员花费很大精力进行深入研究，而研究的结果又可以解释或适用于类似的成瘾现象。毒品成瘾心理工作过程中往往采用个案研究中的生活史研究法，它是指深入调查和研究成瘾者个人的整个生活经历的研究方法。在使用这种方法时，要广泛收集个人的历史资料，包括吸毒的原因、吸毒的时间、吸毒的种类、吸毒的方式、早年社会化的生活经历及遭遇到的重要事件，全面了解个人成瘾的发展历史，为有的放矢地选择正确有效的心理矫治方式提供信息。

此外，毒品成瘾者的心理状况和行为方式在矫治前、脱毒期、康复期、适应期及回归社会后都呈现不同特点，是一个发展变化的过程，是自身与外在因素综合作用的结果。因此，戒毒工作者应当以个案的追踪研究为基础。一方面，在充分利用案卷材料的基础上，深入成瘾心理研究的实践之中，客观细致地进行个案的调查，充分占有事实材料，剖析相关因素，探寻客观的心理、行为活动规律；另一方面，努力创造条件进行一定的追踪研究，从动态中进行观察和分析。对于毒品成瘾心理学研究工作而言，成瘾者的整个心理研究过程不仅要分析研究，而且应该对他们回归社会后的心理与行为表现进行长期的追踪研究。个案的追踪研究，必须拟订周密的方案和计划，目的明确，措施有力，方法灵活多样，定期进行观察、调查和记录，及时加以综合分析和理论概括。

（三）观察研究法

观察是指带有明确的目的，用自己的感官和辅助工具去直接地、有针对性地了解正在发生、发展和变化着的现象。社会现象和自然现象的研究一样，都离不开观察。观察方法是一切社会科学研究的基本方法之一，是一种收集社会初级信息或原始资料的方法。

根据观察地点的不同，可以将观察分为实验室观察和实地观察。实验室观察就是在有各种观察设备的实验室内，对戒毒人员的生理、心理及行为等方面进行测量和观察。实验室观察在戒毒人员心理研究中经常使用。例如，在对戒毒人员进行预防复吸的心理技能训练中，通常采用线索暴露治疗方法，它是一种可以提高戒毒人员有效应付毒品渴求能力的方法，即在实验室或特定环境中将各种毒品模型、实物反复呈现在戒毒人员面前，然后用厌恶疗法等负性强化疗法来消退成瘾者的相应反应，直到戒毒人员在毒品的刺激下想吸食的反应完全消失。在这一训练过程中，研究者可以借用实验观察法来记录成瘾者每次的生理、心理及行为的反应。实地观察是指在现实生活环境中所进行的观察。与实验室观察所不同的是，它通常是一种直接的、不借助其他工具或仪器设备的观察。在毒品成瘾心理学研究中，戒毒工作者可以在不同的环境中时刻对戒毒人员进行观察。

此外，根据研究者所处的位置或所扮演的角色不同，可以将观察分为局外观察和参与观察。局外观察又称非参与观察，即观察者处在戒毒人员群体之外，完全不参与其活动，尽可能地不对群体产生影响。观察者在他们劳动、学习、游戏、临床等条件下对其进行观察。参与观察是指观察者深入戒毒人员的生活情境之中，在实际参与他们日常生活过程中进行的观察。参与观察可以避免主观"先入为主"的问题，但其所得的资料往往缺乏可信度，其研究程序是不明确的，研究资料是无法量化的，研究结果也是无法重复的。

在毒品成瘾心理学研究中，运用观察法不应当局限于对戒毒人员外部成瘾现象的描述，而应当去解释这些现象的心理实质，以及产生这些心理事实的相关因素。从描述到解释这一转变的形式，是在观察过程中产生的假设。这种假设的验证或否定是进一步观察的任务。为了提高观察的有效性，观察者必须充分了解戒毒人员的相关情况，或身临其境，或使用录音、录像、监控等现代技术手段，同时观察者还要认真、全面、客观地做好观察记录。

（四）测量研究法

测量法就是用标准化的量表来测量被研究者的某种心理品质的方法。测量包括以下四个要素：测量客体、测量内容、测量法则、数字和符号。心理测验按照内容可以分为智力测验、成就测验、态度测验和人格测验；按照形式可以分为文字测验和非文字测验；按照测验规模可以分为个别测验和团体测验。

目前在毒品成瘾心理研究中，测量法已成为一种十分重要的研究方法。毒品成瘾矫治的测量中通常采用人格量表、成瘾严重性量表、抑郁量表、焦虑量表、症状自评量表（SCL-90，修订版）及自制量表等。在实际研究过程中，测量法的使用要特别注意抽样和对资料的定量分析两个环节。抽样的科学性、代表性直接影响测验能否成功，所以在正式实施测验之前，必须根据研究目的、现有条件等情况科学地进行取样。测验材料收集之后必须进行统计分析，才能从中发现规律性的东西和实质性的问题。因此，运用测量法时抽样、心理调查、定量分析三个环节密不可分。

为了达到测验的标准化，还应注意以下几个方面：

1. 选用的测验工具应适合于研究目的的需要，如目的是研究犯罪嫌疑人的人格特征就不能选用成就测验或智力测验量表。

2. 主持测验的人应具备使用测验的基本条件，如口齿清楚，了解测验的实施程序和指导语，有严格控制时间的能力，并严格按测验手册说明的实施程序进行测验等。

3. 要严格按照测验手册规定的方法记分和处理结果。

4. 对测验分数的解释应有一定的依据，不能随意解释。

（五）实验研究法

实验的研究方法起源于自然科学，社会科学从自然科学那里借鉴来实验的方法，并首先应用在心理学领域。实验是指一种经过精心的设计，并在高度控制的条件下，通过操纵某些因素，来研究变量之间因果关系的方法。

在毒品成瘾心理研究中，对于实验研究法的运用，要严格遵守法律和伦理方面的要求。例如，研究人员不能为了进行研究而产生吸毒行为。但是，可以通过巧妙的设计进行某些实验研究。在毒品成瘾心理研究中使用的实验研究方法，主要包括两种：模拟实验法和现场实验法。模拟实验法是指在人工模拟的情境中测量、观察戒毒人员的生理、心理及行为反应，从而进一步了解其相关因素的研究方法。对戒毒人员进行线索暴露治疗训练时，就可以运用上述方法。现场实验法是指在客观现实的社会生活中，通过控制一定变量来研究这类变量的作用的研究方法。在强制隔离戒毒和社区戒毒中，要了解某种方法对戒毒人员是否具有戒断效果，也可以采用上述研究方法。

第四节 毒品成瘾心理学研究的意义

我们研究任何社会现象都有一定的任务和目的，要使研究结果为研究目的服务。毒品成瘾心理学研究无论在理论研究方面，还是在实践研究方面都有非常积极的意义。具体阐述如下：

一、毒品成瘾心理学研究的理论意义

（一）为毒品成瘾心理学学科的建立奠定基础

学科是学术的分类，指一定科学领域或一门科学分支。毒品成瘾心理学是一门有待于建立和完善的学科，虽然关于毒品、吸毒成瘾现象、成瘾矫治与康复等问题的研究并不少见，但把毒品成瘾心理学作为一门学科进行研究尚为鲜见。众所周知，任何一门学科的建立必须有特定的研究对象，毒品成瘾心理学是一门以毒品成瘾的心理现象为研究对象、以毒品成瘾者的矫治与康复为核心的综合性、交叉性、应用性科学。目前，毒品成瘾心理学的基础理论研究和应用实践研究相对滞后，具有专业特色的理论范式和学科体系尚未形成，这种学科建设水平与我国禁毒、戒毒严峻形势的要求不相适应，与心理矫治工作者从事实际工作的要求不相适应。禁毒领域及相关学科的理论研究者与实践探索者应当努力学习、勇于创新，为发展毒品成瘾心理学做出贡献。

任何社会科学都是面对现实的，一门学科的建立与完善是与社会现实的需要、当时的社会历史条件和科学发展的进程密不可分的。社会现实的发展和变化不断推进毒品成瘾心理学学科的建立与完善。目前，吸毒已成为世界公害。20 世纪 80 年代以来，吸毒问题在我国又沉渣泛起，发展迅猛。吸毒不仅严重危害吸毒人员的身心健康，造成人力资源的丧失、人口素质的下降、家庭和谐的破坏等一系列社会问题，而且给国家造成了严重的经济损失，威胁社会的可持续发展。更为严重的是吸毒造成刑事犯罪率的上升，危害社会治安，阻碍了社会的良性运行和有序发展。最大限度地减轻毒品的社会危害，降低复吸率，提高操守率是社会的现实需要，这一深刻的社会现实要求毒品成瘾心理学学科的建立，形成系统、科学的理论与方法指导禁毒、戒毒工作的实践。

毒品成瘾心理学以吸毒成瘾的心理现象为研究对象，借鉴心理学及相关学科的理论知识与研究方法，对毒品成瘾者的医学治疗、教育矫治、心理矫治、社区矫治与康复等方面进行深入分析，形成了一定的理论与方法体系，为毒品成瘾心理学学科建立奠定了理论基础。此外，党和政府对禁戒毒品工作极为重视，采取了一系列有效措施，取得了显著的成绩。就戒毒工作而言，我们也形成了一些基本的认识：吸毒的本质是医学、生物学和心理学问题；吸毒者是一类特殊的违法者和脑疾病患者；预防复吸是戒毒的关键环节等。在医学—心理学—社会学这个大系统的基础上，建立一个完整的行为认知—意志—人格的心理治疗系统，按照吸毒者心理障碍所涉及的所有方面及内在联系，进行多元化的干预，从吸毒行为本身到吸毒者的认知结构、人格特征进行全方位的矫正治疗，形成了心理治疗内部的综合矫正体系。在戒毒模式上，主要采取强制隔离戒毒措施，辅之以社区戒毒、自愿戒毒和社区康复手段，同时地方政府结合本地实际情况，探索并形成了一些地方性戒毒康复模式，如上海的禁毒社会工作模式、云南的戴托普治疗社区模式和"虎日"模式、浙江温岭市的"海上戒毒法"等，取得了一些初步成果，积累了宝贵的经验，为毒品成瘾心理学学科的建立提供了实践经验。尽管这些理论研究与实践探索是初步的，甚至是不成熟的，但却是建立毒品成瘾心理学学科不可或缺的第一步。

（二）有利于认识毒品成瘾心理活动的规律性

毒品成瘾心理研究是以毒品成瘾者的心理活动为研究对象，目的在于探索心理活动的规律性，通过成瘾心理及矫治活动的研究，了解毒品成瘾现象的本质特征，分析毒品成瘾现象的各种原因，揭示毒瘾戒断与康复的规律，进一步提高人类与毒品做斗争的自觉性、科学性和可操作性。同时，对毒品成瘾心理活动规律的科学把握，是制定我国毒品成瘾预防与矫治社会政策的依据。

正确认识毒品成瘾心理研究的问题，关键在于认识毒品成瘾及其心理规律。规律是事物之间的内在必然联系，决定着事物发展的必然趋向，是现象中相对同一、相对静止、相对稳定的方面。规律支配着现象的发生和发展，是反复起作用的内在力量。以毒品成瘾心理问题作为毒品成瘾心理研究的研究对象，目的在于认识毒品成瘾的心理特性，寻找毒品成瘾形成的心理规律及矫治方法，通过考察毒品成瘾心理问题而分析毒品成瘾的特征，探析毒品成瘾的原因，探索出毒品成瘾的发生、发展、矫治、预防的规律与方法，是研究毒品成瘾心理活动的基本思路，也是毒品成瘾心理研究的价值所在。毒品成瘾心理活动是一项复杂的社会工作。过去，专家、学者们分别在医学、生物学、心理学、教育学、社会学、管理学等学科领域对毒品成瘾心理活动进行了研究，但这些研究多属依据某一学科的视角及方法进行的"片面性"研究，缺乏综合性、渗透性、交叉性，很难真正揭示毒品成瘾心理活动的内在规律。因此，毒品成瘾心理的研究只有借助相关学科的研究方法与经验，推动综合性研究的深入开展，才能达到认识其规律的目的。

毒品成瘾心理活动的规律有基本规律和具体规律之分。基本规律是指一切毒品成瘾心理活动的本质特征和发展趋势；具体规律是指某类毒品成瘾心理活动的成瘾原因、特征和变化趋向。关于毒品成瘾矫治活动基本规律的知识体系，抽象程度高，解释现象面广，但可操作性差；而具体规律的知识则相反，抽象程度低，解释现象面窄，但可操作性强。以毒品成瘾原因理论为例，就认识需要而言，既要有能够解释一切毒品成瘾现象的原因理论，也要有解释某些或某类毒品成瘾现象的原因理论，以及从某一学科视角解释毒品成瘾的原因理论。

（三）有利于促进相关学科的发展与完善

毒品成瘾心理理论与实践的研究对相关学科的发展与完善能够起到积极的作用。首先，毒品成瘾心理研究对矫正教育学的发展具有积极意义。矫正教育学是研究矫正教育现象、结构特点、手段方法及其应用的知识体系。其矫正对象是违法犯罪人员。在我国，矫正教育是司法行政机关依法对违法犯罪人员进行的教育矫治活动，再社会化是其教育的核心内容。基于人的社会性本质和可塑性原理，运用各种综合性的教育手段和方法施加积极的影响，重点是矫正教育对象的认知水平、道德观念、生活方式与行为习惯中的错误倾向，目标是重建其人格结构，形成与社会基本规范相适应的思想观念、道德意识和行为模式。矫正教育对象不应局限于国家刑罚执行机构内，应当扩展到设施外。毒品成瘾心理学研究中的毒品成瘾者同样需要矫正教育，而且可以在监禁设施外的社区中进行教育矫治，对毒品成瘾者的教育矫治可以拓宽矫正教育的研究领域，丰富矫正教育的研究内容，发展矫正教育的研究方法。

其次，毒品成瘾心理学的研究，对推进矫治心理学的研究具有重要的意义。矫治心理学是研究矫治活动中的心理现象及心理方法和技术的一门学科。其研究对象主要包括三个方面：一是矫治对象心理；二是矫治活动中的心理学方法和技术；三是矫治工作者心理。对毒品成瘾者的心理分析与矫治是矫治心理学的一个重要组成部分。同时，矫治心理学是在历史唯物主义指导下建立的，我们不能在脱离社会环境综合因素的条件下研究心理问题，不可能从人的生理本能中找到人们吸毒成瘾的动机、动因及目的等，并且单纯地依靠心理矫治也很难实现成瘾者的真正康复。由于吸毒成瘾是多种因素共同作用的社会现象，应当在"医学—心理学—社会学"的大系统基础上，采用生物—心理—社会模型[1]进行研究，单纯地依靠心理治疗与矫治无法达到预期的戒断效果。只有建立在科学的毒品成瘾心理研究基础之上，才能形成科学的毒品成瘾心理研究方法。因此，毒品成瘾心理的研究对矫治心理学的发展具有一定意义。

最后，毒品成瘾心理学研究能推动矫正组织管理学的发展。矫正组织是国家以预防和减少违法犯罪、维护社会正常秩序为宗旨，以教育人、挽救人为目的而依法设立的，对经过法定程序认定的违法犯罪人员执行法律处分，并进行强制性思想、心理和行为矫正的组织。矫正组织管理主要是指矫正组织对矫正对象的管理活动。在管理过程中，矫正组织应当贯彻依法管理、严格管理、科学管理、文明管理和直接管理的原则。目前，我国的戒毒模式以强制隔离戒毒、社区戒毒及自愿戒毒为主，以社区康复为辅助手段。戒毒人员在接受强制隔离戒毒和社区戒毒过程中，要接受矫正组织的管理。矫正组织的科学管理是开展毒品成瘾心理学研究工作的前提和基础，也是维护戒毒场所安全稳定的保障。由于戒毒人员不同于其他类型的矫正对象，矫正组织在管理过程中除遵循上述管理原则和方法外，还应当根据毒品成瘾者的特殊性进行管理。例如，加强对戒毒人员的毒品检验、严格控制毒品流入矫正组织、加强成瘾者生活卫生管理、避免感染艾滋病等传染病等。矫正组织应当勇于创新，不断探索符合吸毒成瘾规律的管理原则与方法。对戒毒人员的管理还应当坚持综合矫治、宽严相济、关爱救助及依法自主的原则。在管理理念方面，实现从格式化的制度管理向人性化的灵活管理转变，从单向制约管理向双向互动管理转变，从封闭管理向半开放式、开放式管理转变。矫正组织的管理理念、原则与方法的不断创新，不仅能够提高吸毒成瘾的矫治质量，维护戒毒场所的安全稳定，还能够推动矫正组织管理学的发展。毒品成瘾心理学研究必然会带来理论研究的深化，使我国毒品成瘾心理学的理论体系得到进一步充实和完善，进而促进毒品成瘾矫治学学科的建立与完善。

---

① 由乔治·英格尔（Gerge Engel）所倡导，生物—心理—社会模型可以看成一个解释成瘾行为的信念系统：认为生物、心理和社会因素相互作用导致了人类的成瘾行为。

二、毒品成瘾心理学研究的实践意义

（一）为制定科学的毒品成瘾心理矫治政策提供依据

刑事政策是指国家或执政党依据犯罪态势对犯罪行为和犯罪人运用刑罚和有关措施，以期有效地实现惩罚和预防犯罪目的的方案。与毒品成瘾心理矫治活动相关的刑事政策包括国家制定并执行的关于毒品犯罪、吸毒预防及成瘾矫治等内容的法律法规。不同国家在不同时期，毒品成瘾心理矫治活动相关政策的具体内容会有不同的侧重，制定和调整政策所依据的社会客观事实及认识的真理性程度也不尽相同，而毒品成瘾心理矫治政策的有效性在很大程度上取决于对毒品成瘾心理矫治活动自身规律的认识和把握。

我国历史上关于毒品成瘾矫治政策的制定，普遍认为始于清朝。清政府时期，有关毒品方面的政策主要集中在禁毒方面。禁毒措施经历了由经济措施到刑事措施，再到综合措施的转变；由提高税率，到禁售，再到禁进口、禁种、禁吸、禁运的转变，也提出过戒烟要求。中华民国时期，鸦片烟毒继续危害社会，在孙中山及民国政府的推动下，政府加大了禁烟力度，颁布了一系列禁毒法律，并明确了戒毒法律制度，取得一定效果。自新中国成立以来，国家继续坚持严厉禁毒的方针，制定发布了《关于严禁鸦片烟毒的通令》《关于推行戒烟、禁种鸦片和收缴农村存毒的工作指示》《关于严禁私种罂粟和贩卖、吸食鸦片等毒品的通知》等禁毒法令、戒毒法规，虽然数量不多，且比较简单粗糙，但执行相当严格。在各类社会运动和政治运动的配合下，至 1953 年，大陆地区 2000 多万吸毒者戒除了毒瘾，成为中国乃至世界禁毒的历史奇迹。改革开放后，又陆续颁布了《国务院关于重申严禁鸦片烟毒的通知》（1981 年）、《全国人民代表大会常务委员会关于禁毒的决定》（1990 年）、《强制戒毒办法》（1995 年）等一系列涉及戒毒内容的法律、法规、规章和有关规范性文件，逐步明确吸毒行为的性质、吸毒者的法律处分、戒毒机构、戒毒体系、对象、方法等内容，形成了"以强制戒毒为主，自愿戒毒和劳教戒毒为辅"的戒毒法律制度。2008 年 6 月 1 日，《中华人民共和国禁毒法》（以下简称《禁毒法》）正式实施，它系统总结了新中国成立以来的禁毒立法经验和戒毒实践，借鉴了世界较为先进的禁毒法律制度和戒毒方式、方法，详细规定了禁毒方针、禁毒机构、禁毒宣传教育、毒品管制、戒毒措施、禁毒国际合作、法律责任等，开启了我国新时期禁毒、戒毒工作新纪元。《禁毒法》是当前我国毒品成瘾预防及矫治政策的集中体现。上述毒品成瘾政策与制度的制定和实施，都是以认识和总结社会毒品成瘾矫治实践工作的规律为根据的，在一定意义上说，毒品成瘾矫治研究的深入决定了与其相关政策、制度制定的科学性与有效性。

（二）有利于减轻毒品危害，促进社会发展

毒品具有严重的社会危害性。首先，吸毒冲击国家财政，造成严重的经济损失。全球毒品每年的非法交易额已高达 8000 亿~10000 亿美元，与纺织品的贸易额不相上下，仅次于军火贸易。我国每年消耗毒资高达 2000 亿元人民币，约相当于 1998 年百年难遇的大洪水造成的损失。每年有大量的毒资直接流入毒贩手中，一方面削弱了国家的财政收入；另

一方面毒贩利用这些毒资进一步扩大生产规模、销售渠道，以及壮大贩毒队伍。各国政府为了维护国家的利益和政权的巩固，又必须投入大量的人力、物力和财力与毒品做坚决斗争，这样又进一步削弱了国家财政，形成恶性循环。其次，毒品威胁个体生命健康，造成严重的人力资源损失。人是生产力中最活跃、最重要的因素，也是社会财富的创造者。毒品成瘾者大多数是青少年，正是努力学习科学文化知识，为社会做贡献的时期，然而却整日沉沦于吸毒、犯瘾、找毒、再吸毒，甚至最终走上违法犯罪的道路，完全失去了为社会创造财富的能力，其自身价值无法实现。此外，吸毒与违法犯罪具有较强的关联性，严重危害正常的经济秩序与社会稳定。吸毒诱发的犯罪在各国的刑事判决中占据很大比重。例如，在美国，被逮捕者中的吸毒比率很高，在 1997 年，在矫正机构中因为毒品犯罪而被判处刑罚的犯人占犯人总数的 62.6%。在加拿大联邦矫正系统，2000~2001 年，在成年男犯中，因为毒品犯罪而被判刑的犯人为 1083 人，占成年男犯总数的 9%，是仅次于性犯罪的第二大单一犯罪类型；在成年女犯中，因为毒品犯罪而被判刑的犯人为 92 人，占成年女犯总数的 24%，是第一大单一犯罪类型。[①] 我国云南某地区破获的刑事案件中，90%以上是吸毒者作案；治安案件中，50%以上是吸毒者所为。[②] 毒品诱发犯罪已成为世界各国社会治安与稳定的一大隐患。毒品给国家和社会造成的严重危害，使其成为全世界共同关注的公共与社会问题。

　　毒品成瘾心理研究的根本目的，是通过揭示吸毒成瘾现象的规律，探寻科学的矫治技术，对戒毒人员在临床治疗、教育矫治、心理矫治、社区矫治等方面进行全面、科学的综合性矫治，提高戒断率，降低复吸率，促进戒毒人员形成健全的人格，实现再社会化，顺利回归社会，成为自食其力、遵纪守法的合格社会公民。由此，毒品成瘾心理研究能够提高戒毒人员的操守率，使戒毒人员重新回归社会，保障了社会发展所必需的人力资源，从而预防和降低了违法犯罪行为，减少国家财政支出，促进社会良性运行和协调发展。

（三）有利于维护戒毒场所的安全稳定

　　预防各类突发及危险事件的发生，确保场所的安全与稳定是戒毒机关的首要任务，也是实施治疗、教育及矫治工作的必要前提。大多数的戒毒人员存在着不同程度的心理障碍，在戒毒矫治期间易于出现暴力、自杀、脱逃等危险事故。研究发现，毒品成瘾者与自杀行为之间有强烈的关联性。与吸毒有关的企图自杀或者准自杀行为的动机主要可以分为以下三种类型：

　　1. 寻求帮助。例如，"我想表明我感受到的痛苦""我想让他们知道他们是怎样虐待我的"等。

　　2. 试图暂时中断意识。例如，"我想停止这些思想""我想休息一下"等。

　　3. 想死。由于以往在实践工作中，突发及危险事件的预防措施多凭直觉和经验，缺

---

① 郝冬婕：《毒品犯罪的现代发展与防控对策研究》，大连海事大学 2012 年博士学位毕业论文。

② 瞿可：《云南边境地区涉涵毒品案件审理中的问题及对策》，西南政法大学 2018 年硕士学位毕业论文。

乏科学的预测和分析，尽管广大心理矫治工作者尽了很大努力，但实际效果并不理想。

开展毒品成瘾心理学研究，可以使心理矫治工作者及时、准确地了解和掌握戒毒人员的心理动向与潜在危险，运用研究所提供的心理训练、咨询及预测等技术，有针对性地做好工作，不仅能起到心理矫治的作用，还可以起到化解矛盾，消除心理障碍，预防并减少突发及危险事件发生，维护戒毒场所稳定的作用。对于具有心理障碍的戒毒人员，可以借助毒品成瘾心理矫治研究提供的各种心理治疗方法，消除其反社会性，改变其违法犯罪心理结构，建立守法心理结构，配合各种教育手段，把他们培养成守法公民，实现戒毒场所的安全与稳定。

（四）有利于提高戒断率，促进戒毒人员顺利回归社会

毒品成瘾心理学以心理学的理论基础作为主要支撑，以生理学、医学、社会学等相关学科的理论知识及研究方法为基础，揭示毒品成瘾现象的内在规律，为心理矫治实践提供科学的方法与管理手段，提高操守率，降低复吸率，最大限度地减轻毒品对个人身心健康造成的危害，促进其顺利回归社会。例如，在毒品成瘾心理矫治研究中，医学领域主要针对戒毒人员脱毒治疗和防复吸治疗。目前国内公认的药物脱毒法有以下四种，即替代性药物脱毒法、非替代性药物脱毒法、快速脱毒法和中医中药脱毒法。防复吸药物治疗主要有两种：一种是美沙酮维持疗法，是指无限期地使用充分剂量的另一种阿片受体激动剂如美沙酮进行替代性治疗；另一种是探讨在彻底断毒的情况下，使用阿片受体拮抗剂来巩固脱毒后的成果，并减轻戒毒人员的心理渴求，以期防止复发并走向康复。随着医学技术的不断进步，医学工作者会研制出副作用小、治疗效果显著的药物，以减轻毒品对戒毒人员身心健康的损害。

心理学领域的研究在毒品成瘾心理学中起到重要的作用，为戒毒人员在脱毒期、康复期及预防复吸期提供了有效的心理治疗方法。脱毒期主要运用动机唤起治疗和心理支持咨询；康复期主要采用认知疗法、行为疗法、治疗集体等；预防复吸期的心理技能训练包括拒绝毒品训练、意志力训练、线索暴露训练、生活技能训练等。社会学及社会工作的理论知识和研究方法也为毒品成瘾心理学研究提供了支持，帮助矫正工作者深入分析毒品成瘾现象形成的宏观因素，特别是对社区戒毒工作全面、顺利地开展提供了经验。

此外，在强制隔离戒毒和社区戒毒中，戒毒工作者对成瘾者的教育和管理可以借鉴矫正教育学与矫正管理学的先进研究成果，以提高矫治质量，并推动自身发展。总之，多视角、多领域的毒品成瘾心理学研究，可以为毒品成瘾研究工作提供理论支持和技术指导，减轻毒品对戒毒人员的危害，不断提高矫治质量，降低复吸转变率，形成健全人格，实现再社会化，促进其顺利回归社会。

（五）有利于提高心理矫治工作者的素质

吸毒成瘾行为是涉及生理、心理及社会环境因素的复杂现象，决定了矫治戒毒是一项综合性的工作。因此，心理矫治工作者是实施毒品成瘾矫治的主体，其掌握毒品成瘾心理学的理论、方法与技术的程度，是影响毒品成瘾心理矫治效果的关键因素。

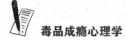

毒品成瘾心理矫治是一项技术性、专业性、综合性很强的工作，从事这项工作的心理矫治工作者不仅要掌握一般的法律知识和矫治教育、管理的理论，而且要深入学习和掌握心理学及社会学知识，尤其要掌握心理矫治的原理和技能，还要懂得其他相关学科的知识，如精神医学、生理学等。毒品成瘾心理研究同其他相邻学科所组成的理论体系，是心理矫治工作者必备的知识结构。特别是专门从事心理矫治工作的工作者，应当认真学习、掌握心理矫治理论与实践技术，提高自身的业务素质和操作能力，才能不断提高心理矫治质量。

长期以来，矫治机关更多地强调心理矫治工作者的政治素质和身体素质的提高，随着矫治工作的专业化及矫治对象的复杂化，我们应当注重心理矫治工作者的专业素质，特别是心理素质的培养。心理矫治工作者的工作性质和职业特点决定了其工作责任和精神压力比其他行业的人员更大，从而更易产生心理问题，影响心理矫治工作的有效开展。虽然毒品成瘾心理矫治的对象是毒品成瘾者，但是心理矫治工作者从综合性的毒品成瘾心理矫治研究中也可以学习一些基本的方法，进行自我心理调适，以便更好地开展工作。因此，对戒毒人员进行心理矫治的过程，也是心理矫治工作者自身素质和能力得到培养和提高的过程。

第二章　毒品成瘾的发生机制

药物成瘾的本质是一种以药物引起的基因表达和神经突触可塑性改变为基础的病理性记忆。药物成瘾记忆受到成瘾性药物的正性奖赏和戒断负性情绪的综合强化，一旦形成便长期持续存在，很难消退。吸毒成瘾者一朝吸毒，终身想毒，一生戒毒。虽然通过戒断、脱毒治疗，毒品成瘾者对药物的躯体依赖症状可以减退甚至完全消失，但在应激事件、药物相关线索或药物本身诱导下，原有的成瘾记忆能重新被唤起（记忆提取和再巩固），导致复吸。

对药物成瘾机制的研究，不仅具有巨大的医学和药学应用价值，也是国际脑科学基础研究的重要前沿。药物成瘾涉及神经可塑性、奖赏、学习记忆和感觉，以及认知等重要脑科学前沿领域。"成瘾的生物学基础是什么"与"记忆是如何存储和提取的"等被美国《科学》（Science）杂志选为近 25 年国际科学界面临的 125 个最重大的科学问题。研究药物成瘾的神经编码和神经环路，阐述药物对神经网络结构功能重塑的作用机制，探索药物成瘾依赖的细胞内信号通路和编码神经元的分子标记，阐述成瘾记忆存储、提取和消退的规律，探索选择性改变和消除成瘾记忆的治疗方案，对于理解药物成瘾的本质和机制，认识药物对于神经系统的重塑机制具有重大的科学意义。

第一节　毒品成瘾的神经生物学机制

一、理论模型

（一）强化理论与中脑边缘多巴胺系统

大脑内具有引导行为指向那些与生存息息相关的刺激的系统。比如，与水、食物、配偶等有关的刺激都会激活特定的神经通路，强化那些可以达到有关目标的行为。这些神经通路成为中脑边缘多巴胺通路或奖赏中枢。精神活性物质人为地强烈地激活了该通路，极大增强了继续这些行为的动机。根据这种理论，成瘾是药物对有关动机和情绪的大脑各区域产生的生理效应之间相互作用的结果。

尽管每一类精神活性物质都有其独特的主要药理作用机制，但是大多都激活中脑边缘多巴胺通路。中脑边缘多巴胺通路位于中脑，是精神活性物质产生潜在依赖性的主要中枢神经系统。其中有两个最重要的脑区是腹侧被盖区和与之相连的伏隔核。腹侧被盖区中的神经元富含神经递质多巴胺，其神经元投射到情绪、思维、记忆、计划和执行等众多脑区。伏隔核是一个与动机、学习和标记刺激的动机价值有关的重要区域。精神活性物质可以提高伏隔核的多巴胺释放，这是强化作用产生的关键。

药物与相关环境的相互作用导致了行为的持续改变，从这一角度看，成瘾的发展可以被看作学习过程的一部分。一个人使用药物并体验到精神活性效应，这是高度的奖赏或强化，激活大脑内部的环路使得这种行为很可能被再次重复。这就是传统的强化成瘾理论。但药物的奖赏效应并不能解释为什么药物能够产生与成瘾相关的所有行为。与此相似，戒断药物时表现出的生理依赖可以解释药物的使用和依赖，但是不能解释药物成瘾的发展和维持，特别是在长期戒断药物之后复吸。

贝克（Baker）等人基于认知与情绪领域的新近理论和研究，提出了药物成瘾的负强化情绪加工模型。他们认为，所有成瘾性药物的戒除症状均包含着负性情绪（如焦虑、易怒或悲伤等）这一核心特性。依赖者之所以维持用药，主要是为了逃避伴随戒除症状产生的负性情绪。在药物使用的早期，戒除症状便会出现，当成瘾者觉察到体内药物水平降低时，该内感受线索便会导致戒除症状出现，同时伴随着负性情绪的产生。负强化情绪加工模型重新强调了成瘾性药物依赖者维持其药物使用在很大程度上是为解决其痛苦的情绪体验的观点。然而，该模型始终没有提供生理脱瘾后的戒除者在消除戒除症状后是否仍然存在着基于内感受线索的负性情绪及其对药物复吸行为的诱发作用的直接证据。

（二）诱因易感化理论

诱因易感化模型的核心观点是，长期吸食成瘾性药物会改变与成瘾行为相关的脑系统（边缘中脑多巴胺系统及相关区域）的功能，它们是负责调节诱因性动机和诱因突现性功能的组织。因此，成瘾性药物长期刺激这些神经回路会使其逐渐对药物的作用及药物相关的中性刺激变得非常敏感，即神经易感化。神经易感化导致成瘾者在心理上内隐性地通过诱因突现来表征药物与药物相关线索的特性，并引起对药物病理性的"欲望"，从而导致强迫性的药物寻求、药物摄入和复吸行为。该理论认为，诱因易感化是成瘾过程和复吸行为的关键所在。这一模型整合了成瘾过程中的情绪、动机、诱因、学习等多种范畴的近期研究成果，并有丰富的神经心理学和神经药理学方面的研究作为依据，反映了成瘾行为研究中的最新进展。简言之，该理论假定逐渐增加的药物感受性使得与药物相关的诱因对成瘾行为更具控制性，正是这种对药物的敏感性促使了个体觅药的强迫性。

动机和诱因是成瘾研究中的两个重要概念。中脑边缘多巴胺与动机过程紧密相连，那些被认为与生存密切相关的刺激被大脑赋予了特别的重要性。动机就是将注意和行为资源分配到那些预期结果与此相关的刺激上。诱因就是可以诱发预期反应结果的刺激。如果一个人不渴，那么与水有关的刺激就不会引起他太多的注意，也不大会影响其行为。但是，如果一个人非常口渴，那么水的声音、形象就会引起他的注意，进而采取行动获得水。这就是诱因—动机反应，或者基于刺激的诱因价值和获取刺激动机两者的反应。

在物质成瘾中，药物反复激活大脑中通常与食物、危险、求偶等重要刺激有关的动机系统。大脑就"误以为"这些药物和相关刺激是一种生物需求。经过反复的药物暴露，这种联结变得越来越牢固，唤起了大量的行为和神经反应。这一过程称为诱因敏感化，由此精神活性物质和有关使用药物的刺激所具有的动机和行为重要性不断增大。通过关联学习过程，与用药有关的刺激（如环境、人、物品）能强烈地激活使用药物的动机，导致成瘾者无法抗拒药物渴求和复吸，即使长期戒断之后亦是如此。这有利于我们理解戒断反应消除之后，成瘾者为什么仍然会复吸。

该理论的一个突出问题是，药物的强化作用（用药后药物所产生的作用）与诱因动机（如用药的历史及相关的环境）两者之间的区别如何？"诱因动机"与"强化"，如同"想"和"喜欢"，其含义不一样。一个人对药物的"想"是在他拥有药物之前，这是与诱因动机相关的认知因素，是由在药物出现之前的与药物相关的刺激所引起的。而一个人"喜欢"药物是在他获得药物以后产生的，是与强化相关的认知因素。

（三）精神运动刺激理论

成瘾的精神运动刺激理论是由怀斯（Wise）和博扎思（Bozarth）提出的。他们把大脑犒赏中枢及多巴胺释放的研究证据整合起来推测所有的成瘾物质均有精神激动剂的作用，能激活一种共同的奖赏机制，这种内部的奖赏机制比任何环境刺激更有力地影响和控制着成瘾。他们认为是这种神经生理学而非戒断反应的痛苦或心理社会冲突构成了依赖与渴求的生理学及心理学基础。该理论认为大脑犒赏中枢的机制可以解释为什么成瘾的治疗如此困难。

该理论还引入了"诱因动机"这一学习理论中的概念，此概念用来解释强化的环路结构。强化物是客观物体或事件，可增加行为重复的可能性。该理论指出先于行为出现的诱因的作用，即由于它过去与药物的联系，而导向和引发了成瘾行为。该理论认为强化物不仅能增加成瘾行为重复的可能性，强化物及相关的环境刺激还能对反应习惯有"预先"的准备和启动，激活成瘾者把注意集中在已建立的习惯上。强化物的这一前摄特征是成瘾者重复成瘾行为的基础。

（四）认知控制障碍理论

近年来，研究者开始从成瘾性药物导致认知神经功能损害的角度，考察成瘾的易感、发生、持续及复吸等成瘾机制。不仅仅是"渴求"，成瘾的另一个特征"冲动性用药/觅药行为"也成为这一类成瘾理论的研究焦点。这一类理论主要有两大模型：一个是由詹奇（Jentsch）和泰勒（Taylor）提出的"前额纹状体障碍冲动理论"；另一个是由戈德斯坦（Goldstein）和沃尔考（Volkow）提出的"反应抑制障碍和突出性归因"综合征。

詹奇和泰勒提出的"前额纹状体障碍冲动理论"认为，物质依赖和滥用可以被定义为一种以药物寻求和使用为中心而牺牲其他更多的适当行为的状态。如此，成瘾可以被视为一种由渴求的药物（经由其非条件化的、奖赏特性）增强的行为控制。很明显，药物相关（条件化）刺激获得了更高的行为控制力。这在动机和诱因的学习过程中已经描述过，与腹侧纹状体和杏仁核的多巴胺功能有关。目前已经清楚了解到，皮层和边缘系统（前额皮层、前扣带脑皮质、海马、杏仁核）输入腹侧纹状体调节伏隔核功能，其结果输入运动控制回路（苍白球—丘脑皮层回路）。成瘾性物质在皮层的药理效应可能从属于那些与药物长期使用有关的学习、记忆、注意和认知的改变。詹奇等人假设，慢性药物使用的结果是额叶皮层认知功能障碍，其后果是不能抑制那些由精神活性物质、相关刺激或内在驱力状态诱发的不恰当非条件化反应或条件化反应。因此，药物寻求行为可能由两个方面所致：一方面是由于药物及其相关刺激的诱因动机增强（源于边缘系统/杏仁核机能障碍）；另一方面是抑制控制障碍（源于前额皮层机能障碍）。

行为、认知和情绪过程是成瘾的核心。戈德斯坦和沃尔考整合这些过程中的脑成像研究成果，提出了一个整合的药物成瘾模型，即 I-RISA 模型。该模型假设，反应抑制障碍是成瘾者复吸和病理性享乐的基础，由于突出性归因障碍导致反应—强化调控能力降低，成瘾者出现反应去抑制或对即时的突出性刺激做出冲动反应，以期待药物相关的奖赏效应。该模型提出了沉醉、暴吸、戒断和渴求等阶段的神经解剖学基础。其中，眶额叶和前扣带回不仅在局部解剖上与边缘系统相连，而且在分析那些含有情绪、价值、长期生存相关的信息时具有重要的整合作用，是与成瘾关系最为密切的前额皮层区域。而情绪、价值、长期生存相关的信息等所具有的特征就是突出性。成瘾者对具有突出性属性的刺激更加敏感，所激发的反应也比非成瘾者更加强烈。

上述理论假设的共同核心是药物及相关线索的突出性和抑制控制障碍，强调了前额皮层对中脑边缘多巴胺系统的调节作用。詹奇等及戈德斯坦等关于前额皮层在成瘾形成中的重要作用的理论，将早期"中脑多巴胺假设"对成瘾机制的认识扩展到前额的高级认知神经功能，反映了目前对成瘾神经机制的普遍共识。尽管如此，这些理论都缺乏认知神经功能障碍导致成瘾的直接证据。同时，由于整体上阿片类成瘾研究相对较少，这些理论和假设都缺乏阿片类药物成瘾研究的证据支持。

从以上成瘾理论来看，可以这样描述认知神经功能和成瘾的关系：认知神经功能受到成瘾性药物以及长期成瘾行为的影响而受到损害，因此，可以说它是成瘾物质的受害者；受损害的认知神经功能反过来又会加重成瘾，而且很可能是成瘾产生的重要基础，因此，它又是成瘾性物质的帮凶。当然，成瘾者先有异常认知神经功能是成瘾的易感因素。因此，认知神经功能在成瘾这个环的首尾两端都具有重要作用。需要强调的是，成瘾是心理因素、神经生物因素和社会因素相互作用的结果。

二、相关重要假说

药物成瘾的神经生物学机制非常复杂、尚未完全阐明，用于解释药物成瘾机制的代表性假说主要有以下几种。

（一）正性强化假说

精神活性物质具有改善情绪的作用，使用这些物质后往往会产生一种无法用语言表述的欣快感，使用者为了不断感受这种美好的感觉而追求再次使用药物，此作用被称为精神活性物质的正性强化效应。怀斯和博扎思据此提出了正性强化假说，也被称为同向过程假说。此假说认为，药物成瘾（强迫性用药和强迫性觅药）是由于药物带来欣快感的正性强化作用所致，机体为追求正性强化效应而倾向于持续用药，从而导致成瘾的发生。该假说能够较好地解释成瘾者初期的用药行为，但是不能解释为什么在成瘾后期，用药后药物所致的欣快感（奖赏效应）已减弱或消失，而用药行为仍然维持；也无法解释用药相关环境以及不能引起主观效应的小剂量药物所导致的复吸等药物成瘾重要的行为特征。

（二）负性强化假说

早期的负性强化假说是基于对阿片成瘾者的临床观察提出的，认为驱动反复用药行为的主要原因是为了避免突然撤药时难以忍受的戒断症状。随后索罗门（Solomon）于20世纪70年代提出反向过程假说，库博（Koob）解释了其神经机制并发展了该假说。该假说认为，精神活性物质作用机体后，首先引起一个a过程（激活脑内奖赏环路），使机体产生欣快感；继之，a过程又反过来启动一个b过程（长期奖赏环路激活使VTA-NAc通路的多巴胺功能下调），使机体产生负性感受。b过程的生物学意义在于它有助于机体恢复内环境稳态，促使中枢神经系统功能恢复生理状态。a过程和b过程的总和决定个体对精神活性物质作用的主观感受——欣快或负性感受。在用药初期，a过程往往大于b过程，个体主观体验的是欣快的（A状态）；反复用药后a过程逐渐减弱，而b过程逐渐加强，个体体验的是负性的戒断状态（B状态）。为了避免负性状态是个体不断使用药物的基本动机。随后又对该假说做了修正，认为b过程引发的B状态不仅包括躯体戒断症状，还包括负性情感状态，这种负性情感状态是导致持续用药和复吸的主要因素；另外，还增加了对条件性b过程的解释。这些认识上的进展，扩大了负性强化假说的应用范围，使之不仅可以用于解释阿片类毒品成瘾，还可以用于解释其他类型毒品成瘾的行为学机制。近年来，库博借鉴稳态应激理论，进一步发展了负性强化假说。他认为从用药到成瘾的转变是一个螺旋式进行性的负性应激过程，每次用药都重复"先占/期待、狂饮/陶醉、戒断/负性情感"这一a-b转换过程。最初的用药对机体内环境平稳状态造成破坏，机体调整各项生理参数以适应药物的刺激，维持平稳状态；反复用药b过程逐渐增强，机体原来的平稳状态已不能维持、建立了新的平稳状态，使平稳状态"调定点"逐渐降低，形成一个反复丧失自我控制的恶性循环，导致成瘾行为。负性强化假说在解释药物成瘾机制中占有重要地位。

（三）动机—敏化假说

动机—敏化假说由鲁滨孙（Robinson）和伯瑞基（Berridge）于1993年提出，后来在2008年做了修改。该假说认为，成瘾性物质长期作用引起中脑边缘皮质多巴胺系统功能发生适应性改变，使得该系统对药物及药物相关的刺激变得高度敏感，这一现象被称为敏化。敏化的结果使与药物有关的刺激被赋予了动机凸显的亚奖赏成分，使机体对药物相关线索的刺激变得异常敏感，反应性显著增强，构成了强迫性觅药用药及复吸的主要驱动力。该假说用"喜欢"和"想要"来区分药物所致的欣快感和动机凸显。成瘾早期产生的正性强化作用主要表现为长期用药并不能使与"喜欢"或欣快感有关的神经系统敏化，甚至导致耐受（见负性强化学说）；在成瘾过程的后期，由于奖赏环路和其他相关神经环路代偿性适应的结果，使与"想要"或动机凸显有关的神经系统敏化，导致越来越"想要"，进而出现渴求，在行为上表现为强迫性用药和强迫性觅药。该假说较好地解释了为什么不能引起主观效应的小剂量药物能引起复吸，以及即使长期戒断数年甚至数十年后再次接触药物相关线索也会导致复吸等现象。正因如此，动机—敏化假说在成瘾研究中影响广泛，并占有重要的地位。

（四）异常学习记忆假说

近年来的研究表明，药物成瘾与学习记忆之间具有密切关系，成瘾与学习记忆具有相似的神经环路，依赖于一些共同的神经生物学机制。这些共同的机制至少包括某些共同的细胞内信号转导过程和表观遗传学机制；药物成瘾与生理性学习记忆都伴随着相似神经元形态的适应性改变和脑内突触可塑性的改变，并能持久地改变行为。然而，在行为学上我们又能清楚地看到成瘾机体对药物成瘾的记忆比生理性学习记忆牢固得多、深刻得多。实验发现，用巧克力和可卡因分别对大鼠进行自身给药训练，经不同的戒断时间后，以条件线索是否能引起复吸行为作为指标，判断大鼠对两种刺激的记忆时间。实验结果发现，大鼠对巧克力相关线索的记忆仅是对可卡因的记忆的 $1/10 \sim 1/5$。因此，有学者提出了成瘾的异常学习记忆假说。该假说认为，药物成瘾是由异常学习所建立的一种顽固的刺激—反应习惯，联合型学习在其中起到重要作用。联合型学习是机体获得外部环境中不同刺激之间或者外部环境刺激与自身行为之间的联系的过程，建立此联系过程的机制包括经典条件反射和操作性条件反射。药物成瘾的联合型学习主要包括行动与结果、刺激与反应和刺激—刺激之间的联系，并通过以下四种形式贯穿于成瘾行为中：①通过简单的经典条件反射的原理，使动物建立起药物和用药线索/环境之间的联系（S-S），即自动形成过程，这是一种刺激—奖赏学习过程，进而使成瘾动物产生趋近反应，导致机体主动接近与药物相联系的条件性线索和环境；②反复的药物奖赏性刺激，可通过刺激动机或目标产生的强化作用引起操作性行为，如自身给药行为；③药物相关线索与觅药行为联系的逐渐巩固和加强，最终诱导习惯性行为的产生；④在长时间戒断后，再次出现药物相关线索可通过早前联合型学习获得的深刻记忆诱发复吸。该假说较好地解释了强迫性用药产生的机制与长期戒断后用药线索和用药环境导致复吸的实验和临床现象；另外，对动机—敏化假说提供了较好的解释（刺激—刺激联系学习可能促成了动机系统敏化的形成）。

（五）认知功能障碍假说

药物成瘾者不仅对药物有病理性渴求，而且在寻找药物的过程中表现出非理性的行为。临床研究发现，药物成瘾者存在注意力缺陷、工作记忆能力降低、决策障碍、冲动控制障碍，总体表现为执行控制能力缺失的认知功能障碍。因此，有学者提出了认知功能障碍假说。该假说认为，药物成瘾者认知功能障碍的神经生物学基础是在药物长期作用下前额叶皮质功能出现了异常，使成瘾者对药物相关线索产生过度的注意力偏好，并且明知药物带来的严重后果仍然不可控制地觅药和用药。药物成瘾与认知功能障碍互为因果。一方面，高冲动性、注意力缺陷的个体更容易发生药物成瘾；另一方面，长期药物作用引起药物成瘾者注意力、决策、冲动控制等认知功能障碍，而这些功能障碍又促进复吸，继续用药又会导致认知功能破坏进一步加深，如此恶性循环导致强迫性用药和觅药行为的出现和维持。基于认知功能障碍假说，采用心理行为干预改善成瘾者认知功能已被应用于药物成瘾（特别是苯丙胺类兴奋剂成瘾）的治疗中。

（六）习惯性行为假说

行为心理学研究发现，机体的行为可分为目的性行为和习惯性行为。目的性行为是习惯性行为的基础，由目的驱动，这类行为不稳定，受意识控制。当行为所导致的结果不能实现时，目的性行为即逐渐减弱或消失。习惯性行为则是机体在长期目的性行为实践过程中学会的一种新的行为能力，由习惯驱动。当遇到与习惯性行为相关的情景时，不用上升为意识就会完成相应的行为动作。习惯性行为相对稳定，具有自动化特征。目的性行为转化为习惯性行为是生物进化过程中获得的一种重要能力，使机体能够更快速地对环境变化做出正确反应。在成瘾研究中人们发现，药物成瘾是一个连续的病理生理学过程。从行为学角度来讲，药物成瘾一般表现为由偶然用药、规律性用药发展为强迫性用药。规律性用药和强迫性用药分别与目的性行为和习惯性行为极为相似，因此埃弗里特（Everitt）等提出了药物成瘾的习惯性行为假说。该假说认为，规律性用药出现在成瘾早期，用药目的是追求奖赏效应（欣快感），属于目的性行为；当停止用药后，觅药行为不能得到药物，即行为目的不能实现时，行为相对容易消退。此行为表现为用药量和用药过程在一定程度上受意识控制，戒断后复吸主要由渴求引起，神经生物学基础是伏隔核功能的上调。强迫性用药则不然，它出现在长期规律用药的基础上，用药行为是由习惯驱动的，属习惯性行为。其主要表现为用药量不能控制，出现不计后果的用药，用药行为难以戒除。复吸主要由与用药行为相关联的情景和线索引起，受意识控制较弱。强迫性用药是药物成瘾的核心行为特征，是成瘾难以戒除、产生严重的个体和社会危害的主要原因。强迫性用药的神经生物学机制可能与长期规律性用药引起伏隔核活化向背侧纹状体转移和源于前额叶皮质、运动皮质的谷氨酸能支配背侧纹状体功能上调相关。习惯性行为假说虽然提出的时间不长，却引起了学界的高度重视，被认为可能开辟了药物成瘾神经生物学机制研究的一个新领域。

尽管上述假说在解释药物成瘾行为中都有其合理性，而且这些假说之间并不互相排斥，但是任何一个假说都不能圆满地解释药物成瘾的全部行为特点和整个成瘾病理生理学过程。期望随着研究的深入，能够将这些假说整合形成一个圆满的解释成瘾行为的理论，并能得到行为学和神经生物学研究的有力支持。

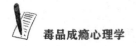

三、毒品成瘾的神经生物学基础

（一）躯体依赖的神经生物学基础

研究发现，蓝斑及周围灰质与阿片躯体依赖密切相关。蓝斑是脑内最大的去甲肾上腺素能神经核团，其纤维形成上行和下行两个投射通路。向上投射至全部端脑，向下投射至脊髓，行使交感神经及对感觉传入的调控功能。在生理情况下，内源性阿片肽通过激活位于蓝斑及周围灰质内去甲肾上腺素能神经元上的阿片受体，抑制腺苷酸环化酶活性，使神经元内环腺苷酸浓度降低，引起靶蛋白磷酸化水平下降，最终导致其功能的下调。阿片类药物对蓝斑及周围灰质去甲肾上腺素能神经元的急性作用和内源性阿片肽作用类似。当长期使用阿片类药物时，阿片受体及其偶联的信号转导通路被长时间过度激活，引起一系列与阿片急性作用相反的代偿性适应改变（阿片受体的代偿性适应改变已如前所述）。夏尔马（Sharma）等于1975年首先在NG108-15杂交瘤细胞中观察到吗啡慢性处理能引起腺苷酸环化酶表达和腺苷酸环化酶-环腺苷酸通路功能上调；其后在整体动物的特定脑区如蓝斑、中脑腹侧被盖区、伏隔核、杏仁核和导水管周围灰质也证明阿片慢性处理产生腺苷酸环化酶-环腺苷酸通路的功能上调。该过程主要表现为选择性地上调Ⅰ型和Ⅷ型腺苷酸环化酶的表达以及蛋白激酶的活性和含量（分子调控机制如前所述），使环腺苷酸通路功能上调，其直接结果就是使阿片抑制蓝斑及周围灰质内的去甲肾上腺素能神经元功能下降，引起耐受；此时必须加大阿片类药物的用量以抑制环腺苷酸通路的功能上调，达到新的平衡状态（高腺苷酸环化酶活性下的平衡）。在这种代偿性适应的情况下，相同剂量下的阿片类药物所产生的药理作用减弱或消失，要获得初始阿片药理作用强度，就必须加大剂量，提示机体发生了耐受；在此平衡点上，如果突然撤药或使用阿片受体阻断剂就会打破这个平衡，环腺苷酸通路功能骤然异常增强，出现神经元内环腺苷酸浓度迅速升高，称此为环腺苷酸超射。环腺苷酸超射引起蓝斑及周围灰质内的去甲肾上腺素能神经元放电增强，去甲肾上腺素释放增加，影响中枢及自主神经系统功能，引起典型的戒断症状。阿片类物质引起蓝斑去甲肾上腺素能神经元腺苷酸环化酶-环腺苷酸通路超敏。蓝斑神经元的过度反应与阿片戒断的躯体表现直接相关，因此蓝斑腺苷酸环化酶-环腺苷酸通路功能的代偿性上调被认为是阿片躯体依赖的重要神经生物学基础。另外，长期使用阿片、可卡因等精神活性物质后，伏隔核内也会形成包括环磷腺苷效应元件结合蛋白激活在内的环腺苷酸通路功能上调，环磷腺苷效应元件结合蛋白可使强腓肽的合成增加，这与戒断早期的负性情绪（如焦虑、欣快感缺失等）有关。

使用阿片类物质在较短时间即可产生躯体依赖，躯体依赖及戒断症状在成瘾中的作用因药物使用目的的不同而有所区别。例如，癌症患者使用阿片类药物治疗疼痛，患者会产生躯体依赖，但一般不会出现强迫性用药，较少形成成瘾。而对于药物成瘾者而言，撤药后的戒断症状（包括躯体戒断症状和抑郁、焦虑等负性情绪）是导致复吸的重要诱因之一。

（二）精神依赖的神经生物学基础

1. 精神依赖相关的神经核团及神经环路。

（1）中脑边缘奖赏环路。精神活性物质之所以能够引起精神依赖，与它们具有的特殊精神活性作用密切相关，包括愉悦、兴奋、增加觉醒程度、提升情绪和运动性、增加探索行为，甚至致幻等，其中最重要的是奖赏。奖赏有两个主要功能：一个功能是激活行为，立即改变行为的方向和活跃程度；另一个功能是强化作用，通过学习和记忆过程，改变未来的行为。脑内奖赏系统主要由中脑边缘多巴胺系统构成。多巴胺能神经元胞体位于中脑腹侧被盖区，神经纤维投射至伏隔核、前额皮层、海马、终纹床核、隔核、嗅结节和杏仁核。其中，中脑腹侧被盖区–伏隔核环路被认为是编码成瘾性药物急性奖赏效应的主要神经环路，与药物引起的奖赏效应密切相关。此外，该环路中的中脑腹侧被盖区还受到前额皮层、杏仁核、海马的谷氨酸能投射和伏隔核的γ–氨基丁酸能投射的调节；伏隔核除了接受来自中脑腹侧被盖区的多巴胺能神经投射外，还受到来自前额皮层、杏仁核、海马的谷氨酸能投射的调节。伏隔核是腹侧纹状体的主要组成部分，也是信息汇聚和整合的关键核团。伏隔核又分为壳区和核区。壳区主要介导药物的奖赏效应，而核区主要介导条件性强化。几乎所有的成瘾性物质都能直接或间接地提高伏隔核细胞外的多巴胺浓度，伏隔核编码个体获得欣快感（奖赏），并产生再次体验这种欣快感的愿望（动机）。因此，中脑腹侧被盖区–伏隔核的多巴胺能奖赏环路是成瘾启动的共同通路。用药初期，精神活性物质激活了中脑边缘多巴胺系统的功能，使伏隔核区多巴胺水平明显增高，从而产生欣快感；长期用药后，导致中脑边缘多巴胺系统内相关核团或神经元突触发生持续的适应性改变。虽然药物奖赏效应会随着用药时间的延长而逐渐减弱（奖赏耐受），但对药物相关线索却会产生敏化，这是产生渴求、导致复吸的主要因素。同时，多巴胺的作用变得更为广泛，从单纯地产生欣快感，转为凸显新异信号的意义、预测奖赏因素是否来临、产生驱动力（动机）、促进关联性学习等。

（2）学习记忆相关环路。药物成瘾是由异常学习所建立的一种顽固的刺激—反应习惯，学习记忆相关的神经环路已被证明在成瘾行为的形成和保持中发挥重要作用。研究表明，参与正常习惯学习和记忆的背侧纹状体在强迫性用药觅药行为中可能发挥着特殊的作用。规律性用药向强迫性用药转化的行为学基础是目的性行为向习惯性行为转变，而其神经生物学结构基础则是伏隔核向背侧纹状体功能的迁移。背侧纹状体又可分为背外侧纹状体和背内侧纹状体两个亚区。背内侧纹状体接受前额皮层投射形成的环路（其功能与伏隔核核区类似），主要参与行为—结果偶联学习，影响目的性行为，与规律性用药相关；感觉运动皮质与背外侧纹状体相联系，主要参与刺激—反应偶联学习，影响习惯性行为，可能与强迫性用药相关。大鼠可卡因自身给药模型建立初期，伏隔核壳部与核部的多巴胺释放量显著增加，干预伏隔核功能影响用药及觅药行为。而随着用药时间的延长，背侧纹状体替代伏隔核而主导对成瘾行为的调控。经历45天可卡因自身给药训练的大鼠背外侧纹状体（而非伏隔核）内的多巴胺释放量显著增加。失活背外侧纹状体能够恢复目标导向的可卡因觅药行为，但却抑制强迫性觅药行为。另外，利用正电子发射断层扫描技术发现，仅经历 5 天可卡因自身给药训练的恒河猴脑内葡萄糖利用率改变只局限于伏隔核，但经过 100 天的用药之后，这些改变已扩展到尾壳核（相当于啮齿类动物的背侧纹状体）的大部分区域；临床研究也发现可卡因成瘾者背侧纹状体（而非腹侧纹状体）的多巴胺功能增强与线索诱发的渴求呈正相关。因此，纹状体腹侧、背侧功能之间的转变是强迫性用药觅药行为产生的重要原因之一。这个转换过程受到来自前额叶不同脑区谷氨酸能的调控。在规律性用药向强迫性用药发展的过程中，伏隔核和背侧纹状体的作用不是孤立存在的，而是通过纹状体—黑质—纹状体螺旋环路形成功能连接，伏隔核—背侧纹状体的级联式连接可能参与了强迫性用药觅药行为的发展。另外，作为情绪记忆关键核团，杏仁核也在成瘾行为中发挥重要作用，中央杏仁核主要参与强迫性觅药行为，基底外侧杏仁核在药物相关的条件性线索关联性学习记忆及诱发的复吸中起到关键作用；而作为记忆中枢的海马在情景线索关联性学习记忆及诱发的复吸中起到重要作用。

上述皮质下结构在成瘾和病理性学习记忆的形成过程中是非常重要的，虽然不是全部要素，但却是必不可少的前提条件。对此最有力的生物学证据是线虫也能对精神活性物质成瘾，形成一些相对简单的记忆行为，而线虫是不具备复杂中枢脑区结构的。因此，重视上述研究结果，充分考虑它们在成瘾干预中的价值和意义是十分必要的。

（3）前额叶皮质。对成瘾行为的广泛调控作用前额皮层也是药物成瘾的关键脑区，参与药物成瘾的多方面，包括渴求、动机和决策等。目前研究认为与强迫性用药觅药密切相关的主要是前额皮层的内侧前额叶皮质、眶额叶皮质和前扣带皮质等。药物成瘾者往往表现出对药物和药物相关刺激的注意偏向、决策障碍、冲动抑制功能缺陷等认知功能障碍，从而产生强迫性用药觅药行为。其主要原因是前额皮层结构功能发生了改变。前额皮层接受起源于中脑腹侧被盖区的多巴胺能投射和起源于海马、基底外侧杏仁核等谷氨酸能投射，又发出谷氨酸能纤维支配中脑腹侧被盖区、伏隔核、海马、基底外侧杏仁核等核团。内侧前额叶皮质投射至伏隔核的谷氨酸能环路功能的适应性改变导致控制功能缺陷、对药物相关刺激敏化。内侧前额叶皮质包括背内侧前额叶皮质和腹内侧前额叶皮质，其中背内侧前额叶皮质主要投射至伏隔核核区，而腹内侧前额叶皮质主要投射至伏隔核壳区；背内侧前额叶皮质—伏隔核核区投射主要调控觅药动机，腹内侧前额叶皮质—伏隔核壳区投射主要调控觅药行为的表达。长期、大量使用成瘾药物导致背内侧前额叶皮质到伏隔核投射功能的弱化，促使形成强迫性觅药行为。眶额叶皮质通过与基底外侧杏仁核和伏隔核之间的神经联系对事件进行预测，并通过对价值和期望的比较来引导决策；眶额叶皮质受损之后会导致对反应—结果的判断错误，引起强迫反应的出现。长期用药导致的眶额叶皮质功能下调使得成瘾者决策障碍，引起强迫性用药觅药行为。另外，损毁前扣带皮质会破坏注意的选择以及辨别不同的条件信号的能力，这些能力的丧失导致无法提供及时、准确的信息以便启动行为抑制机制。总之，长期用药引起的前额皮层认知功能障碍是导致强迫性用药觅药的另一个重要原因。另外，前额皮层也通过增强刺激的价值凸显和动机意义而参与药物成瘾行为。

（4）与复吸相关的神经环路。对药物成瘾的机体即使长期戒断后，药物相关线索和环境、小剂量药物引燃以及应激均可诱发复吸，这也是药物成瘾治疗的难点。经过大量研究，卡利瓦斯提出了复吸的神经环路。从中脑腹侧被盖区到基底外侧杏仁核再到前额皮层的投射是药物相关线索诱发复吸的通路，从扩展的杏仁核（包括中央杏仁核、终纹床核和伏隔核壳区）到中脑腹侧被盖区再到前额皮层的投射是应激诱发复吸的通路，而从前额皮层到伏隔核核区再到腹侧苍白球的投射则是应激、药物相关线索或药物本身诱发复吸的共同通路。相对于多巴胺，谷氨酸系统在复吸中占主导地位。

2. 精神依赖的相关神经递质系统。

（1）多巴胺系统。中脑腹侧被盖区—伏隔核的多巴胺能神经通路介导的奖赏效应是成瘾启动的第一步，几乎所有的精神活性物质都能直接或间接激活此多巴胺能神经通路，但它们的初始作用机制并不相同。阿片类药物通过激活中脑腹侧被盖区内的 γ-氨基丁酸能中间神经元上的 μ 阿片受体而抑制 γ-氨基丁酸能神经元的活动，从而解除 γ-氨基丁酸能神经元对中脑腹侧被盖区多巴胺能神经元的抑制，使其在投射靶区伏隔核释放的多巴胺量增加，激活伏隔核的 γ-氨基丁酸能投射神经元，而实现奖赏效应的编码。可卡因和苯丙胺类兴奋剂作用于伏隔核内的多巴胺能神经末梢，可卡因通过抑制质膜多巴胺转运体阻断多巴胺重摄取，苯丙胺类兴奋剂既能抑制质膜多巴胺转运体阻断多巴胺重摄取，也能通过逆转囊泡单胺转运体 2 和质膜单胺转运体功能、促进多巴胺逆转运增加多巴胺释放而增加细胞外多巴胺含量，从而上调中脑腹侧被盖区-伏隔核的多巴胺神经经通路功能。大麻可通过激活 γ-氨基丁酸能神经元和谷氨酸能神经元上的 CB1 受体而增加中脑腹侧被盖区多巴胺能神经元的放电和伏隔核内的多巴胺浓度。尼古丁可激活位于中脑腹侧被盖区多巴胺能神经元的 α4β2 烟碱型乙酰胆碱受体，从而增加中脑腹侧被盖区多巴胺能神经元末梢在伏隔核内的多巴胺释放。乙醇可通过作用于 γ-氨基丁酸$_A$受体和 NMDA 受体，以某种间接方式增加伏隔核的多巴胺释放。

早期认为，多巴胺是产生奖赏（欣快感）的物质基础，而近年来的研究则发现，多巴胺还介导了奖赏预期误差和与奖赏相关的关联性学习。舒尔茨等人系统地研究了中脑腹侧被盖区的多巴胺能神经元对奖赏刺激的反应。他们在经典条件反射训练的恒河猴实验模型中研究发现，天然奖赏（如果汁、食物）刺激引起中脑腹侧被盖区脑区的多巴胺能神经元出现相位性放电频率增加，而非天然奖赏性刺激不能引起上述多巴胺能神经元出现相位性放电频率增加，提示多巴胺能神经元能够据此区分奖赏刺激和非奖赏刺激。进一步研究观察到，对不同天然奖赏刺激，上述多巴胺能神经元的放电样式没有显著差别，提示多巴胺能神经元不能区分天然奖赏物的性质。此外，多巴胺能神经元还参与对奖赏的学习，表现为对奖赏刺激的反应可建立起巴甫洛夫条件反射。当把声音或灯光信号与原始奖赏物（果汁）反复配对后，单独的条件性刺激（声音或灯光信号）也可引起多巴胺能神经元相位性放电频率增加，表明多巴胺不仅对奖赏本身（果汁）、也对奖赏出现的预期（条件性刺激）产生反应。这种对奖赏和与之配对的条件性刺激的反应，随配对训练次数的增加而逐渐改变。训练初期，只有原始奖赏能够引起多巴胺能神经元放电频率增加；训练中期，奖赏及条件性刺激都能引起多巴胺能神经元放电频率增加；训练完成后（条件性刺激与奖赏的联系已牢固建立），只有条件性刺激能够引起多巴胺能神经元放电频率增加。这表明通过关联性学习，多巴胺能神经元对原始奖赏的反应能够转移到与奖赏有关的条件性刺激上。当不给予条件性刺激，使实验动物不能预计可能会得到奖赏（奖赏未被预测）时，给予奖赏刺激能引起多巴胺能神经元放电频率增加。当给予条件性刺激，使实验动物能预计可能会得到奖赏（奖赏被预测）时，给予奖赏刺激（奖赏与预期一致），条件性刺激能使多巴胺能神经元放电频率增加，而奖赏本身不改变多巴胺能神经元放电频率。当给予条件性刺激而未出现奖赏时（奖赏预测错误），条件性刺激引起放电频率增加，而未出现的奖赏导致放电频率减少。这些结果说明，多巴胺能神经元并非对所有奖赏都起反应，而只对实际奖赏与预期奖赏之间的差别起反应，即只对奖赏预期误差起反应。当奖赏比预期更好或在期望之外出现时，多巴胺能神经元为正反应，而当奖赏比预期更差或在期望时间不出现时，多巴胺能神经元出现负反应。精神活性物质使突触间隙多巴胺水平过度而持续地升高，使大脑误以为药物奖赏比预期好，使得药物的价值凸显，诱发觅药用药行为。由于药物诱发的多巴胺释放量比食物等天然奖赏物诱发的多巴胺释放量更高、更持久，一方面使药物相关刺激—奖赏之间的关联性学习更强烈，另一方面使天然奖赏目标贬值。另外，多巴胺也介导了行为—结果关联性学习和习惯学习（刺激—反应关联性学习）。

（2）谷氨酸系统。如前所述，多巴胺系统主要介导了药物的奖赏强化，在奖赏相关的关联性学习中发挥重要作用，而对长时程关联性记忆影响较小。谷氨酸系统则不然，虽然谷氨酸也参与奖赏相关的关联性学习，但它与长时程关联性记忆关系最为密切，起关键作用。因此，在成瘾启动和形成过程中，多巴胺系统的参与是必需的。而在成瘾维持和复吸中，谷氨酸系统的参与是不可或缺的。大量证据表明，药物引起的欣快感及成瘾的启动需要伏隔核内多巴胺的释放，而随着反复用药则引起前额皮层及其投射到伏隔核等核团的谷氨酸能神经元参与。因此有学者提出从偶然性用药发展为规律性用药，从规律性用药模式下的复吸发展到强迫性用药模式下的复吸，经历了从中脑边缘皮质多巴胺系统到前额叶皮质谷氨酸系统，再到皮质纹状体谷氨酸系统占主导地位的过渡。

在药物成瘾过程中，谷氨酸直接或间接调节多巴胺系统功能。同样，多巴胺也能通过中脑边缘皮质投射而影响谷氨酸功能。中脑腹侧被盖区的多巴胺能神经元活性受到来自前额皮层、杏仁核、海马等谷氨酸能神经投射的支配。一方面，传入中脑腹侧被盖区的谷氨酸能神经纤维支配多巴胺能神经元胞体，提高了多巴胺能神经元胞体的兴奋性，促进了伏隔核内多巴胺的释放。另一方面，传入伏隔核的谷氨酸能神经纤维支配多巴胺能神经元的末梢，通过突触前机制也促进了伏隔核内多巴胺的释放。伏隔核内的 γ-氨基丁酸能中等棘状神经元的树突棘同时与多巴胺能末梢和谷氨酸能末梢形成突触连接，其活动受到这两类神经递质的共同调节。因此谷氨酸也能调节依赖于中脑边缘多巴胺系统的行为敏化。行为敏化的形成需要中脑腹侧被盖区谷氨酸释放的短暂增加，从而激活中脑腹侧被盖区的多巴胺能神经元，使其放电增强，进而引起该环路多巴胺释放的增加。中脑腹侧被盖区内微注射谷氨酸受体阻断剂能阻断精神活性物质引起的敏化。与伏隔核类似，背侧纹状体也同时接受多巴胺能投射和谷氨酸能投射而控制其功能，因此，谷氨酸系统也参与强迫性用药觅药行为的调控。总体来说，药物使用初期谷氨酸系统尚未发生适应性改变，随着用药时间延长和剂量增大，前额皮层对伏隔核的谷氨酸能支配减弱，使得皮质纹状体功能增强，产生强迫性用药和强迫性觅药。在觅药—用药范式训练中，大鼠伏隔核区微注射 AMPA 受体/KA 受体阻断剂后其觅药行为显著降低，提示伏隔核的谷氨酸系统参与调控用药初期的觅药行为。而经历 45 天可卡因自身给药训练的大鼠，背外侧纹状体（而非伏隔核）内微注射 AMPA 受体/KA 受体阻断剂显著减少大鼠的觅药行为，提示背侧纹状体的谷氨酸系统可能通过更为稳定的神经适应性改变而参与强迫性觅药行为。

　　由于长期戒断后复吸的根本原因是异常顽固的成瘾记忆，而谷氨酸及其受体是介导长时程记忆的关键，因此对复吸具有决定性作用的是谷氨酸而非多巴胺。可卡因自身给药大鼠伏隔核内微注射 AMPA 可重建觅药行为（复吸）。有学者认为 AMPA 诱导的觅药行为重建可能与增加局部多巴胺释放有关，但是使用多巴胺受体阻断剂并不能阻断 AMPA 的重建效应，表明导致复吸的原因是伏隔核谷氨酸系统的激活。另外，电刺激可卡因自身给药大鼠谷氨酸能纤维丰富的海马腹侧下脚，通过"复吸回路"重建觅药行为，而刺激多巴胺能纤维丰富的中间前脑束则无效。前额皮层至伏隔核的谷氨酸能投射被认为是药物相关线索、小剂量药物和应激诱发的复吸的公共环路，其谷氨酸系统稳态的削弱通过影响神经可塑性而产生持久的行为改变，导致复吸。长期用药使负责维持谷氨酸基础水平的谷氨酸-半胱氨酸交换体密度减少，伏隔核核区谷氨酸基础水平降低，降低的基础谷氨酸水平使得代谢型谷氨酸受体 mGluR2/3 介导的突触前负反馈调节能力减弱。在消退训练期连续给予 N-乙酰半胱氨酸，通过促进谷氨酸-半胱氨酸交换而升高了细胞外基础谷氨酸水平，从而恢复了突触前 mGluR2/3 调节能力，防止了线索或药物点燃时诱发的谷氨酸水平的急剧升高，从而抑制了觅药行为的重建。更为重要的是，消退期连续给予 N-乙酰半胱氨酸能够逆转长期用药诱导的伏隔核区突触可塑性改变，所以即使在停药 20 多天后仍能抑制线索或药物诱发的复吸。其他能够恢复谷氨酸稳态的手段，如阻断突触后 NMDA 受体和 mGluR5、提高谷氨酸转运体 1 表达也都能够防止复吸。谷氨酸及其受体是突触传递可塑性的基础，在成瘾的长时程记忆中发挥重要作用。

　　（3）其他神经递质系统。除了多巴胺和谷氨酸外，内源性阿片肽、γ-氨基丁酸、5-羟色胺等神经递质通过与多巴胺、谷氨酸系统相互作用，参与了药物成瘾过程。例如，内源性阿片肽和 5-羟色胺均调节多巴胺系统功能，γ-氨基丁酸不仅调节多巴胺系统，还调节谷氨酸系统功能。

　　γ-氨基丁酸是脑内最主要的抑制性神经递质，与兴奋性的神经递质共同协调大脑的正常功能。γ-氨基丁酸（GABA）受体分为 GABA$_A$、GABA$_B$ 和 GABA$_C$ 三种亚型，其中 GABA$_A$ 和 GABA$_C$ 属于递质门控离子通道，GABA$_B$ 受体为 G 蛋白偶联受体。中脑腹侧被盖区的多巴胺能神经元的活动受到 γ-氨基丁酸能神经元的紧张性抑制，γ-氨基丁酸能神经元上存在 μ 阿片受体，阿片类物质激动 μ 阿片受体后可抑制 γ-氨基丁酸能神经元的功能，减少 γ-氨基丁酸的释放，从而解除对多巴胺能神经元的紧张性抑制，使释放到伏隔核区的多巴胺含量增加。酒精可作用于 GABA$_A$ 受体和 NMDA 受体，从而以某种间接的方式增加多巴胺能神经元活性。γ-氨基丁酸能神经元对中脑腹侧被盖区多巴胺能神经元的调节由 GABA$_A$ 受体和 GABA$_B$ 受体介导，激活 γ-氨基丁酸受体能够抑制精神活性物质的奖赏和强化效应。海马、杏仁核和前额皮层的 γ-氨基丁酸神经递质系统也通过影响谷氨酸能锥体神经元的功能而参与精神活性物质相关的情景和线索关联记忆及其所致的认知功能障碍。另外，作为奖赏与动机核心的伏隔核以及强迫性用药行为关键核团的背侧纹状体，它们本身的输出神经元就是 γ-氨基丁酸能神经元。因此，γ-氨基丁酸系统通过调节中脑边缘皮质通路和皮质纹状体通路功能而参与药物成瘾。

内源性阿片肽包括脑啡肽家族、内啡肽家族、强啡肽家族和后来又分离出的许多新的阿片肽，其中最重要的成员包括 β-内啡肽、脑啡肽和强啡肽，其作用的受体分别是 μ、δ和 κ 阿片受体。内源性阿片肽及其受体在中枢神经系统尤其是奖赏、动机环路如中脑腹侧被盖区—伏隔核广泛分布。如前所述，外源性阿片类物质能够激活分布于中脑腹侧被盖区的 γ-氨基丁酸能中间神经元上的 μ 阿片受体，解除 γ-氨基丁酸能神经元对多巴胺能神经元的抑制，增加伏隔核内多巴胺的释放。而伏隔核内多巴胺能神经元轴突末梢也存在 κ 阿片受体，激活 κ 阿片受体则抑制多巴胺的释放。因此，μ 阿片受体和 κ 阿片受体共同调节伏隔核内多巴胺的释放。同时，外源性阿片类物质还能通过作用于伏隔核的中等棘状神经元上的 μ 阿片受体和 δ 阿片受体，而调节受多巴胺能神经元支配的棘状神经元的功能。许多非阿片类精神活性物质也能够作用于内源性阿片肽系统。临床前研究显示酒精、可卡因、苯丙胺类兴奋剂能够增加大鼠伏隔核的内啡肽水平，参与调节伏隔核细胞外多巴胺水平。另外，苯丙胺急性处理能够调节纹状体内阿片受体 mRNA 表达，长期饮酒会增加 μ 阿片受体和 δ 阿片受体的密度。因此，内源性阿片肽系统通过影响伏隔核内多巴胺的释放，参与调节多种成瘾性物质的奖赏效应。内源性阿片肽系统除了介导奖赏效应外，还介导了停药后出现的戒断综合征，维持内源性阿片肽系统功能稳定是药物成瘾的治疗策略之一。

四、毒品成瘾的神经生物学机制

（一）脑环路机制

1. 腹侧纹状体到向背侧纹状体功能的转变。成瘾行为是由目标导向性向习惯性行为转变的连续过程，而强迫性觅药是该过程的最后阶段，这一行为的过渡可能是通过以伏隔核为代表的腹侧纹状体向背侧纹状体功能迁移而实现的。大鼠可卡因自身给药模型建立的最初阶段，当用药线索出现时，在体微透析检测发现伏隔核壳部与核心部的多巴胺释放量显著增加。并且，伏隔核心部与基底外侧杏仁核对觅药行为的维持起重要作用。训练形成自身给药行为的大鼠双侧伏隔核心部注射 AMPA-kainate（KA）受体拮抗剂 LY293558 后其觅药行为显著降低，同时单侧伏隔核心部注射 LY293558 而对侧基底外侧杏仁核注射多巴胺受体拮抗剂 α-flupenthixol 会得到同样的结果。提示腹侧纹状体参与调控用药初期的觅药行为。

而随着用药时间的延长，背侧纹状体将替代腹侧纹状体主导对成瘾行为的调控。例如，正电子断层扫描技术检测慢性可卡因自我给药训练的恒河猴脑部，结果发现，与仅经历5天的自我给药训练组相比，背外侧纹状体内的血糖代谢率显著升高，提示长时间用药后背外侧纹状体的功能明显增强。同时，近期研究表明，多次可卡因处理后大鼠背侧纹状体内的自发型兴奋性突触后电流以及微小兴奋性突触后电流的频率显著增加，提示慢性可卡因处理后背侧纹状体区的神经元兴奋性增强。另外，当用药线索暴露时，经历45天自我给药训练后的大鼠背外侧纹状体（而非伏隔核）内的多巴胺释放量显著增加。而且，用药后期双侧背外侧纹状体（而非伏隔核）内显微注射 α-flupenthixol 或 LY293558 均显著减少大鼠的觅药行为。近期研究也发现，在自我给药训练早期（第1周），用药线索出现时腹内侧纹状体的多巴胺释放量增加。但是，在自我给药训练后期（第2~3周），腹内侧纹状体内的多巴胺释放量反而显著下降；相反，背外侧纹状体内多巴胺的释放量在训练早期并没有明显上升，而在训练后期多巴胺的释放量才显著增加。上述结果表明，随着用药时间的延长，参与其中的纹状体区域主要体现在多巴胺系统功能逐渐从伏隔核扩展到背侧纹状体。

当用药进程进一步发展后，用药个体将形成习惯性的觅药行为。背外侧纹状体在这一时期将发挥主导性的作用，但仍需来自腹侧纹状体的投射共同参与。在高架迷宫中寻找食物的大鼠，当寻找策略从结果导向过渡到习惯导向时，失活背外侧纹状体能够减少由习惯导向控制的行为。大鼠经过长时程可卡因自我给药训练后，化学损毁背外侧纹状体会使习惯性觅药行为显著减少。此外，伏隔核与背外侧纹状体之间存在级联式串行连接，来源于腹侧被盖区的多巴胺不仅能投射到伏隔核壳部，还能投射到伏隔核心部及背外侧纹状体。单侧损毁伏隔核心部同时拮抗对侧背外侧纹状体内的多巴胺受体能够显著降低已建立的觅药行为，但不影响新的操作性条件反射任务的学习。但也有实验表明，阻断经历3周可卡因自我给药训练大鼠的腹内侧纹状体，只影响同侧背外侧纹状体内多巴胺的释放。上述结果表明，腹侧纹状体向背侧纹状体功能的转移调控习惯性觅药行为的发生，同时提示了腹侧纹状体—背侧纹状体的级联式连接可能参与了习惯性觅药行为的发展，但具体的调控方式还有待进一步的研究。

强迫性觅药行为被认为是习惯性觅药行为发展的最终阶段，背侧纹状体对它的调控具有明显的亚区特异性。近期研究表明，双侧背外侧纹状体内显微注射 γ-氨基丁酸受体激动剂 baclofen 和 muscimol 抑制背外侧纹状体的功能，仅显著抑制了大鼠的强迫性觅药行为。但是，背侧纹状体除了参与强迫性觅药以外，对长时程自我给药训练中的觅药行为也有调控作用。综上所述，随着用药时程及药量的增加，背侧纹状体将主导对强迫性觅药的调控，且背侧纹状体的不同亚区对强迫性觅药（有负性结果）及一般觅药过程的调控具有选择特异性。

2. 皮层-纹状体环路。纹状体背、腹侧功能之间的转变可能是强迫性觅药及用药行为产生的原因之一，但前额皮层等参与高级认知的皮层对觅药行为的调控同样发挥重要作用。研究表明，药物相关线索会诱导海洛因自我给药训练大鼠前额皮层突触膜上的 AMPA 受体 GluA2 亚基发生内吞，同时 AMPAR/NMDAR（AMPA receptor/NMDA receptor）的比率降低，提示成瘾药物使前额皮层突触膜上的受体重排。而近期研究显示，可卡因自我给药大鼠在戒断第 7 天时与盐水组相比前额皮层内的突触密度降低且树突分支数目下降，提示此时前额皮层的突触传递效能减弱。此外，大量影像学证据表明，长期使用毒品的成瘾者其眶额叶皮层、前扣带回等功能显著下降。

另外，前额皮层与行为控制、动机、决策和工作记忆等功能都密切相关，故有些研究者认为，强迫性觅药行为的产生也可能是由于长期使用成瘾性药物使前额皮层功能受损，这就导致了自上而下的认知系统的功能失调，最终个体将不能自控。

虽然成瘾药物的使用会导致前额皮层的功能受损，但是前额皮层对觅药行为的控制主要通过下行神经纤维投射完成。化学损毁眶额叶皮质或内侧前额叶皮层的大鼠依旧能形成稳定的可卡因自我给药行为，提示眶额叶皮质和内侧前额叶皮质并不直接参与调控奖赏系统。但是，大鼠内侧前额叶皮质对伏隔核的谷氨酸能投射对觅药过程的维持与发展发挥关键作用。内侧前额叶皮质包括背内侧前额叶皮层和腹内侧前额叶皮层，其中背内侧前额叶皮质主要投射至伏隔核心部，而腹内侧前额叶皮质主要投射至伏隔核壳部。大鼠可卡因自我给药消退训练后，药物、线索或应激诱发的复吸行为主要依赖于背内侧前额叶皮质—伏隔核心部投射的激活。但是，抑制腹内侧前额叶皮质—伏隔核壳部的投射会使大鼠已经消退的自我给药行为重新建立。提示背内侧前额叶皮质—伏隔核心部与腹内侧前额叶皮质—伏隔核壳部在觅药行为中的功能存在竞争关系：背内侧前额叶皮质—伏隔核心部主要调控或驱使药物寻求；而腹内侧前额叶皮质伏隔核壳部则抑制觅药行为的表达。矛盾的是，背内侧前额叶皮质本身对强迫性觅药反而是发挥抑制作用。对于可卡因自我给药训练 45 天形成强迫性觅药行为（对电击抵抗）的大鼠，光遗传技术激活背内侧前额叶皮质能够抑制已经形成的强迫性觅药行为。反之，对于没有形成强迫性觅药行为（对电击敏感）的大鼠，光遗传手段抑制背内侧前额叶皮质则能使其形成强迫性觅药行为。前额皮层与基底外侧杏仁核，伏隔核及背外侧纹状体在解剖结构中都存在投射。因此，背内侧前额叶皮质在强迫性觅药中功能不一致的原因可能是由于长期、大量用药导致前额皮层到伏隔核投射功能弱化，但背内侧前额叶皮质具体的作用方式及机制还需更深入的研究。

（二）分子生物学机制

1. 多巴胺系统。中脑—边缘多巴胺系统是各种成瘾性药物的共同奖赏环路。多巴胺受体包括 D1 样（D1 和 D5）和 D2 样（D2，D3，D4）两大类。D1 样受体主要分布于突触后膜，而 D2 样受体在突触后膜和突触前膜都有分布。D1 样受体激活后与兴奋性 G 蛋白偶联，通过激活腺苷酸环化酶促进环腺苷酸的合成，引起一系列兴奋性事件。相反，D2 样受体与抑制性 G 蛋白偶联，通过抑制腺苷酸环化酶减少环腺苷酸的合成，发挥与 D1 样受体相反的作用。两者不仅分布及激活的分子机制不同，功能也不一样。D1 样受体基因敲除的小鼠不能获得可卡因自我给药行为，而 D2 样受体的缺失并不影响小鼠可卡因自我给药行为的建立。

但是，D1 受体并不主导调控强迫性觅药行为。过量可卡因（24 小时 d^{-1}，>7d）训练形成强迫性用药的大鼠，伏隔核内注射 D1 受体拮抗剂 SCH23390 并不影响其用药行为。此外，可卡因成瘾者戒断后眶额叶皮质及前扣带皮质内的 D2 受体可用度显著下降。进一步研究发现，与健康对照相比，可卡因成瘾者静脉注射安非他命时，纹状体内的 D2（而非 D1）受体激活程度明显下降。提示 D2 受体在强迫性觅药中发挥更为凸显的作用。

D2 受体功能的发挥主要依赖于受体所在的神经元通路。纹状体中 90%～95% 的神经元是 γ-氨基丁酸能的中型多棘神经元（medium spiny neurons，MSNs），且根据多巴胺受体的类型分为 D1+MSNs 与 D2+MSNs。其中 D1+MSNs 所在的通路为直接通路，投射至中脑；而 D2+MSNs 所在的通路为间接通路，通过苍白球及丘脑换元投射至中脑。光遗传学手段抑制小鼠伏隔核内的 D2+MSNs，能使其成瘾分数（依据成瘾的 3 个指标）更高，且表现出强迫性觅药行为；相反，激活 D2+MSNs 则降低其成瘾分数。但激活 D1+MSNs 对强迫性觅药行为并没有影响。说明 D2 受体及其神经元所在的通路在成瘾发展阶段的后期较 D1 受体发挥更加重要的功能，且 D2 受体介导的间接通路主导对强迫性觅药行为的调控。

此外，D2 受体作为成瘾易感性的生物学标志也受到大量关注。临床研究表明，具有高冲动性人格的人更倾向于使用和滥用成瘾性药物。同时，动物实验也表明，高冲动性大鼠在可卡因自我给药训练过程中具有更高的用药频率，更容易形成强迫性觅药，提示高冲动性与强迫性觅药密切相关。据报道，冲动性背后的神经生物学机制可能与 D2 受体有关。高冲动性大鼠伏隔核壳部和中脑腹侧被盖区内的 D2 受体 mRNA 较低冲动性大鼠显著减少。高冲动性大鼠左侧腹侧纹状体内的 D2/3 受体密度更低。此外，成瘾者中没有使用过成瘾药物的兄弟姐妹也表现出较高的冲动性。提示冲动性可能具有遗传表型，高冲动性也许能作为成瘾易感人群的人格标志，而 D2 受体密度可能是成瘾易感性的生物学标志。综上，纹状体 D2 受体密度及 D2 受体神经元所在通路功能下降可能是强迫性用药行为发生、发展的分子生物学机制之一。

2. 五羟色胺及其受体。强迫性用药行为机制的研究除了集中在多巴胺系统，五羟色胺这种在脑内广泛分布的神经递质也同样值得关注。中缝内侧及背侧与大脑皮层间均有五羟色胺的神经纤维投射。研究发现，急性可卡因处理大鼠的伏隔核、背外侧纹状体、腹侧苍白球、中脑腹侧被盖区、丘脑、下丘脑、中缝背侧及前额皮层、颞叶皮层等大脑皮层多个区域内五羟色胺的含量均显著增加。在大鼠可卡因自我给药训练过程中，伏隔核内的五羟色胺含量先是明显上升，随后进入平台期。表明五羟色胺参与调控可卡因初期的奖赏效应。

据报道，五羟色胺在成瘾行为的发展中也发挥关键作用。临床研究显示，可卡因成瘾者在戒断过程中会有烦躁不安、快感缺失、抑郁、焦虑等心理戒断症状。可卡因自我给药戒断 2 小时后的大鼠，其伏隔核细胞外的五羟色胺释放量显著下降。说明随着成瘾进程的发展，五羟色胺的释放量也随之改变，这也可能是导致情绪变化的原因之一。此外，当前额皮层功能受损时，前额皮层内的五羟色胺含量也会下降，因此有研究者猜测，前额皮层

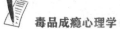

内五羟色胺含量的降低可能促进了强迫性觅药行为的发展。可卡因自我给药训练后形成强迫性觅药的大鼠，其前额皮层、纹状体及杏仁核内的五羟色胺损耗率显著升高。随后，研究者发现，五羟色胺系统损毁的大鼠，自我给药训练前腹腔注射五羟色胺 2C 激动剂 mCPP，能够促使原本对电击敏感的动物产生强迫性觅药行为。基于上述结果，研究者又探索了五羟色胺不同受体类型在这一行为中功能的特异性。化学损毁五羟色胺系统同时在大鼠腹腔注射 mCPP 导致其产生强迫性觅药后，再在其腹腔分别注射五羟色胺 2C 拮抗剂 SB 242084 或五羟色胺 2A 拮抗剂 M100907，结果发现只有 SB 242084 能够显著降低其强迫性觅药行为，由此说明五羟色胺 2C 在这一行为中发挥特定作用。综上所述，五羟色胺的损耗可能是强迫性觅药行为产生的原因，但五羟色胺受体在此过程中发挥作用的方式及机制还需进一步研究。

对于强迫性觅药及用药机制的研究是近年来成瘾领域的研究重点，主要是因为与娱乐性用药即目标导向性用药行为相比，以强迫性为特征的用药行为才是临床诊断的重要标准。因此，建立具有强迫性觅药行为的动物模型并深入探索其神经生物学机制，能够为临床干预治疗人类成瘾者提供相应的实验依据。目前，对于强迫性觅药及用药行为机制的研究主要集中在纹状体和前额叶皮层。但是，具体的神经环路以及不同递质系统间发挥的特定作用尚不清楚。所以，以下几个方面的研究值得期待：（1）背侧纹状体有内侧与外侧之分，且功能不同，前文中也提到了内侧前额叶皮质不同亚区的投射介导了不同的觅药行为，因此在环路水平上的研究需要细分核团，进行更细化的神经纤维投射研究，以便进一步研究强迫性行为背后的神经环路机制。（2）D2 受体密度的降低与功能减弱，五羟色胺释放量的下降与强迫性用药高度相关。但是，脑内各个分子间的相互作用及下游信号通路转导还需深入研究。（3）关于强迫性觅药及用药机制的研究多以可卡因和酒精为主，而对其他成瘾性药物（如阿片类）的研究相对较少。因此，研究不同类型成瘾药物介导的强迫性觅药行为也是必要的。（4）目前强迫性成瘾模型主要基于大鼠，所得到的研究结果并不能直接迁移到人类身上，故灵长类或近灵长类动物（如猿、猴或树鼩）强迫性用药模型的建立及其神经环路机制的研究也同样值得期待。

第二节　毒品成瘾的心理学机制

一、理论模型

有关成瘾的社会心理方面的理论模型主要有以下几种：社会/环境模型、人格/内在心理模型、应对/社会学习模型、条件/强化行为模型、强迫/过度行为模型和综合生物心理社会学模型。

（一）社会/环境模型

该模型关注社会影响、同辈压力、社会政策、可获得性和家庭因素在成瘾行为形成和持续过程中所起的作用。某些类型的毒品使用和成瘾行为在某些亚群体中发生的频率更高。这使研究者开始关注与毒品使用有关的亚文化和环境影响的重要性。

已有广泛的报告表明，在越战中有不少美军使用和滥用药物，但对回国退伍军人的研究却得到不同的结果。在一项研究中，把越战退伍军人中的吸毒者与未参加越战的吸毒者配对后在肯塔基州和得克萨斯州的两个戒治机构中进行治疗。对那些在越战中成瘾的军人来说，这当然是回到了一个完全不同的国内环境，而那些在国内的成瘾者则可以经常回到他曾经上瘾的环境。治疗的结果令人吃惊，只有少部分的退伍军人在回来后重新上瘾，而国内成瘾者的复吸率却明显高于这一比例。这一结果也表明成瘾者确实具有环境特异性。

美国种族偏见和贫困使药物依赖得以逐渐形成。这两个因素一起创造了一个滋生非法药物的场所——贫民区。自20世纪70年代以来，非法药物的使用整体上已经下降，即使所有种族和阶层的人都使用药物，但非裔美国人和拉丁美洲人社区的药物滥用现象出奇得多，而药物滥用也相应地破坏了那些地区的安全。

当我们开始研究不同文化的行为时，应该重新考虑什么被认为是不正常的。每种文化都有自己偏好的精神药物及禁止的药物。需要注意的是，文化的因素不仅决定是否可以接受，还可以对物质滥用和依赖的患病率起到重要的作用。例如，在有些文化里，包括韩国，认为在某些社交场合男人应该喝很多酒。我们已经看到，暴露于这些物质和这样的社会压力下，他们容易酗酒，而且可以解释这个国家的酒精滥用率为什么会这么高。而一些国家经济情况的窘迫限制了这些药物的可获得性，像墨西哥和巴西，这也是这些国家滥用率相对较低的重要原因之一。

可获得性和社会政策也是社会/环境模型所强调的。有数据表明，限制使用和税收政策会影响某些物质的使用和滥用。禁止吸烟和香烟广告的政策对美国香烟消费的下降产生了重要影响，改变酒精饮料消费的法定年龄影响了酒精的使用和滥用。

家庭因素也是社会/环境模型所关注的一个方面。有问题的父母教养模式包括不良的亲子关系、父母的婚姻关系破裂、父母过度使用酒精或药物等。这些都会对儿童形成和持续成瘾行为产生重要影响。研究表明，药物成瘾的父母花在教育孩子上的时间要少于那些没有这些问题的父母，这是青少年滥用物质的一个重要原因。如果父母没有进行适当的监督，他们的孩子就会和支持药物使用的伙伴进行交往。

（二）人格/内在心理模型

该模型的支持者认为，药物滥用和反社会人格障碍与青少年犯罪的频繁共存可以证明药物滥用是心理问题的一个主要症状。有研究表明，一些酒瘾前期人格，如冲动、不遵从传统、反社会行为、独立和多动，似乎与后来的酒精依赖相关。饮食障碍的相关研究表明，患有神经性厌食症的青春期女性通常都有严重的自制和自尊问题。精神分析的理论认为，酗酒者和饮食障碍者在人格发展的口唇期遇到挫折，产生固着现象。目前，反社会人格特质、低自尊、孤僻、狂信、高感觉寻求、高活动水平和情绪性被认为是后来成瘾的先兆或预测性特质。

然而，至今还没有证据表明有一种成瘾人格的存在必然会导致成瘾行为，有些具有前面所提到的人格特质的个体没有出现成瘾行为。正如前面提到的社会和遗传因素一样，人格因素可能有助于成瘾行为的形成或发展。然而，人格因素所起的只是一种可能的重要作用，并且只能解释一小部分成瘾行为。

（三）应对/社会学习模型

成瘾经常被认为是不良的或不足的应对机制的结果。不能应对生活中的压力，成瘾者通过成瘾行为来逃脱现实压力以寻求慰藉。根据这个观点，个体将使用物质作为替代的应对机制，并依靠成瘾来改变其情境，尤其是那些引起沮丧、愤怒、焦虑或压抑感的情境。例如，酒精成瘾是因为其有缓解紧张的作用或对压力反应的缓冲效果。然而，许多有良好应对能力的成功商人和运动员仍然会有种种成瘾行为。一般的不良应对方式不是个体成瘾的唯一原因，但成瘾的一个主要后果是成瘾者应对技能的受损。因此，应对反应更应该作为一种重新调节成瘾后果的方式，而不是成瘾行为的原因。

社会学习的观点强调社会认知而不仅仅是应对。班杜拉的社会认知理论在解释成瘾的机制时更多地关注认知期待、替代学习和自我调节。社会学习的观点还重视同辈的影响，以及作为榜样的重要人物的影响。

近年来，在学习理论中，有专家提出了成瘾行为的异常学习模型。研究者假定，成瘾是药物滥用导致异常学习能力提高的结果。这些异常学习几乎涵盖了所有的学习类型，主要分为外显学习（陈述性或有意识的学习）和内隐学习（程序性或无意识的学习）两类。变态性外显学习对成瘾过程具有促进作用，成瘾者在意识水平上可以清楚地陈述用药行为与后果的因果关系，而成瘾的实质在于成瘾者在认知上夸大和曲解了对药物快感的记忆。内隐学习是把成瘾的本质视为内隐的刺激——反应型学习，是外显学习向内隐学习的过渡，是逐渐自动化的过程。

（四）条件/强化行为模型

很多学者用巴甫洛夫的条件反射理论来理解成瘾，巴甫洛夫发现，他的一条狗经常由同一个实验员反复给它注射吗啡，后来，当这只狗看到这个实验员拿着注射器（一种条件刺激）时，这只狗就表现出好像已被注射了吗啡，开始出现流涎、呕吐等生理反应，但事实上并没有给它注射吗啡。巴甫洛夫认为，药物注射的方式可以被看成经典的条件反射。药物注射的方式是指成瘾者常常有一套仪式化的程序，包括某个地方、某种方法、一套用于注射药物的基本工具等。当这些与注射方式相关的环境刺激与用药后产生的效应多次一起出现并形成暂时神经联系后，环境刺激也会像药物一样引发渴求，从而成为条件刺激的一部分。一些现象支持这一模型，如海洛因成瘾者只需注射生理盐水，便可部分获得吸毒的体验；可卡因成瘾者一旦看到白糖或面粉，便开始流汗并变得焦虑。

研究发现，低等动物可以通过训练来强迫性地静脉注射一些成瘾药物，如可卡因、尼古丁、安非他命和海洛因。因此，这些药物被看作强化物，正如食物对饥饿的动物一样，能使它们产生反应性的习惯。尽管低等动物并未受到同伴的影响和贫穷的压力，或社会舆论对成瘾行为的指责，但所有的哺乳动物都能够对像可卡因、海洛因这样的药物产生毒瘾，实验室的猫和猴子可学会静脉注射海洛因而自我给药，它们这样做的目的是符合生理依赖的观点，它们学会静脉注射可卡因甚至直到死亡。因此，成瘾药物是一种强化物已成为当代成瘾理论的一个共同观点。药物被看成强化物，因为它是个体生活的额外"款待"，就像饭后的薄荷糖；或者因为它是一种需要状态的"补偿"，就像阿司匹林能减轻头疼，或肉和土豆能解除饥饿并恢复体力一样。成瘾行为的强化机制包括积极强化观和消极强化观。

1. 积极强化观。积极强化观是指成瘾物质是一种正性的强化物，它们能给成瘾者奖励并使其产生愉悦的感觉，药物使用的主要动机是寻求药物所致的欣快感觉，这种强化不是简单地使成瘾者恢复到正常的情绪状态，而是因为药物使用能使其产生高于正常情绪状态的情绪。成瘾药物能产生高度愉悦的观点能解释为什么成瘾药物可在依赖性形成之前就能形成一种习惯，以及为什么在戒毒之后还有极大的可能会重复成瘾，而这是依赖理论所不能解释的。静脉自我给药实验证明了成瘾药物的积极强化作用，实验装置是对麻醉状态下的动物进行静脉插管，并与计算机控制的自我给药系统相联系，然后训练动物完成压杆动作，通过计算机控制系统，将药品注入体内，以压杆次数或频率体现动物追求用药的程度。实验证明，实验中的动物（如猫）会主动地重复按压杠杆以获得自身给药，这一重要的证据表明不仅仅是人类才有强迫性的药物滥用。事实上，动物实验证明，作为强化物，成瘾药物与自然界中的其他强化物，如食物、水和性都有着许多相似性，都支配着人类的行为反应。只不过，成瘾药物的强化作用要远胜于其他强化物。

2. 消极强化观。消极强化观是指成瘾物质可减轻或暂时免除个体滥用药物后所带来的个体痛苦，使其产生重复的成瘾行为。消极强化观曾经在解释成瘾行为中占有主导地位。此观点支持当神经和代谢系统已适应药物的继续使用以及药物已成为身体的动态平衡的必需品时，药物滥用就成为一种强迫性行为。这种在撤药的早期阶段所带来的明显的、客观的生理痛苦即生理依赖的确凿证据，支持了依赖理论的观点。依赖理论长期引领了成瘾行为的研究直至近年。以此观点，最初的药物使用被归因于同伴压力、感觉寻求，或者是简单的厌倦，但是随后的药物滥用被看成个体需要去自我医治成瘾后很快形成的撤药综合病态症状。因为依赖性的综合病态症状逐渐强于药物的继续使用，形成明显的耐药性，需要使用大剂量的药品来减轻撤药痛苦。自我医疗的假设推断，一些个体以前存在的压力和焦虑，比如，撤药综合病态症状，将通过使用成瘾药物来医治。但是这个观点现在已经走下坡路了。这是基于这样的事实，即发育健壮的动物、幸福健康的农村青少年，甚至医生都可能染上可卡因和阿片剂，他们并不存在已有的痛苦和焦虑。现在还发现，阿片剂的撤药状态是高度兴奋的，而可卡因或安非他命的撤药状态是低兴奋和抑郁的。

消极强化理论和积极强化理论并不是相互排斥的。虽然很多证据可以证明条件和强化对成瘾的作用，但该模型不能解释所有成瘾现象及其变化。例如，一旦上瘾，即使对成瘾者施以严厉的惩罚后果似乎也不能抑制或消除成瘾行为。在长时间戒断之后，在某些条件下会出现复吸。例如，一些女性在怀孕期间戒烟，虽然经过了 6~9 个月的戒断，但在生

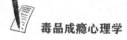

完孩子之后便又开始吸烟。

（五）强迫/过度行为模型

一些学者将成瘾与仪式性强迫行为（如重复洗手或清洁仪式）联系起来。精神分析的观点将成瘾看作心理内部冲突的反映，生物学的观点认为成瘾是一种通过大脑神经递质表现出来的生物化学的不平衡。奥福德（Orford）将成瘾定义为过度的欲求。根据他的观点，行为或活动欲求的性质会产生过度的可能。因此，饮食、性行为、赌博、酗酒和药物使用不仅都会有过度的可能，而且都会有相似的导致过度的过程。然而，强迫模型似乎忽视了不同类型的成瘾行为会有其独特的原因，而过度模型似乎与社会学习的观点相似。虽然其强调活动欲求的性质，但其并没有明确说明欲求的过程和如何解释所有成瘾行为。

大多数传统的成瘾模型所关注的是病因和对这些行为原因的理解，而忽视了如何去改变这些行为。对病因的关注反映了一种信念，即理解成瘾行为。而最终改变成瘾行为的最好方法是理解成瘾行为为什么会发生，以及是如何开始的。在大多数疾病模型中，理解病因是非常重要的，因为病因经常揭示了问题的来源和传染方式。然而，对成瘾的理解，单一的病因学模型是不足以解释成瘾行为的形成和停止的。

（六）综合生物心理社会学模型

由于上述模型只能部分解释成瘾行为，一些学者将这些理论加以整合来解释成瘾行为。他们结合生物学、心理学和社会学来解释成瘾行为，并将其称为综合生物心理社会学模型。综合生物心理社会学模型认为，成瘾行为的形成、维持和终止是多重因素的结果。多诺友（Donovan）和马拉特（Marlatt）认为，"成瘾是在某一情境下社会学习的结果，而该情境包含个体对生理事件的解释、标记和赋予意义"。另外，理解成瘾的过程需要对其原因、体系和水平进行多重的分析。虽然与单一因素模型相比，综合生物心理社会学模型代表了一种重要的进步。然而，综合生物心理社会学模型的支持者并没有解释生物、心理和社会成分的结合是如何发生的。

二、毒品成瘾的心理学机制

（一）毒品成瘾的心理行为过程

毒品成瘾是指毒品和机体相互作用引起生理和心理改变，为再次追求毒品引起的愉悦感和避免停药后的戒断反应，而长期反复、持续地以强制性自我给药为特征的脑疾病。各类吸毒者成瘾行为虽表现症状不同，但成瘾者都会经历大致相同的心理过程。吸毒者一般都要经历一个从好奇、寻求解脱、为了刺激、新鲜感等尝试吸毒，到养成吸毒习惯，再到依赖毒品的心理转变过程。吸毒者成瘾心理，包括循环往复的行为失控、心理自责和自我控制3个阶段。

1. 行为失控。行为失控是个体对某种特定的行为产生不断增强而难以控制的冲动和渴望，当这种心理紧绷状态达到临界值难以自控时，个体就会不顾一切寻求发泄。在毒品成瘾者中，其行为具体表现为个体产生对毒品的渴望和冲动，且欲望不断增强，最终难以克制毒瘾。毒品依赖者的生活模式并非自愿，而是受毒瘾控制，在对抗毒瘾过程中，依赖者逐渐向成瘾过渡，他们需要更多毒品或更加极端的成瘾行为，以掩盖其更高的痛苦水平，随着成瘾耐受性增加，痛苦也逐渐增加。

2. 心理自责。心理自责是当某种过度行为实现后，个体会产生负罪、沮丧、羞愧和自责等心理，并可能下决心控制或戒断这种行为。在毒品成瘾者中，其行为具体表现为吸毒者获得快感后，个体会为耗费的大量精力和金钱、违反法律和社会道德感到自责，并对由此产生的关于家庭生活、工作及人际关系的负面影响感到害怕和沮丧，可能下决心戒毒。吸毒者与普通人比较，吸毒者更倾向于采用幻想、自责、逃避、自罪、合理化等消极且不成熟的方式处理问题。

3. 自我控制。自我控制是个体主动采取一些措施预防其失控行为，但不久又会产生对此行为不断增强的渴望。在毒品成瘾者中，其行为具体表现为个体下决心减少或不再吸毒，并可能给自己立下行为规定，但当毒品不断带来生理折磨时，自责心理逐渐消除，或当遇到某种情境或诱惑后，再次诱发吸毒欲望。吸毒成瘾者这 3 个阶段循环往复，使吸毒者陷入一种难以自拔的"行为失控—心理自责—自我控制"的循环过程。每个阶段，吸毒者的心理过程都有"来自家庭和社会的压力和诱惑"，以及"吸毒者自身人格缺陷"的共同作用。

（二）毒品成瘾的心理要素

英国学者奥福德（Orford）从心理学和社会学的角度对赌博、性行为、酗酒、毒品成瘾等进行研究后指出，在成瘾行为形成机制中存在着 3 项要素，即初级积极刺激学习机制、次级放大过程和冲突性后果，它们之间交互作用并影响成瘾行为的最终形成，毒品成瘾的心理也是这 3 项要素相互作用的结果。

1. 初级积极刺激学习机制。初级积极刺激学习机制是指当个体在生活中遇到某种情绪障碍或心理方面的问题，或者受到某种诱惑时，个体会采取某种行为，以调节心理状况和情绪，而对这种行为的习惯化就是一种初级积极刺激学习过程。例如：当某个体遇到生活中的困难或感到生活空虚，又不能与他人沟通或获得他人帮助时，其个体则可能压抑自己或自暴自弃，此时若接触到毒品，就可能通过吸毒方式来寻求情绪宣泄和维持心理平衡。当然，某个体若因接触到他人吸毒而受到诱惑开始吸毒，并形成习惯，同样是这种机制的表现。药物滥用研究表明，某些人饮酒年龄小，学习成绩差，学校的恶劣环境及父母对毒品使用持积极态度等因素，使某些青少年和成年人变得容易滥用毒品。高水平的心理压力是首次吸毒与复吸的易感因素之一，戒毒者难以承受生活、工作压力，或者在戒毒过程中，吸毒者承受较高精神压力，从而采取不正确的调节行为，如采取吸毒行为以调适心理。

2. 次级放大过程。吸毒成瘾者虽然认识到毒品的危害并尝试戒除，但却常常无法坚持，当初戒毒的动力在外部因素的反复冲击之下变得脆弱。毒品成瘾的时间越长，所经历的吸毒—戒毒—复吸的过程越频繁。在经历过首次吸毒带来超脱的愉快精神体验后，遇到消极环境因素，又得不到缓解时，他们往往再次选择借助毒品来缓解烦闷、紧张和不稳定的人际关系，最终发展到成瘾。

3. 冲突性后果。冲突性后果是指成瘾行为往往会导致许多严重后果。例如，吸毒者因吸毒而造成家庭、工作危机，社会的歧视以及身心健康问题。面对诸如亲友的失望和责怪，以及自己的学习和工作无法继续等困境，成瘾者常常会产生负罪感、无助感等消极情绪，在得不到及时帮助的情况下，吸毒者往往会自暴自弃。在实际案例中，很多吸毒者自我放弃，就是吸毒成瘾后的一种典型冲突性后果。反复的吸毒—戒毒—复吸的过程使吸毒者心理压力增大，产生习得性无助，自我评价降低，对戒毒成功失去信心。

毒品成瘾的心理要素除以上三个方面外，还包括以下几个方面，分别从人格、情绪情感、家庭教养方式等方面进行总结。

1. 人格及情绪情感。荣格（Jung）认为，人格类型从童年期就已经出现，要彻底改变一个人的类型非常难。因此，无论是戒毒宣传，还是心理戒毒，都应该遵循吸毒者的人格特征。毒品导致吸毒者人格特征发生改变，尤其对青少年更为严重，他们具有情绪不稳定、紧张、焦虑、易被激怒等神经质特点。

毒品成瘾者具有成瘾人格，即逃避现实、胆小、退缩和抑郁，常有自杀企图；人际关系中一般表现为依赖、贪婪、易怒、幼稚性性行为、不负责任的行为。国外很早就采用明尼苏达多项人格测验（MMPI）测试吸毒群体发现，吸毒者具有较低敏感性、高冒险性与冲动性。与正常人相比，吸毒者具有控制点固着于外部、认知风格消极、应对方式较差等基本特征。另外，有关研究采用人格类型量表（MBTI-M）对120名吸毒者施测指出，吸毒者的特征性人格类型是外向/感觉/情感/理解（ESFP），他们比较容易感受到物质的刺激感，并且追求感官的刺激和愉悦。这些研究提示，毒品依赖者大多存在明显的脱离现实、思维障碍等精神病性行为和躯体不适、焦虑、抑郁等不良情绪。药物成瘾者具有感觉寻求人格特质，他们借助毒品对神经系统的刺激以改变意识状态，不断地寻求新异刺激。

有学者提出，情感过程在刺激毒品使用和成瘾时具有重要作用。他们做了一系列研究，包括验证各种不良情绪如何促进物质使用；毒品如何成为积极情感的强有力诱导物；情感如何与冒险行为相关联等。洛佩兹·托雷西拉斯（Lopez Torrecillas）等发现，个体承受的压力越大，其自信心和自控力越差，自我效能感也越低，其个体越容易吸毒和复吸。卡特恩达尔（Katerndahl）和雷亚利尼（Realini）发现，吸毒者生理戒毒后，为了抵抗恐惧事件会采取复吸策略；卡斯特拉尼（Castellani）和韦奇沃思（Wedgeworth）发现了情绪性心理应激和毒品复吸之间的联系非常紧密。

2. 家庭与父母教养方式。吸毒人员的家庭环境存在明显缺陷，具体表现为：吸毒者忽视家庭教育，家庭关系混乱、规则僵化，情感沟通障碍，情感联系松散。有研究指出，同伴吸毒行为和态度可以直接预测个体吸毒行为，吸毒者身边较为亲密的人，大多数对吸毒者采取了积极的态度，支持和照顾吸毒者。

佐格（Zogg）等认为，同伴吸毒可能通过模仿以增加物质滥用的危险性，如果个体暴露在家庭成员、同伴群体和媒体的吸毒"榜样"中，那么他较易建立对毒品的积极期望，而个体缺乏成熟心理应对技能及不安全感可能加剧毒品的使用。由于虐待可能导致压力、抑郁与焦虑的升高，因此，以虐待和受害形式出现的社会与环境因素可能导致物质滥用。

消极的父母教养方式会使其子女变得敏感、孤僻、脆弱、压抑或叛逆等，增加了青少年药物滥用行为发生的可能性。在家庭因素中，家庭气氛紧张、家庭成员行为不良、父母离异、家长望子成龙、望女成凤的心理偏差都会直接或间接地影响家庭教养方式，进而影响个体药物滥用的状况。早在 1996 年，有研究通过对 60 例海洛因依赖者的家庭教养方式的分析，发现依赖者的父母对子女的教养方式主要为溺爱、缺乏交流和过多关注，表明家庭结构与教养方式在青少年吸毒问题上占有一定的地位。李荣琴、王年生和杨秋兰等人的研究发现，海洛因依赖者普遍接受着不良父母的教养方式，表明药物滥用行为与其家庭教养方式有关。在青少年群体中，高鹏程的调查发现，青少年药物滥用的原因被归结为好奇心强、精神空虚和不良同伴影响，但随着进一步的深度访谈发现，这些只是导致青少年药物滥用的浅层次原因，滥用者在之前往往已存在其他不当行为，如逃学、辍学、赌博、斗殴等，而这些行为的背后则是父母教养方式不良、缺乏正当的教育和监管。研究表明，父母教养方式是儿童社会和情感发展的基石，在维护和促进儿童生理、心理、社会健康方面起着至关重要的作用，儿童成长过程中出现的情感、行为和社会适应问题大多与不良的教养方式有关。不良的教养方式，如过于严厉或过于溺爱，对儿童缺乏合理的管教，都不利于孩子良好品格的形成与积极行为的养成，导致儿童问题行为的出现。当儿童进入校园，其不良的性格和行为就会渗透到学校环境中，使他们处于被同龄人排斥、被课堂和环境拒绝的尴尬境地，而这又将反过来使他们主动去结交反社会的同伴，继续与这些有行为偏差的同龄人交往，会使得其处于发展问题行为的高风险环境中。

3. 冲动性。特质抉择冲动和特质运动冲动都是促进药物滥用与成瘾发生的危险因素。特质抉择冲动使个体在面对药物滥用时难以预见药物所带来的危险、不考虑行为发生后的负性后果，而特质运动冲动使个体在药物滥用发生后的控制水平降低。有研究显示，抉择冲动性水平较高的青少年相较于其水平低的青少年会更早出现饮酒和吸烟行为。高水平抉择冲动性的个体有更大的可能性成为酒精滥用者或其他物质滥用者。在一项模拟个体药物滥用与成瘾过程的动物实验中，先天抉择冲动水平高的小白鼠，其饮酒、吸取尼古丁、可卡因的频率更高、量更大。另一项动物实验发现，过早反应率高的小白鼠注射了更多的可卡因，且更容易出现未强迫性觅药行为。个体冲动性特质不仅与药物成瘾相关，也能够预测个体复吸行为。在冲动性特质对于药物滥用成瘾及复吸的影响研究中，冲动性特质与强制隔离戒毒人员对药物渴求存在一定的相关，强戒人员的渴求行为是冲动性特质的影响结果，缺乏执行控制能力的反应。复饮的酒精依赖者与未复饮的人员相比，其冒险行为的评分更高。陈慧和曾红的研究发现，那些有以自我为中心、孤独、抑郁、敌意和易冲动等人格的青少年发生药物滥用的可能性会大大增加。由上述研究可见，个体冲动性是药物滥用行为的重要影响因素。

4. 延迟满足。研究者一直在将解释药物滥用的目光投注在心理领域，有一个现象在心理因素上被广泛关注，那就是现代的人们越来越不能有效地进行延迟满足。在高速发展的现代社会，"贩卖焦虑"已经成为一种有效的宣传手段，人们被音乐、广告和来自同辈的压力过度刺激，这些都是为了促进即时满足的乐趣。然而，生活是一个动态的过程，很少有立即得到回报的，它需要努力，甚至有时需要极端的斗争才能得到正确的解决问题的方案。延迟满足是自我控制能力的一小部分，是能够暂时抵制诱惑的能力。有研究表明，缺乏延迟满足能力会导致各种各样的困难，小到无法完成家庭作业和参加朋友聚会，大到药物滥用的问题。阿比科耶（Abikoye）和阿德利亚（Adekoya）的研究证实了延迟满足能力与药物滥用情况呈显著的负相关。此外，延迟满足能力缺乏带来的负面影响也会导致形成一个负性的无限循环，将受折磨的人从一个自我堕落的行为再继续转移到下一个行为。对于青少年群体来说，延迟满足感与一些破坏性和致命性的行为相关，如药物滥用和暴力行为。有研究指出，学生延迟满足的能力对于预防许多社会弊病至关重要，延迟满足能力水平较高的学生相对于低延迟满足的同龄人来说显著地降低了药物滥用问题发生的可能性。由此可见，学会等待对青少年药物滥用具有重要作用。

5. 药物滥用认同。药物滥用认同属于价值观念的认同，从社会心理学的角度来说，价值观念的认同既是个体的选择倾向，又是个体的态度、观念的深层表现，主导了个体对外在世界感知和反应的倾向，是个体重要的社会心理过程和特征。由想法转变为行为，其核心是要对事件产生强烈的价值认同感。认知行为理论认为，个体对事物的认识和看法对于行为的产生有重要的影响。社会学习理论认为滥用是个体在同外界社会的相互交往过程中学习的结果，也是个体社会化的产物。研究发现，如果戒毒人员并不认为吸毒有害，或者认为戒毒成功是不可能事件，或者认为吸毒有其他的缓解压力的作用等，那么这个人通常有过多次的戒毒经历，复吸的可能性也相对较高。有研究印证了这一点，戒毒人员之所以会吸毒，原因是认为毒品有减肥的功效。在一篇对青少年吸毒群体的诱因分析中，提到滥用毒品的青少年受毒品亚文化的影响，认为合成毒品的利大于弊，使用毒品不仅可以获得快感，缓解压力，还可以提高社交，促进友谊，因而形成对毒品的偏差认知以及对毒品持接纳和认同的态度。由于现阶段的药物滥用者多数使用的是新型毒品，因此很多人认为，与海洛因相比，吸食新型毒品对自身并无伤害，只不过是年轻人追求时髦、刺激和满足好奇心的一种消费方式，他们多将药物滥用与时尚、流行的生活方式联系起来。因此，从这一个方面来看，对毒品的认识、对吸毒行为的认同，会影响到个体的药物滥用行为。青少年为什么会成为毒品的高危易染人群？与其心理认知发展有很大的关系，由于其对社会认识的浅显，心智、情感等发育不成熟，使得青少年欠缺对毒品泛滥的严峻形势和毒品犯罪态势的全面、深刻的了解以及必要的警觉性。再加上对毒品认识有限，有的青少年不知道毒品的具体定义、毒品的种类和特点，更不知道毒品的作用机制，对于毒品本身的危害从未产生深刻和全面的理解，只知道鸦片、大麻、海洛因等常见毒品的名称，但对于新型毒品、处方毒品、药用原植物等，知之甚少。青少年反毒意识极其薄弱，还应从认知层面上加强青少年的防毒意识。

第三节 毒品成瘾的社会学机制

社会学解释"毒品成瘾与干预"问题，主要围绕"改变宏观的社会环境因素、中观的社会制度结构以及微观个体的人际关系从而合理地规范个体行为"的研究路径加以展开，这个研究思路本身涉及了新型毒品的供应、运输、需求三个层面的要素。研究中所关涉的主体视角不外乎"个人""家庭""社交群体亚文化"及"社会因素"。

从"个人"层面出发，由于青少年群体作为新型合成毒品使用较为广泛的群体，同时由于这个群体本身具有生理和心理上的双重脆弱性特征，由此受到学术界的广泛关注。相关研究表明，青少年群体对新型合成毒品成瘾性、危害性缺乏正确的认知，个体禁毒意识不强。与此同时，在上述认知不足的状态下，加之不良群体诱导、"消费文化"与"享乐主义文化"的影响下易于形成游离于主流文化之外的新型合成毒品亚文化。对此，学术界普遍认为应当通过加强新型合成毒品预防宣传教育、积极开展心理危机干预、展开社区服务等全方位的工作促进青少年群体对新型合成毒品危害性形成正确的认知，提升青少年拒绝毒品的自我效能感，打破青少年对吸毒亚文化生活方式的推崇与认同，减少青少年吸毒亚文化群体的蔓延趋势。

"人"是社会化的动物，个体生活在特定的由位置间客观关系限定的社会场域之中，"家庭"和"社交群体"便是重要的社会场域所在。对此，一些研究者将研究的视角集中在"家庭"与"社交群体亚文化"层面上，认为这两个特定场域在对青少年群体选择吸毒越轨行为和复吸者戒毒后难以融入社会层面上具有重要的影响作用。对此，学术界认为应当通过营造良好的家庭环境、采取正确的教养方式教育青少年，特别是要强化家庭毒品预防知识教育、选择正确的社交群体等多种途径形成良好的青少年社会关系网络，减少新型合成毒品滥用行为滋生的可能性。

此外，学术界也十分重视宏观社会因素对青少年吸毒亚文化群体的塑造作用，认为社会因素贯穿于吸毒亚文化群体的产生、发展和不断蔓延的整个过程中。简言之，个体吸毒行为的产生与宏观社会环境中的社会压力过大、社会宣传不足、社会立法滞后、社会参与不足、社会干预不足以及不良社会文化思潮等因素是密切关联的。对此，有学者提出要通过"加强禁毒宣传教育，提高全民防范意识；加强打击力度，不断地开展专项斗争；加强立法，尽快出台有关司法解释；加强娱乐场所管控，加强队伍培训；提高打击力度，弘扬主流价值观，抵制不良社会文化思潮"等多种途径遏制蔓延的新型合成毒品滥用势头，降低相关危害。

一、吸毒亚文化

在吸毒人群中，经常能够听到的一个词语是需要认真分析的，那就是"圈子"这个概念。从社会学理论上探讨"圈子"，是揭示吸毒人群成瘾根源的重要维度。

（一）"吸毒亚文化群体"概念

1. "文化、亚文化"概念。文化是人类在社会活动中创造出来的，同时构成了人们生活不可脱离的社会环境。在社会科学中，文化这一术语是指在群体经历中产生的、代代相传的共同思维与信仰方式，它是一个社会的生活方式以及适用于其成员的知识、信仰、习俗和技能。文化的大部分内容被视为理所当然的东西。各种文化上的观念潜在于人们的思想和行为之中，文化触及人们生活的多个方面。经济发展和文化有密切的联系，文化作为一种上层建筑，受经济基础制约，但它对经济基础有能动的反作用，通过对人们经济活动的渗透，推动经济发展。

文化按照价值体系和社会势力的差异，可以区分为主文化、亚文化和反文化。主文化是一个社会中占统治地位或主导地位的文化。亚文化是指为社会上一部分成员所接受的或为某一社会群体所特有的文化。反文化是那种否定、背离主文化的亚文化。在社会转型期，由于亚文化的大量涌现，主文化与亚文化之间的冲突，亚文化相互之间的摩擦将是社会发展中不可避免的现象，直接影响到社会的稳定与发展，况且主文化的消解总是由亚文化的崛起造成的，因此对亚文化的重视和研究是一项势在必行的艰巨任务。不同社会群体的存在是多样化的亚文化存在的基础，现代社会中广泛存在的阶级和阶层、职业群体、年龄群体、方言地域群体、宗教群体、民族群体创造了丰富多彩的亚文化。约翰逊（Johnson）认为，亚文化所包含的是一个较大文化里的某种文化。它的主要特性在于它本身拥有的、与其他团体相区别的价值观、行为常规、社会情境与角色，它还往往与中产阶级的文化格格不入。[1]

2. 吸毒亚文化群体。吸毒亚文化群体是指两个或两个以上的吸毒者，在相同或相近的吸毒亚文化基础上，按照某种互动方式而结合在一起的松散共同体。群体中的成员因为有着共同的吸毒文化、习俗和价值观念而形成相互依靠与信赖的关系，他们对群体中每个人的行为都有共同而确定的目标与期望。从吸毒亚文化群体自身的生成来看，它首先是一种较为松散的群体聚合过程，而非制度层面的社会整合过程。正常群体的研究，也就是按照群体动力学的划分方法，"作为相互影响的场所和中心，群体可以直接附属于社会组织，或者和一整套特殊规划同时产生。对于第一种情况，用制度群体这个词；对于第二种情况，用自发群体这个词。"[2] 西方学者的研究虽然很有道理，但我们不应忘记，吸毒亚文化群体不仅是一个反社会文化的边缘群体，更是一个越轨群体，不能用正常的群体概念和演化来研究他们。吸毒亚文化永远不可能和社会组织形成社会整合。这个群体最终是要被正常社会组织所消灭和取代的。所以，仅仅从描述的角度来看吸毒亚文化群体，他们属于自发群体这一范畴。在吸毒亚文化群体内部，往往不存在非常严格的、明文化的、制度化的权利与义务，即使存在也主要依赖于一种自觉和道义，他们是自愿、自发地聚合在一

① ［美］O. 瑞、C. 科塞：《毒品、社会与人的行为》（第八版），中国人民大学出版社2001年版，第447页。

② ［法］让·梅松纳夫：《我知道什么？——群体动力学》，商务印书馆1997年版，第17页。

起，形成一种区别于正式组织的非正式群体。正如滕尼斯指出的，这种群体一般具有亲和性，必须依靠相互习惯来支持。①

综上所述，吸毒亚文化群体是由吸毒者参与、构成，其价值、行为游离于社会主流文化之外的一个松散人群。吸毒亚文化中最显著的价值观即在于对达到"亢奋状态"的渴望和欲求，这种价值观便成为吸毒亚文化与活动的组织基调。至于与其相应的行为常规，它所期望的就是所有亚文化群体中的参与者都能共享毒品，或至少表达出他们有意如此做的愿望。

（二）对吸毒亚文化群体的分析

吸毒亚文化群体是吸毒人群互动的载体。西方学者对于亚文化的研究一直都没有中断。美国著名人类学家吉尔兹，就很注重边缘文化、亚文化的研究。他在文化研究上不但没有强调主流文化的合理性，反而致力于边缘化文化的研究，他的人类学研究所揭示的意义在于：边缘文化所取得的成就，和正不断扩张的主流文化所取得的成就一样，具有自身的价值。吉尔兹本人就这样说："探索处于诸多个案中的个别案例，洞悉诸多不同世界中的一个世界所取得的成就，就能发现这些成果虽小却来之不易。而倘若没有这样的志向，客观性就会成为虚妄的借口，宽容就会成为虚设的伪装。"② 在吸毒亚文化群体中，一般存在着三种主要的角色：贩卖者、购买者与使用者，这三种角色的行为都是违法的。这种交易需要上述三种角色的配合才能得以完成。吸毒亚文化群体的特征有以下三个方面：

1. 吸毒亚文化群体是一个松散的群体，群体的互动是以毒品为纽带。也就是说，毒品成为连接他们之间彼此关系的桥梁和纽带。两个从来没有见过面的人，因为一起吸过毒，将很快成为朋友。他们一般会选择一个人到毒贩子手中拿货，然后到指定宾馆饭店一起娱乐。

2. 成员构成复杂，文化层次较低。吸毒人群的年龄构成和文化程度都较为低下。文化层次较低，就对毒品的认识不够准确，误吸第一口就会坠入毒品的深渊。

3. 在吸毒亚文化群体中，吸毒人群夫妻一起吸毒比例高，吸毒者通过他的配偶或夫妻、男女朋友的关系网络，通过两性关系中另一半的朋友圈来扩大亚文化群体的互动，并通过这种关系进行交往。

（三）吸毒成瘾与吸毒亚文化群体

1. 价值观念。亚文化理论认为，遵从亚文化群体的观念也许会产生同主流社会法律和价值观念背道而驰的越轨行为。例如，他们常常以自我为中心，情绪化比较严重，冲动时不计后果等。由于吸毒者绝大多数身心仍未发育成熟，加之环境因素的被动接受、模仿、学习远远大于他们对环境的能动选择，其行为的实施和个性的形成都受到周围环境相当程度的影响。

---

① ［美］吉尔兹：《地方性知识：阐释人类学论文集》，中央编译出版社2004年版，第16页。
② ［美］吉尔兹：《地方性知识：阐释人类学论文集》，中央编译出版社2004年版，第16页。

而认同这种亚文化是需要过程的。西方社会学习理论在解释人们的越轨行为时兼容了那些促使个体去越轨或守法的社会因素，认为人们对越轨行为的学习正是在这两种相互矛盾的交替影响下进行的，对一个人的行为影响最大的是这个人交往的社会群体，而这个社会群体掌握着能够影响人们行为准则的资源，具备规范行为准则的能力，群体自身也拥有特定的社会行为规范。如果一个人受越轨行为的影响大于守法行为的影响，同时又认为越轨行为是妥善的、可行的，那么这个人越轨的可能性就很大了。社会学习理论在吸毒亚文化观念认同的解释上，同样适用。在青少年群体中，他们能够通过这类共同的价值理念获得小群体范围的认同感和归属感。受这种亚文化环境影响的一个重要特征，就是青少年在吸毒过程中所表现出来的暴力性、凶残性、反复性和不择手段、不计后果等。

2. 亚文化氛围。群体亚文化氛围是影响个体毒品使用行为的又一特殊机制。有学者提出群吸氛围助长了人的心理遵从性，也是从这个视角展开研究的。[1] 在一个亚文化群体中，个体从初次接触毒品到彻底成为毒品成瘾者的过程中，群体亚文化氛围对其起着推波助澜的作用。尤其是当群体成员聚集在酒吧、歌舞厅、夜总会等特殊的社会情境中时，吸毒亚文化氛围会被极大渲染。特殊的音乐节奏、疯狂的舞蹈、鼓点，均会激起年轻人对吸毒的参与和冲动。

3. 文化压力。此外，文化压力的存在也是另一固有机制。在青少年吸毒亚文化群体中，存在一套被群体所共享的价值、观念和行为，这就对个体形成一种文化压力。在新型毒品亚文化情境中，文化压力最容易使个体产生被团体排斥的心理，从而成为导致新型毒品吸食行为发生的危险杠杆。如果个体试图在群体中表现出不愿意尝试或者反对尝试毒品，那么就会被视作反群体的叛逆，最终受到其他成员的疏远甚至是群体的惩罚。在这种亚文化群体的压力下，个体只有服从并强化共享的价值观念，才能赢得群体的承认和肯定。对于一些价值偏离者而言，群体会经过文化途径对其施加影响，迫使其接受吸毒群体的社会规范。为了顺应群体文化的要求，个人甚至不得不做出某种牺牲，修正自己的观念、行为，来接受群体文化的价值。[2]

4. 学习模仿。犯罪的学习理论是英国心理学家特拉斯勒在《对犯罪性的解释》（1662）中提出来的。他认为，犯罪行为是通过条件反射作用学会的，幼年时期不恰当的教养活动往往使个人形成不正确的条件反射联系，使个人为了追求快乐和避免痛苦进行犯罪行为。吸食毒品是一种经由后天的学习模仿所习得的行为。在一个成员互动频繁、价值意识相同且凝聚力强的亚文化群体中，成员无论在态度、观念还是行为上均可能以他人为参照体系，认识、判断和选择事物，并有意或无意地效仿同伴行为。尤其是在主要成员吸毒的小群体中，学习模仿机制会很快发生作用，通过一对一的模仿，逐渐学会了毒品吸食的技能和方法，导致吸食新型毒品行为会很快蔓延。

---

① 夏国美：《青少年滥用毒品的成因与禁毒教育模式的转换》，载《青少年犯罪问题》2006 年第 2 期。

② 方贻儒：《迷失的乐园——烟、酒、毒品成瘾行为案例》，上海人民出版社 2003 年版，第 78 页。

5. 吸毒亚文化的正功能。吸毒亚文化群体具有促成社会互动的作用。换言之，毒品的使用可以增强社交的联络力，让涉及自我揭露的沟通形态变得更容易以及强化人与人之间的信任感，并进而撤除彼此之间的樊篱或警戒。此外，吸毒的状态及成瘾的仪式与行话，也使得成瘾者有机会分享个人经验。吸毒亚文化提供使用者摆脱常规社会责任义务的机会。吸毒行为向来被视为是"暂停"时刻。就此观点来看，成瘾行为所做的努力即在于暂时地逃离个人所需要扮演的种种角色（如配偶、父母、受雇员工、学生等），使个体得以从这些角色所衍生的压力与拉扯之中暂时歇口气。

总之，由于吸毒人群的文化程度较低，亚文化群体还不是完全意义上的有着严密组织、具有强大群体内聚力和文化压力的亚文化群体。所以，群体亚文化对他们的影响更多体现在彼此之间为了吸毒的互动与互助（拿货过程中的一些信息传递与互动）的这个过程上。

二、生活方式定型化

人类的社会生活从本质上说都可以是"惯习化"的，因为我们每一个人都在日复一日地重复着习惯性的行为模式，而由这些行为模式定型的一些模式既构成我们的个人生活，又在更大程度上再生产着我们的行为所促成的那些"惯习"。对于吸毒人群来说，"惯习"成为他们日复一日、重复吸毒而不可自拔地非常重要的一种模式，是定型了的生活方式。因此，吸毒人群很难戒掉毒瘾的重要原因，在于他们的生活方式定型化。

（一）生活方式与定型化概念

生活方式是一个内涵外延丰富且不断变化的概念。20 世纪中期，西方以消费概念替换生活方式概念，消费方式的研究成为生活方式的主要内容。在这一时期，作为生活方式的消费方式，其需求的关键是时尚，而作为时尚符号的消费又成为消费时代最典型的生活方式。综合学术界的观点，生活方式首先是回答"如何生活"的概念。在这个基础上，生活方式是指人们在一定的社会条件制约和价值观念的指导下，所形成的满足自身生活需要的全部活动形式和行为特征。生活方式概念应包括三个部分：一是生活活动条件（包括自然条件和经济社会发展水平、设施建设、文化传统和特点等社会条件）；二是生活活动主体（具有一定文化取向和价值观念的人，而文化、价值观因素在生活方式的构成要素中占有核心的地位）；三是生活主动形式（生活活动条件和生活活动主体相互作用所外显出的一定行为模式）。[1] 也有学者提出，生活方式存在几个维度：家庭、婚姻和亲子观；金钱观与日常消费取向；工作与职业发展；社会交往；时尚与娱乐等维度。[2]

---

① 王雅林、董鸿扬：《构建生活美——中外城市生活方式比较》，东南大学出版社 2003 年版，第 65 页。

② 刘能：《当代中国人的生活方式：多维度的解析》，载《广西民族学院学报（哲学社会科学版）》2003 年第 4 期。

定型化也称"定向化"，是指个体在某一社会情境下的社会行为由多类型变化趋于固定形态的历程。人的嗜好、偏爱、兴趣等多半经定型化的历程而形成。① 生活方式定型化主要是指个体在家庭、婚姻和亲子观、金钱观与日常消费取向、工作与职业发展、社会交往、时尚与娱乐等维度上出现定向化的历程。社会学对于定型化的理解和模式化、一成不变等词汇结合在一起，共同形成了生活状态的固定化和程式化，因此生活方式定型化就是生活方式向一种常态转变的历程。

（二）吸毒成瘾与生活方式定型化

从社会学的角度研究吸毒人群的生活方式，不应单纯为研究而研究，而是从他们生活方式的不同维度去寻找影响他们重归社会的共性因素，这些因素是否是他们摆脱不了毒品的社会原因。从吸毒个案资料来看，吸毒人群的生活方式有定型化的趋势，这种趋势是他们很难走出毒品世界的另一社会成因。

1. 家庭、婚姻和亲子观：缺乏责任感。中国是一个家族观念很重的国家，家庭、婚姻和孩子构成了每一个成年人最重要的生活坐标。中国自古就重视家庭观念和"孝"道，把忠诚和信任作为家庭观念的信条，把"孝"作为对待年迈的父母和祖父母的观念，家庭责任感是一个最精练的概括。家庭观念的淡漠也体现在许多的吸毒者身上，其核心是缺乏责任感。婚恋观的错乱是一个严重的伦理问题，吸毒引发的责任感丧失，更多在伦理层面发生问题，乱性、无责任感，都成为吸毒人群最典型的生活理念，引导着他们的生活方式。这种理念在吸食摇头丸和 K 粉的年轻男女身上也得到了充分的体现，他们肆无忌惮地享受着毒品和动感音乐带来的快感，与不同的异性上床，他们的生活方式更加前卫和另类。而他们这些行为的内在驱动力是他们已经定型化了的生活方式，根深蒂固。这些年轻男女在性观念上的开放程度，是大多数正常人无法想象的，他们长期在这样的圈子里，已经对"性"习以为常，并定型化为一种观念，成为一种与吃饭一样的生活方式，不断重复着这样荒诞而刺激的生活。吸毒人群在生活方式方面对感情的随便和开放，道出了这个人群毫无责任感的观念。

此外，吸毒女性选择社会上的违法犯罪人员做自己的伴侣，也充分体现了她们在婚恋观上只看重金钱不注重感情的一种倾向。这些人是一群在社会上胡作非为、打打杀杀的社会下层，吸毒女性选择他们，一是考虑到这些人赚钱快、赚钱多，既能满足自己的高消费，也能包容她们的吸毒行为。这些女性大都好逸恶劳、贪图享乐，同时又不肯吃苦、不肯付出汗水，坐享其成的心态非常重。在这种实用主义思想的驱使下，她们抛弃了传统的伦理道德，产生了大量伦理问题。因此，吸毒人群的婚恋观和伦理观已经完全与正常人群的观念相违背，他们在混乱的婚姻观和伦理观中生活着，定型为那样观念的特殊人群，已经与我们的社会格格不入。

2. 金钱观与日常消费取向：实用主义与奢靡化。吸毒人群生活方式的定型化不仅体

---

① 张春兴：《张氏心理学辞典》，上海辞书出版社 1992 年版，第 101 页。

现在无责任感的婚恋观，还体现在日常消费取向上。吸毒人群的这种实用主义金钱观与其奢靡化的消费取向成为他们很难在主流社会体系中自食其力的主要思维障碍。吸毒人群在金钱观上是极端实用主义，日常消费取向奢靡化。这些价值观已经定型化，并将阻碍他们走出毒品世界，成为健康社会人。吸毒人群最懂得钱的重要性，因为从他们的手中溜走的钱不计其数，是常人的数十倍、数百倍，他们也最能体会钱在社会生活中的重要性。在吸毒人群中，有这样的金钱观的人非常多，拜金主义已经在他们的心中扎根。过分看重金钱的观念，驱使他们把大把大把的金钱"送给"毒贩的同时，在消费上同样延续着奢靡化的倾向。

3. 工作与职业取向：为钱不择手段。在西方实用主义和拜金主义价值观的影响下，即使政府和社区为吸毒人群安排低保、给他们安排收入微薄的工作，他们都不会接受社会对他们所做出的救助，甚至连普通人从事的普通工作都看不上。他们大都认为，自己不适合从事每个月收入仅有一两千元的正式工作，他们觉得这点钱他们看不上，也不够用，因为他们用钱上的大手大脚，这点钱根本满足不了他们的生活需求。他们在消费取向上的奢靡化倾向已经定型，直接的一个后果就是在选择未来工作和职业发展上也基本上定型为"做生意"。

生意场上尔虞我诈、充满着各种诱惑和陷阱，他们一旦通过诚实劳动颗粒无收，就会在实用主义金钱观的驱使下，怀着一种不平衡的心态，为钱不择手段，不顾社会法纪，从事违法犯罪的生意，男性可能坑蒙拐骗、盗窃抢劫贩毒，女性可能卖淫。这种定型了的职业取向让他们很难重新回到主流社会中，更不容易在比较纯净的环境中好好"终身戒毒"、治疗"心瘾"。因为做生意是自由的，对于吸毒人群，他们只有通过做生意，才能找到自己在社会上生存的空间和位置。他们这种为自己发展完全定型的思维方式和生活方式，又一次把他们推进了火海。做生意谈何容易，他们在做生意过程中，接触大量社会上的不良人群，又一次重新浸泡在社会大染缸里，一旦接触到了毒贩子和吸毒者，就会重蹈覆辙。

4. 社会交往：封闭化。吸毒人群的社会交往，主观上存在一种自我封闭化的趋势。这种趋势的出现，也是客观存在的社会排斥、标签化的结果。也许这种主观上的自我封闭化是应对社会排斥、歧视与标签化的无奈之举，但在生活方式上确实表现出封闭化的特点。他们基本的生活形态，是一种极度懒散、极度空虚的生活状态，他们因为毒品带来的生理上的改变而变得安静，以及不愿与人交往。他们在吸毒以后，已经失去了大量不吸毒的朋友，交往的面变得越来越窄，最后就被封闭在吸毒人群这个小圈子中间。偶尔的互动也是一些聚会。他们疏于交往正常人群，更加速了他们被边缘化的窘境。这种主观的边缘化是因为主动远离正常人群，从而被限制在吸毒人群之中。加之社会排斥的存在，以及社会救助的缺失，他们的社会交往被封闭在吸毒人群的小圈子中，恶性循环，难以自拔。

5. 成瘾习性驱使下的娱乐方式。吸毒人群的娱乐方式，主要以赌钱、跳舞为主，没有更多的精神追求，他们的娱乐多半和他们的成瘾习性有关，这些常年习得的习性，积习难改，也成为他们娱乐的主要动力。在这些习性的驱使下，他们在社会上寻找着他们的快乐。但这些快乐都是暂时的，他们在不同的场所中，重复着各种成瘾行为。吸食海洛因的

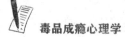

吸毒者，他们的娱乐方式和吸食摇头丸的吸毒者还不完全相同，吸食摇头丸群体更喜欢比较吵闹和刺激的环境，而吸食海洛因群体并不经常光顾这些场所。但他们和吸食摇头丸群体都有一个共同的特点，就是娱乐方式都是很容易让人痴迷和成瘾的。不管是赌博、网络游戏、网聊，都让人很容易着迷，用他们自己的话说，就是"时间过得比较快""人活得比较充实""比较好打发时间"。所以，他们在娱乐方式上产生的这种定型化，即对于可能导致成瘾的娱乐方式的喜好和参与，使他们依然徘徊在不良人群充斥的环境之中。

因此，吸毒人群自身生活方式的定型化作为一种已经固化的生活方式，与主流社会价值观和生活方式格格不入，这种生活方式上的差别是所有吸毒者都没有意识到的，他们毫无自我意识地不断重复着他们的生活，无意识中离正常社会越来越远，成为一个边缘而且不为社会所理解的人群。在这个过程中，他们的生活方式和行为方式中大量的反社会因素也成为社会对他们排斥的根源。

三、社会排斥

吸毒人群自身的生活方式的定型化如同一种内推力，这种推力是指向主流社会群体之外的。他们在重新回到社会以后，因为自身生活方式上的诸多问题，自觉不自觉地远离了主流社会。当然，这是一个动态的过程，吸毒者与社会的脱节，或者说吸毒者与主流社会群体远离的过程，不仅仅是一种自身的远离过程，可能有社会群体对吸毒人群的一种助力。这种助力可能是拉力，也有可能是推力（排斥力）。如果是拉力，并且社会群体形成的对他们的拉力大于他们自身远离社会群体的外推力，他们还有可能回到正常社会中去。但事实上，社会很少伸出足够的"援助之手"，拉力不足，与之相反，雪上加霜般更多给予了他们一股社会排斥力。这种社会排斥和社会歧视是无形的，但对于吸毒人群来说，却是感受最深的。社会排斥成为他们走不出毒品世界的社会外部根源。在与吸毒人群的访谈过程中，大量个案表达遭受社会排斥的愤怒和绝望。吸毒人群在社会中四处碰壁，心灰意冷，不断遭受家庭、社会抑或家庭与社会双重排斥，产生大量不良抵触情绪（如破罐子破摔），这就导致他们本就不够稳定的情绪变得更加焦虑和失调。长期处在这种情绪下的吸毒人群容易心理失衡，会出现较多的反社会倾向，而这些情绪又成为他们吸毒的诱因和动机。吸毒人群从群体和阶层归属上看，属于边缘弱势群体（或弱势阶层）。要理解他们为何走不出毒品世界，首先要设身处地从他们的生存境遇出发。

（一）弱势群体、社会排斥概念

1. 弱势群体概念。吸毒人群是一个边缘弱势群体，因此有必要了解弱势群体的概念。近年来，学术界、政府、大众媒体对弱势群体，抑或弱势阶层，都从不同的角度进行过界定，众说纷纭。最直观的方法是从经济的角度来认识弱势群体，如李强从利益结构的角度，将中国社会分成4个利益群体：特殊获益者群体、普通获益者群体、利益相对受损群体和社会底层群体。而他所指的"利益群体"是指"在物质利益上地位相近的人所构成的群体"或者"在经济利益上地位相近的人所构成的群体"。① 在官方的用词中，为了方便公共政策的实施，对于弱势群体的界定也往往从经济角度进行。此外，陆学艺等学者从对资源占有的角度，以对组织资源、经济资源和文化资源的掌握情况来综合衡量人们在社会中的地位。在当代中国社会中，这三种资源的拥有状况决定着各社会群体在阶层结构中的位置以及个人的综合社会经济地位。② 而陈成文把"社会弱者"定义为：对于组织资源、经济资源和文化资源掌握极少，在社会性资源分配上具有经济利益的贫困性、生活质量的低层次性和承受力的脆弱性的特殊社会群体。③ 以上这些对弱势群体概念具有代表性的界定，很多是通过对弱势群体生存现状的描述来定义这样一个阶层的，而没有更多地从原因形成的角度来定义这个概念。从这一角度出发，王思斌把弱势群体界定为"由于某些障碍及缺乏经济、政治和社会机会而在社会上处于不利地位的人群"有其独特的考虑。吸毒人群，作为原本经济上的强势群体由于花费大量毒资而成为经济上的弱势；在政治上，吸毒人群成为被部分剥夺政治权利的违法人员，已经沦为弱势；在社会机会上受到社会的排斥与歧视，没有任何正常社会人的社会机会，由于缺乏社会机会带来的弱势不容置疑。因此，吸毒人群是典型的弱势群体。

2. 社会排斥概念。社会排斥的概念与理论，是与"社会剥夺"一样受到社会学家青睐的理论概念，在 20 世纪 90 年代开始形成理论。近年来，学术界在社会政策和社会保障的研究过程中，无不把注意力转移到反对社会排斥、增加社会整合上。有学者提出：社会排斥概念的本意，原先是针对大民族完全或者部分排斥少数民族的种族歧视和偏见，且这种偏见和歧视建立在一个社会有意达成的政治基础上。④

目前对于如何定义社会排斥，也是观点不一，不同的学者有不同的界定。西尔弗和德汉将社会排斥划分为三种不同范式："团结型""特殊型""垄断型"。对于吸毒人群来说，用"特殊型"范式解释更贴切。"特殊型"深受自由主义传统的影响并流行于美国，认为排斥是一种歧视的表现，是群体性差异的体现。这种差异否定了个人充分进入或参与社会交换或互动的权利。⑤

有学者认为，这些不同的定义具有一些共同的特征：第一，强调社会排斥是一个多维度的概念。综合有关文献根据"排斥出何处"和"谁被排斥"两条线索，社会排斥可以分为经济排斥（包括劳动力市场排斥、贫穷和消费市场排斥）、政治排斥、社会关系排斥、文化排斥和福利制度排斥五个维度，以及个人排斥、团体排斥和空间排斥三个维度。第二，强调社会排斥是由不同的社会推动者和施动者导致的。第三，强调社会排斥是一个动

① 李强：《当前中国社会的四个利益群体》，载《学术界》2000 年第 3 期。
② 陆学艺：《当代中国社会阶层研究报告》，社会科学文献出版社 2002 年版，第 54 页。
③ 陈成文：《社会弱者论——体制转换时期社会弱者的生活状况与社会支持》，时事出版社 2000 年版，第 11~12 页。
④ 唐钧：《社会政策的基本目标：从克服贫困到消除社会排斥》，载《江苏社会科学》2002 年第 4 期。
⑤ 周林刚：《社会排斥理论与残疾人问题研究》，载《青年研究》2003 年第 5 期。

态的过程，也就是说，社会排斥研究强调是"谁"（推动者和施动者）通过怎样的制度过程将他人排斥出一定的社会领域，重在揭示其中的机制和过程。因此，可将社会排斥简单定义为，个人、团体和地方由于国家、企业（市场）和利益团体等施动者的作用，而全部或部分被排斥出经济活动、政治活动、家庭和社会关系系统、文化权利以及国家福利制度的过程。①

从上述研究来看，吸毒人群遭受的社会排斥是由于吸毒人群自身反社会行为（吸毒行为）所导致的一种被排斥的表现。

（二）社会排斥对吸毒成瘾的影响

吉登斯认为，社会排斥关心的是一系列妨碍个体或者群体拥有对社会大多数人开放的机会的广泛因素。② 吸毒人群遭受的社会排斥体现在观念（文化）、就业（经济）和社会关系上，这些方面加剧了吸毒人群的成瘾性。

1. 观念排斥。在中国，吸毒问题伴随着改革开放出现，来势迅猛，危害严重，给社会带来了巨大的危害。毒品危害在社会大众心中留下了深深的烙印。在某种程度上社会大众对于吸毒人群存在歧视。在这种观念指导下，出现了明显的社会排斥问题。观念上的东西是根深蒂固、很难改变的。吸毒人群的康复，要靠全社会的理解与宽容，不能一味地排斥、歧视他们。这种观念的改变要靠政府、靠社会、靠每一个人。主流社会如同监狱的高墙，把吸毒者困在围城之中，如果观念的高墙不消除，吸毒人群永远会被隔在他们自己的世界中，不得翻身。因此，如果这种观念不改变，他们就没有办法离开吸毒圈子而融入主流社会，因为社会大众并不接纳他们。随着观念的转变，主流社会开始理解和宽容吸毒康复人群，这些康复者才有可能走出自己的圈子，回归社会大家庭。

2. 就业排斥。社会对于吸毒者普遍存在歧视的问题，他们在就业上存在着诸多障碍。这也成为他们多数选择做生意的主要原因。因为只有做生意才能较少地受到社会和法规的限制。但并不是说他们大多选择做生意，我们的政府、社会就可以不去管他们，不去为他们做一些切实可行的事情。

3. 社会关系排斥。社会关系排斥或社会孤立是指个人被排斥出以往的社会关系，包括交往的人、交往的频率如何。吸毒人群生活方式的定型化、封闭化充分说明，他们遭受着以往社会关系的排斥，他们不再和原来的朋友或亲戚来往，因为原来的亲友已经在行为和观念上对他们进行着社会排斥。这种排斥直接作用于他们，让他们很难与健康社会人群互动和交往。这些都是他们情绪低落、无人帮助、长期吸毒的外在成因。

（三）标签化是社会排斥的根源

社会标签理论是西方研究越轨行为的一种理论解释流派。社会标签理论认为，个体之

---

① 曾群、魏雁滨：《失业与社会排斥：一个分析框架》，载《社会学研究》2004年第3期。
② 陆士桢：《中国城市青少年弱势群体现状与社会保护政策》，社会科学文献出版社2004年版，第8页。

所以成为吸毒者，吸毒这种社会现象之所以成为社会问题，并非由客观条件所决定（尽管该社会现象的产生有其客观基础），而是由于被别人强加上了"责难"和"污名"，是人的主观定义问题。在通常情况下法律的裁决、大众传媒的宣传以及人们街头巷尾的谈论和指指点点就能把某种标签加之于人，如说某人是"毒贩子""瘾君子""烟鬼"等。标签对一个人的社会关系以及自我认识的影响很大，被贴上标签的人在人群中就显得格外醒目，他人的评价态度前后必然大相径庭，于是这些"越轨者"便成了人们心目中的坏人。在这样的处境中，"越轨者"不得不物以类聚，因为在类似的圈子里，大家都一样，都贴着同样的标签，会觉得自在。其结果是"越轨者"在"常人"心中越来越坏，坏名声限制了合法成功的机会，而且会导致进一步越轨的可能，形成恶性循环，这种由于标签而恶化的后果即"二次越轨"。一个吸毒者若被加上"坏人""人渣""粉呆子"等名声，即便戒断毒瘾后也会在教育、升学、就业等场合受到排斥和白眼，因而很可能又重陷毒渊不能自拔。

社会标签理论提出的社会问题解决办法是：首先，慎重标签化，尤其是那些很容易把标签加之于人的机构和个人务必慎重行事，尽量避免对与自己生活方式和价值观念相异的对象滥用标签。其次，限制流言蜚语，以排除私下给人加注标签的可能性。再次，废除或修改某些法律，尤其一些"无受害人"的犯罪法律条文。例如，有人主张取消对吸毒的犯罪或违法定性，以使吸毒者不被编入罪犯的行列，从而阻止这些人形成和发展犯罪违法的自我认识。最后，改变一些解释反常行为的专业术语，取消那些带歧视性和含贬义的词。如一些戒毒所把戒毒者都称为"学员"，一些自助戒毒机构称戒毒者为"居住者""社区公民"等，都是一些值得提倡的方法。此外，标签透视法还建议管教机构采取"不干涉主义"，对"越轨者""放任自流"，所建立的案卷必须秘密存放，并适时销毁，以便"越轨者"更容易回到正常生活道路上来，获得正常生活地位。这些社会对策对于吸毒问题的解决都有着十分重要的借鉴意义。

四、社会支持缺失

社会支持是指各种社会形态对社会弱势群体及社会生活有困难者所提供的无偿救助和服务。这种救助和服务既涉及家庭内外的供养和维系，也涉及各种正式与非正式的支持与帮助。它不仅仅是一种单向的关怀或帮助，在多数情形下是一种社会交换。[①] 吸毒人群的社会支持主要包括家庭支持与社会支持两类。家庭支持与社会支持的缺失成为他们回归社会的另一障碍。

（一）家庭支持不足

家庭支持也是一个动态的过程，由于吸毒者的吸毒行为给家庭带来了巨大的灾难，从

---

① 金双秋：《以社会学的"社会支持"理论构建弱势群体的社区支持综合网络》，载《长沙民政职业技术学院学报》2001年第12期。

定性资料来看，吸毒者的家庭状况普遍堪忧，很多家庭的房子被吸毒采取或借或骗的方式变卖，家里的存款被吸毒者花光。家庭在经济上遭受巨大损失以后，父母对子女的这些行为深恶痛绝，不再相信子女，时刻用怀疑和不信任的眼光来对待吸毒者，因此对待吸毒子女采取了不支持的态度或呈现关爱不足的现象。

客观地说，吸毒者给家庭造成的经济损失和心理上的伤害是由于毒瘾发作所导致，这种不惜一切代价疯狂获取毒品以减轻戒断症状的行为，是在病态人格驱使下的强迫性行为。由于戒断症状的顽固和心理依赖的长期存在，他们靠自己的力量摆脱不了毒品，渴望周围的人伸出援助之手，家庭本应该首先承担起这份责任。但由于毒品的特殊性，导致吸毒者屡次失信，父母在面对公安机关、面对周围人异样的眼光、面对戒毒付出的巨额金钱的时候，一次又一次承受着巨大的心理压力和经济负担。他们在吸毒者一次又一次的复吸中，逐渐从积极帮助到消极对待，最终走向了绝望。因此，这种绝望是一种相互的动态的过程。吸毒家庭中的成员只能在一次又一次努力以后，绝望地选择离开吸毒者，极端的甚至断绝和吸毒者的来往和关系。他们只有通过这种办法来保全自己。

（二）社会支持缺乏

狭义的社会支持是相对于家庭支持而言的概念，它分为社会救助和其他社会支持（社会救助以外的社会支持）两类。总的来说，吸毒人群的社会救助缺失，其他社会支持缺乏，这成为吸毒人群难以走出毒品世界的外部因素。

社会保障政策、住房政策、医疗政策等是针对社会弱者的最基本的生存保护政策，其目标在于补偿、保障这些人群的基本生活需求。除此之外，针对弱势群体的补偿性社会保护政策还包括对最低生活保障者及其家庭的医疗救助政策，对高龄老人、残疾者特别是孤残儿童的特殊保护政策，对在岗社会弱者的特殊劳动保护政策，对实际尚未纳入城市社会保护体系的进城务工人员的特殊保护政策，以及针对农村社会弱者的符合国情的社会保护政策。从目前的社会保护政策来看，针对吸毒人群的补偿性保护政策相对缺失，这不利于吸毒人群走出毒品世界。

社会救助是指一种长期持续、以救困助危为目的的政府行为，是一种积极的减贫政策。陈良瑾认为，社会救助是国家和社会对无法定义务抚养人、无劳动能力、无生活来源的老年人、残疾人、未成年人，或者因天灾人祸造成生活困难、不能完全保障基本生活的城镇无业居民和农村村民给予的接济和帮助。[①] 时正新和廖鸿等则认为，社会救助是在公民因各种原因导致难以维持最低生活水平时，由国家和社会按照法定的程序给予款物接济和服务，以使其生活得到基本保障的制度。[②]

社会支持与社会支持网研究在社会学界方兴未艾，十分流行。很多学者都希望通过这样一个概念来解释一些社会问题。吸毒人群社会支持的缺乏，是一个长期存在的问题，这

---

① 陈良瑾：《中国社会工作百科全书》，中国社会出版社 1994 年版，第 13 页。

② 时正新、廖鸿：《中国社会救助体系研究》，中国社会科学出版社 2002 年版，第 2 页。

在一定程度上阻碍了吸毒人群重返社会、再社会化与康复。吸毒人员对于自己缺乏社会支持的焦虑和无助感表现在没有真正能帮助他的朋友，自己的问题不能与亲属交流，没有人安慰他，没有人能分享快乐等。人作为社会性的动物，长期的压抑与社会支持的缺乏，一定要通过另一种物质或互动来补偿，加入吸毒人群和吸毒就成为吸毒人群补偿这种情绪的最终选择。

第四节　毒品成瘾的其他理论

一、成瘾的遗传学理论

一种生物医学的观点认为成瘾的原因蕴含在遗传密码中。最早也是最广泛用于验证遗传率的方法是行为遗传学的一致性研究。一致性研究在于寻找同卵双生子的某一特质并计算一致率，指同卵双生子具有某种相同特质的相关系数，然后还要计算异卵双生子的一致率。当同卵双生子的一致率高于异卵双生子的一致率时，便可以支持这样的观点，即遗传因素决定了某一特质，因为同卵双生子具有相同的遗传密码。

暴露在同样的敏感环境因素（如接触成瘾物质）中，携带有某种或某些基因个体会表现出较高的易感性，更加容易从社交娱乐性使用成瘾物质逐渐发展成为成瘾患者，遗传学研究中将这些基因称为危险基因或遗传学危险因素。遗传学危险因素在不同程度上影响着个体的生物学特征，如基因表达及蛋白产物、蛋白与蛋白间相互作用、神经网络和再生、神经元突触形成及可塑性变化等，通过直接和间接两种方式最终影响到机体的成瘾行为。

首先，遗传因素直接影响机体对成瘾物质的反应性，如耐受性及快感体验在很大程度上决定了成瘾发生的可能性。研究表明，很多人开始接触成瘾物质，如烟、酒等，往往是由于娱乐或社交的需要，一部分个体能长时间停留在社交性、娱乐性使用的初期，而另一部分个体则会成为成瘾患者。而且大部分个体初次使用药物时会感到难受，但某些极端的个体在初次使用之后就有快感，这类个体如继续使用，常会很快发展为成瘾患者且难以自拔。个体对成瘾物质的耐受性和快感体验在很大程度上取决于遗传因素的影响。

另外，遗传因素通过影响个体一些特殊的性格特征，如冲动、冒险及好奇等行为，间接影响着成瘾的形成，而且在成瘾发生发展的不同阶段，不同的性格特征起到了不同程度的作用。个体的一些性格特征在药物使用初期（开始使用）到依赖滥用期的转换中起到了不同程度的作用。研究发现，有冲动/冒险性格特质，且冲动要求立即满足的个体容易开始使用成瘾性物质，这些个体往往对药物、酒精所起的作用较为敏感，一旦发展为成瘾后，对应激反应性强的个体容易发生强迫性用药及复吸。这几个方面的性格特征均有很强的遗传背景。

迄今为止，相当多的研究发现并证实了与成瘾相关的基因及其遗传变异，有些是不同成瘾物质所特有的基因，有些则是与多种成瘾物质使用障碍相关的基因。但是需要指出的

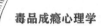

是，现有的这些发现，远远不足以解释遗传因素在成瘾性疾病中的全部作用。在成瘾的遗传学研究上，我们的路也许刚刚起步；然而，搞清楚这些问题，将有助于指导我们后续对成瘾致病机制的研究及个体化预防和治疗方案的制订。

二、注意偏向模型

弗兰肯（Franken）提出注意偏向模型，尝试引入成瘾者对药物或药物相关线索的优先加工的假设，揭示诱因敏感化模型所谓"病理性欲望"的形成及其作用机制。该模型认为，对药物或药物相关线索的注意偏向是诱发药物渴求感的认知基础，依赖者由于多巴胺释放浓度的提高，对药物或药物相关线索的注意偏向将首先激活药物渴求感；反之药物渴求感的激活进一步增强对药物或药物相关线索的注意偏向。弗兰肯认为，成瘾的一个最为显著的特征，是药物使用者对药物和药物相关线索的全神贯注的注意，即对这些线索存在显著的注意偏向，是药物相关刺激引发依赖者的渴求感与复吸行为的关键性认知中介。它一方面调节着药物刺激和依赖者对这些刺激的初始反应（渴求感）；另一方面调节着依赖者后续的行为反应（如药物寻求和复吸）。

朱海燕基于弗兰肯的注意偏向模型和贝克等人的负强化情绪加工模型的合理观点，对海洛因戒除者的认知和情绪加工特征进行了一系列的研究。她的研究发现，海洛因戒除者对海洛因使用相关线索（正性和负性）存在明显的认知加工偏向及前注意选择特性，相关正性线索和负性生理线索对诱发海洛因戒除者的主观渴求感具有同等效力，且随康复期延长呈下降趋势，而负性社会—心理线索对诱发海洛因戒除者的主观渴求感的效力更大，且不随康复期延长而变化。基于这些结果，朱海燕提出"基于认知和情绪加工的药物成瘾模型"。她认为，导致药物渴求感和复吸行为的基本路径有两条：一是弗兰肯描述的基于注意偏向机制的复吸路径；二是基于贝克等人负强化情绪加工模型经扩展和修改的复吸路径。

诱因易感化理论、注意偏向模型及相关模型的研究焦点是成瘾者对精神活性物质的病理性渴求的产生机制。尤其是注意偏向模型从注意偏向的角度来解释渴求感的产生和复吸的发生，有助于从认知加工过程的水平理解渴求产生的机制。然而，毒品渴求，尤其是自我报告的药物渴求并不产生复吸。渴求感的产生可能只是启动药物使用和复吸的第一步。成瘾者是否最终使用药物或复吸，还需要其他高级认知加工过程的参与，如决策、行为控制等。

三、自动行动图式理论

蒂芙尼（Tiffany）的自动行动图式理论从认知角度对毒品成瘾者的注意偏向进行了解释。该理论认为，物质的频繁使用会使个体在大脑内形成一种图式，这种图式与成瘾物质有着密切的关联，并且具有自动化的特点，该自动行动图式会使毒品成瘾者自动地产生对物质相关刺激的加工倾向，在这种自动化的加工倾向的驱使下，个体会无意识地寻求物质，使得个体能够轻易地发现成瘾物质的存在并对相关刺激进行选择性注意。前述自动化的行动图式使毒品成瘾者对成瘾物质的注意加工过程起到了易化作用，所以该理论认为大多数的成瘾个体对物质相关刺激的注意偏向是处于无意识状态下的。但是需要注意的是，当被剥夺了获取物质的途径后，个体则会在主观渴求的作用下主动即有意识地寻求物质，此时同样可以引发个体对物质相关刺激的注意偏向。该理论强调注意偏向的产生有其认知方面的原因，提出用自动行动图式的概念来解释注意偏向，但是对自动行动图式是怎样的图式，其作用机制是怎样的，是否有相关证据证明自动行动图式确实存在等问题，该理论还不能给予完善的解答。

蒂芙尼认为，药物滥用是由储存于长时记忆中的自动化行为图式所控制。自动化的操作图式有快速、省力、无意识等特征，当环境刺激足够强时，某些行为就会不由自主地发生。觅药和用药行为一旦被多次重复，也就形成了一种自动化的行为图式，使得成瘾行为在快速和不经意间得以完成，并且很难对其加以阻止。

四、对立过程理论

索罗门（Solomon）和科比特（Corbit）提出了药物成瘾的对立过程理论，这是一个整体静态运动的模型，其观点是情绪唤醒刺激伴随着一个标准化的情感动力学模式。该模式既是静态的，也是动态的，静态是因为个体要尽量保持情绪的稳定，动态是因为人们要努力寻求、维持和恢复愉快情感而避免或终止不愉快情感。其理论核心是：原发的高峰情绪是与继发的反应后情绪相对立的过程，也称为 A 过程，该过程达到一个高峰后就会趋于平稳，这是由于它是不断受到缓慢增加的对立过程，也称为 B 过程的影响而导致的。对立的 B 过程试图恢复由强大的原发过程所打破的平衡，但当刺激停止时原发过程停止的也很快，而对立的影响往往会迟缓一步继续起作用。当个体的情绪表现与原发高峰情绪相反时，就会产生一种反跳效应，成瘾者的总体感受就是乐极生悲。这一理论的另一个假设是，当反复暴露于某种刺激时，高峰情绪反而会被习惯化，而对立过程却很快达到高峰并变得持久而强烈。

这一过程是如何与药物成瘾相联系的呢？索罗门指出使用多数成瘾药物都会首先产生与原发过程相关的强烈的愉悦情绪。对于毒品成瘾者，这种情绪可被描述为极度的欣快感并伴有充沛的精力；对于酒精成瘾者，这种情绪可被描述为放松和甜美的感觉。但当药物作用消失后就会产生强烈的后效应，即所谓的戒断反应情绪。对于毒品成瘾者，可能会有轻度的抑郁与疲劳；对于酒精成瘾者则可能产生头痛、恶心、失望或忧郁。

对立过程理论认为药物耐受是对某一过程的习惯化。当反复使用后愉悦的情绪反应就不再那么强烈，因此要追求和以前一样的欣快感就要增加药物的剂量。同时，长期的药物使用会产生欣快感的降低，因为所使用的剂量要用来恢复原发情绪。这种欣快感的降低就是情绪的耐受，而且戒断反应情绪会持续地加强，使得戒断效应会很强。在这点上，不管有无欣快感的降低，个体常常会感到必须继续服药以消除极度的情绪低落。按照这样的逻

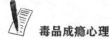

辑，即不管个人开始用药的动机如何，持续用药的动机基本上都是一种回避反应。该理论还有一个观点是，任何停药的努力都会受挫，因为虽然戒断反应可持续一段较长时间并且会很痛苦，但只要再次用药就会立即消除这种症状。

除了上述理论外，随着生物研究进展和进化论观点的复苏，成瘾的功能和动机有了新的理论。这些理论从生殖竞争的角度来解释成瘾行为。进化心理学家的一些结论与社会取向相当相似，如布鲁斯·亚历山大（Bruce Alexander）的失调理论或安东尼·吉登斯（Anthony Giddens）的观点——认为对传统的破坏是当代社会毒品泛滥的主要原因。进化论的理论和社会学的理论将环境的不稳定性和家庭的不可预测性作为这些趋势的一个潜在原因。

第三章　毒品成瘾的心理学基础

第一节　毒品成瘾的心理学相关理论与常用技术方法

一、精神分析理论与常用技术方法

精神分析学说又称心理分析论，是现代西方心理学、社会心理学的主要理论之一。精神分析由弗洛伊德开创，该理论是在治疗精神障碍的实践中产生的，后来成为一种强调无意识过程的心理学理论，有时称为"深层心理学"。精神分析学派是弗洛伊德在毕生的精神医疗实践中，对人的病态心理经过总结、多年的累积而逐渐形成的。它着重于精神分析和治疗，并由此提出了人的心理和人格的新的独特解释。弗洛伊德精神分析学说的最大特点，就是强调人的本能的、情欲的、自然性的一面，它首次阐述了无意识的作用，肯定了非理性因素在行为中的作用，开辟了潜意识研究的新领域；它重视人格的研究、重视心理应用。

（一）理论基础

弗洛伊德认为人的心理活动分为意识和潜意识两个部分，心理的大部分处于潜意识，人性是由潜意识之中的本能所决定的，而神经症形成的根源则是被压抑到潜意识之中而未能得到解决的欲望，在于幼年早期形成的症结，也就是精神分析的理论基础。

1. 潜意识理论。弗洛伊德把人的心理活动分为三个层次，意识、前意识和潜意识，这些区域被称为精神层次或人格层次。前意识的基本功能是监督和防备那些会引起焦虑的潜意识内容侵入我们的意识中。潜意识是意识无法触及的思想、本能冲动及情感等，尽管注意力高度集中也无法感知。日常生活中会有一些心理冲突被压抑在潜意识里，虽然感知不到，但是它持续存在，在一定的条件下可以通过某种转换机制以病态的形式表现出来，形成各种心神症状或精神疾病。因此，弗洛伊德精神分析的目的也是分析潜意识，使潜意识意识化，扩大个体意识的疆域，最终使个体的行为更加理性化。

2. 人格结构理论。弗洛伊德假定人格是由三个部分组成的，即本我、自我和超我。本我即原我，是指原始的自己，包含生存所需的基本欲望、冲动和生命力。本我是一切心理能量之源，本我按快乐原则行事，它不理会社会道德、外在的行为规范，它唯一的要求是获得快乐，避免痛苦，本我的目标乃是求得个体的舒适、生存及繁殖，它是无意识的，不被个体所觉察。自我，其德文原意就是指"自己"，是自己可意识到的执行思考、感觉、判断或记忆的部分，自我的机能是寻求"本我"冲动得以满足，而同时保护整个机体不受伤害，它遵循的是"现实原则"，为本我服务。超我是人格结构中代表理想的部分，它是个体在成长过程中通过内化道德规范，内化社会及文化环境的价值观念而形成，其机能主要在于监督、批判及管束自己的行为，超我的特点是追求完美，所以它与本我一样是非现实的，超我大部分也是无意识的，超我要求自我按社会可接受的方式去满足本我，它所遵循的是"道德原则"。弗洛伊德认为，这三者是动态的，在一个健康的人格之中，本我、自我、超我三者的作用是平衡的。

3. 性欲论。弗洛伊德认为人的精神活动的能量来源于本能，本能是推动个体行为的内在动力。人类最基本的本能有两类：一类是生的本能；另一类是死亡本能或攻击本能，生的本能包括性欲本能与个体生存本能，其目的是保持种族的繁衍与个体的生存。弗洛伊德是泛性论者，在他的眼里，性欲有着广泛的含义，是指人们追求快乐的欲望，性本能冲动是人一切心理活动的内在动力，当这种能量（弗洛伊德称之为力必多）积聚到一定程度就会造成机体的紧张，机体就要寻求途径释放能量。弗洛伊德将人的性心理发展划分为5个阶段：①口欲期；②肛门期；③性蕾欲期；④潜伏期；⑤生殖期。弗洛伊德认为成人人格的基本组成部分在前三个发展阶段已基本形成，所以儿童的早年环境、早期经历对其成年后的人格形成起着重要的作用，许多成人的变态心理、心理冲突都可追溯到早年创伤性经历和压抑的情结。

（二）精神分析常用的技术和方法

精神分析的治疗技术主要用来引出潜意识内容，重新构建、解释、分析童年经历。以下简要介绍几种常用的精神分析技术。

1. 自由联想。弗洛伊德于1896年提出了自由联想的技术。自由联想就是要求患者把进入自己意识中的一切都无所顾虑地表述出来，不论其性质如何。治疗师利用自由联想的内容加以分析和解释，从中找出患者无意识中的矛盾冲突。弗洛伊德认为浮现在脑中的任何东西都不是无缘无故的，都是有一定因果关系的，因此可以挖掘出无意识之中的症结所在。

2. 梦的解释。弗洛伊德在给神经症患者的治疗过程中发现，梦的内容与被压抑的无意识幻想有着某种联系，因此认为梦有着极其重要的意义。他认为梦是一种心理现象。梦的工作是通过凝缩、置换和再修饰把原来杂乱无章的东西加以整合为梦境，这就是梦者能回忆起来的"显梦"。弗洛伊德通过自由联想的技巧逐渐分析出梦所包含的潜意识的内容，达到治疗的目的。

3. 阻抗分析。阻抗是自由联想过程中患者在谈到某些关键问题时所表现出来的自由联想困难。其表现在叙述过程中突然沉默或转移话题等。阻抗是为了避免焦虑、内疚等痛苦的感觉，是企图回避创伤的一种表现。对阻抗进行系统和彻底的分析，是精神分析疗法的重要特征。

4. 移情分析。移情是患者在沉入对往事的回忆中，将童年期对他人的情感转移到治疗者身上，把治疗者当成自己的父母、亲人等，称为移情。移情有正移情和负移情，正移情是患者将积极的情感转移到医生身上，而负移情是患者将消极的情感转移到医生身上。治疗者可以借助移情，了解到患者对其他亲人或他人的情绪反应，引导他讲出痛苦的经历，把患者早年形成的病理情结加以重现，重新"经历"往日的情感，进而帮助他解决这些心理冲突。通过移情使其成为治疗的推动力。在移情中，患者也可陷入对治疗者的依赖，为了使患者保持独立性，治疗者必须控制自己的反移情，"节制"自己的情感反应，对患者表示出的过度关怀，特别是爱慕必须抵制。

二、行为主义理论与常用技术方法

行为治疗是在行为主义学习理论基础上发展出来的一个心理治疗流派，也是当代心理治疗体系中影响较大的流派之一。它是由许多具有共同基本理念的学者，依据行为主义学习理论分别开发出来的若干种心理治疗方法的总称。行为治疗的基本特点是：着眼于问题行为的解决，有明确的学习理论基础，强调当前环境和学习的作用，强调对行为改变的测量和评估，重视治疗师与其他人员的配合，当事人在行为治疗中扮演着积极、主动的角色。

（一）理论基础

行为治疗的发展有一定的哲学及自然科学背景，同时构造主义心理学和功能主义心理学的发展及动物心理学的研究也为行为治疗的理论体系创造了条件。

1. 行为治疗的理论假设。行为治疗的种种方法和技术依据不同的学习理论，存在许多不同之处，但它们在如何认识、处理问题方面有着共同的观点，就构成了行为治疗的理论假设，包括：问题行为是习得的，问题行为和环境有特殊关系，重新学习可以治疗问题行为，认知改变也能导致行为的改变。因此，行为治疗实际上就是一些获得、维持、消除和改变行为的学习程序。

2. 巴甫洛夫经典型条件作用理论。经典型条件作用是由巴甫洛夫系统提出的。经典型条件学习在日常生活中也是很常见的，一些原来并不会引起机体反应的中性刺激，由于在过去经常与能够引起机体反应的无条件刺激相伴出现，因而变成了预示无条件刺激到来的信号，而引起机体反应，研究还发现这一过程存在基本规律。

（1）获得。条件反射的获得是指条件刺激（或称中性刺激）与无条件刺激相结合，使条件刺激获得信号意义的过程，即条件反射建立的过程。

（2）消退。消退是指条件反射形成以后，如果条件刺激反复多次出现而没有无条件刺激相伴随，则条件反应会逐渐减弱，直至最终消失的现象。

（3）恢复。恢复是指消退现象发生后，如果个体得到一段时间的休息，条件刺激再度出现，这时条件反射可能又会自动恢复。这种未经强化而条件反射自动重现的现象称为恢复。

（4）泛化。泛化是指对于该条件刺激相类似的刺激也能做出相同反应。例如：被大狗咬过，看见小狗也害怕；"一朝被蛇咬，十年怕井绳"等。

（5）分化。分化是指只对条件刺激做出反应，而对其他相似刺激不做反应或做出与条件刺激不同的反应。例如：马戏团训练动物让其区分圆盘和方盘。

泛化和分化是互补的过程，泛化是对类似事物做出相同的反应，分化是对类似事物做出不同的反应。简单来说，泛化引起的反应是相同的，分化引起的反应是不同的。

3. 操作性条件作用理论。操作性条件作用是指在一定的刺激情境中，有机体的某种反应结果能满足其某种需要，以后在相同的情境中其反应概率就会提高的现象。这一学习理论是由美国心理学家斯金纳根据动物学习实验提出来的。虽然许多与情绪反应相关联的行为和习惯可能是应答性条件作用的结果，但是人们普遍认为人类更大范围的行为是通过操作性条件作用过程而获得的。斯金纳认为操作性行为受强化规律的支配。任何行为的发生、变化都是强化的结果，也就是有机体行为的结果提高了该行为以后发生的概率过程；反之，行为结果不再存在，行为发生的概率将会降低。斯金纳认为惩罚是与强化相反的概念，与行为的消除机制相关。

操作性条件作用的联结学习与经典条件作用的联结学习在产生的方式上几乎是相同的。但是操作性条件作用的联结学习的第一个事件不是环境事件，而是有机体的行为，其后紧跟着的也不是一个条件刺激，而是行为的结果。行为反应带来愉快的结果（如食物或奖励）会提高有机体做出这种反应的频率，而不愉快的结果（如惩罚）则会降低该反应的频率。这种行为结果称为强化物。因强化物的出现而增加有机体以后在相同情境下重复表现该反应的过程称为强化作用。

强化类型主要有以下四种：①正强化：凡是有机体的反应带来的结果能强化该反应的，称为正强化。②负强化：凡是有机体的反应能使厌恶的结果停止，因而强化该反应的，称为负强化。应当注意的是，负强化不是惩罚。无论是正强化还是负强化，都是使有机体行为得以增加的或者使某种反应继续出现，而惩罚则是阻止或减弱某种行为反应。③一级强化：由于直接满足有机体基本需要的刺激物的出现，而对反应所起的强化作用称为一级强化。④次级强化：由于学习而间接使有机体满足的刺激物的出现，而对行为反应所起的强化作用称为次级强化。就人类的学习而言，次级强化物一般可以分为三类：社会强化物（如表扬、微笑、鲜花、关注等）；活动强化物（如玩玩具、做游戏或者从事其他有趣的活动等）；代币（或活动）强化物（如小红花、分数等）。

强化可以归纳为几种方式。强化程式是指在操作性条件作用学习实验中强化物的出现方式。强化程式是多种多样的，其中最主要的有两类方式：其一为立即强化与延迟强化。立即强化是指有机体表现出正确反应后立即提供强化物；延迟强化则是指有机体表现出正确反应之后一段时间再提供强化物。其二为连续强化与部分强化。连续强化是指每一次特定正确反应出现后都给予强化，这是最简单、最有规律的强化方式；部分强化即是指并非每一次正确反应出现后都给予强化，而仅仅是选择部分正确反应之后提供强化物。部分强化又可以分为四种程式：①固定时距程式，指要经过一段固定的时距后才给予强化。②不定时距程式，指在不定时间间隔后对正确的反应给予强化。③固定比率程式，指在做出了几个正确的反应之后才给予强化。④不定比率程式，指在不固定正确反应次数的情况下给予强化物。

要想有效地形成一种反应，最好先是进行连续强化，然后过渡到固定比率程式，最后给予不定比率程式。这种将不同强化程式混合使用的方法可以取得最好的学习效果。斯金纳的操作条件理论，在成瘾研究的实践中主要应用于行为矫正。在行为矫正方面，对不良行为进行惩罚或不予注意，对好的行为进行奖励，坏的行为就会逐渐消退，而好的行为就会逐渐保留。

4. 社会学习理论。社会学习理论是由美国心理学家阿尔伯特·班杜拉（Albert Bandura）于1952年提出的。它着眼于观察学习和自我调节在引发人的行为中的作用，重视人的行为和环境的相互作用。班杜拉的理论是探讨个人的认知、行为与环境因素三者及其交互作用对人类行为的影响。按照班杜拉的观点，以往的学习理论家一般都忽视了社会变量对人类行为的制约作用。他们通常是用物理的方法对动物进行实验，并以此来建构他们的理论体系，这对于研究生活于社会之中的人的行为来说，似乎不具有科学的说服力。由于人总是生活在一定的社会条件之下的，所以班杜拉主张要在自然的社会情境中而不是在实验室里研究人的行为。

班杜拉在大量实验的基础上提出了观察学习理论，观察学习就是人们通过观察他人行为的后果间接进行的学习，由于观察学习理论主要关注的是个体社会行为的习得和个体社会化的历程，因此这一理论又称社会学习理论。班杜拉指出，行为主义的刺激—反应理论无法解释人类的观察学习现象。因为刺激—反应理论不能解释为什么个体会表现出新的行为，以及为什么个体在观察榜样行为后，这种已获得的行为可能在数天、数周甚至数月之后才出现等现象。所以，如果社会学习完全是建立在奖励和惩罚结果的基础上的话，那么大多数人都无法在社会化过程中生存下去。为了证明自己的观点，班杜拉进行了一系列实验，并在科学的实验基础上建立起了他的社会学习理论。

班杜拉的社会学习理论所强调的是这种观察学习或模仿学习。在观察学习的过程中，人们获得了示范活动的象征性表象，并引导适当的操作。观察学习的全过程由四个阶段（或四个子过程）构成。注意过程是观察学习的起始环节，在注意过程中，示范者行动本身的特征、观察者本人的认知特征以及观察者和示范者之间的关系等诸多因素影响着学习的效果。在观察学习的保持阶段，示范者虽然不再出现，但他的行为仍给观察者以影响。要使示范行为在记忆中保持，就需要把示范行为以符号的形式表象化。通过符号这一媒介，短暂的榜样示范就能够被保持在长时记忆中。观察学习的第三个阶段是把记忆中的符号和表象转换成适当的行为，即再现以前所观察到的示范行为。这一过程涉及运动再生的认知组织和根据信息反馈对行为的调整等一系列认知的和行为的操作。能够再现示范行为之后，观察学习者（或模仿者）是否能够经常表现出示范行为要受到行为结果因素的影响。行为结果包括外部强化、自我强化和替代性强化。班杜拉把这三种强化作用看成观察

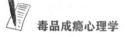

学习者再现示范行为的动机力量。

（二）行为疗法常用的技术和方法

行为治疗家根据临床经验创立了许多治疗上的方法，并均有命名，以便于描述，在此介绍几种具有代表性的治疗方法。

1. 系统脱敏疗法。系统脱敏疗法是由精神病学家沃尔普在 20 世纪 50 年代创立的，它是由交互抑制发展起来的一种心理治疗法，所以又称交互抑制法。当患者面前出现焦虑和恐惧刺激的同时，治疗者对其施加与焦虑和恐惧相对立的刺激，从而使患者逐渐消除焦虑与恐惧，不再对有害的刺激发生敏感而产生病理性反应。该法可以用来治疗恐怖症，除此之外，也适应于其他以焦虑为主导的行为障碍。系统脱敏法主要是建立在经典条件反射和操作性条件反射的基础上，它的治疗原理是对抗条件反射。系统脱敏的基本原则是交互抑制，常常是用来治疗恐怖症和其他焦虑症的有效疗法。它采用层级放松的方式，鼓励患者逐渐接近所害怕的事物，直到消除对该刺激的恐惧感，即在引发焦虑的刺激物出现的同时让患者做出抑制焦虑的反应，这种反应可以削弱直至最终切断刺激物与焦虑的条件联系。

首先要深入了解患者的异常行为表现（如焦虑和恐惧）是由什么样的刺激情境引起的，把所有焦虑反应由弱到强按次序排列成"焦虑阶层"。要求患者在全身充分放松的状态下逐渐想象自己处于从低到高的各种焦虑水平的情境，从而减轻和降低患者对原来所恐惧情境的敏感性。这种方法主要用于治疗莫名的焦虑症和恐惧症。一般而言，系统脱敏治疗包括 3 个基本步骤：肌肉放松训练、建立恐怖或焦虑的等级层次和实施系统脱敏。

（1）肌肉放松训练。一般需要 6~10 次练习，每次历时半小时，每天 1~2 次，反复训练，直至患者能达到在实际生活中运用自如、随意放松的娴熟程度。

（2）建立恐怖或焦虑的等级层次。这一步包含两项内容：①找出所有使患者感到恐怖或焦虑的事件；②将患者报告出的恐怖或焦虑事件按等级程度由小到大的顺序排列。采用五等和百分制来划分主观焦虑程度，每一等级刺激因素所引起的焦虑或恐怖应小到足以被全身松弛所抵消的程度。

（3）实施系统脱敏。①进入放松状态：首先应选择一处安静适宜、光线柔和、气温适宜的环境，然后让患者坐在舒适的座椅上，让其随着音乐的起伏开始进行肌肉放松训练。训练依次从手臂、头面部、颈部、肩部、背部、胸部、腹部以及下肢部训练，在此过程中要求患者学会体验肌肉紧张与肌肉松弛的区别，经过这样反复长期的训练，使得患者能达到在日常生活中灵巧使用、达到任意放松的程度。②想象脱敏训练：首先应当让患者想象着某一等级的刺激物或事件。若患者能清晰地想象并感到紧张时停止想象并全身放松，之后反复重复以上过程，直到患者不再对想象感到焦虑或恐惧，那么该等级的脱敏就完成了。以此类推做下一个等级的脱敏训练。一次想象训练不超过 4 个等级，如果训练中某一等级出现强烈的情绪，则应降级重新训练，直到可适应时再往高等级进行。当通过全部等级时，可从模拟情境向现实情境转换，并继续进行脱敏训练。③现实训练：这是治疗最关键的地方，仍然从最低级开始至最高级，逐级放松、脱敏训练，直到不引起强烈的情绪反应为止。为患者布置家庭作业，要求患者每周在治疗指导后对同级自行强化训练，每周2次，每次30分钟。

2. 厌恶疗法。厌恶疗法是采用条件反射的方法，把需要戒除的目标行为与不愉快的或者惩罚性的刺激结合起来，通过厌恶性条件反射，以消退目标行为对患者的吸引力，使症状消退。厌恶疗法与其他行为疗法的理论基础相同，都是基于巴甫洛夫的经典条件反射学说和斯金纳的操作条件反射学说。将要戒除的目标行为与某种不愉快的惩罚性刺激结合出现，以对抗原已形成的条件反射，形成新的条件反射，用新的行为习惯取代原有的不良行为习惯。

厌恶疗法是一种帮助人们（包括患者）将所要戒除的靶行为（或症状）同某种使人厌恶的或惩罚性的刺激结合起来，通过厌恶性条件作用过程，从而达到戒除或减少靶行为出现的目的。厌恶刺激既可以采用疼痛刺激（如橡皮圈弹痛刺激和电刺激）、催吐剂（如阿扑吗啡）和令人难以忍受的气味或声响刺激等，也可以采取食物剥夺或社会交往剥夺措施等，还可以通过想象作用使人在头脑中出现极端憎厌或无法接受的想象场面，从而达到厌恶刺激强化的目的。

厌恶疗法的主要形式有以下4种：①电击厌恶疗法：将患者习惯性的不良行为反应与电击连在一起，一旦这一行为反应在想象中出现就予以电击。电击一次后休息几分钟，然后进行第二次。每次治疗时间为20~30分钟，反复电击多次。治疗次数可从每日6次到每两个星期一次，电击强度的选择应征得患者的同意。②药物厌恶疗法：在患者出现贪恋的刺激时，让其服用呕吐药，产生呕吐反应，从而使该行为反应逐渐消失。药物厌恶疗法多用于矫治与吃有关的行为障碍，如酗酒、饮食过度等，其缺点是耗时太长，且容易弄脏环境。③橡皮圈疗法：橡皮圈疗法是取代电击的一种方法，在日常生活中可用，也可由患者自己掌握。具体做法是患者在腕部戴上橡皮圈，当出现不良行为时立即用橡皮圈弹击皮肤。④想象厌恶疗法：将治疗者口头描述的某些厌恶情境与患者想象中的刺激联系在一起从而产生厌恶反应，以达到治疗目的。此疗法操作简便，适应性广，对各种行为障碍疗效较好。

厌恶疗法的步骤包括以下三步：①确定靶症状：厌恶疗法具有极强的针对性，因而必须首先确定打算弃除的是什么行为，即确定靶症状。患者或许有不止一种不良行为或习惯，但是只能选择一个最主要的或患者迫切要求弃除的不良行为作为靶症状。②选用厌恶刺激：厌恶刺激必须是强烈的。因为不适行为常常可以给患者带来某种满足和快意，如窥阴后的快感、饮酒后的惬意、吸毒后飘飘欲仙的体验。这些满足和快意不断地强化着这些不适行为。厌恶刺激必须强烈到一定的程度，使其产生的不快要远远压倒原有的种种快感，才有可能取而代之，从而削弱和消除不良行为。常用的厌恶刺激有电刺激、药刺激和想象刺激。总的来说，厌恶刺激是根据它对跟随其后的行为所引起的作用来界定的。③把握时机进行治疗：要想尽快地形成条件反射，必须将厌恶体验与不适行为紧密联系起来。在实施不适行为或欲施不适行为冲动产生之前，即使患者出现厌恶体验，肯定无益于两者的条件联系。同样，在不适行为停止以后才出现厌恶体验，也达不到建立条件反射的目的，充其量只能算一个小小的惩罚。厌恶体验与不良行为应该是同步的。但不是每种刺激都能立即产生厌恶体验的，时间要控制准确。

3. 暴露疗法。暴露疗法又称冲击疗法、满灌疗法、快速脱敏疗法，不给患者进行任何放松训练，让患者想象或直接进入最恐怖、焦虑的情境中，以迅速矫正患者对恐怖、焦虑刺激的错误认识，并消除由这种刺激引发的习惯性恐怖、焦虑反应。暴露疗法分为想象暴露和实景暴露。想象暴露是鼓励患者想象最使他恐惧的场面，或者治疗者在旁边反复甚至不厌其烦地讲述患者最感害怕的情景中的细节，或者用录像、幻灯片放映使患者最恐惧的镜头，以加深患者的焦虑程度，同时不允许患者采取堵耳朵、闭眼睛、哭喊等逃避措施。在反复的恐惧刺激下，使患者因焦虑紧张而出现心跳加剧、呼吸困难、面色发白、四肢发冷等自主神经系统反应，患者最担心的可怕灾难并没有发生，焦虑反应也就相应地消退了。实景暴露是直接把患者带入他最害怕的情境经过重新实际体验，觉得也没有什么了不起，慢慢地就不怕了。

某一事物或情境在一个人身上所引起的恐惧体验会激发他产生逃避行为，而不管此事物或情境是否真的构成了对他的威胁。这种逃避行为会导致恐惧体验增强，从而起着负性强化作用，反过来增强其逃避行为。与其逃避，不如让患者面对恐惧的刺激，这就是暴露疗法。暴露疗法与系统脱敏疗法的治疗方法正好相反。系统脱敏法是采用对抗条件作用，对同一可引起恐惧的刺激用新的反应（放松）来替代旧的反应（焦虑紧张），恐惧刺激逐步升级，直至最后给予最强的恐惧刺激时患者仍然做出放松反应，从而达到了治疗目的。这一缓慢的逐步消退过程需要经过一定按部就班的训练，使患者逐渐适应引起恐惧的情境。暴露疗法不需要经过任何放松训练，一开始就让患者进入最使他恐惧的情境中。即使患者由于过分紧张害怕甚至出现昏厥的征兆，仍鼓励患者继续想象或聆听治疗者的描述。如果让患者躺卧在沙发上，一般不会出现昏厥现象。在毒品成瘾的治疗干预中一般是通过暴露疗法将成瘾者的毒品渴求激活，之后再进行心理治疗与干预。

4. 代币奖励法。这是在斯金纳的操作条件反射理论，特别是条件强化原理的基础上形成并完善起来的一种行为疗法。它通过某种奖励系统，在患者做出预期的良好行为表现时，马上就能获得奖励，即可得到强化，从而使患者所表现的良好行为得以形成和巩固，同时使其不良行为得以消退。它主要涉及3种情况：塑造新的行为、增加良性行为的发生率和减少或消除不良行为的发生率。

在运用代币奖励法时，需要注意以下原则：

（1）民主与适度相结合原则。当患者做出一定的行为或付出一定的努力后，治疗者应给予一定代币作为奖励，这里患者行为的难易程度必须与获得代币的数量相当，难度大的目标行为应多给予一些代币，难度小的行为给予较少的代币。行为的难易程度及获得代币的多少应由治疗者与患者共同商议确定，治疗者应充分听取患者的意见。考虑到患者的具体情况，但同时不能完全听从患者的意见，要有适当的原则，要告诉患者一定的行为只能获得相应代币的原因，并得到患者的认可。如果患者没有完成规定的任务或行为时，可以减少代币的数量以及扣除一定量的代币作为惩罚，惩罚的程度治疗者也应该与患者共同商议决定。

（2）过程与结果相结合原则。表扬是为了不表扬，奖励是为了不奖励，因此治疗者在奖励的过程中注意把握好方向性和教育性是极为重要的，要让患者明白对他的奖励绝不是奖励他做的事情本身而是奖励他做事情时表现出来的态度和思想品质，即应当让患者明确奖励的意义。奖励的教育性是通过奖励使患者有光荣的感受，有幸福的体验，从而增强患者的自尊心和自信心，强调奖励的过程而不是结果，让患者明确为什么得到奖励。当患者完成了既定的行为或任务后，治疗者不可以简单给予代币，应当明确地指出在此次的活动中患者的学习态度如何，认真程度如何，以及其他的一些具体的表现如何，让患者明确地知道得到奖励的原因，同时还有哪些做得不足的地方。

（3）奖励与惩罚相结合原则。在患者没有完成既定的任务和行为时，治疗者应当根据事先商议的原则给予适当的惩罚，即减少代币数量甚至扣除一定量的代币。正面的奖励可以鼓励患者的良好行为，同样负面的惩罚也可以让患者意识到行为的不良后果，让患者为自己的行为承担一定的责任，付出相应的代价，从而达到纠正其不良行为的效果。如果害怕挫伤患者的自信心，只是一味地满足患者的愿望，过分宽容患者，无论错误程度如何每次都给予一定量的奖励时，患者就认为奖励是他应得的回报，对行为中出现的不足可以忽略不计，使患者过分追求形式上的代币而忽略了对行为本身的约束，这样就失去了代币的真正意义。

（4）规定与变通相结合原则。治疗者与患者最初商议制定的代币奖励原则是应当遵照的，但治疗者在正式实行的过程中还应当注意变通，针对患者出现的一些原则之外的良好行为时也应当及时给予肯定和奖励，要看到患者行为之后的真正原因和目的。如果一味地追求是否达到了要求，那么奖励就变得僵死而无效，患者一些良好的品质和行为不能得到及时的强化，反而将注意力只集中在了事先约定好的那些行为结果之上。运用代币的原因是为了培养患者的良好行为习惯，但不是为了行为的结果而奖励，因此治疗者应针对患者的具体情况进行变通。不要让患者认为只有完全达到了治疗者的要求才能获得代币，只注重行为的结果而非行为的过程和习惯的养成，那么长此以往，行为就只是为了获得代币而做，不能达到奖励的初衷。

代币奖励法运用得好，可以让患者通过自己的努力最终达到目标，从获得代币的过程中感受到学习的成就感和成功感，感受到学习努力的回报，在这个过程中自然而然地建立良好的行为习惯，同时使患者延迟满足的意志力和自我约束能力得到了很好的锻炼。在与治疗者共同商议代币原则的同时，也增进了与治疗者之间的良好沟通，培养了患者的协商意识。反之，代币奖励法运用得不好，也容易转化成患者对物质奖励的一味追求，只注重行为的结果而忽视活动的过程，不但不能形成良好的行为习惯，反而使患者沉迷如何投机取巧，达到目的的活动中。因此，任何奖励方法的运用都应掌握其应有的原则和方法，关键是运用得适当，在合适的时机、针对合适的行为、运用适当的方法，最终才能达到我们所期望的目标。

运用代币奖励法的意义在于以下几个方面：

（1）使患者对所训练的行为产生兴趣。一旦对某种事物产生兴趣而产生愉快感时，行为就会产生自觉性，良好的习惯就容易形成。在实施代币奖励法时，因为有代币在起督促作用，所以会使患者自觉自愿地独立完成规定的事项。

（2）帮助患者收获好习惯。一旦养成一种不良习惯或行为，仅用禁止的方法很难帮助他们改正过来。我们可以运用代币奖励法，因势利导，让患者养成良好的习惯和行为。

（3）培养患者专注、自信等品质。实施代币奖励，不仅可以获得即时的肯定，得到代币的奖赏，而且使患者有了长期目标——通过积累代币实现自己较大的愿望。这样，患者所做的事情就是他感兴趣的，便会更加专注、深入地做事。为了实现自己的愿望，就能够把自己的注意力长久集中在自己所做的事情上，因为长久地集中注意力，他会产生一个重要的品质——专注。

（4）培养患者热爱劳动、珍惜劳动成果的观念。代币奖励法的实施过程关键在于将患者的要求转变为通过自己的努力来达到。这样，每项愿望的实现都要通过努力来换取，都来之不易，患者对自己的劳动就会倍加珍惜，也就不会大手大脚地去花费自己得来不易的代币。

（5）培养患者的协商意识，改善咨访关系。因为需要完成的任务和完成任务所得到的奖励代币数，以及患者的愿望和实现自己的愿望所需要的代币数，都是通过协商来决定的。在代币奖励法实施过程中，他会自觉要求增加需要完成的事项和自己新的愿望，这也要通过双方的充分协商。

5. 生物反馈疗法。生物反馈疗法是在 20 世纪 60 年代开始由美国心理学家迈尔根据操作条件反射学习理论创立的。它是运用生物反馈技术，通过操作条件作用机制，利用现代生理科学仪器，将原本不易觉察的微弱心理生理变化过程的信息采集并放大，以容易辨别的视觉、听觉形式显示出来，个体觉察到这些生理或病理变化后，进行有意识的"意念"控制和心理训练，控制和调节不正常的生理反应，以达到调整机体功能和防病治病的目的。生物反馈即借助电子仪器将体内一般不能被人感知到的心理活动变化信息，如肌电、皮肤电、皮肤温度、血管容积、心率、血压等加以记录、放大并转化成为能被人们所理解的听觉和视觉信号，并通过这些信号的认识和体验，学会在一定程度上有意识地控制自身生理活动。从 20 世纪 20 年代利用监测到的肌电活动，帮助患者进行放松训练开始，至今发展到使用肌电反馈、皮肤温度反馈、脑电反馈、心电反馈、血压反馈等多种生物反馈技术。

实验证明，心理（情绪）反应和生理（内脏）活动之间存在一定的关联，心理社会因素通过意识影响情绪反应，使不受意识支配的内脏活动发生异常改变，导致疾病的发生。生物反馈疗法将正常属于无意识的生理活动置于意识控制之下，通过生物反馈训练建立新的行为模式，实现有意识地控制内脏活动和腺体的分泌反馈。这个过程是指一个系统的输出信号，重新返回到本系统，对本系统功能起增减作用的现象。运用生物反馈疗法，就是把患者体内生理机能用现代电子仪器予以描记，并转换为声、光等反馈信号，从而使其根据反馈信号，学习调节自己体内不遂意的内脏机能及其他躯体机能，达到防治身心疾病的目的。

　　生物反馈法的运用一般包括两个方面的内容：一是让患者学习放松训练，以便能减轻过度紧张，使身体达到一定程度的放松状态；二是当患者学会放松后，再通过生物反馈仪，使其了解并掌握自己身体内生理功能改变的信息，进一步加强放松训练的学习，直到形成操作性条件反射，解除影响正常生理活动或病理过程的紧张状态，以恢复正常的生理功能。

　　生物反馈法分为以下几类：

　　（1）肌电反馈仪。骨骼肌的活动是由中枢神经系统复杂的冲动引起的。这种冲动从脑、脊髓通过运动神经通路最终达到肌肉纤维，出现相继的肌肉收缩，当神经冲动减少后便出现肌肉松弛。伴随肌肉活动产生的电活动称为肌电。肌电常常可以通过贴附在该部位皮肤表面的电极测得。肌肉的紧张程度是与肌电的高低成比例的，因此肌电是肌肉收缩或松弛的一个直接的生理指标。肌电反馈仪把测得的肌电放大，然后整流、集合变成声光信号，告诉患者他的肌肉是相对的紧张或松弛。患者还可在声光信号的提示下体会自己肌肉的细微变化，这些变化一般是感觉不到的。通过这种训练，可以使患者对肌肉活动获得空前的自我控制能力，这种控制能力对于使紧张的肌肉松弛和恢复衰退肌肉的运动机能有特殊的意义。

　　（2）皮电反馈仪。汗腺和其周围的组织形成了一个电的环路，如果汗腺经常出汗，它就产生了相对于皮肤表面来说的负电势。当出汗增加时，皮肤表面和汗腺之间的电阻下降，结果造成皮肤导电性增加。所以，皮肤导电性直接受汗腺影响，而汗腺又受控于交感神经。在紧张、焦虑、恐惧等情况下，交感神经兴奋，泌汗增加，因而使皮肤导电性能增加。皮电是情绪活动的一个重要指标。

　　（3）脑电反馈仪。大脑活动时会不断地产生一些微弱的电信号，脑电反馈仪就是将个体觉察不到的脑电活动转换成直观的信号，并让患者理解这些信号的意义。在患者体验到这些直观信号与各种心理状态之间的关系后，学习按要求改变这些信号，实际上就是随意控制脑电活动。

　　（4）皮温反馈仪。当交感神经被激活时，接近皮肤表面的血管壁的平滑肌就会收缩，致使血管管腔缩小，血流量减少，因此皮肤表面温度下降。相反，当交感神经的兴奋性下降时，血管壁的平滑肌松弛，血管管腔扩张，血流量增加，皮肤温度上升。在环境因素恒定的情况下，皮肤的变化与交感神经系统的兴奋性密切相关。而交感神经的活动又能特别地反映出与情感有关的高级神经活动。

　　生物反馈疗法是让患者在安静的诊疗室里，躺在生物反馈仪旁，接上仪器的电极就可以进行治疗。具体治疗过程如下：

　　（1）进行肌感练习，以达到消除紧张的目的。患者一边注意听仪器发出的声调变化，一边注意训练部位的肌肉系统，逐步让患者建立起肌感。同时在进行训练时，要采取被动注意的态度，患者利用反馈仪会很快掌握这种技巧，迅速打破长期紧张的疾病模式而进入放松状态。

（2）为了逐步扩大放松的成果，将仪器灵敏度减低，使患者适应性提高。这就是所谓的塑造技术，此技术能将放松水平提高到一个新的水平上。

（3）患者学会在没有反馈仪的帮助下，也能运用放松技术来得心应手地处理所遇到的各种事件。这就是将技能转换成完全适应日常生活的技术，可以使患者完全自觉地运用放松技术，这就达到了治疗的目的。

6. 模仿学习疗法。模仿学习疗法又称示范性疗法，是利用人类通过模仿学习获得新的行为反应倾向，来帮助某些具有不良行为的人，以适当的反应取代其不适当的反应，或帮助某些缺乏某种行为的人学习某种行为。它是通过观察学习，看到别人的所作所为，受到影响而获得良好的行为，减少和消除不良行为。示范疗法是通过让患者观察和模仿来矫正其相应不良行为。示范法包括生活示范、象征性示范、角色扮演、参与示范、内隐示范等多种类型。生活示范是参照现场示范，让患者在实际生活中观察示范者适当的行为；象征性示范是参照电影电视或录像示范、图书或游戏示范、自我示范，记录示范者或患者本人适当行为的电影电视或录像、图书、游戏等让患者观看，以减缓焦虑或巩固良好行为；角色扮演是治疗者和患者一起扮演生活中的一个或一系列情景，用以帮助患者学习与人交往的技巧；参与示范是由治疗者为患者示范良好行为，而后引导、鼓励患者表达相同的行为；内隐示范是想象模仿，让患者对不可观察的行为示范，可通过治疗者的描述，让患者想象所要模仿的行为。

模仿学习疗法的心理学原理是社会学习理论。社会学习理论认为，学习的产生是通过模仿过程而获得的，即一个人通过观察另一个（模型）的行为反应而习得。大量的心理学研究结果也表明，人类的大多数行为都是通过观察学会的。莫尔认为，观察者仅仅通过看到模型的奖励就可以学会这个模型的反应。班杜拉更进一步指出：模仿学习可以在既没有模型也没有奖励的情况下发生，个体仅仅通过观察其他人的行为反应，就可以达到模仿学习的目的。人们的大量行为都是通过模仿而习得的，人的不良行为也常常是通过这一途径而形成的。例如：儿童看到成人或电视中的攻击行为，自己就会变得富有攻击性；疑病症的儿童往往来自特别关注疾病的家庭。

模仿学习疗法已成为行为疗法中常用的方法之一。事实上，在行为疗法的许多方法中，都含有模仿学习的因素。例如，马克斯运用满灌疗法治疗洁癖的病案，就含有大量的模仿学习疗法的方法。运用模仿学习疗法通常采用三种方式：看电影或电视录像、听录音、由治疗者做示范。在毒品成瘾的治疗干预中所使用的同伴教育法与模仿学习法殊途同归，毒品成瘾者以心目中戒毒成功的人士作为自己戒毒的动机和榜样，进行榜样行为的学习及控制自己的吸毒行为。

三、认知主义理论与常用技术方法

认知治疗是以纠正和改变患者适应不良认知为重点的一类心理治疗的总称。它以改变不良认知为主要目标，继而也产生患者情感及行为的变化，以促进心理障碍的好转。认知治疗又分为理性情绪治疗、自我指导训练、问题解决疗法及贝克认知治疗等种类。认知是认识外界事物的过程，包括感觉、知觉、记忆、表象、思维、言语和想象。认知心理学关注加工信息的方式，包括注意过程、解释（如何解释我们注意到的现象）、记忆；也关注认知过程，通常包括接受和评价信息、产生应对和处理问题、预测和评估结果。

认知治疗与人本主义心理学在理论上有密切的联系，强调认知过程是心理行为的决定因素。贝克认为与其直接有关的理论来源于三个方面：

1. 由阿德勒（Adler）、弗兰克（Rank）和霍妮（Horney）发展的心理学观察方法，基于古希腊斯多葛派"一个人对自身及其周围人际关系的观念，决定其行为"的哲学观点。

2. 康德（Kant）及帕姆德（Pmtld）的结构理论和深层心理学。结构说将人的认知分为原发和继发；而继发过程属高层结构，较为特殊和精练，可检验和校正原发的较粗糙过程。

3. 吸取了行为科学的某些理论，该理论认为不合理的信念会引起不良的情绪反应，并产生适应不良行为；通过疏导教育可改变患者的不合理信念，达到改变情绪和行为的目的。

（一）理论基础

1. 认知图式。图式在心理病理学领域中用于描述在出现心理障碍如抑郁、焦虑、恐惧和强迫时被激活了的高度人格化结构。认知治疗的焦点是了解患者歪曲的思维和信念，并用认知技术改变功能不良的思维及其伴有的情绪和行为。在治疗过程中，注意放在患者没有意识到的思维和信念体系的重要性上，即认知图式。认知疗法强调认知过程在决定情绪和行为方面的重要作用，认为行为和情绪多来自个体对情绪的认知和评价，而认知和评价又受到信念、假设、精神意象等多方面的影响。

贝克把决定个体自动思维的深层次信念称为认知图式，它由以往积累的经验和有组织的知识构成。贝克认为，认知图式是一种比较稳定的心理特征，通常不予表达，在其后的生活中继续得到完善和修改。人们通常选择和图式一致的信息，忽略无关的和不一致的信息，并且根据图式理解现实、做出判断和预测结果。有两种基本的认知图式：图式既可能是积极的、适应性的，也可能是消极的、失调性的或具有偏差的信息加工过程。

2. 自动思维。自动思维是贝克认知疗法的核心概念。它是指个体自发产生的、习惯化的、平时不能意识到的思维模式，不需要经过任何的努力和选择。在心理障碍中，自动思维经常是扭曲的、极端的或错误的。贝克认为，人们不能意识到自动思维，但它却形成了他们歪曲的信念和认知，导致了不良的情绪和行为。因此，辨别、评价和改变自动思维是咨询成功的关键。

思维和行为是紧密联系的。当决定要改变行为时，思维常影响行为是否有改变及如何改变。从认知行为治疗的理论出发，人的认知包括三个层面：①理性思维：是在意识支配下的逻辑思维。特点是由特定问题所引发，思维符合理性和逻辑性，伴随的情感强度较小。

②自动思维：被特定的情境或事件所触发，通常意识不到，是非理性的、不符合逻辑规则的，且伴有较强的情绪反应，使情绪相关的认知过程不易被发现。自动思维可以导致正面的、积极的正性情绪，也可以导致负面的、消极的负性情绪。③核心信念与中间信念：核心信念是位于认知最深层的、更隐蔽的影响基本认知模式的牢固的观点和看法。核心信念常常与早年的生活经历和重要活动有关。常不被个体所意识到，但都形成个体的自动思维。它是个人的基本心境、情绪反应、价值观的主要心理基础。中间信念是建立在核心信念基础之上形成的态度、归因方式、内部行为规则和指令，如"我必须……""我宁愿……"。

3. 认知歪曲。贝克等将个体信息加工过程中的推理错误称为认知歪曲，认为它决定了一个人的信念即认知图式。他们根据研究，概括了8种常见的认知歪曲形式。

（1）二分法的思维。以全或无的方式来看待事件。例如，"我被所有的人拒绝"，或者"这完全是在浪费时间"。

（2）选择性提取。根据整个事件中的部分细节下结论，不顾整个背景的重要意义。

（3）过分概括化。在只有少量信息的情况下就对整体做出预测。例如，"这总是会发生在我身上，我在很多事情上都失败了"。

（4）最大化/最小化。在评价自身、他人或一件事时，不合理地夸大消极面/缩小积极面。例如，"考试得了中等，说明我有很多不足"，或者"得了高分并不说明我聪明"。

（5）任意推断。在证据缺乏或不充分时便草率地做出结论，这种现象包括"大难临头"或对于某个情景想到最糟糕的情况。

（6）个人化。指一种将外在事物与自己发生关联的倾向，即使没有任何理由也要这样做。

（7）灾难化。相信已经发生的或者即将发生的事情是如此的糟糕和难以忍受，以至于不能够承受它。例如，"如果我失败了，那将太可怕了"。

（8）贴标签。给自己或他人以整体的负性评价。例如，"我是不受欢迎的"，或者"他是个极讨厌的人"。

（二）认知治疗常用技术与方法

认知治疗的技术借鉴和引用了其他多种心理治疗理论的方法，如侧重提问患者自身体验的检查方式，是借鉴了罗杰斯的以人为中心的疗法；深入挖掘患者的情绪反应及内心冲突的技术，则是来源于精神动力学治疗的方法；有关治疗会谈的结构、日程安排、目标制定、假设验证、家庭作业布置等则是借用了行为治疗的方法。

认知治疗的原则包括：①以患者系统的、习惯性的适应不良的认知图式为重点，发现构成这一图式的思维方式，包括自动思维、核心信念和中间信念。②认知治疗要求良好的治疗性的合作与积极参与。③首要的重点是在现在，用认知行为治疗理论界定问题和制定目标。④有教育意义，目的是教会患者成为自己的治疗师，强调防止复发。⑤有时间限制。⑥具有结构性和可操作性。⑦用不同的技巧改变思维、情绪和行为。

认知治疗的目标是：指导患者识别自动式思维和认知图示；识别认知、情绪和行为之间的关系；对支持和推翻歪曲的自动化想法的助攻证据加以检验；以现实取向的解释取代偏差的认知；学会识别并改变他的一些信念。如何改变不合理的认知和图式加工过程，不同的认知疗法学者提出了各具特色的技术，较为常见的有以下几种：

1. 识别自动思维。由于引发心理障碍的思维方式是自动出现的，已构成了患者思维习惯的一部分。因此在治疗过程中，治疗者可以采用提问、自我演示或模仿等方法，帮助患者找出导致不良情绪反应的思想。

2. 识别认知错误。它就是患者在概念和抽象上常犯的错误。因此治疗者记录患者的自动性思维，然后帮助患者归纳出它们的一般规律。

3. 真实性检验。它就是将患者的自动思维和错误观念作为一种假设，鼓励其在严格设计的行为模式或情境中对假设进行检验，使之认识到原有观念中不符合实际的地方，并自觉纠正，这是认知疗法的核心。

4. 去中心化。它就是让患者意识到自己并非被人注意的中心。如果患者认为自己的行为举止稍有改变就会引起周围人的注意和非难，那么治疗者可以让他不像以前那样和人交往，即在行为举止上稍有改变，然后要求他记录别人不良反应的次数，结果他发现很少有人注意他言行的变化，他自然会认识到自己以往观念中不合理的成分。

5. 焦虑水平监控。多数患者都认为他们的抑郁或焦虑情绪会一直不变，但是实际不是这样的。让患者体验这种情绪涨落变化，并相信可以通过自我监控，掌握不良情绪的波动，从而增强改变的决心。

认知治疗的方法与技术主要包括以下几个方面：

1. 建立良好的医患关系，耐心解释治疗的目的及方法，让患者主动参与治疗。

2. 全面了解患者的当前问题及有关背景材料，列出关键问题。

3. 识别患者负性的自动思维，确定首先干预的目标。例如贝克认为，抑郁症有负性认知三联征：

（1）对自身的负性评价。

（2）对以往经历的负性评价。

（3）对前途的负性评价，由此呈现动机行为的病态表现。

4. ABCDE 技术的采用。A 指刺激，B 指个体的信念，C 指情绪和行为结果，D 为干预性指导，E 指干预后的效果。

5. 贝克认知治疗往往采取以下三个步骤：

（1）启发患者寻找不良认知。

（2）协助患者暴露认知曲解或逻辑错误，并加以讨论、检验、合理推论。

（3）通过反复"诘难"改变负性自动思维，放弃原有的错误认知，建立正确认知。

6. 改变错误认知方式常用技术有：

（1）检验假设校正法。

（2）信条（或称价值观念）改变法。

（3）思维方式转换法。

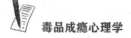

（4）心理剧角色扮演领悟法等。

7. 布置家庭作业，可列出三个栏目：

（1）自动思维。

（2）认知歪曲的评定。

（3）合理认知。

8. 行为改变技术。针对不同的对象，设计"日常活动计划表"，适于缺乏动机及活力的患者，遵循"循序渐进，先易后难"原则。

9. "MP"技巧的使用。M即调控、把握，P即愉快、欢乐。根据患者的日常活动评价M值和P值（0~5分制），并书面记录下来，依计划行事调整进度，动机强化后成功的自信心及愉快感也由之增加。

10. 价值观念的矫正：

（1）"该与不该"信条：患者的内心价值体系中总有一些"应该"与"不应该"的人生守则，目标过高会不堪负荷，范围过广则难以宽以待人，造成人际关系紧张。治疗者要指出这一信条的非现实性及局限性，使患者的待人处世会更现实、更富有弹性。

（2）"幸福与痛苦"信条：这常常是患者人生目标追求过程中的两种极端情绪化反应，也基于相应认知过程。例如"不是楼上楼，就是楼下搬砖头""要幸福必须事事成功""达不到目标勿宁死"，也称此为"非此即彼"，又称"全和无"观念。治疗者应该使患者明确"世上事并非十全十美，不如意常有八九"，不能事事都"背水一战"，必须经常调整目标及期望值，提高对挫折及失败的耐受力。

（3）"危险与安全"信条：对环境及事件发生前危险度的估计因人而异，估计过高会产生不必要的紧张焦虑，使行为受限（如恐怖症、强迫症）；估计过低，则易发生意外。临床常见的为前者，治疗时要向患者指出这种过分不安全感的危害性，易造成紧张或人际交往困难，过高估计危险会畏难不前，产生适应不良行为。诸如此类的不现实价值观均须予以矫正，故认知治疗又称认知行为疗法。

四、人本主义理论与常用技术方法

人本主义心理学是第二次世界大战后美国在当代西方心理学中的一种革新运动。20世纪60年代初美国人本主义心理学会成立后，这一运动有较大发展，1971年在荷兰举行国际会议后，影响扩及欧洲和亚洲。人本主义心理学家认为心理学应着重研究人的价值和人格发展，他们既反对弗洛伊德的精神分析把意识经验还原为基本驱力或防御机制，又反对行为主义把意识看作行为的副现象。关于人的价值问题，人本主义心理学家大都同意柏拉图和卢梭的理想主义观点，认为人的本性是善良的，恶是环境影响下的派生现象，因而人是可以通过教育改变的，理想社会是可能存在的。在心理学的基本理论和方法论方面，他们继承了19世纪末狄尔泰和韦特海默的传统，主张正确对待心理学研究对象的特殊性，反对用原子物理学与动物心理学的原理和方法研究人类心理，主张以整体论取代还原论。

迄今为止，全世界还没有一个普遍认可的人本主义理论的定义。这种现象在20世纪60年代和70年代初期尤为突出，在当时，似乎每个人都认为自己是"人本主义"的，并努力使自己的理论得到普及。结果人本主义成了一种热门理论，似乎它能包治百病。近年来，由于人本主义心理学不再像以往那样流行，对人本主义理论的宣扬也变少了，但还是有不少心理学者认为自己属于这一流派。虽然目前还没有明确的标准来判别一种心理治疗的方法是否属于人本主义的范畴，但是一般认为，人本主义心理学的核心内容有四个方面：①强调人的责任；②强调"此时此地"；③从现象学角度看个体；④强调人的成长。

以人为中心治疗是由卡尔·罗杰斯于20世纪50年代创立的，被视为心理治疗理论中的"第三股势力"。罗杰斯对人性持有积极的观点，认为人的天性趋于自我发展、自我完善。他强调的是治疗关系，而不是治疗技术。他将这些观点应用于不同的人类行为，取得了较好的效果。以人为中心治疗表现出强烈的人本主义倾向，此理论最有特色的就是它的人性观对咨询关系的强调。以人为中心治疗体系是少数几个重要的心理治疗体系之一，它的一些重要的概念、理论已经被大多数治疗体系所吸收，是心理治疗的共同财富。

（一）理论基础

以下简要概述人本主义心理学的主要观点：

1. 人的责任。人们自己最终要对所发生的事情负责，这就是人本主义人格理论的基础，它能说明我们为什么经常说"我不得不"这句话，如"我不得不去上班""我不得不去洗澡""我不得不听老板的调遣"等。其实，我们不一定非要做这些事。我们甚至可以选择不做任何事情。在特定的时刻，行为只是每个人自己的选择。

弗洛伊德和行为主义把人说成是无法自我控制的，人本主义心理学家则与之相反，他们把人看作自己生活的主动构建者，可以自由地改变自己，如果不能改变，只是因为身体上有局限。人本主义心理治疗的主要目标，就是使人认识到他们有能力做他们想做的事情，但是正如弗洛姆所说，有许多自由是可怕的。

2. 此时此刻。生活中总有很多怀旧或无法自拔于过去的人，他们常常追忆往昔的美好时光，或反复体验以往尴尬的遭遇或痛苦的失恋。也有一些人总是在计划将来的日子，而不顾眼前的生活。从一个人本主义心理学家的角度而言，每天的怀旧或白日梦使你失去了"N分钟"的时间，你本应该享用这"N分钟"去呼吸新鲜空气，去欣赏日落或做更多有意义的事情。根据人本主义的观点，只有按生活的本来面貌去生活，我们才能成为真正完善的人。只有生活在此时此刻，人才能充分享受生活。人本主义心理学家会常常告诫你"今天是你剩余生命里的第一天"。

3. 个体的现象学。人本主义心理学认为，没有人比你更了解自己。他们鼓励自己能够克服自己所遇到的暂时的困境。

4. 人的成长。根据人本主义心理学的观点，让所有需要立刻得到满足并不是生活的全部。当人们眼前的全部需要得到满足后，他们不会感到满意或幸福，而要得到满意或幸福则是永远地、积极地寻求发展，这就是人的"自我完善"。人本主义心理学认为，除非有困难阻碍我们，我们才会不断朝着这种满意状态前进。人本主义治疗师允许患者自己克服困难，继续成长。罗杰斯是人本主义心理学代表人物之一，他的理论大多是在实践的基础上提出来的，其"以人为中心治疗"已经成为大多数心理咨询师临床实践所遵循的原则，理论基础主要包括以下两个方面：

（1）人性观。人性最内里的核心，人格的最深层面，其"动物本性"的层面，在本性上是积极的——从根本上说是社会性的、是向前运动的、是理性的、是现实的。如果给患者提供一种最佳的心理环境或心理氛围，他们就会动员自身的大量资源去进行自我理解，改变他们对自我和对他人的看法，产生自我指导行为，并最终达到心理健康的水平。罗杰斯坚信人性的发展和生物进化一样，具有建设性和积极性，人可以为恶，但那不是人的本性，而是人性的扭曲。因此，他认为人性的特点是：具有先天之性、具有现实趋向、对外界事物具有识别和评估的特性、人性是可以信赖的。

（2）自我理论。在该理论看来，与其说个体生活在一个客观现实的环境中，不如说他生活在自己的客观经验世界中。自我概念最初是由大量的自我经验、体验堆砌而成的。当一个人的自我和经验之间出现不一致或异化时，个体会在这个经验中受到威胁，直接表现就是焦虑，就会启动防御机制。以人为中心治疗的基本思想可以归纳为以下几点：个体天生就有一种现实倾向；机体评估过程总是与现实倾向相一致；发展过程中个体或多或少地摄入、内化了外在的价值观；经验与外在价值观不一致时，个体会感到自我受到威胁，产生焦虑；预感到经验和自我不一致的个体，会运用防御过程对经验进行加工，使之在意识水平上达成一致，如果防御成功，就不会出现心理适应障碍；如果某个经验特别重大，或者由于别的原因，个体无法通过防御机制使之自我协调，而受到威胁的自我概念在自我体系中又占有重要的地位，就会出现心理适应障碍；心理问题的根源在于自我个体中那些无效的、与其本性相异化的自我概念。

（二）以人为中心治疗常用技术与方法

求助者中心疗法也翻译成咨客中心疗法或来询者中心疗法，是人本主义心理疗法中的主要代表。人本主义心理疗法是20世纪60年代兴起的一种新型心理疗法，其指导思想是第二次世界大战后在美国出现的人本主义心理学。这个疗法不是由某个学派的杰出领袖所创立的，而是由一些具有相同观点的人实践得来的，其中有患者中心疗法、存在主义疗法、完形疗法等。

在各派人本主义疗法中，以罗杰斯开创的咨客中心疗法影响最大，是人本主义疗法中的一个主要代表。咨客中心疗法认为，任何人在正常情况下都有着积极的、奋发向上的、自我肯定的、无限的成长潜力。如果人的自身体验受到闭塞，或者自身体验的一致性丧失、被压抑、发生冲突，使人的成长潜力受到削弱或阻碍，就会表现为心理病态和适应困难。如果创造一个良好的环境使他能够和别人正常交往、沟通，便可以发挥他的潜力，改变其适应不良行为。"以人为中心治疗"把心理治疗看作一个重塑人格、重塑自我的过程，这既是心理治疗的目标，也是心理治疗的实质所在。以人为中心的心理治疗让个体尊重和正视自己的经验，破除防御，要达到这样的治疗结果，就需要提供以下几个条件：

1. 必要条件。以人为中心治疗的实施依赖于一些必要的条件。在治疗时，如果形成以患者为中心的最佳咨询氛围显然是最重要的条件。要想形成理想的咨询氛围，通常需要具备两个条件：一是患者本身必须先承认自己在自我概念上有矛盾之处；二是患者与治疗者之间要建立良好的关系。

2. 三大要件。除上述两个必要条件外，罗杰斯着重指出，治疗者对于患者的态度满足三个条件，即真诚一致、无条件积极关注和共情理解。

（1）真诚一致。真诚一致指治疗者表里如一，言行一致，不做作、不虚假。在治疗中要做到真诚一致的交流，罗杰斯认为真诚产生信任。不过，真诚也不是要求治疗者无节制地把自己的内心世界袒露给患者，而是以当事人治疗的需要为转移，是在治疗过程中的真诚，不是自欺欺人，但是治疗者在表达自己的感受时仍要考虑是否必要及是否合适。

在治疗中要想做到"真诚透明"的交流，就必须注意以下5项原则：

①从角色中解放出来：治疗者无论是在生活中还是在治疗关系中都应是真诚的，不必隐藏在自己专业角色之后。

②自发性交流：治疗者与患者的言语交流与行为应是自然的，不应受某些规则和技术的限制。而这种自然的言语表达和行为表现是建立在治疗者的自信心基础之上的。

③非防御的态度：治疗者应努力理解患者的消极体验，帮助他们深化对自我的探索，而不是忙于抵御这些消极的体验对自己的影响。

④一致性。

⑤自我暴露：治疗者应以真诚的态度，通过言语和非言语行为表达其情感。

（2）无条件积极关注。这意味着要把患者作为一个独立自主的人予以接纳和关注，允许他拥有自己的情感和体验，并允许他从中发现属于他自己的意义。在罗杰斯看来，我们之所以尊重帮助患者，是因为相信患者具有成长的潜力，相信他们具有自我指导的能力，支持他们去发展自己的潜力，支持他们发展其独特的自我。因此，在治疗的每一刻，治疗者都要乐于接受患者可能出现的各种各样的情感。无条件积极关注是指治疗者对患者表示真诚和深切的关心、尊重和接纳。最重要的是这种感受并不以对方的某个特点、某个品质或整体的价值为取舍、为依据，它是无条件的。

（3）共情理解。这是三条中最重要的一条，也最有治疗效果的，是指治疗者深入了解并能设身处地体会患者的内心世界。感受患者的私人世界就好像感受治疗者自己的世界，但这绝没失去"好像"这一特点——这就是共情，这对咨询来说似乎是基本的条件。治疗者应设身处地为患者考虑，不仅能感受到患者的情绪，而且能将这种情绪转换成深层的情感表现出来，让患者注意到。

以人为中心治疗的主要技巧就是倾听：开放式询问、释义、情感反应、鼓励、自我揭示等。事实上，以人为中心的治疗者经常会遇到当事人要求给予指导、解释的压力，尤其在开始阶段，面对压力，治疗者一方面表达理解对方的不满；另一方面坚持不给予指导，直到当事人终于领悟到别人的指导对自己不起多大作用，或者不再对获得指导抱有希望，而必须端正态度，靠自己去探索，这样的会谈才是比较有效的。以人为中心疗法使患者对自身经验更加广泛接纳，培养对自身的信赖感；接受存在于个人内部的评价源；在生活中不断学习，主动参与到一个流动的、前进的过程中去，并从中不断地发现自己经验之流中新的自我的生成与变化。

第二节　人格与毒品成瘾

根据成瘾行为的生物心理社会模型，心理因素是成瘾行为重要的易感因素和维持因素。而在所有的心理因素中，人格是导致成瘾的最重要的病原性因素。参照健康心理学中人格与健康的关系模型，人格与成瘾的关系呈现以下三种模式：

首先，某些人格可能是导致成瘾的冒险因素。高感觉寻求者容易成瘾就是最典型的例子。在这个模型中，人格变量将与生理因素、社会环境因素共同起作用而导致成瘾行为的出现。人格变量是成瘾行为最重要的预测因子。

其次，某些人格特征可能是由于某种成瘾行为引起的。研究发现，长期的成瘾行为会形成一种生活风格，这种风格会微妙地影响成瘾者的人格并最终导致其人格的改变，形成焦躁、自私、敌对等人格特征。从这个角度来说，成瘾是一种脑疾病，是由生理原因造成的。成瘾人格特征发生在成瘾行为之后，其在病原系统中并无作用。

最后，人格可能是一个知觉过滤器，是对成瘾行为的一种独特反应。在这个模型中，生理因素仍被看作成瘾病因的来源，但成瘾行为的发展是由成瘾者的反应决定的。当先天具有抑郁倾向的个体染上毒瘾后，可能会比一个具有积极人格的人更加绝望。这个人可能会采取更加消极的反应，这种反应会使其毒瘾加剧，导致病情更加迅速地全面恶化，或者使康复进程更加缓慢。

一、成瘾人格的研究进展

对成瘾人格的探索已有 50 多年的历史。研究者用心理量表来测量和描述麻醉剂成瘾者的人格特质。临床研究也逐渐揭示了一种明显的人格类型，即愤怒的、冲动性的、社交异常的个体易于成瘾。此外，临床心理学家还发现有其他人格特质的个人被推断存在成瘾人格。例如，麻醉剂成瘾者通常是不整洁的、身体虚弱的，并且不能照顾他们自己。麻醉剂成瘾者还特别表现出低的痛觉阈限和高频率的医学事故，他们常常处于危机之中。他们的社会生活冲突不断，其家人通常也远离他们。与成瘾行为抗争的个体常表现出他们是受害者或牺牲品的消极情绪。对于旁观者而言，成瘾者显得并不担忧自己的现状，并没有从负面的过去经历中学到什么。成瘾者还表现出关心自己远远超过关心别人。即使他们存在许多问题也缺乏改变的动机，甚至抵抗改变。成瘾者总是难以应对自己的情绪，他们不相信他人，对他人采取防御行为，认为别人容易威胁到自己。因此，成瘾者很难与别人相处并保持亲密的关系。最后，研究还发现成瘾者具有非常低的自我形象。

如果在研究者获得的结果和临床医生的观察之间存在相当的一致性，那么众多学者就认为存在一些导致药物滥用和成瘾的人格特质。在 20 世纪 70 年代初，两位加拿大研究者重新探讨了成瘾人格这一问题。他们的研究是先在监狱中对囚犯做人格测量，鉴定出具有上述成瘾人格特质的个人，再询问调查他们是否曾使用过药物，但最终发现这些人格特质并不能预测药物滥用。

当研究者研究药物成瘾者的人格时，他们常常会得出其人格特质的相似性。然而，如果研究者先确定个体具有相同的成瘾人格特征，再来调查他们是否滥用药物，他们之间并没有出现明显的相关。研究者对这一结果的解释是，他们发现药物滥用会形成一种生活风格，而这种风格会微妙地影响个体的人格。时间一长，寻找和使用药物的经历就会导致人格的改变。成瘾者常常逃避广泛的社会关系，而退回来与其他沉溺于相似成瘾行为的人群发生联系。尽管对某种药物的成瘾有其独特的活动方式，但由于对成瘾的追逐和嗜好非常相似，成瘾者便逐步表现出共同的人格特征。

因此，简单地推断存在易于成瘾的人格是不准确的。也有一些例外，严格控制的实验所获取的数据表明，感觉寻求者、强迫性人格障碍及反社会人格的个体都缺乏对冲动的控制，使他们易于成瘾，并且使康复过程复杂化。但这些人格类型可能只代表少数人。所以，多数专家对是否存在成瘾人格提出质疑，他们认为成瘾者人格的相似性极有可能是他们成瘾的结果，而不是其成瘾的最初原因。

在我国，也有几项关于毒品成瘾者人格的研究。王登峰、崔红用自编的中国人人格量表（QZPS）对 285 例吸毒者与相同数量的对照组的人格特点进行了全面的调查分析，结果表明，在人格的 7 个维度中，外向性、善良和人际关系 3 个维度上吸毒组与控制组差异不显著；在行事风格、才干与处事态度 3 个维度上吸毒组分数显著低于控制组；而在情绪性维度上吸毒组分数显著高于控制组。吸毒者的人格特点主要表现为"急躁、冲动、活跃"与"安于现状、不思进取"两个相互矛盾的方面，以及男女性别角色与传统性别角色的偏离。另外，文中提出了采用"代币强化程序"进行干预的建议。①

宋志一等调查分析了 192 名吸毒人员的人格特征及类型，研究发现，吸毒人员表现出明显不同于正常人群的人格特征，主要包括：缺乏责任感，不关心职责和义务，做事马虎懒散；难以理解或遵循常规或准则，且任性和固执，较容易与社会及他人发生冲突，产生抵触和抱怨心理；对自身健康过分关注和敏感，对前途担忧和悲观；缺乏奋斗目标和积极向上的进取精神；同时喜欢热闹，善于交际，注重个人享乐和消遣，好奇心强，容易接受纷繁多变的事物，也容易受他人影响和诱惑。关于吸毒人员的人格类型与心理救助，该研究采用聚类技术，根据吸毒人员内部的人格差异进行分类，获得 4 种类型：①社交型吸毒人员典型的人格特征是爱交际、喜热闹，好奇心强，精力充沛，容易受他人引诱。据武汉市戒毒中心的调查资料显示，首次吸食的毒品由朋友提供的占总数的 81.9%。这一事实说明，无选择地结交朋友是导致吸毒的重要因素，而结交朋友的广泛性和选择性与个人的人

---

① 王登峰、崔红：《吸毒者的人格特点分析》，载《中国药物依赖性杂志》2003 年第 3 期。

格特征具有密切的关系。针对社交型吸毒人员的人格特征，心理救助工作的重点一方面是认知重建，帮助他们理解社交选择性的意义；另一方面是行为重建，对他们人际交往的范围和社交对象的类型做出适当的限定。②闲散型吸毒人员主要是对自己缺乏自信心和责任感，做事马虎不可靠，以自我为中心、追求个人快乐，性情温和、敏感而多疑、对人缺乏信任感，不喜欢参与竞争、缺乏成就感，对规则或准则难以遵循。针对闲散型吸毒人员的人格特征，心理救助的焦点在于人生观和价值观的重塑。③独立型吸毒人员相较于其他三类人群聪明，兴趣广泛，独立自主，做事有计划，有一定的成就感，自我确认，自我克制，善于体察和取悦他人，注重个人享受，勇于冒险，追求他们自己认为的"时尚"和"刺激"，其中相当一部分人是凭一时的冲动走向吸毒的道路。这一类吸毒人员通常是因偶然因素涉毒，又没有得到及时的救助而成瘾。因此，协助他们脱离毒品的根本性救助措施是给他们提供实现价值的正常渠道，使其获得替代性补偿。④顺从型吸毒人员对自己缺乏自信，自我怀疑，退却、处事谨慎、敏感，不爱说话，思维及行动迟缓，依赖于权威，喜欢平静而安稳的生活，脾气固执甚至有些迂腐。一方面，他们对自己缺乏自信，对社会和他人有较强的依赖性；另一方面，他们又感到自己与整个社会或他人格格不入，经受着紧张、苦闷、压抑和无助等困扰。对于这一类型的吸毒人员，心理关怀和给予理解应该是实施心理救助的前提，同时辅之以一些心理疏导方法，使其压抑在内心中的烦恼和苦闷得到适当的宣泄，以便缓解其过度的紧张状态。①

殷素梅等基于理论构想，以 105 名海洛因戒除者为被试对象，通过验证性因素分析技术获得了海洛因戒除者依赖性人格概念的二维模型，其中海洛因渴求感被界定为海洛因戒除者在特定时限内对海洛因的渴求程度，海洛因戒除效能感被界定为海洛因戒除者相信自己能够维持远离海洛因的操守和戒断滥用行为的自信程度。相关分析结果显示，海洛因渴求感与海洛因戒除效能感在 0.001 水平上存在显著的负相关，表明戒除者对海洛因的渴求感越强烈，其戒除的效能感越低，二者具有拮抗性。这一模型的验证具有两个方面的意义：其一，揭示了海洛因戒除者所特有的海洛因依赖性人格的内部结构特征。海洛因戒除者在过去长期滥用海洛因的过程中形成了对海洛因的稳定的心理依赖特征，即海洛因渴求感人格，并成为维持海洛因滥用和复吸行为的人格基础。同时，生理脱毒后处于心理康复期的戒除者对自己戒除依赖行为的效能感是其能否抵抗心理成瘾和复吸行为的重要人格因素。因此，从渴求感和戒除效能感两个方面更能解释海洛因戒除者生理脱毒后的复吸行为。其二，为评价和预测海洛因戒除者康复效果提供了更全面的指标。以往的研究认为，对海洛因渴求感的测定有助于预测戒除者的复吸行为。该研究还发现，对海洛因戒除效能感的测定同样有助于预测戒除者的复吸行为。因此今后的研究，特别是在临床治疗中应侧重探讨其戒除效能感的变化与维持戒除期的关系，将海洛因渴求感和戒除效能感同时作为心理康复效果的临床评价指标。该研究发现，海洛因依赖性人格与戒除者的心理健康状况

---

① 宋志一、朱海燕、殷素梅、张锋：《192 名吸毒人员的人格特征及其类型研究》，载《中国临床心理学杂志》2002 年第 3 期。

具有显著的相关性。相关分析显示，对海洛因的渴求感越高，其心理健康水平越低；而戒除效能感越高，其心理健康水平越高。回归分析显示，戒除效能感更能有效地预测戒除者的心理健康水平，提示在临床心理治疗实践中，增进海洛因戒除者的戒除效能感是改善其整体心理健康状况的重要内容。①

黎超雄等用明尼苏达多项人格量表（MMPI）对海洛因成瘾者的调查研究表明，海洛因成瘾者表现出反社会行为和社会适应障碍，对自己健康过分关注，缺乏对社会环境的归属感，容易将自己的问题合理化而归因于别人，并因这些心理特征而增加了复吸率。②

戴雅玲探讨了毒品依赖人员的应对方式与人格特质的特点，以及二者的相关因素的关系。结果显示毒品依赖人员的应对方式为"自责""幻想""退避""合理化"。人格特质表现为高"怀疑性"、"世故性"、"紧张性"、高"焦虑因素"和低"聪慧性"、"稳定性"、"恃强性"、低"敏感性"、"幻想性"、"实验性"、"独立性"和低"果断"、低"心理健康"水平、低"创造因素"、低"新环境成长"能力等。毒品依赖人员的消极应付方式和其不良个性特质呈正相关。其中毒品依赖人员经常采用的应付方式"自责"和个性特质"实验性""紧张性"与"焦虑"之间呈正相关；个性特质"恃强性""兴奋性"与"内外向""心理健康"之间呈负相关。应对方式"退避"和个性特质"紧张性""适应焦虑"之间呈正相关；个性特质"恃强性""有恒性"与"感情机警""心理健康"之间呈负相关。毒品依赖人员心理的应对方式与文化程度之间具有很大的相关性。毒品依赖人员人格病态化并常常使用消极应对方式，二者具有相关关系。③

唐浩等通过研究分析发现：新型毒品成瘾者在戒断后复吸与其人格特质紧密相关。新型毒品戒断者容易产生复吸行为的，往往表现为低聪慧性、有恒性、独立性；高恃强性、忧虑性、紧张性的特点。换言之，具有上述人格特质的新型毒品戒断者，相较于具有其他人格特性的人更倾向于产生复吸行为。文化程度低、失业等因素与复吸有着明显的关系。有学者发现，具有这些特征的个体往往自尊心不强，解决问题的策略也较少。低自尊人格者更容易滥用一些成瘾性药物，而药物滥用又可进一步加重其自尊心的降低。在不良家庭环境中长大的人，容易产生自我挫败人格特征，而这种人格特征或一些其他人格障碍也可增加复吸的可能性。如果在戒毒期间进行有针对性的心理干预和疏导，为每种不同人格特质在心理筑起一道拒绝毒品的心理防线，对复吸会起到明显的抑制作用。④ 多元逐步回归

① 殷素梅、张锋、沈模卫、朱海燕、徐梅：《海洛因依赖性人格概念的建构及其与心理健康的关系》，载《中国药物依赖性杂志》2005年第2期。

② 黎超雄、谢仲豪、李雪华、屈英：《海洛因依赖者的个性心理特征及其对复吸的影响分析》，载《中国药物滥用防治杂志》2003年第5期。

③ 戴雅玲：《成瘾行为毒品依赖人员应对方式与人格特质的相关分析》，载《西安文理学院学报（自然科学版）》2013年第3期。

④ 唐浩、赵翎聿、李丹阳、宋恩丞、马传昊：《新型毒品成瘾者人格特质分析及预防复吸策略》，载《中国药物依赖性杂志》2018年第1期；唐浩、李晨：《甲基苯丙胺成瘾者人格特质及其对心理渴求的影响》，载《中国预防医学》2019年第10期。

分析结果显示稳定性与对毒品的心理渴求呈负相关，恃强性与毒品的心理渴求呈正相关。研究结果表明甲基苯丙胺成瘾者具有与常人不同的人格特质，生理戒断期间对毒品仍存在一定程度的心理渴求，人格特质中稳定性对心理渴求程度有着负向预测作用，恃强性对心理渴求程度有着正向预测作用。

上述的前期研究都是静态的，是对吸毒者人格特征的调查，这些特征可能是吸毒者长期成瘾后所导致的结果，并不一定是成瘾的原因，后期有些研究做了人格特质与心理渴求的预测关系，但还需要更多的研究来进行成瘾行为预测因子的研究。

二、感觉寻求与成瘾

（一）感觉寻求是成瘾的高冒险因素

在所有的心理因素中，人格是导致成瘾的最重要的病原性因素。而在所有影响青少年药物使用的人格特质中，感觉寻求是第一个最重要的特质。感觉寻求人格特质被认为是与成瘾行为关系最为紧密的社会心理冒险因素。唐诺林（Donohew）、赫尔姆（Helm）、劳伦斯（Lawrence）和沙采尔（Shatzer）发现有80%的青少年物质使用者都是高感觉寻求者。[①]

什么是感觉寻求呢？感觉寻求是一种寻求变化、奇异和复杂的感觉或体验的人格特质。感觉寻求倾向较显著的人，希望自己时刻保持较高水平的唤醒状态，并为此寻求不断变换的新异体验。当类似或相同的刺激重复出现时，这种人立刻会感到厌烦，反应速度也会大为减慢。

长期的研究历史表明，高感觉寻求者比低感觉寻求者更容易在早年开始使用药物并且更容易成为药物滥用者。把感觉寻求假定为一种稳定的特质已有长期的研究历史。在这样的假设下，早年的高水平的感觉寻求被作为预测今后某一时段物质使用的冒险因素。不过，近期更多的研究者开始把感觉寻求作为一种行为来进行研究。例如，有一种研究取向就是在社会化理论的框架下考察感觉寻求与物质滥用的关系。研究者用同伴群集理论来界定具有紧密关系的小群体，其群体的信念和态度将形成彼此的物质使用习惯。其他的研究考察了同伴影响与其他个体水平的心理社会变量对今后的物质使用的共同作用。在这些社会化理论的背景下，我们可以认为高感觉寻求行为和同伴影响将共同对物质滥用起作用。近期，另一种研究进展把各种理论取向（如特质论和社会影响理论）整合起来以解释影响物质使用的不同水平之间的复杂的交互作用。例如，感觉寻求被看成是一种个体水平的人际特质，它将会与社会影响如同伴群体以交互或强化关系的方式产生相互作用。这种交互的观点意味着感觉寻求对物质滥用的预测效度易于受到同伴群体的直接影响，因此可能出现很高的可变性，使得这种预测会局限于短期的预测。

---

① Donohew, L., Helm, D. M. Lawrence, P. and Shatzer, M. J., Sensation seeking, marijuana use, and responses to prevention messages: Implications for public health campaigns., Drug and alcohol abuse prevention, 1990: 73~93.

感觉寻求理论是解释成瘾行为的一个有效理论取向。高感觉寻求者借助药物对神经的刺激来改变意识状态，而毒品使用的非法性又满足了其对精神刺激的渴求。与低感觉寻求者相比，高感觉寻求者具有低估行为冒险性的特征。患者通过使用能够唤起奇异、强烈的心理感受的药物使自己的大脑保持理想的唤醒水平。另外，感觉寻求倾向可能作用于药物成瘾的不同发展阶段。首先，对青少年服用药物的动机和人格的相关研究表明，感觉寻求特质中的去抑制、激动和冒险性寻求是促使青少年尝试使用药物的主要因素。克洛宁格（Cloninger）等对一组被试者的追踪研究表明，在 11 岁时具有高感觉寻求特征的被试者，16 年后存在严重的酒精滥用行为。[①] 其次，感觉寻求特质也与治疗保持率有关：由于高感觉寻求者对参与这种特殊的治疗经历很好奇，在治疗早期他们的保持率更高些，而在治疗后期的高中断率则是由于他们对这种治疗过程逐渐厌倦。此外，梅萨罗斯（Meszaros）等人发现，感觉寻求特质能够较好地预测复吸行为。由于药物本身刺激性质和作用的不同促使不同感觉寻求水平的患者使用不同的药物。高感觉寻求者要不断地寻求新体验和刺激，他们往往是多种毒品使用者，而且它与"烈性"药物使用的相关较其他人格特质更显著。[②]

（二）感觉寻求的生理基础和遗传特性

感觉寻求人格特质与药物成瘾之间的关系已经被生理方面的研究进一步证实。一般认为，边缘中脑多巴胺系统是调节药物奖赏和感觉寻求的关键神经回路。精神活性物质，如安非他命和可卡因的奖赏效应在很大程度上依赖于边缘中脑多巴胺系统，阿片类药物的奖赏效应至少部分地依赖于这一脑机制。也有实验证明感觉寻求特质是由边缘中脑多巴胺系统调节的。接触新奇刺激会增加边缘中脑的多巴胺释放；阻断或损伤多巴胺系统则会造成感觉寻求行为的降低。总之，边缘中脑多巴胺系统是感觉寻求与药物成瘾共同的脑奖赏机制。此外，由于药物成瘾具有一定的遗传特征，所以研究者开始寻找与药物成瘾相关的人格特质的生理遗传特点，其中对感觉寻求特质的研究成果显著。对于人类来说，基因表达对感觉寻求也发挥着重要的作用。对异卵双生子的研究表明，感觉寻求特质主要依赖遗传的作用，遗传因素解释了感觉寻求特质 58%的个体差异，这个百分比可以与遗传对智力的决定作用相媲美。而且该研究中家庭环境因素的解释力很低，这说明环境因素在决定感觉寻求特质上仅起到次要作用。分子遗传学的研究者利用候选基因法发现了感觉寻求与多巴胺受体中的一个基因的等位联结。因为感觉寻求可能是遗传性的，所以有研究证实药物成瘾易感性也主要是由遗传因素决定的。最近的研究表明阿片与醇类药物可能是同一种基因型，而不是独立的特定药物的基因型。许多研究表明，D2 多巴胺受体基因频繁出现在酗

① Cloninger, C.R., Sigvardsson, S., Gohman, M. Childhood personality predicts alcohol abuse in young a-dults, Alcoholism Clin Experiment Research, 1988(12):494~505.

② Meszaros, K., Lenzinger, E., Fureder, T., Willinger. U. etc. The tridimensional personality questionmire a s a prodictor of replace in detdxified alcohol dependents., Alcoholism:Clinical and experimental research, 1999, 23(3):483~486.

酒者被试者上而不是正常被试者上。多巴胺受体的遗传表达至少部分建立在个体执行感觉寻求和药物成瘾的行为上。因此，以后的研究可进一步验证遗传（以边缘中脑多巴胺系统为表达中介）在感觉寻求和药物成瘾差异上的作用。

三、大三和大五因素模型与成瘾的关系

人格结构模型很多，从荣格的内外倾类型说到卡特尔（Cattell）的16种人格因素，每种结构所包括的因素数量不等，因素性质也不相同。人格结构的基本超级因素究竟有几个？在这一点上，人格心理学家的意见还没有达成一致，目前，这个领域的研究主要分解为相互区分但又紧密相关的两个模型：大三和大五因素模型。大三模型源于艾森克（Eysenck）和同事们的开创性工作，该模型非常注重对超级因素的神经生物学基础的解说和分析，属于气质的结构模型。而大五的倡导者更注意人格的表现型描述。

大三因素模型就是基于神经质/负情绪（N/NE）、外倾性/正情绪（E/PE）和去抑制对强制（DvC）三个广泛的超级因素而提出的。简单来说，N/NE反映的是个体在多种程度上把世界感知为有威胁的、不能预知的、使人痛苦的。在这一维度上的高分者体验到高的负性情绪，会报告出焦虑、抑郁等一大堆情绪问题；而那些在此维度上的低分者则是平静的、情绪稳定的以及自我满足的。E/PE涉及个体试图控制环境的意愿。高分者倾向于活跃的生活、精力充沛、充满热情、快乐而自信。低分者往往是含蓄的、疏于社交的，他们表现出更低的精力和信心水平。DvC反映了个人控制水平的个体差异，去抑制的个体是冲动的，有一点鲁莽的，主要受即时的感情和感觉支配。相反，强抑制的个体计划仔细、避免冒险和危险，其行为受到长远意义的控制。

近十年来，大五因素模型的研究取得了令人瞩目的进展，其稳健性已在自我报告和他人评定、词汇研究和问卷测量、各种样本以及不同文化背景和不同分析方法的大量研究中得到验证，已被众多心理学家认为是人格结构的最好范型。大五因素模型的广泛性、稳健性现已得到普遍的认可，但关于5个因素的命名却有分歧。约翰（John）指出了传统名称的许多缺点，而最好的命名仍未确定。他建议用罗马数字或词首字母来替代，这比用一个单词来命名更好，可以使我们唤起某一因素所代表的广泛意义。他的重新命名是：

E：外倾、充满活力、热情（I）。

A：宜人、利他、有感染力（II）。

C：公正、克制、拘谨（III）。

N：神经质、消极情绪、敏感与钝感（IV）。

O：开放、创造性、思路新（V）。

值得注意的是，就本质而言，大五因素中的神经质和外倾性分别等同于大三中的N/NE和E/PE维度，因而这两种分类法共享了一个由N/NE和E/PE共同组成的"大二"。此外，大三的DvC维度被证明是低责任性和宜人性的复杂结合，也就是去抑制的个体往往是冲动的、快乐的、鲁莽的（低责任性）、不合作的、欺诈的、支配的（低宜人性）。而

开放性好像与所有的大三维度都毫不相关。以上研究意味着可以通过以下两点把大三转化为大五：①把 DvC 维度分解为责任性和宜人性两个组成特质；②添加开放性这个补充维度。

有一些大三因素与成瘾行为的相关研究。研究证明 DvC 与物质滥用之间呈高相关，而 N/NE 及 E/PE 与物质滥用之间却缺乏相关。例如，在一个大学生样本中（N＝901），酒精滥用同 DvC 之间的相关为 0.44，而同 N/NE 的相关为−0.04，同 E/PE 的相关为 0.05。大麻、烟草、迷幻药和含咖啡因药丸的滥用同 DvC 的相关分布于 0.23 到 0.33，但同 N/NE 和 E/PE 的相关都小于 0.10。

就大学生人群而言，尽管一般来说酒精滥用在这个年龄组是非法的，但却非常普遍，酒精滥用似乎与无忧虑有更强的相互联系，而不是反社会生活方式（在大五的术语中，就是同低宜人性比同低责任性的相关更高）。当滥用变量代表纯使用频率时，就非常清晰地出现了这种关系。"只想找一点乐子"而饮酒的大学生会变得在很多场合饮酒。同样地，烟草滥用（它本身就同酒精滥用相关）同无忧虑有不太显著的、但却高于同反社会生活方式的相关。相比之下，在任何年龄都非法的物质滥用，如大麻、迷幻药或"任何非酒精物质"以及同物质滥用相关的问题，在某种程度上是一种反映反社会生活方式的指标。虽然这些差异在统计上基本不显著，但这种模式的一致性是值得注意的。然而，尚不清楚能否将这种模式推广到包括大量具有严重的、习惯性的酒精滥用个体的样本，在这种样本里，可以预期酒精滥用与反社会行为有更高的相关。

按照迪皮尤（Depue）的研究，DvC 的生物学基础是中枢神经系统 5-羟色胺投射的功能性活动。对于人类而言，低的 5-羟色胺活动与冲动性攻击呈高度相关，包括纵火、杀人和自杀行为。低 5-羟色胺活动与多巴胺激发的毒品使用呈高度相关，它的最初效应包括增加了多巴胺的释放。与此相关的是，严重的酒精成瘾与 5-羟色胺的功能降低有关。

第三节 负性情绪与毒品成瘾

负性情绪对诱发个体毒品成瘾及复吸行为具有重要影响，其原因可能是负性情绪增强了个体的冲动性行为，由此引发其不计后果的毒品滥用行为。此外，相对于正常人，毒品依赖者表现出更频繁的负性情绪体验，因而可以推断，该类人群对负性情绪刺激的加工方式及其应对方式不同于正常人群。近年来，负性情绪对毒品成瘾及复吸行为的影响是研究者关注的主要问题，研究发现大多数戒毒者都伴随诸如焦虑、易怒或悲伤等负性情绪的戒断症状，负性情绪给戒毒者的身心带来了不利的影响，成为毒瘾难以戒断的主要原因。因此，加深对毒品成瘾者负性情绪加工特点及应对方式的了解，开展有针对性的心理治疗，对提高毒品成瘾者的负性情绪调控能力及今后的戒毒工作具有重要意义。综上所述，此节将主要对毒品成瘾者负性情绪的加工特点及应对方式进行探讨，并从神经机制的层面深入分析毒品成瘾者的负性情绪加工特点及其原因。

一、毒品成瘾者负性情绪的加工特点及应对方式

（一）毒品成瘾者的负性情绪加工特点

负性情绪是反映个体心情低落和陷入不愉快激活情况的基本主观体验，包括一系列使个体产生厌恶的情绪体验，是一种稳定的情绪特质。情绪加工包括多个方面，根据不同角度其分类有所不同。首先，就加工内容而言主要包括情绪识别、情绪记忆、情绪易感性和情绪调节；其次，按照信息加工的进程可分为情绪知觉和情绪评价；根据情绪加工与注意的关系，可分为前注意阶段和注意阶段。目前对成瘾者情绪加工的研究主要集中在情绪加工内容与注意偏向两个方面。因此，以下将从情绪加工内容和注意偏向两个方面来阐述毒品成瘾者的负性情绪加工特点。

1. 情绪加工内容方面。在情绪加工内容方面，毒品成瘾者的情绪识别、情绪记忆、情绪调节及情绪易感性相比正常人来说都存在异常。已有研究说明药物成瘾者存在情绪识别异常，主要体现在情绪识别的准确性和速度两个方面。在识别准确性方面，研究发现酒精依赖者的情绪识别障碍主要表现为难以准确地区分生气和厌恶的表情，阿片类药物依赖者和戒断者都不能准确地识别四种基本表情（快乐、生气、悲伤和厌恶），但他们的准确性要高于酒精依赖者。在识别速度方面，马丁（Martin）等人的研究表明，阿片类药物依赖者对六种基本表情（快乐、生气、惊讶、恐惧、悲伤和厌恶）的识别速度比正常人慢，并且他们对快乐、惊讶和恐惧表情的识别速度明显慢于戒断者，然而戒断者对惊讶和悲伤的识别速度慢于正常人。情绪记忆是指情绪对编码、巩固和提取等不同记忆加工阶段的影响。大多数戒毒者在戒断反应基本消失的情况下，都存在不同程度的焦虑症状和对毒品心理渴求等方面的负性情绪记忆。研究发现，与正常人相比，海洛因戒断者对负性情绪的反应更为敏感；与积极情绪刺激相比，海洛因成瘾者对负性情绪刺激的反应更为强烈。而且成瘾者对负性图片的反应程度显著高于对中性图片，对正性图片的反应程度接近于中性图片，与正常人对情绪图片的主观体验显著不同，这反映出海洛因成瘾者对正性情绪刺激主观情绪性体验减弱，而对负性情绪刺激主观情绪性体验的敏感性增强，由此可见毒品成瘾者对负性情绪具有易感性。情绪调节是个体对情绪发生、体验与表达施加影响的过程。已有研究提示，毒品成瘾者的情绪调节能力异于正常人，他们存在情绪调节障碍。

2. 注意偏向方面。毒品成瘾者的情绪加工异常还表现在他们对负性情绪具有注意偏向，主要体现在以下几个方面：第一，对负性情绪刺激的优先注意。研究表明，相比于积极情绪表情图，海洛因戒断者会先注意到负性情绪表情图。第二，从情绪刺激的数量知觉方面来看，海洛因戒断者觉察到的负性情绪表情图的数量比正常被试者多，具有负性化偏向。第三，与药物相关线索诱发的注意偏向相同。沈模卫等人的研究表明海洛因戒除者对表征与海洛因滥用相关的负性生理线索和表征海洛因使用行为的相关线索均存在显著的注意偏向，并且在该两类线索之间的注意偏向效应无显著差异。邓宁（Dunning）等人的研究也发现可卡因戒断者和依赖者对可卡因图片的注意偏向与情绪图片所引起的注意偏向相

一致，进一步说明了戒除者对负性生理事件或线索注意偏向的特性是引发他们产生负性情绪并导致其毒品寻求及复吸行为的因素之一。研究表明，如果个体对情绪信息过度注意从而不能对情绪信息进行抑制则会引起情绪障碍，也就是说毒品成瘾者的情绪障碍与其对负性情绪的注意偏向有关。因此，对成瘾者的情绪注意偏向进行研究，从而指导他们对情绪信息产生适度偏向，能够帮助改善他们的心理状态从而抑制复吸。

（二）毒品成瘾者对负性情绪的应对方式

一般来说，当个体感受到负性情绪时，本能的反应就是做一些能够让自己感觉好一些的事。对吸毒者来说，使用毒品时所体验到的欣快感和精神满足感等多种正性感觉能够帮助他们缓解或摆脱负性情绪状态。卡里科（Carrico）等人的研究结果表明，个体使用药物是为了逃避负性情绪，而采用逃避的方式应对负性情绪的个体更易出现毒品使用问题。由此可见，个体对负性情绪的应对方式也是影响其毒品使用问题的主要因素。王（Wong）等人对个体的负性情绪应对方式与毒品使用问题的关系进行了研究，研究者将有毒品使用问题的青少年根据其负性情绪的应对方式分为以下四类，包括压抑情绪者、依赖他人帮助者、依靠自己应对者和积极主动应对者。该研究发现，采用压抑情绪应对方式的个体在处理压力的时候较少采用其他应对方式，这种以压抑情绪为主的应对方式会导致他们产生更多的毒品使用问题，并且与其他三类被试对象相比，他们的毒品使用问题更为严重，这些结果与近期关于个体使用毒品是为了逃避负性情绪的解释相符。与采用其他三种应对方式的被试者相比，积极主动应对的个体使用毒品的频率低，这是因为采用积极主动应对方式的个体会使用其他的策略来应对负性情绪事件，如寻求情感和工具的支持及积极重塑等。这种运用多种策略应对事件的能力正是积极主动应对的个体较少出现毒品使用问题的原因。依赖于寻求其他帮助的个体与其他三类被试者相比，毒品使用问题水平较高，但与压抑情绪的个体不同的是，依赖与寻求其他帮助的个体更喜欢使用毒品。然而，依靠自己应对的个体与积极主动应对的个体一样很少出现毒品使用问题。从该研究结果中可以看出，采用积极主动应对方式的个体很少出现毒品使用问题，而且在戒断后能够运用多种策略应对事件的个体也不易出现复吸状况。由此可以推断，这种积极主动运用多种策略应对负性情绪的能力可以有效地减少成瘾行为并预防复吸。

二、毒品成瘾者负性情绪加工的神经机制研究

事件相关电位（Event-related Potentials, ERP）及功能磁共振成像（functional Magnetic Resonance Imaging, fMRI）等技术在毒品成瘾研究中的应用越来越广泛，对毒品成瘾者负性情绪加工神经机制的研究能够更进一步反映出毒品成瘾者的负性情绪加工与正常人之间的差异，以及形成这种差异的根本原因。王岩、徐平和姜迎萍对海洛因戒断者情绪注意偏向的 ERP 研究表明，海洛因戒断者的 N300 振幅显著低于正常人，而且 N300 振幅与刺激情绪评价等级有关，情绪效价越高，振幅越高，表明海洛因成瘾者对负性情绪刺激评价度低于正常人，感受到的负性情绪更多，并且海洛因依赖患者在抑郁及焦虑量表上得分均显

著高于正常组，由此可见，海洛因依赖者存在明显的负性情绪。另外，穆俊林、孙敏、陈兴时和徐建强的研究中还发现海洛因依赖患者的 P300 电位成分中的 N2 及 P3 潜伏期与正常人相比明显延长，P3 波幅显著低于正常组，而 P3 的异常提示受试者存在认知功能障碍。由于成瘾者的负性情绪与认知功能障碍之间的相互影响，从而进一步促进海洛因依赖者产生复吸行为。除了上述的 ERP 成分以外，晚正成分（Late-positive Potential，LPP）是研究者们广泛关注的另一种电位。LPP 作为事件相关电位的一种重要成分，能够反映出注意中认知资源的增加，知觉过程的异化和动机相关的刺激加工。研究表明正性或负性刺激诱发的 LPP 波幅显著大于中性刺激诱发的 LPP 波幅。因此，LPP 是研究负性情绪刺激时间进程的理想成分。邓宁等人在可卡因滥用者对可卡因相关线索及情绪相关线索注意方面的研究中发现，可卡因滥用者在对情绪刺激进行反应时，愉快和不愉快的图片比中性图片诱发的 LPP 更大。

通过 fMRI 技术对毒品成瘾者负性情绪加工时所涉及的脑区的研究表明，海洛因成瘾过程中所涉及的大脑情绪回路中的脑区主要包括杏仁核、前额叶皮质及海马等。其中，杏仁核是主要的情绪中枢，在情绪加工中发挥着重要的作用，主要负责悲伤、愤怒、恐惧及高兴等情绪的加工。前额叶皮质是调控积极情绪和负性情绪的关键部位，损伤后会导致体验积极情绪的能力缺失，并会出现情感表达异常的情况，比如情感淡漠、愉快、坐立不安等。作为中间皮层边缘环路的一部分，前额叶皮质被认为与药物依赖、药物成瘾密切相关。毒品成瘾者负性情绪加工与正常人相比存在的异常主要体现在情绪加工过程中所激活脑区及这些脑区激活程度方面，有研究发现，在愤怒诱发条件下可卡因依赖者右背外侧前额叶皮层的激活增强，而正常人显著激活的脑区则是扣带回。鲁奥科（Ruocco）等人的研究表明毒品成瘾者对负性情绪刺激的脑激活反应的特点是大脑皮质网络的激活增强，其中包括脑岛和后扣带回，同时杏仁核、膝下前扣带回和背外侧前额叶皮层的激活降低。对大麻使用者负性情绪的 fMRI 研究发现，长期吸食大麻的被试者在对愤怒表情刺激进行加工时，其前扣带回及杏仁核的激活均小于正常被试者。同样，在苯丙胺类毒品滥用者的研究中也发现了杏仁核激活程度显著降低。格鲁伯（Gruber）等人的研究证实了这一观点，他们的研究结果表明大麻使用者与正常人对情绪刺激反应时所激活的脑区及激活的程度都存在差异。

除了以上这些研究发现毒品成瘾者在负性情绪加工过程中的脑区活动异常之外，有一些研究还发现了成瘾者相关脑区形态与结构的变化，如马克里斯（Makris）的研究发现，长期药物滥用导致成瘾者杏仁核体积缩小。另外，一些研究发现部分情绪相关脑区灰质的异常。例如，佩扎瓦斯（Pezawas）等人的研究发现长期使用阿片类物质，导致个体的前额叶区域的灰质神经细胞明显减少；弗兰克林（Franklin）对可卡因依赖者的研究中发现，成瘾者腹侧眶额叶中部、前扣带回灰质密度显著低于正常组；除此之外，也有研究发现苯丙胺类毒品依赖者的双侧脑岛和左侧额中回灰质密度减小，以及双侧杏仁核等多个脑区的灰质密度异常。上述研究表明，长期的毒品滥用会导致情绪加工相关脑区受损，而这些脑区的损伤是认知功能损害和情感调节异常产生的物质或生理基础，从而导致药物依赖者异常的情绪体验。

三、小结与展望

负性情绪导致个体毒品成瘾的主要原因是毒品成瘾者对负性情绪的加工及应对方式存在异常，对毒品成瘾者负性情绪加工神经机制的研究结果表明导致异常的原因可能是由于长期毒品滥用导致成瘾者情绪加工相关脑区受损。而受损脑区能否恢复这一问题有待进一步研究与探讨。[①]

（一）成瘾者情绪加工能力的恢复

根据前文阐述可知，导致成瘾者情绪加工异常的另一重要原因是其相关脑区受损。然而近期有研究者发现毒品成瘾者的情绪加工能力会随着戒断的进行有所恢复，如马丁等人的研究结果表明，戒断 6 个月的被试者对愉快、恐惧和惊讶情绪面孔的识别速度显著快于正在使用海洛因的被试者，这一结果表明长期戒断对情绪面孔的加工速度有一定影响。周平艳等人的研究结果同样发现戒断期为 18 个月的被试者对情绪刺激的反应与正常被试者基本相同，这说明经过长期戒断后，海洛因成瘾者的情绪加工系统功能基本恢复，但是这种情绪加工能力的恢复主要体现在正性情绪知觉加工能力的增强。而另一研究表明戒断 7 个月的被试者对负性情绪刺激的情感反应仍然高于控制组，这一结果说明被试者对负性情绪的加工能力并未恢复。那么对毒品成瘾者的负性情绪加工能力是否会随着戒断的进行有所恢复，这一问题还需进一步探讨。造成研究结果不一致的因素可能有以下几点：第一，研究采用的实验范式和检测指标不同。周平艳等人通过 ERP 技术从脑电层面考察了不同戒断期的成瘾者与正常个体脑电活动的差异性，结果更加客观。而阿吉拉（Aguilar）等人则是采用主观评价法让两类被试者从效价、唤醒度和优势度方面对情绪图片进行评价，主观性因素较多，可能会影响结果准确性。第二，被试者相关脑区的受损程度不同。在上述研究中研究者仅确定了被试者的戒断时间，并未明确被试者的吸毒年限。如果个体长期使用毒品，其相关脑区受损严重，即使经过长期戒断，该类人群的情绪加工能力可能仍然异于正常人，其相关脑区的激活程度也不高；如果个体的吸毒年限较短，其相关脑区的受损程度可能较轻或并未受损，那么在经过长期戒断之后，其情绪加工能力可能会有所恢复。因此，未来的研究应根据成瘾者相关脑区的受损情况来判定不同戒断期毒品成瘾者情绪加工能力的恢复情况。第三，被试者类型的不同。上述研究表明酒精依赖者和阿片类药物依赖者的情绪识别能力存在差异。由此可推断造成差异的原因可能是不同的药物导致个体受损的脑区不同。研究证实，不同的脑区负责不同类型情绪的识别，比如杏仁核主要负责识别恐惧情绪，脑岛或基底核主要负责厌恶情绪的识别。因此，受损的脑区不同，不同类型药物依赖者的情绪加工能力也存在差异，其恢复情况可能也会有所不同，对于这一问题还

---

① 杨玲、马丽、赵鑫、张更生：《毒品成瘾者情绪加工及应对方式的特点：基于负性情绪的视角》，载《心理科学》2015 年第 2 期。

需进一步研究。除此之外，研究者对海洛因戒断和治疗后复发的研究发现，相比于复吸者，戒断者会使用更多的应对策略，表明能够运用多种策略应对负性情绪的个体的戒断效果更好，并且莫吉（Moggi）等人的研究结果表明在戒断治疗过程中帮助戒断者增强应对能力能够减少其对毒品的使用。因此，未来的研究也应对成瘾者和戒断者的负性情绪应对方式进行进一步的研究，开展有针对性的心理治疗，帮助成瘾者改变其不恰当的应对方式，提高他们的负性情绪调控能力，从而更好地抑制成瘾行为和预防复吸，对今后毒品依赖者的临床干预治疗和康复效果的判定具有重要意义。

（二）情绪加工相关脑区——脑岛

以往的研究表明，杏仁核是主要的情绪中枢，在情绪加工中发挥着重要的作用，因此毒品成瘾者情绪加工能力的研究中也更多地关注这一脑区，并且在脑功能成像的研究中发现长期毒品滥用会导致杏仁核的激活程度显著低于正常人。然而，近年来的研究中发现脑岛可能是研究者们所忽略的与个体情绪加工能力息息相关的一个脑区。有研究表明，当毒品成瘾者暴露于负性情绪线索下时，其脑岛激活程度显著增强，同时长期的毒品滥用会导致其双侧脑岛灰质密度的减小。另外，以往毒品成瘾的研究中发现，长期滥用毒品会导致个体认知控制能力及情绪加工能力受损，而有研究者认为前脑岛是个体情绪觉察的关键脑区，个体的情绪加工与认知加工在该区域得到整合。由此可见，脑岛在维持成瘾中起到重要的作用，也许是治疗成瘾的重要位置。然而，关于脑岛的研究相对匮乏，需要未来进一步探讨。

第四节　依恋关系与毒品成瘾

在探讨毒品成瘾行为影响因素的研究中，较多研究者关注到了毒品成瘾者家庭的依恋关系。依恋是对特定对象的情感联结，依恋行为从个体出生持续发展到死亡，并且早期的依恋经验会持续保存于个体的认知、情感及行为中，影响个体的生活适应与亲密关系。对父母的依恋包括积极的亲子关系、良好的沟通方式及有效的管教方式等。依恋研究从童年早期依恋发展到青年期及成人依恋，以梅因（Main）等人为代表的发展与临床心理学派的研究者将成人依恋定义为"成人关于童年与父母关系的记忆和心理表征"，更强调早期依恋的预测性，关注父母的养育行为对子女依恋模式、心理健康的影响等方面的内容。目前成人依恋的测量方法以依恋关系访谈和依恋问卷为主。早期研究发现，与父母的依恋关系是偏差行为的重要预测变量，即良好的亲子关系能降低偏差行为的发生，青少年与父母关系越亲近，获得父母的支持越多，则较少发生违反校规、滥用药物等偏差行为。不良的依恋关系可能导致家庭成员出现毒品成瘾的现象，同时家庭也是帮助毒品成瘾者防止复吸、戒除毒瘾的重要因素。研究表明，吸毒者的父母对子女往往有三种不良的教养方式：完全忽视、自由放任和轻视。在吸毒青少年家庭中，父母对子女的监护态度呈两极分化：不是动辄惩罚或干脆放任自流，就是过度关心与保护，甚至包揽前途。前者容易使青少年形成反社会的攻击性性格；后者则会导致青少年形成依赖人格，缺乏判断力和独立性。可以说，依恋关系与问题行为具有某种系统性的关系，因为个体的问题行为可能是一种情绪困扰的信号，也可能是情绪表达或应对策略的替代性表现。

对毒品成瘾个体依恋风险因素进行分析可知，早期不良的亲子关系和早期不良的管教模式对毒品成瘾行为的影响显著。而国内的成人依恋研究主要集中在亲子关系和教养方式等方面，早前研究也发现家庭社会背景等因素可能影响到成人依恋类型的分布。梅因和卡普兰等人提出：成人对其早期依恋经验的回顾，以及这些早期经验对于当前心理和社会功能的影响和成人对这种影响的评价，会成为一种与依恋有关的相对稳定的心理表征。而研究采用的内观疗法使内观者对早前的依恋经验产生了新的认知和情感体验，同时产生了一定的干预效果。

一、从亲子关系看依恋对毒品成瘾的影响

亲子关系是依恋关系的重要表征。父母的婚姻问题对个人的偏差行为是存在一定影响的。有研究者认为，父母离异对青少年毒品成瘾的影响，归根结底是由于家庭结构破裂导致家庭关系失调造成的。家庭关系和谐有助于个体更好地寻求情感支持，减少对毒品这种强烈感觉刺激形成依赖的可能性。大多毒品成瘾者和父亲关系不好，多为疏离或沟通不良。而早前研究表明，父亲在个体成长过程中的作用主要在于建立规则，子女需要遵守规则以获得父亲的认同，这区别于母亲对于孩子无条件的爱，所以父亲积极参与对个体亲社会行为和行为规范的发展意义更大。由此可见，与父亲良好的亲子关系可以降低个体毒品成瘾的概率。然而，早期生活中父母或其中一位角色缺失，能回忆出的事件很少，体验很不深刻可以提高个体毒品成瘾的概率。总之，父母的支持和参与能够帮助个体形成积极的应对策略，降低依赖毒品的可能性。

有研究也证实亲子关系问题对毒品成瘾的显著影响。有研究对湖北地区 17 名吸毒成瘾者进行家庭环境调查，结果发现吸毒者的家庭在亲密度、情感表达方面的得分显著低于全国常模。[①] 研究同样发现，青少年海洛因依赖者的家庭环境中存在较多的不良因素，如家庭的亲密度比对照组明显偏低，而矛盾性和控制性比对照组略高，研究从不同角度验证了不良的亲子关系对个体毒品成瘾行为的显著影响。[②] 早前研究利用依恋量表同样证实了不安全型依恋对成瘾行为的影响：研究发现大学生的依恋"焦虑"维度（担心或害怕被抛弃或不爱）和毒品成瘾呈显著正相关，"亲近"维度（对与他人亲近感到舒适的程度）、"依赖"维度（感觉可以依靠他人）和毒品成瘾呈显著负相关。[③] 海洛因滥用者主要是恐

① 严红、陶志阳：《吸毒者家庭环境因素分析》，载《青年研究》2005 年第 10 期。

② 耿靖云、姬红瑞、杨茂彬：《青少年海洛因依赖者人格特征与家庭环境的相关性》，载《中国药物依赖性杂志》2008 年第 7 期。

③ Kassel, J.D.Wardle, M., Roberts, J., E.Adult attchment security and college staddnt substance use, Addictive behaviors, 2007, 32(6).

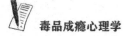

惧—回避型依恋，致幻剂滥用者主要是专注型、恐惧—回避型和冷漠—回避型，大麻滥用者主要是冷漠型和安全型。由此可见，降低毒品成瘾人员复吸率可以从修复亲子关系入手，而毒品成瘾人员对自身亲子关系的再认知与自我改变动机是有效干预的切入点。

二、从管教模式看依恋对毒品成瘾的影响

父母的管教模式在很大程度上影响着不同依恋类型的形成。父亲对子女过分干涉多形成不安全依恋类型或先占型依恋类型。同时，依恋焦虑与母亲、父亲控制呈显著正相关。研究发现，家庭不良的管教模式中物质要求过度满足和父母过度保护问题比较突出。一部分受到父母及祖辈过多关注甚至溺爱，在物质方面得到过分满足，生活受到过多的保护甚至干涉；但是父母对子女行为规范的发展缺乏引导，对他们的精神及心理发展缺乏关注。童年和青少年时期，在校有违规违纪行为，步入社会有暴力、撞车撞人等行为，在这些方面家人缺乏应有的教育和引导，在社会规则和原则性问题方面的教育是十分欠缺的。从研究获得的材料来看，这一部分内观者与父母形成了基于物质需求的紧密依恋关系模式，他们与家人的联结来源于物质需求的索取与给予。

同样，早前研究就发现，家庭条件优越，父母过于溺爱、生活上关注过多而行为上管教不严且经济上放纵也是导致吸毒和复吸的重要原因。有研究对武汉市 310 位女性吸毒人员的家庭背景和教养方式进行调查，结果显示以下三种不良教养方式在吸毒组中比例突出：①完全忽略型，表现为对子女漠不关心；②自由放任型，表现为过多溺爱，却又不理解子女；③轻视型，表现为父亲武断专横，母亲过多干涉。其结果与研究结果一致，这些早期不良的管教模式导致一部分成员与父母形成一方不断索取一方无条件给予的依恋关系模式，这种看似紧密的依恋关系，实则降低了父母对子女行为偏差问题的约束力。多数毒品成瘾人员的父母对子女生活及物质需求关注过多，但是对子女的精神发展缺乏关注，会导致子女在人格和社会化发展方面存在缺陷，抵御不住毒品的诱惑而走上吸毒的道路。研究结果再次表明，父母在给予物质支持的同时，情感支持及明确规则同样有必要。

第四章　毒品成瘾的影响因素

第一节　毒品成瘾者的自身因素

毒品成瘾是一个涉及心理学、生物学、社会学、医学等多学科、多领域的综合性问题，其成因极其复杂。吸毒不仅是一个社会问题，更是一个医学问题。吸毒成瘾者既是违法者，又是患者。本节以自身因素为切入点，分析毒品成瘾的内在因素。

一、生理学因素

从医学生物学角度来看，成瘾包括药物成瘾和行为成瘾。毒品成瘾是一种强迫性、连续定期的、不计后果的用药行为。吸毒成瘾可以概括为三个过程：第一个过程是耐药作用，第二个过程是身体生理依赖，第三个过程是心理依赖。毒品成瘾的本质是毒品中的有害成分取替人体内神经递质，作用于神经系统的受体，使人产生欣快、轻缓的感觉。长期使用毒品会使人体减少相关神经递质的分泌，停止吸食、注射毒品会产生戒断症状。也就是说，人体内部有接受和分泌毒品成分的生理结构，也有与毒品成分类似作用的内源性物质。

（一）生理结构与内源性物质

在人类和其他哺乳类动物机体中，我们发现了许多复杂的化学物质的传递系统。人们认为，这些系统是在不同的时期演化而成的，从而构成了传递和控制的不同层次，并在不同的层次上相互作用。这些化学物质传递者可分为两大类，即荷尔蒙和神经递质。

荷尔蒙是一种化学物质，它由专门的分泌性细胞所释放，并对其他细胞产生影响。在神经系统中还发现了更加独立的信号传递，神经元承担着分泌细胞、影响细胞的作用，并作为电信号的导体，每个神经元释放一种或几种特殊的信号性化学物质，即神经递质。神经递质被释放到两个神经元之间的突触，被释放到突触中的化学物质只对一个神经元起作用，因为只有少量的神经递质被释放到突触中，所以信号在时间和空间上都是独立的，这就使具体信息能在神经系统中从一个特定部位传递到另一个部位。突触空间会有数千个神经递质分子被同时释放，并在极短的时间内被分发到突触。每种神经递质都有独特的性质，并不同于其他神经递质，这些分子的某些部分比其他部分带的正电量或负电量多，从而促使分子形成独特的特点。实际上一个特定的神经递质会附着于一个受体，但附着程度主要取决于两者的适应程度与互补关系，这就意味着神经递质与受体之间的亲和性存在较大差异，在神经递质与另一个神经元上的受体作用过程中，受体稍微改变自身结构就可以与神经递质互补，受体改变结构是一种触发装置，它会引起受体神经电生理活动的变化。有观点认为，毒品作为国家规定管制的能够使人形成瘾癖的麻醉药品和精神药品，长时间使用后会影响多系统的脑部环路，特别是与奖赏、动机、学习记忆、自控等行为有关的环路，表现特征为行为失控（明知有害，仍不顾一切地强迫性用药行为；不能控制用药剂量和用药频率）、耐受性增加、出现戒断症状、对药物敏感性降低。这些影响与毒品作用于人体内部生理结构有关。

吸毒者难以戒断毒瘾，并不完全是因为意志薄弱，而是毒品已经改变其大脑内部生物结构和大脑机能。研究者普遍认为，人体内部存在一种"快乐机制"。这种"快乐机制"是由神经递质多巴胺形成的，用来奖励人的生存和繁衍行为，包括吃饭、性活动等日常生活行为，它使人类大脑产生舒服的感觉。在正常情况下，多巴胺这种神经递质寄居于人类大脑神经游走细胞中，一旦被游走细胞释放，就会作用于其他神经细胞的有关受体上，并产生愉悦的信号，这种愉悦信号在神经系统的信号传递机制下，最终使整个神经系统相互传送愉快信息进而产生快乐的感受。而有些毒品就会改变这一"快乐机制"的运行。可卡因与冰毒进入机体后，会迅速侵占携带多巴胺的游走细胞，并霸占原来本属于多巴胺的位置，使多巴胺被迫释放。被挤出游走细胞后，多巴胺与普通神经细胞上的受体结合，产生强烈的快感。尼古丁、海洛因等成瘾物质是直接作用于游走细胞，刺激游走细胞产生释放更多的多巴胺信号，使神经系统产生愉悦感受。

在正常情况下，多巴胺的释放与外界刺激的种类、强度有关。而毒品进入机体后，会直接或间接地刺激多巴胺释放，改变多巴胺释放的机制。经过长时间的改变，削弱游走细胞释放多巴胺的能力，为了获得快乐，吸毒者不得不持续性大量摄入毒品。同时，毒品对游走细胞的刺激会随时间的增长而减弱，快乐感就会减弱，为了维持原来的快乐水平，获得更强的快乐感，吸毒者不得不加大毒品使用剂量。可以说，随着毒品的摄入，吸毒者获得快乐越来越难，也就更会容易产生悲伤、绝望的情绪。长此以往，就会对毒品形成依赖。因此，毒品成瘾被看作一种由神经系统神经递质释放功能紊乱所导致的脑部慢性疾病，毒品成瘾存在大脑奖赏、动机、记忆相关环路异常，导致个体为病理性追求奖赏或缓解痛苦而不受控制地进行药物摄取行为。

（二）遗传因素

从生物学角度来看，吸毒行为甚至吸毒成瘾很可能已经影响遗传基因，并将吸毒作为一种天性遗传给下一代。有观点认为，吸毒行为就是一种遗传，只是会在特殊的情况下才能表达。包括人类在内的生物个体在漫长的生物进化过程中，逐渐形成了一种能够分辨环境中有利于或不利于种族延续和个体生存的刺激信号、能力和行为习惯，并通过自然选择把这种能力遗传下来或淘汰掉。这种趋利避害的能力是自然选择的结果，也是人类生存、繁衍的基本保证。人类有追逐快乐、寻求刺激的本能，与通过寻求刺激性食物、追求极限运动来获得感官的享受，通过做一些喜爱的事儿、听他人的表扬来获得快乐一样，人类吸食毒品也是一种自然选择下获取刺激和快乐的天性。比起其他任何行为，吸食毒品可以使人类更容易获得更多的快乐与刺激。人类的这种感受，会通过学习与记忆系统进一步增强，形成牢固的记忆。为了体验这种欣快，而不断强迫性用药。早在魏晋时期，就有使用五石散的历史记载，这种五石散就是一种精神药物。而在古巴等地一直就留有嚼食古柯叶的习惯。因此，吸毒行为有可能是一种遗传基因的外在表达。

另外，成瘾性存在个体差异。绝大多数成瘾性药物如烟、酒等均因长时间作为社交性和娱乐性物质使用，而使人类形成瘾癖。但个体形成烟瘾、酒瘾等瘾癖的时间却不尽相同、差异较大，甚至在长时间接触这些成瘾性物质后，也有个体不会形成瘾癖。有研究结果表明，吸毒成瘾也存在极大的个体差异，不同生物个体对同一毒品的成瘾性反应不同，有的个体对毒品极为敏感，极容易毒品成瘾；有的个体则对毒品相对不敏感，不容易形成对毒品的瘾癖。有研究者认为造成这种差异的原因也是遗传因素。

毒品成瘾者有较为明显的性格特点，如好奇心较强、冲动控制能力差、应激反应过于强烈、偏执等，这些特点具有很强的遗传倾向。对不同的毒品成瘾者而言易感因素有所差异，同一易感因素的作用程度也不同，在毒品成瘾过程中作用时间也不同。另外，有研究表明，毒品成瘾者的精神障碍疾病患病率更高。有精神障碍疾病遗传史的人，在吸食毒品后，有更高的发病概率。由于毒品成瘾者的性格、毒品成瘾的病理因素具有遗传性，因此可以佐证毒品成瘾也具有一定的遗传性。

二、心理学因素

毒品成瘾容易使成瘾者出现心理和人格的扭曲，导致不良的心理问题，出现精神病性症状、焦虑抑郁症状等。同时，特定的人格特征、心理特征和心理需求等心理学因素，也是吸毒行为及成瘾的易感因素，容易诱发吸毒行为，进而导致吸毒成瘾，吸毒成瘾又导致心理问题的恶性循环。

（一）人格特征

人格是指个体在对人、对事、对己等方面的社会适应行为中的内部倾向性和心理特征。它表现为能力、气质、性格、需要、动机、兴趣、理想、价值观和体质等方面的整合，是具有动力一致性和连续性的自我，也是个体在社会化过程中形成的独特的心理成分。整体性、稳定性、独特性和社会性是人格的基本特征。人格是在一定社会环境下，在社会实践活动中形成的。另外，生物遗传也是影响人格形成的重要因素。完善的人格是个体从事社会生产、生活活动的基本保障，可以帮助个体正确做出自我评价，在压力面前调节自我态度和自我行为，建立健康稳定的心理环境、心理特征。

有的毒品成瘾者在滥用毒品之前，存在一定人格结构上的缺陷，为弥补不良的心理结构而摄入毒品。在吸食和注射毒品后，在毒品成瘾者内心达到一种内在的平衡，收获满足

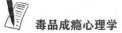

感、尊严感和幸福感，使其可以重构完整的人格结构。而随着药效的消失，毒品摄入者恢复了清醒状态，为追求这种心理上的感受，不得不持续用药，久而久之，这种药物摄取行为则不受控制。

毒品成瘾者往往受社会环境和遗传因素的影响，而存在反社会人格障碍、边缘型人格障碍等一些性格缺陷。有观点认为，这些性格缺陷属于易使个体染上毒瘾的"成瘾人格"。这些性格包括独立性差、逆商低，容易在逆境中堕落，使用药物麻痹自己；缺少责任感，遇到问题逃避、不能勇于担当；自卑，需要得到别人过度的肯定和表扬；低自尊，自我认可度低；不成熟，容易与他人发生冲突；意志力薄弱，更容易受他人行为的干扰和诱惑；缺少安全感和归属感，心灵脆弱，过度在乎别人的评价；偏执、冲动、任性、叛逆等。一旦周围环境刺激这些人格因素，并对这些人格特征进行强化后，个体就会心理失衡，可能会借助毒品来重新获得心理上的平衡。

（二）心理特征

对于绝大多数毒品成瘾者来说，都是因为好奇心作祟和从众心理而开始摄入毒品的。刚开始吸毒，只是为了体验别人所描述的吸毒快感，并非有吸毒的内在心理需求。同时，几乎所有吸毒者在最初的吸毒体验后，都抱有侥幸心理，认为自己并不会对毒品成瘾，并随时可以按照自己的意愿停止吸毒。但事实上，毒品会在不知不觉中使吸毒人员形成对毒品的心理依赖，形成成瘾记忆。从众心理更会使吸毒者将吸毒行为当作理所应当的行为，即盲目效仿、随波逐流，不会有太大的心理罪恶感。久而久之，吸毒者会忽视毒品摄取行为的危害性、违法性，而形成成瘾行为。

吸毒者普遍存在拒绝能力差、心理承受能力差、易受周围环境影响等心理特点。近年来，我国吸毒群体低龄化趋势明显。在青少年到成年的过渡期间，由于缺少独立的判断力，并未形成正确的价值观，容易出没于娱乐场所，无法抵制诱惑，或者抵制决心不坚定，而沾染歪风邪气，并将吸毒行为当作融入同伴的一种渠道。同时，青少年更容易产生逆反心理，面对学习、家庭压力，往往会寻求同伴的帮助。这时候，同伴若用毒品诱惑青少年就更容易接受毒品。

有研究表明，躁狂、抑郁、焦虑、应激等情感障碍与药物滥用行为的共病率较高。躁狂患者既容易行为冲动，又容易受外界环境干扰，在吸毒环境下，无法抵制毒品的诱惑。另外，为了缓解病症，躁狂患者也会摄入毒品来进行自我心理疏导与治疗。焦虑症患者容易使用毒品缓解焦虑，平静内心。

（三）心理需求

精神分析学家弗洛伊德所提出的心理动力论中，将精神结构理论分为本我、自我与超我三大部分。本我，即完全潜意识，代表欲望，受意识遏抑；自我，即大部分有意识，负责处理现实世界的事情；超我，即部分有意识，是良知或内在的道德判断。本我是人的本能，追求欲望和享乐，获得别人的关注与尊重。毒品比任何一种东西都更快、更大程度地使人的心理需求得以满足。罗杰斯又将自我分为理想自我和现实自我。理想自我与现实自我之间存在一定的距离，当理想自我与现实自我接近时，人格便处于和谐状态；当现实自我与理想自我差距较大时，人格便处于冲突状态，个体容易产生矛盾情绪，也容易产生心理失衡。人有获得肯定、赢得尊重、享受快乐、追求欲望的心理需求，当这些心理需求因社会实际环境的限制而无法满足时，容易使人的心理失衡。为了重新构建心理平衡，有些人就会摄入成瘾性药物。一旦停止药物摄取，这种心理平衡状态则又不复存在。因此，毒品成为吸毒者满足心理需求的途径。另外，长期吸毒行为对成瘾者而言更是一种强化，在一定程度上可以起到满足其心理需求的作用。

由于毒品满足了成瘾者的心理需求，成瘾者的认知就会发生错误，产生不良情绪，做出错误判断，在潜意识下夸大毒品的作用和期待，忽略毒品带来的负面影响。每当产生情绪波动，遇到挫折，心情低落时，毒品成瘾者就会依赖毒品消除烦恼，回避现实，长此以往就会对毒品成瘾，形成恶性循环。

第二节 毒品成瘾者的外在因素

在普通大众心里，存在一个认识误区，即将吸毒者等同于低素质、低教育、低道德的代名词，是社会的毒瘤，是文明的破坏者、道德的践踏者。其实，对于吸毒问题，我们应该客观全面地看，不能将吸毒与各种丑恶鄙陋的词语画等号。吸毒并不是单纯的道德问题，而是涉及文化、法律的社会问题。在我国吸毒是一种违法行为，并不是犯罪行为。吸毒受家庭情况、社会地位、经济收入、受教育程度、职业等不同因素影响。本节从家庭、学校、社会三个角度分析吸毒成瘾的外在影响因素。

一、家庭因素

良好健全的家庭结构及家庭关系是个体心理健康的重要保障和前提。有研究表明，成长在单亲或父母失和等家庭中的青少年不仅容易患上心理疾病，更容易使用依赖性药物。父母是子女最好的老师，父母的价值观、人际关系直接决定子女的行为方式和处世态度。另外，家庭教育更是个体社会化过程的必修课。良好的家庭结构、健康的家庭关系、合理的家庭教育能够帮助青少年抵制诱惑，树立健康向上的价值观。

（一）家庭结构

正常健康的家庭是一个平衡、稳定、相互支持、给予关爱的整体，是每名家庭成员的港湾和依靠。但随着社会发展，出现较多单亲家庭、再婚家庭、留守儿童家庭。家庭结构出现的这些变化，容易导致家庭成员心理健康出现问题，尤其是对于尚未形成独立判断力的青少年而言，更可能会出现早熟、人际交往障碍、对人冷漠敌视、反社会人格等情况。对于家庭整体而言，每名家庭成员都有保护家庭完整性和健康性的心理动力。任何一名家庭成员受到威胁或行为异常，都会使其他家庭成员心理、行为方式发生改变。而且父亲和母亲的作用不可相互替代。由于家庭成员缺失，在单亲家庭成长的青少年的教育和情感关怀容易缺失。再婚家庭的子女，更容易缺乏安全感，对别人的看法更敏感，行为方式和价值观容易受他人影响。

近年来，留守儿童这一社会问题广受社会关注。特别是留守青少年，父母双方或一方忙于生计而外出打工，留守青少年长期只能跟隔辈的爷爷奶奶或姥姥姥爷生活在一起。研究发现，这些留守青少年的家庭往往亲密度较低、社会适应不良、社会支持不够，更容易消极避世，逃避生活事件，容易被挫折困难击败，从此一蹶不振。成长于有缺陷的家庭结构中的青少年，由于缺少足够的家庭教育、监管和情感关怀，更容易依赖于同伴关系，导致被社会不良人员影响，从而更容易沉迷于网络或依赖成瘾性物质。

（二）家庭关系

有调查发现，家庭关系不良会对青少年形成和持续成瘾行为产生重要影响。吸毒成瘾者的家庭中大都存在缺失稳定家庭关系的情况，同时家庭成员之间关系疏离和缺少相互支持的情况比较常见。在吸毒成瘾前，有这些情况的青少年遇到困境和挫折时，更容易借助烟、酒等其他成瘾性物质来摆脱烦恼。研究表明，在毒品成瘾者的家庭中，父母在教育和陪伴孩子上的时间要少于没有这些问题的家庭，毒品成瘾者的家庭关系紧张、不和睦的情况比较常见，在家庭中受体罚和虐待的情况仍然存在。而家庭关系不和睦是青少年滥用毒品的重要原因之一。据有关研究，青少年在家庭中遭到父母体罚、殴打和虐待与药物滥用问题明显相关。这些青少年更容易形成使用依赖性药物的习惯性行为，也更容易通过非法手段获取金钱购买毒品或出卖身体换取毒品，在摄入毒品后更容易发生性行为，并倾向于认为依赖性药物是无害的，也不会形成瘾癖。

父母的行为方式和处世态度会在平时的学习生活和家庭教育中，对子女造成影响，子女会发生潜移默化的改变。如果父母吸烟、饮酒、吸毒，就可能导致其子女认同其价值观而对这些依赖性物质持接纳态度，从而使子女模仿父母的行为，有更大的可能性形成吸烟、喝酒、吸毒的不良习惯。在这些行为中获得快感和满足感的家庭成员，会劝导其他家庭成员使用这些依赖性物质。那些感觉自己的家庭气氛更具有专制性的男性自我报告中，更有可能出现酒精、香烟和镇静剂的使用行为。父母关系失和会导致青少年逆反心理强烈，产生焦虑、躁动、抑郁等不良情绪，不良的家庭关系会导致家庭内部矛盾激化、增多，增强子女的抵触情绪。家庭关系的长期疏离容易使子女暴露于不完整的家庭教育和监管下。另外，不良情绪不能及时排解，就会产生心理健康问题，导致青少年更容易通过摄入成瘾性药物来舒缓心情，排解压力。

（三）家庭教育

家庭教育是三大教育的组成部分之一，是学校教育与社会教育的基础。其目的是在孩子进入社会接受集体教育之前保证孩子身心健康地发展，为接受学校教育打好基础。家庭教育是终身教育，也是对人的一生影响最深的一种教育，它直接或间接地影响着个体人生目标的实现。家庭是孩子最早接受教育的场所，父母是孩子最早接受教育的老师。家庭教育在孩子的成长过程中是不可缺少的，其包括文化知识、道德品质、为人处世、性格培育等方面的教育。没有家庭教育的学校教育和没有学校教育的家庭教育，都不可能完成培养人这一极其细致而复杂的过程。

家庭教育是个体树人立德的基础教育。作为内容最广泛、持续时间最长的教育，家庭教育具有其他类型教育不能替代的作用，特别在人的未成年时期教育和影响作用最为重大，关系着人的成长方向。在人的一生中，家庭教育使人全面接受知识、熏陶品性、实践人生。良好的家庭教育会帮助青少年树立正确积极的价值观、人生观和世界观，掌握辨明是非曲直的判断力和抵制诱惑的能力，防止青少年在未形成独立价值观前被社会中不良因素影响而误入歧途。有较大比例的吸毒成瘾者是由于父母给予的道德教育和监管不够，而摄入依赖性药物，从而产生毒品成瘾行为。

青少年是吸毒成瘾的易感人群，做好青少年的家庭毒品预防教育可以从根本上提高青少年识毒、拒毒的意识和能力。世界卫生组织认为，解决毒品问题的三大措施之一就是做好毒品预防宣传教育，使易感人群了解毒品的危害性和易成瘾性。国内外的事实充分证明，毒品预防教育的质量与一个国家和地区毒品滥用形式密切相关。我国启动的6·27青少年毒品预防教育工程，将学校作为毒品预防教育的主阵地，将禁毒教育纳入中小学生的课程考核指标，但家庭中的毒品宣传教育却存在较大的缺失。长期以来，有些父母的禁毒意识淡薄，对毒品的防范教育缺失，导致不少青少年无法抵挡毒品的诱惑，认为毒品危害性不大，轻信吸毒不会成瘾而抱有侥幸心理开始吸毒，最终成瘾。也有一些吸毒家庭，将吸毒作为一种日常习惯，并不认为吸食注射毒品是违法行为，导致其子女从小就染上毒瘾。此外，在对成瘾者的社区管控中也加强了对家庭的毒品预防宣传教育，帮助成瘾者建立战胜毒品、戒除毒瘾的决心和信心。但是回到家庭中，却没有得到家庭的支持和禁毒相关的教育，这就容易使戒毒人员重新走上吸毒的老路。可以看出，家庭的毒品预防教育极大地影响着青少年对毒品的态度。近年来，"奶茶""邮票""浴盐""小树枝"等新型毒品席卷我国毒品市场，让人防不胜防。许多青少年，就是缺乏相关毒品的宣传教育，缺少辨识毒品的能力，无法对别人的引诱行为产生足够的警觉而轻信他人，最终染上毒瘾。家庭毒品预防教育与学校和社会中的禁毒教育同等重要，可以使青少年在平时生活中提高对毒品的警觉，主动远离吸毒圈，拒绝社会和学校中不良人员的蛊惑和教唆，避免吸毒行为的产生。

二、学校因素

学校是指引青少年学习知识、培养优良品德的殿堂，是个人成长的主要基地，是将孩子从家庭引向社会的第一座桥梁，学校对人的影响是巨大的，也承担着越来越多的社会责任。然而，近年来校园霸凌、校园犯罪等校园问题频出，使社会各界对学校教育更加关注。在校学习的学生，由于长时间在固定的集体中学习、生活、娱乐，必然会受到教育水平和学校氛围的影响，使学生养成不同的行为习惯，形成不同的人生观、价值观。

（一）学校教育

师资力量雄厚、教育资源充足的学校，会注重学生德、智、体、美、劳等全方位的发展，不只关注学生的学习成绩，更注重学生的心理健康和全面教育，会为学生准备一些帮助其抵制诱惑、增强其社会常识的课程。青少年是人生重要的成长阶段，刚刚形成独立的思考能力和行为能力，也刚刚接触社会，这一时期受同伴影响最大，极容易迷失自我，又经常面对社会上和网络上的不良诱惑，需要及时、有效的教育和规劝。

我国吸毒人群呈现低龄化，针对这一现状，我国也采取了加强青少年毒品预防宣传教育这一禁毒举措。世界卫生组织认为，做好毒品预防宣传教育可以极大地促进毒品问题的解决。青少年是吸毒行为的易感人群，应该接受禁毒教育，了解毒品的存在形式、吸食方式、生物学效应、社会危害性，提高对毒品的警惕性，增强识毒、拒毒、禁毒的能力与意识。当前，部分学校通过共青团思想教育、学校选修课知识教育、聘请公安民警授课教育等形式，在一定程度上加强了禁毒知识教育，提高了学生对毒品的了解程度。但是，这种禁毒教育因地区经济情况和教育水平而在教育力度、范围和形式上存在差异，导致教育效果参差不齐。青少年在日常生活中会接触到毒品的一些知识，但这些知识仅限于毒品的概念等十分浅显的内容，有些青少年并不明白其中的真正含义和危害的严重性，反而会激起其好奇心，促使其为了寻求刺激而走上吸毒的不归路。因此，必须加强学校的禁毒宣传教育，帮助青少年树立对毒品的正确认识。

青少年也是学生开始注重自身形象、身材的时期，许多学生为了瘦身而购买一些来路不明的减肥药，不法分子将毒品披上减肥药的"外衣"，引诱在校学生吸毒。因此，学校应加强这方面的毒品宣传教育，预防这种情况发生。学校的禁毒宣传教育不仅仅局限于对学生的教育，也包含对学生家长的教育。部分家长为了加强学生学习的专注力和提高学生的学习成绩，找一些"聪明药"让学生服用。其实，有些帮助提高专注力的"聪明药"，本质就是国家明确规定管制的、能够使人形成瘾癖的毒品。部分学校在家长会、校园开放日、亲子运动会等学校日常教育活动中已经对家长进行相关禁毒知识的普及，阻止了家长不明智的行为，也挽救了许多学生免受毒品的侵害。因此，良好的学校禁毒宣传教育既可以直接通过对学生的日常教育来帮助学生增强毒品知识，自觉抵制毒品，也可以通过教育家长，从家庭教育间接帮助学生免受毒品侵害。

（二）校园氛围

许多人吸烟、饮酒等摄入成瘾性物质的行为从学生时代就开始了。在吸毒人群中，受教育程度低、吸毒前长期生活在吸毒氛围浓厚的环境中的人所占比例较大。近年来，大麻等软性毒品出现依附于音乐、艺术等文化形式向校园内渗透的趋势，出于好奇和逆反等心理，一些青少年难以抵制毒品的诱惑而吸食毒品。虽然毒品的危害人尽皆知，但是学生特别是在校住宿的初中以上学生容易受到同伴、校园氛围的影响，在好奇心的驱使下摄入毒品，最终毒品成瘾。同伴的支持及示范作用，是吸毒成瘾行为产生的重要外部因素。青少年是毒品成瘾的高危人群，这与青少年好奇心强、追求时髦，同时需要同伴群体的认同、鉴别能力差、价值观容易受其所在群体的亚文化影响等有关。在吸毒亚文化的影响下，青少年容易产生使用毒品的行为。久而久之，越来越多受这种学校氛围影响的学生就会开始吸毒，染上毒瘾。在毒情严重的一些国家和地区，甚至出现了学生在校园中贩卖毒品，以贩养吸的涉毒违法犯罪行为。青少年物质滥用的相关研究指出，在成瘾性药物滥用方面，同伴和环境的影响比父母的影响更大。多数青少年看重同伴对自己的态度，竭力想获得同伴的承认和赞许。研究显示，绝大多数青少年初次接触毒品就是在与同学、朋友的人际交往中发生的，往往是不花钱使用，并且在同学和朋友的鼓动、怂恿下不断反复尝试，将吸毒行为变成一种社交和娱乐习惯。同时，一些青少年出于争强好胜、显示自己的与众不同等心理而开始摄入毒品，以表明自己的成熟。

当前禁毒宣传进学校，不仅是为了增强学生的识毒、拒毒的意识与能力，更是从根本上遏制校园吸毒亚文化的产生，为学生创造无毒学校，营造无毒氛围。毒品可以说是无孔不入，以各种形式侵入青少年的世界，使青少年防不胜防。要根治青少年的吸毒问题，则必须通过学校禁毒宣传教育来提高学生的禁毒知识水平，营造健康向上的校园氛围，帮助学生将毒品阻挡在校园外。

三、社会因素

相关调查结果显示，在吸毒人员中，经济收入少、受教育程度低、长期生活在吸毒氛围浓厚的环境中的人所占比例较大。由此可见，文化背景、经济收入、生活环境、吸毒氛围等社会因素，在一定程度上影响着吸毒成瘾。

（一）社会生活环境

众所周知，生活环境的改变对于戒毒成功是非常有利的，因为环境改变了，吸毒人员断绝与毒友的联系，这样可以降低复吸的概率。其实，经济与社会压力、治安环境等社会生活因素在一定程度上影响着毒品成瘾。吸毒成瘾人员需要耗费大量的资金，需要充足的经济支持。而社会压力大会使更多的人有释放情绪的需要，因而更容易摄入毒品。不良的治安环境会纵容毒品亚文化的渗透，将更多的人带入歧途。

1. 经济因素。因毒返贫、因毒致贫的例子不胜枚举。吸毒会消耗大量的资金，会毁掉成千上万个家庭，使无数财富付诸东流，会影响一个地区甚至一个国家的经济状况。其实，一个国家消耗成瘾性物质的数量往往与这个国家的经济状况密切相关。国内外的大量资料显示，酒精的真实价格对一个国家饮酒人群的影响非常大，当对酒精饮品的税收提高后，嗜酒者的酒精消耗量也会下降。香烟的消耗情况与酒精类似，吸烟有害的公益广告和某些场所禁止吸烟的标语以及国家对香烟的政策，都对香烟消费的下降产生重要影响。

随着经济的发展，我国东南沿海地区，特别是富饶的长三角、珠三角地区，毗邻香港和澳门，与各国经济贸易合作频繁，交通便利，有一些暴富的人却没有找到生活上的前进目标，因此毒品滥用情况严重，吸毒人员所占比例远超其他地区。经济发展情况与毒品、酒精等成瘾性物质的关系比较复杂，目前各种观点众说纷纭，没有得出统一的结论。但一般都认为，对于大多数国家而言，特别是发展中国家，经济发展一定会刺激酒精消耗量的增长。同时，有研究指出，经济下行也与毒品消耗、吸毒行为有一定的关系。一方面，经济发展，经济收入增长会使群众购买力上涨，可支配收入增多，会增加酒精、毒品等成瘾性物质的消耗量；但另一方面，经济收入下降，购买力也随之下降，经济问题可能会导致有些内心脆弱的群体产生过激反应，这些人为了逃避现实、麻痹自我，往往会采取摄入毒品等极端行为，从而增加毒品消耗量。有些人为了供养自身吸毒而贩卖毒品，在一定程度上使更多的人吸毒成瘾，增加了毒品消耗量。所以无论是经济上行还是经济下行，都会从不同方面、不同程度影响着毒品的消耗量和吸毒成瘾人数。

2. 社会压力。在工作、学习、生活压力日益激烈的当今社会，许多人不堪重负，无法面对职场竞争和求学过程中的困难，这些人是使用成瘾性物质的高危人群，他们其中的一些人通过滥用成瘾性物质来逃避现实中的困境。当这部分人放弃奋斗目标，试图从成瘾性物质中获得安慰或逃避现实时，成瘾行为就会越陷越深。社会心理学中的失范论，是对社会压力下人们使用成瘾性物质消极待世的一种解释。失范是指一种反常的社会状态，即当危机来临时，人们丧失了明确的道德和行为规范。因此，面对战争、经济崩盘、重大疫情等突发情况时，部分人往往会因此导致社会巨变而舍弃原有的价值观和世界观，不顾理法道德，增加违法犯罪、物质滥用等各种偏差行为发生的可能性。

3. 治安环境。社会治安环境的好坏与物质滥用或依赖相关。一般来说，治安环境差的国家和地区对成瘾性物质的包容性更大，甚至可能将摄入某些极具危害性的成瘾性物质的行为合法化。同时，在治安环境差的社会中，偷盗、抢劫、赌博、卖淫嫖娼等违法犯罪活动猖獗，这些不良行为会严重影响涉世未深、意志力薄弱的青少年，青少年面临的成瘾性物质的诱惑更大。也就是说，在这样的治安环境下，个体要想获得并摄入成瘾性物质更容易，滥用规模扩散更快。相反，在治安环境较好的国家或地区，对毒品等成瘾性物质的态度更决绝、更排斥，并将吸毒行为视为一种羞耻、无德的失范行为，可以在较大程度上减少成瘾性物质的滥用，抑制吸毒成瘾人员的增加。

（二）毒品亚文化

毒品亚文化，在某种程度上已经成为一种新的时尚，特别是对新型毒品的消费，不仅被错误地认为是一种身份和地位的象征，而且引发了与奢靡文化相关的问题。例如，吸食冰毒等新型毒品的使用场所多样，人数较多，KTV、夜总会等娱乐场所已经成为毒品使用的主要场所。在吸毒人群之中，存在吸毒文化群体，是吸毒人员互动的媒介。在吸毒文化群体中，一般存在三种主要的角色：贩卖者、购买者与使用者，这三种角色的行为都是违法的，毒品交易需要这三种角色的配合才能完成。毒品购买者、贩卖者、使用者之间的互动是毒品传播的主要途径。

在娱乐圈，吸毒行为的发生，使不少追星族以某某明星和名人为榜样，认为摄入毒品是一种时尚的象征，是休闲娱乐的一部分，盲目地追求毒品亚文化。随着毒品亚文化的流行，各种毒品的使用量也不断发生改变，鸦片、海洛因等传统毒品被摒弃，更多的人选择吸食冰毒、K粉等新型毒品。当前，作为"聚会用药"，新精神活性物质也受到年轻人的追捧。在吸毒人群中，个体从初次接触毒品到彻底成为毒品成瘾者的过程中，吸毒同伴起到了推波助澜的作用。尤其是当群体成员聚集在酒吧、KTV、夜总会等娱乐场所中时，吸毒文化氛围被极大地渲染。

毒品亚文化也在青少年群体中形成一种特殊的文化压力，特别是对那些受教育水平低、中途放弃学业的青少年来说，拒绝吸毒就会被视为群体的另类，最终会被群体疏远、排挤。只有遵从毒品亚文化的价值观，才能获得群体的认可。为了融入群体文化，个人就不得不修正自己的观念和行为。吸毒已经成为某些人追求新潮和时髦的生活方式，吸毒让年轻人尽情地放纵自己、释放压力、宣泄情感，进入梦幻的狂欢世界里，短暂忘记现实世界的烦恼。毒品的使用助长了人们娱乐时的主观性体验，使他们完全投入眼前的奢靡生活中，而不受现实生活的束缚。因此，瘾君子将吸毒认为是一种完全放松身心的娱乐与休闲时尚文化，是一种时髦而新潮的娱乐方式，不仅感觉新鲜、刺激，而且觉得时尚、前卫，比其他人优越，而忽略甚至不会产生负罪感。这些心理感受会使吸毒人员持续滥用毒品，最终吸毒成瘾。

（三）毒品的可获得性

毒品的可获得性与当地的地理位置和政府态度有较大关系。毒品是否能够轻易获得，与其被滥用的程度密切相关。19世纪初期，英国为了牟取暴利，向清政府走私鸦片。清政府迫于英国的压力与威胁，对鸦片采取容忍放纵的态度。鸦片烟毒在中国大肆流行后，给中国人民带来了严重危害，在此期间产生了大量"大烟鬼"、"瘾君子"。而新中国成立后，全面禁止毒品，对毒品更是采取零容忍的态度，在3年内彻底禁绝毒品，并以"无毒国"的称号享誉国际社会30年。但是，在改革开放后，一些不法分子利用向中国投资的机会，以贸易往来为由向中国输送大量鸦片、海洛因等毒品。国际贩毒组织更是利用我国云南省毗邻金三角和金新月毒源地，使云南省成为我国吸毒人数最多的省份。

吸毒人员获取毒品主要通过3种方式：一是合法购买，如患有重大疾病，由医院开具处方药单，患者依照开药单购买；二是替代治疗，如我国开设的美沙酮门诊，用美沙酮来代替海洛因，部分吸毒人员以非法手段将美沙酮带出治疗点服用；三是非法获取，吸毒者向贩毒者购买毒品。这三种方式直接决定了吸毒者获取毒品的难易程度，间接影响了吸毒成瘾人员的数量。

（四）法律的立场

世界各国对毒品的制造、贩卖、运输都持反对态度，都觉得贩卖、运输、制造毒品对本国社会治安秩序和公民身体健康造成了严重危害。但对吸毒的态度却不一致，不同国家对吸毒行为的处罚方式也有较大差异。各国的法律法规直接说明了各个国家对毒品的态度。有的国家认为吸毒是犯罪行为，有的国家认为吸毒是违法行为，也有的国家推崇将吸毒行为合法化。我国现行的《禁毒法》《治安管理处罚法》《吸毒成瘾认定办法》都明确规定吸毒行为是违法行为，从法律层面确定了毒品的性质、禁毒的政策和方针，表明了我国政府对毒品的零容忍态度。这些法律可以在某种程度上控制毒品的使用行为，减少毒品成瘾行为发生的可能性，但并不是所有的法律都能有效抑制吸毒成瘾行为的发生，有些法律可能促成吸毒成瘾行为的发生。例如，国家以法律的形式对吸毒行为的容忍就是对毒品滥用的纵容，可能刺激吸毒行为的发生，增加吸毒成瘾人员数量。因此，对待毒品问题，国家需要通过立法来向民众传播政府的态度，并通过完善法律来遏制毒品滥用趋势。

第五章　毒品成瘾的多元危害

毒品具有正反两个方面的作用。有的毒品具有重要的医学价值，合理合法地使用就能治疗疾病。但是，如果非医用目的地使用毒品或者过量服用就会对人类身体和心理造成危害，甚至死亡。有一些吸毒成瘾者吸食毒品后，还会给社会治安秩序带来严重威胁。

第一节　生理危害

吸毒行为会给人造成生理危害，引发毒品慢性中毒，严重者还会死亡。在长期摄入毒品后，即使日后戒断毒品，也会导致大量的并发症，造成神经系统、消化系统、呼吸系统、循环系统、内分泌系统、泌尿系统、免疫系统的损伤。毒品可损害人体的重要组织、器官，干扰、破坏正常的新陈代谢。如果吸毒者一次性吸入纯度过高或数量过大的毒品还会引发毒品急性中毒，直接威胁吸毒者的生命安全。静脉注射毒品者的寿命较正常人明显缩短，死亡率通常为正常人群的 15 倍。在全世界范围内，每年直接死于吸毒的人数高达 10 万以上。

一、对神经系统的危害

毒品能直接影响中枢神经系统，大多数吸毒人员都患有不同程度的人格障碍，他们性格暴躁、蛮横、易撒谎、诡辩，缺失责任感。吸毒者一旦对毒品成瘾就很难戒除，脱毒后 3 个月内复吸率高达 95% 以上。长期吸食毒品会对吸毒者的中枢神经系统功能产生明显的损害。成瘾者逐渐丧失了对毒品以外所有事物的兴趣，失去对家庭、社会、事业的责任感，缺乏自信心、自尊心，道德沦丧。吸毒者的学习能力、记忆力和判断力也急剧下降。

吸毒易导致脑神经紊乱，使精神受到刺激引发一系列症状，主要表现为头痛、头晕、浑身乏力、脑子不清醒、突然的全身或局部肌群呈强直性和阵挛性抽搐，常伴有意识障碍。吸毒人员神经系统紊乱后情绪不稳定，烦躁焦虑，心慌、爱生气，易紧张，恐惧害怕，敏感多疑，委屈易哭，悲观失望无愉快感，不愿见人，不想说话，对什么都不感兴趣，看什么都不高兴，压抑苦恼，甚至感觉活着没意思；入睡困难，睡眠表浅，早醒梦多，身疲乏力，记忆力减退，注意力不集中，反应迟钝。脑神经紊乱还会导致胃肠功能紊乱，如没有食欲、进食无味，腹胀、恶心、打嗝，胃灼热，胸闷气短，长叹气，喉部哽

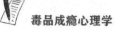

噎，咽喉不利。有的吸毒者经常头痛、头昏、头胀，沉闷、头部有紧缩感、重压感、头晕麻木，两眼憋胀、干涩、视物模糊，面部四肢难受、脖子后背发紧发沉，周身发紧僵硬不适，四肢麻木，手脚心发热，周身皮肤发热，但体温正常，全身阵热阵汗，或全身有游走性疼痛，游走性异常感觉等症状。吸毒易导致维生素和一些人体内必需的微量元素缺失。缺少 B 族维生素会损伤中枢神经系统引起记忆力、注意力、学习能力显著下降，甚至引起意识障碍。维生素 B 族缺乏还会引起末梢神经炎和各种皮炎。

二、对消化系统的危害

绝大多数毒品均有抑制食欲作用。部分吸毒成瘾者就是误认为毒品可以用来减肥而开始吸毒的，毒品的抑制食欲作用不仅可以引起身体消瘦，还可以引起某些人体必需的维生素和矿物质缺乏，从而引起一系列营养不良综合征。铁元素缺乏可引起缺铁性贫血，故而吸毒者中缺铁性贫血非常常见。

长期通过烫吸、鼻吸等方式吸食海洛因、可卡因的吸毒成瘾者常常会有肠胃功能紊乱、厌食等症状，消化系统紊乱，容易有顽固性便秘、饮食不规律。吸毒常引起胃肠蠕动减慢进而引起便秘。这种便秘非常顽固，成为长期令吸毒者苦恼的痼疾。有时吸毒者每隔一周或十余天才大便一次，排便时出血非常常见。胃肠蠕动减慢还可引起肠梗阻。某些人利用身体藏匿毒品，吞服装有毒品的避孕套，也会引起肠梗阻。此外，吸毒者的这种行为也常引起意外中毒死亡。阿片类毒品成瘾者在突然停用毒品后会出现胃肠道蠕动异常加快，表现为严重腹痛和腹泻、打嗝反酸、恶心呕吐等症状，腹泻严重者可出现脱水现象。可卡因对全身血管均有强烈收缩作用，对肠道血管的持续高度收缩可引起肠缺血和坏死，治疗需手术切除。

三、对呼吸系统的危害

吸毒主要通过三种途径对吸食者的呼吸系统造成损害：一是吸毒对呼吸道的直接刺激；二是毒品对呼吸道的特异性毒性作用；三是吸毒引起的营养不良与感染对呼吸系统的影响。吸毒特别是烫吸和静脉注射，极易发生呼吸系统疾病，如支气管炎、咽炎、鼻中隔穿孔、肺感染、栓塞、肺水肿等。慢性吸毒可引起肺结构损伤，肺活量和肺功能降低。

经呼吸道吸毒可对呼吸系统产生直接影响。烫吸和鼻吸毒品对呼吸系统的影响非常严重。毒品烟雾中的化学物质可对气管和肺脏产生局部刺激和损伤。在正常情况下，人体呼吸系统自身的保护机制能够保护呼吸道免受外来有害因素的影响。气管壁细胞表面有纤毛，它能分泌黏液，把人体从空气中吸入的灰尘和细菌包裹起来，并通过纤毛的运动将包裹送至咽喉部位吞下。气管里还生存着清除人体垃圾的白细胞，它们的共同作用使肺脏保持健康。吸烟对纤毛和白细胞的功能均有抑制作用，其后果是使吸毒者出现咳嗽、支气管炎和其他严重感染。此外，烫吸和鼻吸毒品还会引起细支气管的过度收缩而增加哮喘和肺气肿的发病率。以烫吸和鼻吸方式滥用可卡因对肺脏的影响非常严重。由于可卡因具有局部麻醉作用，吸毒者可能出现吸毒所造成的肺部疾病如肺炎、肺出血。长期抽吸可卡因会使肺脏疤痕累累、功能减退。反复鼻吸毒品还会引起慢性咽炎、鼻炎和鼻窦炎。反复吸入毒品还会使毒品沉积在肺中，对肺脏造成进一步破坏。

有些毒品可造成特异性呼吸系统损害。长期大量使用大麻可能导致支气管炎、支气管哮喘、肺气肿甚至肺癌。吸食海洛因过量或中毒时可发生海洛因性肺水肿。此病起病较急，一般在吸食海洛因过量后立即出现。如果抢救不及时，往往导致死亡。患者被送入医院后，常表现为昏迷、呼吸抑制、瞳孔缩小、口唇发绀，肺部听诊可闻及水泡音、哮鸣音。有些患者有房颤表现。胸片显示双肺有大小不等的浸润阴影，主要沿肺泡分布，有的则融合成片。偶尔可见胸腔内有渗出表现。可卡因可引起剧烈胸痛和呼吸困难，其原因可能是降低肺脏一氧化碳的扩散能力，胸痛也是可卡因滥用者求治的原因之一。此外，可卡因吸入还可引起肺炎、肺水肿、咳嗽、咳痰、发热、咳血、哮喘、肺间隔积气、气胸、气心包和肺泡出血，并可通过抑制脑干延髓引起吸食者突然呼吸抑制而死亡。滥用可卡因还会引起"快克肺"，临床表现为肺炎的诸多症状，如严重胸痛、呼吸困难、高热和缺氧表现，但在 X 光胸片上却无任何肺炎征象。抗感染治疗可能对可卡因肺有一定疗效。

由于吸毒者普遍体质虚弱，容易并发呼吸道感染，较重的感染可引起呼吸衰竭。口吸者大多合并有支气管炎、咽炎，表现为咳嗽、咳痰、呼吸困难。肺部感染也可继发于败血症和心内膜炎。肺结核在海洛因吸毒的人群中有较高的发生率。国外有报道，吸毒者中活动性肺结核的患病率为 3.74%。一般来说，吸毒本身不是结核病高发的直接原因，患者的社会经济状况如贫困、营养不良等则是重要的发病因素。

毒品中的很多掺杂成分也可损害呼吸系统。毒品中的不溶于水物质，如淀粉、滑石粉等，静脉注射后可引起肺栓塞。有的吸毒者，使用棉球或香烟过滤嘴过滤毒品溶液，这会将其中的纤维注入体内，引起肺栓塞。肺栓塞会使本已严重受损的肺脏功能进一步下降，进而引起缺氧症状。

四、对循环系统的危害

吸毒特别是静脉注射毒品可导致体位性低血压，严重者可出现心动过缓、心律失常。毒品中的杂质及不洁注射器常引起心血管疾病，如感染性心内膜炎、血栓性静脉炎、血管栓塞、坏死性脉管炎等。海洛因成瘾者常伴有心脑血管异常，严重者更可能出现心跳停止。可卡因引起心律失常更是常见，注射可卡因在短期内可出现心动过速，有些可卡因中毒者会发生猝死和心脑血管意外。

五、对内分泌系统的危害

长期使用海洛因，神经内分泌系统及其功能将受到较大的影响，通常表现为以下几个方面：长期使用海洛因可引起海洛因成瘾者出现丘脑—垂体—肾上腺皮质轴功能的明显变化，使促肾上腺皮质激素和皮质醇 24 小时分泌时相发生改变，表现为上午下降而晚上升

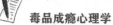

高。长期使用海洛因可造成丘脑—垂体—甲状腺轴的功能改变，使促甲状腺素明显降低。男性丘脑—垂体—性腺轴的功能改变表现为睾酮分泌降低，临床表现为性欲减退、性功能减退或消失；女性则出现为黄体生成素、雌三醇、黄体酮均低于正常水平，尿促卵泡素高于正常生育女性，表现为月经紊乱或闭经。男女均可出现生育能力降低。

吸毒还会对机体其他内分泌腺造成影响，使其分泌激素机制异常，构建异常的内分泌平衡，导致吸毒成瘾者无法从事正常的生产劳作与运动。海洛因成瘾者的心钠素、内皮素、血栓素、6-酮前列素测定均低于正常，血清胰岛素和高血糖素均高于正常人，胃肠道活性肠肽胃动素水平较正常人低。

六、对泌尿系统的危害

吸食毒品对泌尿系统的伤害表现为尿频、尿急、尿痛等症状。同时，咖啡因、普鲁卡因、烟碱、淀粉这些常见的毒品添加剂也会对人体血液循环系统造成堵塞，最终致使水肿、肾衰竭。吸食 K 粉之后，这些毒素会迅速侵入人体的各个系统，对人体带来伤害，长期吸食 K 粉会导致泌尿系统的损害，长期吸食 K 粉的患者有泌尿系统损害及尿频、尿急、尿痛等症状。

吸食粉状类毒品会对呼吸系统和泌尿系统有很大的损伤。吸食毒品的人们及时戒毒还是可以尽量减轻身体的损伤的，但是长期吸食只会越来越糟。男性要蹲着才能小便，一晚上需要上 20 次厕所，严重者更可能因急性肾功能不全而性命垂危。有科学研究跟踪调查了 20 例吸食 K 粉的患者，他们普遍都有尿频、尿急、尿痛、排尿困难、急迫性尿失禁等症状，排尿间隔时间最短的仅约 5 分钟，夜尿频率最高能达约 20 次，严重者还会出现排尿疼痛，有的人根本不敢喝水。

七、对生殖系统的危害

长期使用毒品，可造成性功能衰退，甚至完全丧失性功能。有调查发现，吸食海洛因成瘾者中，女性性功能障碍率为 88.89%，男性则高达 100%；吸毒量越大、吸毒期限越久，性功能损害越严重，静脉注射式吸毒尤其会加重性功能的损害程度。另有临床研究表明，95% 的受访者在吸毒一年以后均出现性心理和性功能障碍，且尤以静脉注射为甚，吸毒剂量达每日 2 克以上的均出现性功能障碍。早期吸食海洛因能引起异常性性欲亢进，男性表现为吸食海洛因后性能力增强、性交频度增加、性行为持续时间延长、性快感提高，女性表现为亢进及性交过程中的性高潮次数增加。但长期吸食海洛因之后，神经内分泌的病理性损害作用会渐趋明显，体内性激素逐渐下降，使性冲动频率、性交频度、性行为持续时间和性快感减少、减低甚至彻底消失。

有人认为吸食大麻能使性欲、性乐趣增强。但研究显示，这些个人体验可能与吸食者所处环境的诱导有关，因为有动物实验显示，大麻可减少雄性大鼠的性交行为，抑制精子生成，并降低血液中的睾酮水平。大麻也能抑制雌性大鼠血液中黄体激素与卵泡刺激素的水平，有抗排卵效应。还有研究指出，大麻中所含的 THC 能使精子的生物钟出现混乱，从而影响精子的受精能力。通常精子在到达卵子时才开始发力猛烈游动，但是大麻吸食者的精子从射出一刻就开始"冲刺"，发力过早，导致精子在到达卵子前已经精疲力竭了。由此可见，大麻具有内分泌活性，而且对男性精子质量的影响远远大于烟酒。

可卡因对睾丸有高度亲和力，长期使用可卡因者会发生精子数目下降、运动能力低，以及减少子宫颈黏液穿透力。而妊娠期女性使用可卡因后，除了对孕妇本身的损伤外，还会增加流产、早产、胎盘早剥、胎儿宫内发育迟缓的发生率，部分可卡因会通过胎盘转运到胎儿的血液循环中，使胎儿宫内发育迟缓，出生体重下降，身长及头围显著下降，出生后出现运动功能异常、学习和记忆能力下降、注意力不集中、条件适应能力差等神经行为异常症状。另外，冰毒可使胎儿出现心血管发育和骨骼发育畸形，使低体重儿、早产儿及新生儿死亡率和胎死宫内率增加。

八、其他危害

吸毒行为会带来许多并发症也会加速传播一些传染性疾病。研究发现，吸食冰毒后更易发生高危性行为。例如，吸食冰毒后男男之间容易发生高危性行为，包括无保护性肛交、多性伴、持续性性交，且安全套使用率极低，由于下消化道容易破损出血，极大增加了梅毒、艾滋病等的感染率，造成性传播疾病的蔓延。有些女性吸毒者因经济窘迫和急于止瘾，会进行卖淫行为，又加剧了性病向一般人群的传播。

同时，药物滥用可引起人体免疫功能下降，容易感染病毒性肝炎。肌体的免疫系统受到损伤后，各种疾病就会乘虚而入，破坏身体的免疫系统，感染各种疾病。很多的吸毒者有钱时都买了毒品，营养情况很差，在吸食毒品的时候，也不会注意个人卫生，当病毒入侵的时候，他们是缺乏抵抗能力的。吸毒成瘾者中，比较常见的疾病就是肝炎和艾滋病，很多的女性吸毒者因为卖淫，染上性病的也很多。

当吸毒者一次性摄入过量或纯度过高的毒品后就容易产生毒品急性中毒，通常表现为癫痫、抽搐、控制力下降、神志不清，严重者可能使肌体器官急速衰竭而死亡。阿片类严重急性中毒常发生昏迷、呼吸抑制和瞳孔缩小等改变，通常伴有血压下降、严重心律失常、呼吸浅快、胸壁肌强直。其中，美沙酮急性中毒可出现失明、下肢瘫痪等。急性重症中毒患者，大多数 12 小时内死于呼吸衰竭，存活 48 小时以上者愈后较好。可卡因急性重症中毒时，表现为奇痒难忍、肢体震颤、肌肉抽搐、癫痫大发作、体温和血压升高、瞳孔扩大、心率增快、呼吸急促和反射亢进等。一次大量吸食大麻会引起急性中毒，表现为精神和行为异常，如高热性谵妄、惊恐、躁动不安、意识障碍或昏迷。检查可发现球结膜充血、心率增快和血压升高等。苯丙胺类毒品急性中毒表现为精神兴奋、动作多、焦虑、紧张、产生幻觉和神志混乱等，严重者出现出汗、颜面潮红、瞳孔扩大、血压升高、心动过速或室性心律失常、呼吸增强、高热、震颤、肌肉抽搐、惊厥或昏迷，也可发生高血压伴颅内出血，常见死亡原因为循环或肝肾衰竭。氯胺酮急性中毒表现为神经精神症状，如精神错乱、语言含混不清、幻觉、高热及谵妄、肌颤和木僵等。

第二节　心理危害

吸毒严重摧残人的精神健康，主要表现为智能衰退、人格扭曲。毒品能直接改变人类大脑中部分化学物质的结构，使人神经错乱、智能衰退、缺乏主动性、创造性减弱、依赖性增强、意志消沉、记忆力下降、注意力不集中、性格孤僻等。更为严重的是，吸毒使人普遍丧失正常的人生观、价值观，容易走上堕落的道路。长期吸毒对个人的心理健康影响极大，吸毒者的思维、行为和情绪都会受到严重的影响，其意志力、注意力、记忆力、耐受力、持久力均受到明显的破坏，毒品使吸毒者丧失行为效率、兴趣及责任感和羞耻感，并出现认知障碍、情感障碍、意志行为障碍、意识障碍、精神心理疾病。

一、认知障碍

吸毒者因长期吸毒极容易出现感觉障碍、知觉障碍、思维障碍、注意障碍、记忆障碍、智能障碍，自知力和定向力衰退。在毒品的侵蚀下，吸毒者往往会出现感觉敏感，对外界一般强度刺激的感受性增强，如长期吸食大麻、致幻剂等毒品后会感到阳光更加刺眼、风声震耳、普通气味异常刺鼻、皮肤的触痛觉更加敏感。另外，吸食有些毒品后也会对外界刺激的感受性减低，对强烈痛感无反应或反应极微弱，严重者会出现感觉倒错，对外界刺激产生与正常人相反的感受。内源性不适也是吸毒成瘾者容易产生的异常感觉，吸毒者往往会感觉到躯体内部特别不舒适，但却无法明确表达不适的部位，症状较为模糊，如吸毒者经常感到有人牵拉、挤压、撕扯自己，出现气血游走或流动、虫爬等特殊感觉。

吸毒成瘾者易出现错觉、幻觉等知觉障碍。大麻、苯丙胺类毒品、氯胺酮滥用者经常把实际存在的人和物感知为与实际不相符的人或物，吸毒成瘾者也容易出现幻觉。苯丙胺类毒品、可卡因、苯环己哌啶使用者容易出现听幻觉，在没有现实听觉刺激下听到各种声音，这些幻听的声音内容往往为攻击性或威胁性，因此吸毒成瘾者受此困扰往往焦虑、坐立不安。苯丙胺类毒品、大麻、氯胺酮、可卡因成瘾者经常出现视幻觉，没有现实视觉刺激下也能看到不同的事物，看到的内容丰富多彩，但有的清晰鲜明，有的模糊不清，毒品成瘾者对视幻觉特别相信，并有明显的情绪反应。可卡因成瘾者容易产生嗅幻觉、味幻觉和触幻觉，在没有现实嗅觉刺激下闻到各种气味，通常为一些令人不愉快的难闻气味；在没有现实味觉刺激下尝到各种气味，通常为异常的怪味，常和其他幻觉妄想合并出现；在没有现实触觉刺激下体会到各种感觉，通常为麻木感、刀刺感、通电感、虫爬感，这些触幻觉与被迫害妄想共存而构成"可卡因狂"，也可见于甲基苯丙胺和大麻依赖者及氯胺酮戒断者。大麻滥用者容易产生空间知觉障碍，对周围事物的距离感觉变近或变远，以及对自身躯体结构方面的感知综合障碍，感到自己整个躯体或个别部分如四肢的长短、轻重、粗细、形态、颜色发生了变化，感觉自己的脸一边大一边小，手臂很长，一下就可以伸到外面去。有的吸毒成瘾者会出现联觉感知障碍，把视觉刺激当作听觉刺激，容易将静止的事物看成在有规律地运动，感觉时间变得很缓慢。

思维形式障碍和思维内容障碍是常见于吸毒成瘾者的认知障碍。思维形式障碍包括思维联想过程的障碍、思维联想连贯性障碍。苯丙胺类毒品成瘾者思维奔逸，思维常为环境中的变化所吸引而转移话题，或按某些词汇的发音相似或某些词语意义上相近而转换主题，思维跳跃，自我感觉脑子灵活、健谈。而阿片类滥用者思维活动显著缓慢，注意力不集中，大脑易出现空白，反应迟钝，多见于抑郁和痴呆状态。大麻滥用者思维不连贯、易中断，经常言语凌乱无章，语句出现只言片语，前后没有逻辑，内容缺乏连贯性和逻辑性，正常人无法理解其所表达的含义，在没有明显的外界干扰下也容易在联想过程中短暂出现思维中断、言语停顿。甲基苯丙胺滥用者经常无中生有地坚信周围某些人或某些组织，对他进行跟踪监视，谋害或陷害，有被迫害妄想。同时，苯丙胺类毒品成瘾者容易患有疑病妄想，坚信自己患了严重的躯体疾病，严重者认为自己内脏已经腐烂，如有些甲基苯丙胺滥用者感觉咽部不适就认为自己得了咽喉癌。

肌体在长期摄入毒品后会使大脑结构发生改变，损害大脑功能，导致吸毒者智力降低，出现记忆力减退、回忆性遗忘，并对自己的记忆错构、虚构，忘记过去事件发生的具体时间，将从未发生的事件或经历说成确有其事，无法辨认周围环境和人物，并对自己出现的这些思维障碍无法认知，固执己见。

二、情感障碍

一般来说，吸毒成瘾者在吸食毒品后，会产生欣快感，心情毫无原因地欣快，感觉超脱，如入仙境，但比较单调刻板，难以引起周围人的共鸣。可卡因吸食者在吸食可卡因后，情感高涨，情感活动增强，表现为经常欣喜若狂，自负自信，易夸大事情，易被激怒，精力充沛，判断力受损，性欲亢进，情绪极其不稳定，有时会变得对周围事物异常恐惧。长期摄入苯丙胺类毒品后，虽然在短暂时间内会出现欣快感，但等药效减弱后，就会情绪低沉，整日忧心忡忡、愁眉不展、悲观绝望，感到自己一无是处，产生自伤、自残、自杀等观念和行为，对外界刺激会缺乏相应的情感反应，丧失对吸毒以外任何事物的兴趣，与周围环境不协调。不过，在有些情况下容易对一些刺激产生偏激情绪，有强烈的情绪反应。

三、意志行为障碍

意志增强或减弱常见于成瘾性物质依赖者。毒品成瘾者在吸食毒品后容易呈现躁狂状态，精力充沛，丝毫不会感到疲惫。但其活动随境转移，做事有始无终。同时，会偏执于某一事件，受妄想的支配，到处控告，所陈述的话语缺乏任何客观证据，内容荒诞，脱离现实。但是也有较大部分吸毒者在长期吸毒后，意志减退，会出现情绪低落、对事物兴趣下降、意志消沉等情况，不愿意参加外界活动，喜好独处，消极避世，整日呆坐不动或卧床不起，有自闭症的行为表现，严重者生活不能自理。

除了意志障碍外，药物滥用者还容易出现运动行为障碍，经常持续、单调地重复做一个动作。长期高剂量吸食苯丙胺类毒品的吸毒者经常出现反复刻板的整理行为，单调的刻板动作如反复扒衣服，复杂的刻板动作如画画。在甲基苯丙胺滥用者中，极容易出现夸大的躯体语言，严重者试图用躯体来表达每一个词汇，经常在日常行为中每谈一句话就有一个夸大的肢体动作，但这些动作表现却十分迅速，无法传达信息，缺乏现实意义。

四、意识障碍

毒品成瘾者对周围环境容易出现意识障碍，吸食过量毒品后意识清晰度降低、意识范围改变、意识内容改变，主要表现为在安静环境下，吸毒者经常处于嗜睡状态，有外界刺激后可立即清醒，并能进行一些简短正确的交谈或其他简单动作，但这种刺激消失后就又会很快进入睡眠状态，在嗜睡状态下，吞咽、瞳孔、角膜等反射仍存在；意识错乱，定向障碍，精神活动迟缓，情感平淡，缺乏主动性，注意力不集中；意识完全丧失，无自发性运动，进入昏迷状态。

吸毒者在摄入过量苯丙胺类毒品、氯胺酮后，极大可能会进入谵妄状态，意识清晰度水平降低，同时产生大量的错觉和幻觉。幻觉内容多为生动而逼真的、形象的人物或场面，如见到昆虫、猛兽、神鬼等，多伴有紧张、恐惧等情绪，兴奋不安，行为冲动，言语不连贯，喃喃自语，即使意识恢复，也不能完全回忆起发生的事情，也可能完全遗忘。甲基苯丙胺过量使用者在吸毒后易至梦样状态，进入梦样状态后，吸毒者意识清晰度水平降低，以假性幻觉为主，容易想象生活场面，并有连续情节。

吸毒者不仅容易出现对环境的意识障碍，还容易出现自我意识障碍，出现人格解体、双重人格甚至多重人格。大麻、氯胺酮、苯丙胺类毒品滥用者在吸毒后会对自我与周围环境产生一种不真实性感觉，对自我产生不真实感。有些吸毒者会在同一时间内表现为两种甚至更多种完全不同的人格。

五、精神心理疾病

除了毒品导致个人危害的一些共有特征外，不同类型毒品的危害有所不同，尤其是当前比较流行的新型毒品。吸毒者长期吸毒后，会造成一些精神疾病。根据国外的相关研究，毒品成瘾与其他精神障碍共病率较高，并且这些毒品成瘾者往往患两种以上精神疾病，形成反社会型、边缘型、回避型、偏执型等人格障碍。

苯丙胺类毒品可以直接损伤大脑细胞，导致神经细胞变性坏死和异常膜性结构改变，容易引起急性和慢性的精神障碍，这些障碍以分裂样精神病和躁狂症为主。第二次世界大战期间，大量日本士兵滥用甲基苯丙胺，"二战"结束后，约有20万甲基苯丙胺使用者出现了精神异常症状。短期使用苯丙胺类毒品产生的精神障碍主要表现为焦虑过敏、多语不安、思维活跃但难以深入思考。摇头丸常在娱乐场所或在人群中使用，在摇头丸的作用下，吸毒者的时间概念和认知出现混乱，表现出超乎寻常的活跃，整夜狂舞，不知疲惫。

同时，在幻觉作用下使用者行为失控，并可诱发精神分裂症。

普通人只要接触足量的氯胺酮两三次即可上瘾，具有很强的依赖性，服用后会产生意识与感觉的分离状态，导致神经中毒反应、幻觉和精神分裂症状，表现为头昏、精神错乱、过度兴奋、幻觉、幻视、幻听、运动功能障碍，以及出现怪异和危险行为。同时，它会对记忆和思维能力造成严重损害。

第三节　家庭危害

一、恶化家庭关系

长期吸毒的成瘾者会发展到对其他所有的事情都漠不关心，甚至六亲不认，吸毒经常会导致夫妻感情破裂而离婚，子女会因此失去家庭温暖，甚至遭受虐待，造成婚姻关系、亲子关系的破裂。家庭是由婚姻关系、血缘关系及收养关系所组成的社会生活单元，家庭与幸福、欢乐等美好事物相连。但是，如果一个家庭中有一名家庭成员开始吸毒，那么整个家庭就会不得安宁，更谈不上幸福了，必会远离往日欢乐幸福的家庭氛围，甚至会带来家破人亡的恶果。有调查表明，吸毒者及其发生的吸毒行为对家庭成员的最大伤害莫过于精神方面的伤害，主要表现为折磨家人，引诱、教唆、强迫家人与自己一同吸毒，甚至以生命相要挟家人不得报警或将其送入戒毒场所。吸毒者往往不会考虑家庭的难处，挪用生活必需费用甚至子女的学费，来购买毒品，由此往往会使家庭关系恶化，最终家人不堪其扰，而导致家庭关系彻底决裂。

吸毒更会贻害后代。父母的思想和行为对孩子的影响是巨大的，如果一个家庭中有父亲或母亲吸毒，将对未成年子女造成直接的伤害。吸毒父母的家教是失常的，更是失范的，缺乏教育的标准和尺度，孩子有时会受到吸毒父母发自肺腑的关爱，有时又会受到吸毒父母失去理智的指责和辱骂。生长在这种环境中的孩子，往往内心会失去衡量事物的标准，难以辨别何种行为符合社会准则和伦理道德的要求，对自己的未来缺乏信心。吸毒父母常常会忽视子女的兴趣爱好，不善于与子女沟通感情。在许多吸毒家庭中，一些年长的子女还要承担起照顾年幼的弟弟妹妹和病弱的父母的重任。在吸毒家庭中成长的孩子接受的家庭教育往往与正常家庭的教育相去甚远，不能树立正确的价值观，也因此与其父母更加疏远、叛逆，亲子关系极差。

吸毒会严重影响吸毒者子女的身体健康。特别是处于怀孕期间的女性吸毒不仅危害自身的健康，还会影响胎儿的生长发育甚至生命。大量事实表明，处于怀孕期间的女性吸毒，其体内的毒品会通过胎盘输送到胎儿体内，使胎儿被动地染上毒瘾，并随母亲毒瘾的发作而发作，因而死胎比例远超常人，即使胎儿存活，也大多体质孱弱、智力低下，有先天性呆傻或残疾缺陷。在家庭中，父母的吸毒行为会使孩子耳濡目染，一旦有机会接触到毒品，染上毒瘾，就会步其父母后尘。在吸毒家庭中成长的儿童具有出现焦虑、精神紊乱

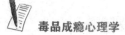

和忧郁症的高风险性。

二、加重经济负担

吸毒需要大量的资金，拿海洛因价格来讲，海洛因根据其纯度的差别，可以卖到300~1200元/克。根据吸毒者毒瘾的大小，一个吸毒者每天吸食海洛因花费可达30元~1000元不等。据不完全资料显示：在我国，根据不同地区、不同时期、毒品纯度的不同以及毒瘾的大小，按毒品的最低价格计算，一个吸毒者每月吸食海洛因的费用在500~10000元。曾有人很形象地描述吸毒人员为了获得毒资而变卖家产的劣迹为"三光政策"，即"骗光、偷光、卖光"。吸毒所需要消耗的大量资金，一般家庭难以承受，即使家庭富裕的，不久也会债台高筑、一贫如洗，最终倾家荡产。吸毒者吸毒成瘾后，一心只会想着毒品，对工作、生活都会失去兴趣，最终被解聘或开除，以致失业。久而久之，其经济状况就会更加恶化。因而，大多数吸毒者往往在耗尽自己的积蓄后，开始变卖家产，而后开始向亲戚、朋友借钱吸毒，四面举债。而且吸毒者往往道德沦丧、六亲不认，为了吸毒，将亲情抛置于脑后。更有甚者会置道德和法律于不顾，男性通过盗窃和抢劫，女性通过卖淫来支付毒资，也有的吸毒成瘾者贩卖毒品，以贩养吸。更有一些毒品成瘾者，丧心病狂，为了满足自己的毒瘾，而将自己的孩子卖给人贩子，逼迫自己的妻子、女儿卖淫供其购买毒品。

三、降低家庭尊严感

尊严在某种意义上可以等同于自尊心，每个人都看重尊严，每个人都极力地保持自己的尊严。虽然自古以来我们就有不食嗟来之食的风骨，也有富贵不能淫，威武不能屈的传统。但是，在现实中却有一部分人不再拥有尊严，或者说是他们迷失了自己，已经不配拥有尊严。吸毒成瘾者因长期吸毒，而被毒品损害了身心健康。虽然在其吸毒圈子里，吸毒是一种流行文化，但是绝大部分人都会认为吸毒行为是有违法律和道德的，认为吸毒者等同于低学历、低素质。由此，吸毒者会产生一种深至骨髓的自卑感，也会因吸毒导致其一事无成而无法在亲戚朋友面前抬头，失去对自身和家庭的信心，自暴自弃。在吸毒家庭中成长的孩子，由于长期被亲戚、朋友、邻居歧视，不能从家庭中感受到应有的家庭温暖、关爱和接受应有的家庭教育，而会从心底里产生对家庭及其吸毒父母的嫌弃，丧失家庭归属感和幸福感，失去家庭尊严感。

第四节　社会危害

毒品不仅危害个人、家庭，而且会给社会带来严重的危害。吸毒已经成为影响社会稳定、威胁人类生存与发展的消极因素。吸毒成瘾不仅消耗巨量资金，还会引发一系列社会问题，如导致教育水平和人口素质下降、劳动力减少、家庭破裂、医疗费用增加、犯罪率升高。由于吸毒所导致的社会矛盾突增，给人民的幸福生活、国家的和谐安康带来了极大的挑战。根据公安部门的统计，在男性成瘾者中，80%都有盗窃、抢劫等犯罪问题；在女性吸毒人员中，80%有卖淫、组织卖淫等问题。本节从治安、经济、文化、公共安全、国民素质等方面分析吸毒成瘾所带来的社会危害。

一、破坏社会治安秩序

毒品容易诱发犯罪，影响社会稳定。毒品问题严重的地方，特别是吸毒问题严重的地方，犯罪问题也相对较多。由于吸毒所引发的治安、刑事案件也逐渐增多。同时，也存在较大比例的吸毒人员为筹措毒资实施犯罪活动。可以说，吸毒是犯罪的"温床"，这是因为毒品的危害总是与妨碍自己与他人的人身健康联系起来，并且由此会引发相关的侵犯财产、人身和公共安全的犯罪。在各类犯罪案件中，毒品犯罪或与毒品有关的犯罪呈现出逐年增加的趋势。吸毒者常常在败光自己的家财之后，走上贩毒、盗窃、抢劫、卖淫的道路。男性吸毒者走上吸毒道路之后，为了短期获取大量毒资，大多倾向于从事非法获取钱财的勾当，而女性一旦沾染上毒品后，特别是对毒品成瘾后，有可能会从事色情服务工作赚取其吸毒需要的费用，严重影响了社会正常秩序与社会治安。

毒品犯罪与黑社会、恐怖组织有着密切联系，他们相互勾结，从事绑架、暗杀、爆炸等暴力恐怖活动，甚至建立武装力量与国家分庭抗礼，严重危害国家安全和社会稳定。在某些国家，毒品犯罪是许多民族分裂组织、恐怖组织筹措资金的主要途径，毒品贸易成为极端宗教主义、分裂主义、恐怖活动分子的资金来源。毒品诱发犯罪已经成为扰乱社会治安的一大隐患。吸毒者常和财产型犯罪联系在一起，其主要原因是为了支付高昂的毒品费用。有些吸毒者以贩养吸，引诱、教唆、欺骗他人吸毒。由于长期吸毒，吸毒者会丧失劳动能力，在强烈毒品渴求的驱动下，有的女性吸毒者会放弃道德底线和尊严，出卖肉体以淫养吸。

吸毒常引发自伤、自残、自杀等行为。毒瘾发作时会使人感到非常痛苦，失去理智和自控能力，会产生认知和意志障碍，极度压抑、恐惧多疑，并在幻觉或错觉的驱使下，产生杀人等犯罪行为。毒品活动加剧诱发了各种违法犯罪活动，扰乱了社会治安，给社会安定带来巨大威胁。

二、耗费社会财富

在经济上，即使不计因成瘾导致的社会劳动力减少所造成的经济损失，不计禁毒、戒毒、解决吸毒带来的公共卫生问题等间接消耗，每年仅吸毒者毒资的直接耗费就达千亿元以上。例如，海洛因成瘾者每天滥用毒品的平均耗费在300元以上，每年就会造成10万余元的花销，更有许多吸毒者每年用于吸毒的费用高达数十万元。加上吸食鸦片、大麻、冰毒、摇头丸等其他毒品的人数，耗费的资金简直就是天文数字。毒品经济属于地下经济，是非法的活动，虽然难以精确统计，但可以确定的是，毒品吞噬了巨额社会财富。毒品经济对一个国家的国民经济具有重大影响。据统计，每年美国在因吸毒而引起的执行法律、提供医疗服务方面，要承担约 400 亿美元的经济损失。吸毒造成的经济损失一直在逐年增加。吸毒职工容易出现工作失误、工作事故，对待工作不认真，由此造成的经济损失每年达 260 亿美元。有大量事实表明，毒品已经严重阻碍了生产力的发展。吸毒不仅会使个人的体质下降，还会让个体丧失正常的工作能力。由于吸毒而造成的劳动时间的减少，会在一定程度上影响到国内生产总值的水平，并且使人均国内生产总值降低，这对国家的长远发展和社会经济发展都会造成负面影响。可以说，吸毒耗费社会巨大财富，给国民生活带来经济困扰。

禁毒工作每年都要耗费大量的国家财政资金。国家以及各级人民政府每年都要拨出大量的经费用于戒毒。同时，国家每年还要拨出大笔的经费用于建立缉毒队伍、购买缉毒设备、对毒品进行鉴定和用于办案经费。如果毒品犯罪增加，必然会刺激国家财政支出，给国家的财政带来巨大损失。国家除了每年都要付出大量的财政支出用于直接解决毒品问题外，还要拨出专门的经费用于解决因吸毒所导致的一系列社会问题，如收养吸毒家庭的未成年子女、救治吸毒孕妇所诞下的有先天性生理和智力缺陷的新生儿、收治因吸毒所造成的各种严重传染性疾病。治疗、救济的费用无疑给社会造成了严重的经济损失。

三、对社会文化产生负面影响

大量的吸毒者出现后，就产生一种与主流文化相对立又并存的亚文化，即毒品亚文化。近年来，吸食甲基苯丙胺、氯胺酮等新型毒品的人数呈逐年上升趋势，吸毒贩毒也日趋低龄化，青少年吸毒问题严峻。在 KTV、酒吧、夜总会等娱乐场所吸食甲基苯丙胺、氯胺酮、摇头丸等聚会用药已经形成一种毒品亚文化，甚至成为一种时尚。尤其是当演艺界人士、名人吸食大麻的事件被曝光后，给整个社会文化带来了严重冲击和广泛的负面影响。本来，一个人在青年时就应该发奋学习，努力积累知识和技能，以便以后为国效力、报效国家，成为国家的栋梁之材。但是，一个人如果染上毒品，就意味着逃避了其所应当承担的家庭责任和社会责任，人性扭曲，丧失道德和人格尊严。一旦吸毒亚文化充斥各个社会阶层，就会冲击传统的美德甚至扭曲整个社会的价值观，因此，世界各国都在加大主流文化宣传力度，抵御吸毒亚文化的危害。

四、威胁公共安全

毒品严重威胁公共卫生。毒品摧残人的身心健康，是艾滋病、性病等传染性疾病传播的"温床"。资料显示，我国现存艾滋病患者人数高达数十万例，部分地区通过注射方式摄入毒品的吸毒者艾滋病病毒感染率超过 50%。吸毒者易感染艾滋病、性病、肺结核等传染性疾病。静脉注射毒品、性行为是艾滋病传播的重要途径。一方面，注射毒品会造成针具的交叉使用，促使艾滋病的传播；另一方面，毒品会诱使吸毒者无理智地与他人发生性行为。艾滋病病毒存在于艾滋病患者的前列腺液、精液、子宫颈和阴道分泌物以及创口渗出液中。因此，不论是同性还是异性间的性接触都是艾滋病传播的途径。目前，全世界的

艾滋病感染者中有七成以上是通过性传播的。根据我国官方数据，艾滋病感染者中有 70%
是由于共用静脉吸毒注射器造成的。吸毒者中卖淫、嫖娼等行为严重，吸毒后淫乱行为也
十分常见，又增加了艾滋病的感染和传播。特别是吸毒妇女，往往是用自己的身体来交换
毒品，更是传播和感染艾滋病的高危人群。

目前，我国对于毒驾引发的道路交通事故没有权威的统计数字，但从近年来媒体报道
中可以看出，毒驾引发的道路交通安全事故呈现上升态势。对于驾驶员，当前并没有出台
法律法规要求驾驶员体内毒品含量像酒精含量一样，有最高限度的标准。因此，对于吸食
毒品后驾驶机动车辆的行为，只能以吸毒行为对其进行处罚。毒驾导致肇事肇祸频频发
生，已经严重危害公共交通安全。吸食冰毒、氯胺酮等毒品后，吸毒者不仅情绪亢奋、激
动，而且经常伴有幻觉，在这种情况下驾车会发生危害公共安全事件，其主观意识在幻觉
的误导下，往往会对某种危害结果具有很强的主动性和攻击性，社会危害更大。更有一些
吸毒人员在吸毒后，为了进一步寻求刺激而故意以危险方式驾驶车辆。由此可见，毒驾已
成为道路交通领域的重大隐患之一，严重危害人民群众的生命财产安全。

五、降低国民素质

吸毒者在吸毒成瘾后，身体消瘦，体力和智力水平下降，不能进行有益于社会的活
动，不能为社会创造财富，成为社会的"毒瘤"。大量的调查显示，世界各国吸毒者中绝
大多数是青少年。从这些人的年龄来看，他们正处于适合学习的奋斗时期或者正应为工作
而努力拼搏的时期，正是为社会做贡献的年龄。但是他们却身染毒瘾，整日沉沦于吸毒、
犯瘾、获取毒资、购买毒品、再吸毒的恶性循环中，许多人因此丧失劳动力甚至死亡，完
全丧失为社会创造财富的能力，这无疑是社会人力资源的一大损失。由于长期吸毒，吸毒
者的身体素质多不如正常人，平均寿命比一般人短 10~15 年。导致吸毒人员身体素质差，
容易过早死亡的原因有：其一，吸毒过量会引起呼吸抑制死亡，吸毒时间较短者在注射毒品
后数分钟内即可致命；其二，吸毒可引起多种并发症而致死。毒品损害人体健康，危害人体
重要的组织器官，干扰并破坏人体正常的新陈代谢，导致体力和智力明显下降、免疫系统障
碍、精神颓废，而且会因吸毒感染肝炎、艾滋病、性病等严重传染性疾病。因此，从长远来
看，吸毒会影响整个民族素质，直接威胁一个国家，甚至是全人类的生存和发展。

吸毒败坏社会道德风尚，影响下一代的价值观。青年人是社会的未来，是民族兴旺、
国家昌盛的希望，但是如果青少年吸毒，不仅会使社会乌烟瘴气，而且会使青少年走上违
法犯罪的歧途。毒品亚文化会使年轻人形成以吸毒为荣、崇尚吸毒的不良风尚。而正是这
种畸形的风尚破坏了正确的道德标准。在大多数吸毒者看来，吸毒并不是一件丢人或者令
人羞耻的事儿，更不会意识到吸毒已经违法和触碰社会道德底线。相反，他们认为吸毒是
个人的自由，别人无权干涉，认为吸毒是引领社会风尚的主要形式，一旦吸毒就会成为时
代的弄潮儿。就是在这种错误观念的影响下，吸毒人员不会意识到他们已经偏移主流的、
正确积极的价值观，已经成为时代的落伍者。

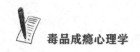

第六章　毒品成瘾的诊断与心理评估

大量国内外研究发现，吸毒人员在长期滥用毒品的过程中产生的心理依赖（心瘾），是导致复吸的最重要原因。现阶段，我国戒毒有关部门对毒品成瘾人员的诊断与心理评估多数以访谈、调查问卷为主，这样的评估方式主观性较强，戒毒人员往往为了早日脱离监督管理，采取欺骗、隐瞒等方式填写问卷内容，导致戒毒机关难以得到成瘾人员真实的成瘾状况。毒品成瘾的诊断与评估是将毒品成瘾的心理依赖程度作为复吸的预测因子，建设科学、系统的毒品成瘾评估体系，对吸毒人员进行成瘾的诊断与心理评估，掌握毒品成瘾者的心理依赖程度及其人格、情绪、人际等不同层面的心理功能，为制定合理有效的治疗康复方案、采取有针对性的戒毒措施提供依据，从而提高戒毒效果、降低复吸率。未来可将毒品成瘾的诊断与心理评估工作作为戒毒工作的重要方面，实现复吸率从不可控向可控的转变。

第一节　毒品成瘾的诊断标准

一、阿片滥用与依赖的临床表现和行为特征

以下症状、体征或行为特征有助于判断阿片滥用与依赖。

（一）针尖状瞳孔

瞳孔缩小呈针尖状，这是用完阿片类药物后最具特征的体征。

（二）成瘾行为变化

成瘾行为变化主要是对滥用药物的强烈心理渴求导致的精神依赖性的特征，表现为强迫性用药和由此导致的强烈觅药行为，以此为生活、生命唯一目标。这种人常不讲个人卫生，衣着邋遢，呈颓废状。为了获得毒品可以放弃社会、家庭责任感，放弃个人前途、健康、人的尊严和道德，人格扭曲，同吸毒前判若两人，为获取毒品进行违法犯罪活动。

（三）精神变化

精神变化表现为用药后精神恍惚、表情淡漠、消沉、抑郁和昏睡，而停药后表现为焦虑不安、烦躁、易激惹和失眠。吸毒者常有不同程度的抑郁、焦虑、精神障碍。

（四）特征性的躯体戒断症状

流泪、流涕、打哈欠、瞳孔扩大，手指细微的抖动和情绪上的变化等，于停药数小时后发生。

（五）其他

包括皮肤的针痕（见于注射方式滥用）、焦黄的手指（因几乎所有吸毒者都有吸香烟习惯，故此体征不仅见于烫吸方式滥用者，也见于其他方式滥用者）和随身携带的吸毒用具，如注射器、烫吸毒品用的锡箔等。

二、阿片依赖的诊断标准

阿片依赖的诊断标准参照 DSM 系统和 ICD 系统。

（一）DSM 系统

由美国精神病学会出版的《精神障碍诊断和统计手册》（*The Dignostic and Statistical Manual of Mental Disorders*，DSM）是国际上公认和普遍采用的精神疾病分类和诊断标准。现将 DSM 第 4 版（DSM-Ⅳ）有关精神活性物质依赖与滥用诊断原则介绍如下：

1. DSM-Ⅳ精神活性物质依赖诊断原则（至少具备下述 3 条）。

（1）出现耐受性。

（2）出现特征性的戒断症状（阿片类戒断反应表现为停止或减少用药时至少出现下列症状或体征中的 3 条）：①渴求使用阿片；②恶心呕吐；③肌肉疼痛；④流泪、流涕；⑤瞳孔扩大，毛发竖起，出汗；⑥腹泻；⑦打哈欠；⑧发热；⑨失眠。

（3）经常使用同类物质以避免出现或缓解戒断症状。

（4）使用物质的量或时间超过本人的意愿。

（5）多次戒毒治疗失败（多次"复吸"）。

（6）强烈的寻觅药物行为，或用很多时间使用该物质。

（7）反复使用某物质，并因此导致不能履行工作、学习和家庭职责。

（8）在身体已受到损害情况下仍反复使用某物质。

（9）由于使用某物质，不能参加或不得不放弃重要的社交、职业和娱乐活动。

（10）由于反复使用某物质导致法律问题和人际关系纠纷。

（11）尽管了解使用某物质可以造成或加重身体损害，但仍强迫性使用。

2. DSM-Ⅳ精神活性物质滥用诊断原则（至少具备下述 1 条）。

（1）由于反复使用某物质而导致法律问题和人际关系纠纷。

（2）由于反复使用某物质而不能参加或不得不放弃重要的社会和娱乐活动。

（3）在身体已受损害的情况下仍反复使用某物质。

为了具有可操作性，斯皮策（Spitzer）根据 DSM-Ⅲ-R（DSM 第三版修订本）编制了《临床用诊断提纲》（*Schedule Of Clinical Interview for Diagnosis Drug Dependence*，SCID-DD，

1986），用来作为 DSM 系统药物依赖的临床诊断量表，此诊断量表由杨德森教授译成中文，现介绍如下。

SCID-DD 分 A、B、C、D 4 个部分。A 为必备条件，包括 A-0 "药物使用"，A-1 "问题使用" 和 A-2 "多药使用" 三项。A-1 又分为三项：A-1a 为非处方用药，A-1b 为超量使用，A-1c 为持续使用，符合其中任何一项即为 "问题使用"。B 为症状标准，按 DSM-Ⅲ-R 药物依赖症状学诊断标准排列，共 9 项内容，分别是：①心理渴求；②失控使用；③出现耐受性；④停药后出现戒断症状；⑤用药缓解症状；⑥试图停止使用或戒毒；⑦职业受损；⑧放弃社交活动；⑨社会功能、心理、躯体健康受损。为询问方便，上述有些项目又分为若干分项。C 为病程。D 为发病年龄。A、B、C 三项标准均符合者可诊断为 "药物依赖"；符合 A、C 两项，B 项第 7、8 条中至少有一项肯定回答，可诊断为 "药物滥用"。

（二）ICD 系统

ICD 是世界卫生组织《国际疾病分类》（*International Classification of Diseases*，ICD）标准。至 1988 年 ICD 已修订至第 10 版，即 "ICD-10"。ICD 系统的修订主要依据各类疾病临床诊断客观需求的发展和变化，在下一版（新版）标准出版之前，应执行当前标准。因此，尽管 ICD-10 已出版多年，但在第 11 版未出版之前仍以 ICD-10 为准。ICD 内容与 DSM 系统略有不同，主要包括：①ICD 不包括社会/法律后果，而仅限于医学、心理学方面的损害；②ICD 的诊断标准、依据较 DSM 系统少。例如，ICD 中仅有 "对某种物质使用控制能力下降"；而 DSM 的解释是：对药物摄入的持续渴求，或经一次以上想戒毒但未成功（复吸）；药物的摄入量和次数超过本人的意愿而不能自拔；③ICD-10 中依赖症状中的 "渴求" 标准并未被 DSM 所采用。现简介如下。

1. ICD-10 对物质依赖的诊断标准（1988 年）（至少具备下述 3 条）。

（1）对使用的物质（一种或几种）具有强烈的渴求或难以抗拒的感受。

（2）有对物质失去控制能力而不能减少或停止使用的明显表现。

（3）在停药后出现戒断症状，或为了避免身体戒断症状以及精神上的不适而使用某种物质。

（4）对所使用的物质产生显著的耐受性。

（5）由于物质使用而渐进性减少对其他方面的兴趣或爱好。

（6）在使用某物质已造成身体严重受损的情况下仍然持续使用。

2. ICD-10 对物质滥用的诊断标准（仅下述 1 条）。

由于物质使用而出现心理或身体损害的明显症状或体征。

3. DSM 系统与 ICD 系统的共同点详见表 6-1，仅供参考。

表 6-1　DSM 系统与 ICD 系统的共同点

DSM-Ⅲ-R（现已不用，此作为对照）	DSM-Ⅳ	ICD-10
至少符合 3 条标准；受某些症状困扰 1 个月以上，或在较长的时间中经常出现该症状	在过去 12 个月中出现因物质使用而导致至少 3 条具有临床意义的显著损害或困扰	过去一年中同时出现或经历 3 条或 3 条以上标准
使用物质的量或时间经常超过本人意愿	同 DSM-Ⅲ-R	在"瘾"发作时难以控制物质使用行为，或使用程度
对使用物质的持续渴求，一次或多次企图减少或停止用药，但都以失败告终	对滥用物质的持续渴求，企图减少或停止用药，但都以失败告终	有一种对使用物质的强烈渴求，或强迫性使用物质的欲望
使用大量时间寻觅物质（如盗窃），使用物质（如一支接一支地吸烟），或需要长时间才能从药效作用中恢复	使用大量时间寻觅物质（如多次找医生开药，或买药），使用物质（如一支接一支地吸烟），或需要长时间才能从药效作用中恢复	由于物质使用而渐进性地减少或失去对其他活动的兴趣；增加寻觅或用药的时间，或需要长时间才能从药效作用中恢复
由于物质滥用放弃或减少重要的社交、工作或娱乐活动	同 DSM-Ⅲ-R	
尽管明知物质滥用会给身体、精神和社会带来损害，但仍不能减少或控制使用	同 DSM-Ⅲ—R	尽管身体、精神已出现物质滥用导致的严重损害，但仍不能减少或控制使用
出现显著的耐受性：需要显著地加大用药剂量（增加 50%）才能获得所期望的中毒效应；或使用原来剂量条件下，药效（中毒）效应显著下降	出现耐受性，定义为：①需要显著地加大用药剂量才能获得所期望的中毒效应；②使用原来剂量条件下，药效（中毒）效应显著下降	出现耐受性，如为获得原来低剂量时产生的效应，而加大用药剂量
出现特征性的戒断症状	出现戒断症状，表现为：①出现特征性的戒断症状；②使用同类物质以缓解或避免戒断症状	当停止或减少使用某物质时出现身体戒断症状，表现为出现特征性戒断症状，或使用同类物质以缓解或避免戒断症状
经常使用物质以缓解或避免戒断症状		
频繁地出现中毒或戒断症状		

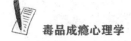

（三）我国阿片类药物依赖的诊断标准

阿片类物质滥用及成瘾问题是世界范围内的公共卫生和社会问题。我国阿片类物质的滥用问题频发，随着社会的发展出现了新的形势，为进一步规范阿片类药物依赖的诊断治疗工作，卫生部组织专家对原《阿片类成瘾常用戒毒疗法的指导原则》进行了修订。其中对于阿片类物质成瘾的诊断标准，参照《疾病与有关健康问题的国际统计分类第十版》（ICD-10）。ICD-10 在"使用精神活性物质所致的精神和行为障碍"中对各类物质所导致的心理和行为问题进行了描述。

诊断标准：（在以往 12 个月内发生或存在 3 项以上即可诊断为阿片类药物依赖。）

1. 对阿片类药物有强烈的渴求及强迫性觅药行为。
2. 对阿片类药物滥用行为的开始、结束及剂量难以控制。
3. 减少或停止滥用阿片类药物时出现生理戒断症状。
4. 耐受性增加，必须使用较高剂量药物才能获得原来较低剂量的感受。
5. 因滥用阿片类药物而逐渐丧失原有的兴趣爱好，并影响到家庭和社会关系。
6. 不顾身体损害及社会危害，固执地滥用阿片类药物。

由此可以看出，我国参照 ICD-10 的标准，从生理与心理两个角度来确立阿片类物质成瘾的诊断标准。其中对于成瘾的心理诊断，主要体现在个体对阿片类物质的心理渴求（第 1 条）上，此外也将对个人、家庭、社会的不良影响（第 5 条）作为心理诊断的内容。

三、苯丙胺类依赖的诊断标准

近年来，我国苯丙胺类药物滥用呈上升趋势，滥用人群分布广泛，诊断治疗难度较大。2002 年卫生部与原国家药品监督管理局联合发布了《苯丙胺类兴奋剂滥用及相关障碍的诊断治疗指导原则》，对苯丙胺类药物依赖的规范化治疗起到积极作用。卫生部于2009 年重新修订了《苯丙胺类药物依赖诊断治疗指导原则》，侧重于生理脱毒阶段的诊断治疗，兼顾其他治疗措施，包括心理社会干预、行为矫正、防止复吸等。苯丙胺类物质滥用对心理方面造成的损害后果远比身体方面的明显、严重和复杂，其诊断标准与阿片类略有不同。

参照 ICD-10 苯丙胺类药物依赖标准诊断：（在以往 12 个月内发生或存在 3 项以上即可诊断为苯丙胺类药物依赖。）

1. 具有非医疗目的滥用苯丙胺类药物的强烈意愿。
2. 对苯丙胺类药物滥用行为的开始、结束及剂量难以控制。
3. 滥用苯丙胺类药物的目的是减轻或消除戒断症状。
4. 减少或停止滥用苯丙胺类药物后出现戒断症状。
5. 滥用苯丙胺类药物的过程中耐受性逐步增加。
6. 不顾社会约束，选择滥用方式的（时间、地点、场合等）自控力下降。

7. 由于滥用苯丙胺类药物逐步丧失原有的兴趣爱好，并影响到家庭、社会关系。

8. 知道滥用苯丙胺类药物的危害仍坚持滥用。

9. 减少或停止滥用苯丙胺类药物后出现戒断症状，重新滥用时剂量较以前增加。

四、氯胺酮依赖的诊断标准

氯胺酮于 1962 年由美国药剂师加尔文·史蒂文斯（Calvin Stevens）首次合成。20 世纪 90 年代以来，氯胺酮作为一种主要合成毒品在世界范围内流行，蔓延至亚洲地区。氯胺酮滥用可导致多种临床问题，如急性中毒、成瘾、引起精神病性症状及各种躯体并发症等，具有致幻作用、躯体戒断症状轻的特点。氯胺酮滥用不仅会严重损害滥用者身心健康，导致艾滋病等传染病蔓延，还会引发各种家庭问题，影响社会安全，已成为我国药物滥用的主要问题之一。

在《卫生部办公厅关于印发氯胺酮依赖诊断治疗指导原则的通知》中，制定了《氯胺酮依赖诊断治疗指导原则》对于氯胺酮成瘾的心理评估标准作出了明确规定，分别从心理渴求、精神症状、人格特征与认知功能四个方面进行评估：

1. 成瘾行为与心理渴求的评定：可应用成瘾严重程度指数量表（ASI）及视觉类比量表（VAS）评定成瘾及心理依赖严重程度。

2. 精神症状评估：可使用症状自评量表（SCL-90）、焦虑自评量表（SAS）、抑郁自评量表（SDS）、汉密尔顿焦虑量表（HAMA）、汉密尔顿抑郁量表（HAMD）和简明精神病量表（BPRS）等对精神症状的严重程度进行评估。

3. 人格特征评估：可应用多种测验以多角度、多维度评估患者的人格特征。常用量表包括：明尼苏达多项人格测验（MMPI）、艾森克人格问卷（EPQ）以及卡特尔 16 项人格因素量表（16PF）。

4. 认知功能评估：可选用韦氏记忆测验（WMS）和韦氏智力测验（WAIS）、威斯康星卡片分类测验（WCST）和连线测验等方法对记忆力、智力以及分析判断能力进行评估。

第二节　毒品成瘾的心理评估

一、毒品成瘾心理评估的概念

毒品成瘾的心理评估指在戒毒康复领域，为提高戒毒效果、降低复吸率，运用专业的心理学方法和技术对吸毒人员的心理状态、情绪状况、人格特征和对毒品的渴求程度做出相应判断，在此基础上进行全面分析，对个体的心理成瘾情况进行判断并制定有针对性的治疗方案。心理评估的主要手段是心理测验，其他手段还有行为观察、个别谈话、生活史调查、临床数据记录等。随着人们对毒品成瘾认识的提高，戒毒工作也从重生理戒断向重精神戒断转变。由于人类心理结构内隐性和"心瘾"的顽固性，决定了心理治疗的必要性

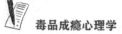

和心理矫治手段的复杂性，这就导致对滥用物质种类不同、成瘾程度不同的吸毒人员，不能无差别地使用相同的治疗方案。因此，对吸毒人员进行毒瘾的心理评估就具有不可或缺的重要意义。

二、使用标准化评估的意义

（一）通过毒品成瘾的心理评估，激发戒毒人员的戒毒动机

毒瘾的心理评估结果关系到戒毒人员的切身利益，因此评估活动会受到他们的重视。戒毒人员会加强自我调整，积极融入戒毒的过程中。而评估结果的正向发展又会影响到戒毒人员的自我效能（自我效能感是指个体在执行某一行为之前，对自己能够在什么水平上完成该行为活动所具有的信念判断或主体感受），提高对毒品戒断的信心，想象戒毒成功后回归社会的场景，自发转变戒毒动机，动机的改变被认为是成功治疗物质使用障碍的基本先决条件，从而有效降低复吸率。

（二）通过毒品成瘾的心理评估，制定精准的治疗方案

掌握戒毒人员的心瘾程度，能够为采取有针对性的治疗措施提供依据。通过人格测验可以找出深藏在他们个性中导致吸毒的心理原因和特点；只有掌握了吸毒者的个性差异，才能因人施教，鉴别症状进行戒毒康复治疗；通过对吸毒人员的心理健康状况测评，可以发现其存在哪些心理问题及其心理问题严重程度，预测可能发生的行为偏移，为预防复吸提供依据。根据心瘾程度的由高到低，采取的干预性措施强度也应该由强到弱，及时发现高危人群，排除心理安全隐患，维护场所安全稳定；在戒毒的不同阶段，适时开展心瘾评估，有助于监测戒毒人员的康复水平，对戒毒工作进行客观的分析与评价。

（三）通过毒品成瘾的心理评估，预测复吸的可能性

由于复吸的根本原因并非生理依赖，而在于其持久顽固的心理依赖，因此可以通过评估心理依赖程度来对复吸的可能性进行预测。药物滥用有关的正性奖赏记忆与负性的情绪记忆形成、巩固与提取，是产生心理依赖的重要原因。在长期的药物滥用过程中，打火机、针管等相关环境线索，与吸毒行为及其导致的感官刺激形成记忆联结。当成瘾人员再次接触到与成瘾物质相关的环境线索时，其成瘾记忆即被唤醒，促使成瘾者产生一系列生理心理的渴求反应，导致自动化的药物寻求及使用行为，引发复吸。随着科技的进步发展，更多的技术被用到毒瘾的心理评估中，现阶段实践中，有一些戒毒所通过虚拟现实技术进行毒品相关线索的诱发，来激发戒毒人员的心理渴求，并对变化的生理指数进行监测，以评估心瘾程度。以一定的生理数据收集为基础，结合戒毒人员主观渴求情况，可以构建复吸高风险人群的模型，从而更好地对复吸可能性进行预测。

综上所述，药物成瘾不仅是医学、健康问题，而且涉及因成瘾导致的相关社会、家庭和法律等问题，因此对成瘾的评价应是综合性的，这样才能有效区分评估结果是否具有临床意义。毒品的心瘾评估亦是如此，应当将认知、行为、情绪、意识、发展障碍、内外因

和人格形成、戒毒动机等深层次的影响因子纳入评估范围，实现全面分析，只有在对评估对象做出综合性评估的基础上才能得出全面和正确的结论。

第三节　毒品成瘾的心理评估量表

一、评估工具的标准化

毒品成瘾的心理评估，是对戒毒人员进行脱毒治疗的前提与手段，需要对毒品滥用者的症状、生理损害、主观渴求等方面进行全面分析综合评估，因此评估中所使用的工具需要经过科学的分析，被证实准确有效的标准化量表在实践中被广泛运用。标准化量表的关键在于编制程序的"标准化"，即必须按照测验量表的信度检验、效度检验以项目分析的标准化顺序来进行。

（一）信度

信度的定义为测验信度的测量即评价误差在测试分数总方差中所占的比例。简单地说，它就是指评估结果的可靠性程度或测量的一致性程度，信度系数越高即表示该测验的结果越一致、稳定与可靠。在不同情况下，出现不同的测量误差可采用相应的方法来评价，信度分析常用的方法包括重测信度与内部一致性信度。重测信度又称再测信度，是对同一组被调查人员采用相同的调查问卷，在不同的时间点先后调查两次，两次调查结果之间的差异程度，反映了随机误差的影响程度。内部一致性信度测验内部题目之间的关系，考察多个题目是否测量的为同一因子，即题目间的相关性。如果一个工具的全部测量值随着时间的推移，表现出稳定性，并且它的项目总是一起发生变化，那么这个工具就会被认为有信度。

（二）效度

效度即有效性、准确性，它是指测量工具能够准确测出所需测量事物的程度，即评估对象对项目的理解和回答是否与预期测量目标的内容一致。效度分为三种类型：内容关联效度、效标关联效度和结构关联效度。内容关联效度是项目对欲测的内容或行为范围取样的适当程度，即测试内容是否涵盖了代表性样本的内容或行为范围，主要用于设计问题条目时的选择。效标关联效度是指一个测试存在其他的客观基准，则将其称为效标，将测试测量的结果与效标做相关性分析，得到的就是效标关联效度。结构关联效度是指检验所编制的测验结构即项目的设立是否达到了理论构想，通常将编制的测验与同类测试进行相关分析，以获得结构关联效度。

（三）标准分

心理测验的结果通常以分数的方式来呈现。按照一定的评分原则对测试情况直接评价出的分数，我们称为原始分。由于同一测试中的项目间具有不同性质、不同类别、不同结构、不同计量单位的特点，因此题目间的原始分不具有等值性，即使两道题得分相同，也无法判断被试者在这两个方面的水平高低。其解决办法就是将原始分转换为标准分。标准分是一种由原始分推导出来的相对地位量数，表示原始分在同一题目得分所在的相对位置，即水平如何。通过标准分的转化使量表转变为等距量表，不同项目间的分数能够进行加减处理得到可以进行比较的最终得分，以反映被试者在该评估测试中的水平。

二、毒品成瘾心理评估常用量表

近 40 年来，我国心理学工作者修订了大量临床评估工具，包括认知功能评估工具（如比奈智力量表、韦克斯勒智力量表、记忆量表、威斯康星卡片分类测验等）、人格类测验（如明尼苏达多项人格测验、艾森克人格测验，卡特尔 16 种人格测验、罗夏墨迹测验等）、症状类的评定量表（如汉密尔顿抑郁量表、汉密尔顿焦虑量表、症状自评量表等），在评估工具发展方面取得了快速的发展。为了满足戒毒工作的需要，大量的评估工具作为毒瘾评估的手段被运用到实践中。

量表评估的主要项目是围绕着强制隔离戒毒所的管理需求和戒毒人员的个人需求而展开的。从管理需求的角度来说，评估的目的是考察戒毒人员精神状态是否正常、是否患有精神疾病，是否具有暴力倾向、自杀风险等危险因素；从个人需求的角度来说，评估是为了确定戒毒人员滥用药物的种类及其成瘾程度，以采取合适的干预与治疗措施。但是在实践中，由于量表的结果涉及戒毒人员切身利益，他们报告的结果会更容易偏向积极正面，很有可能与实际情况不符。而且大部分戒毒人员文化水平较低，对于量表的理解往往存在偏差，自我评定的结果常常不能反映真实情况。因此，量表评估需要与其他评估方法配合运用，结果相互印证以提高测量的准确度。毒品成瘾研究中常用的量表包括以下几种：

（一）精神活性物质使用问题筛查量表

精神活性物质使用问题筛查量表（Alcohol，Smoking，and Substance Use Involvement Screening Test，ASSIST）是由世界卫生组织 1997 年研发，并经过国际研究验证具有良好的信效度，能够良好地反映物质滥用问题的标准化结构式访谈问卷。ASSIST 由 8 款条目组成，对被测者近三个月与一生的酒精、大麻、阿片类、可卡因等九种物质滥用情况进行评估，计算出每种精神活性物质使用情况的总分，并根据世界卫生组织制定的风险评分标准，将每种精神活性物质使用情况分为低、中、高三种风险水平，中、高风险水平者表示可能存在物质滥用或依赖。使用精神活性物质使用问题筛查量表可以快速、直接地对戒毒人员物质滥用种类、依赖程度进行评估，是戒毒康复领域的有效评估工具。

（二）成瘾严重程度指数量表

《成瘾严重程度指数量表》（Addiction Severity Index，ASI）是由美国宾夕法尼亚州立大学医学院成瘾研究中心的梅莱兰（MeLellan）等人在 1980 年开发的半结构式访谈问卷，也是世界范围内被广泛用来评估物质滥用人员成瘾严重程度的工具之一。ASI 评估受试者酒精、药物使用的情况，是多维度量表，一共包括七个部分：躯体健康状况、就业/支持状态、酒精使用状况、药物使用状况、法律状况、家庭/社会支持状况和精神疾病状态。本量表通过对成瘾者进行综合、全面的分析，可以有效地评估个体成瘾严重程度，以制订合适的治疗方案。

（三）视觉量表

视觉模拟评分法（Visual Analogue Scale，VAS）在中国临床使用较为广泛，基本的方法是使用一条长约10cm的游动标尺，一面标有10个刻度，两端分别为"0"分端和"10"分端，0分表示无痛，10分代表难以忍受的最剧烈的疼痛。在戒毒人员心瘾评估领域，将VAS的问题设置为"对于毒品，现在想使用的程度是……"，设置10个刻度提供给戒毒人员评估。戒毒人员只要真实地按照其内心实际想法做出选择，视觉模拟评分法就可以得出相对准确的渴求程度。

（四）90项症状清单

90项症状清单（SCL-90）操作简单、效果良好，可较细致、客观、标准、全面地反映毒品依赖者的心理状态，有利于对成瘾人员进行有针对性的治疗，是戒毒领域应用最广泛的量表之一。现版本由德罗格蒂斯（Derogatis）于1973年编制，在国外应用甚广，20世纪80年代引入中国，经金华、吴文源、张明园等主持的全国协作组在国内13个地区采样并制定常模，成为国内用于成人群体心理状况调查使用得最多的工具。本量表包含感觉、情感、思维、意志、行为等方面的题目，用于测量躯体化（反映主观身体不适应性）、强迫症状、人际关系敏感、抑郁、焦虑、敌对、恐怖、偏执、精神病性9个因子。李红清等人的研究表明，强制隔离戒毒人员进行SCL-90测试其各项评定指标均明显低于常模，说明受查人员心理健康水平低下，广泛存在抑郁、焦虑、精神性疾病症状等的心理障碍。因此强制隔离戒毒所对戒毒人员首先要做的就是进行SCL-90测试，筛选出需要进一步进行评估的症状，以全面掌握戒毒人员的心理情况。

（五）中国大五人格问卷（简易版）

人格特质是影响吸毒与复吸的重要因素，有研究表明，异常的人格特征影响成瘾行为的发生，并且在长期滥用毒品的过程中，如此的生活方式会微妙地影响成瘾者的人格，最终导致"成瘾人格"的形成。特定的人格特质（外向性、宜人性、严谨性、开放性、神经质）对吸毒行为有着双向强化的作用，因此戒毒人员的人格特质便可以作为复吸的预测因子加以评估。

在过去半个多世纪里，大五人格模型（外向性、神经质、严谨性、开放性和宜人性）得到了广泛的研究，并被证明具有跨语言、跨文化和跨评定者的稳定性，同时在维度层面上得到了人格心理学家的普遍接受。大五模型作为人格特质分类系统的一个明显优势在于它可以在一个广泛的抽象水平上抓住大多数现有的人格特质分类系统的共通性，从而为研究提供一个整合的描述模型。近年来，随着大五人格理论的完善及相应人格测验的成熟，越来越多的研究者采用大五人格测验来评估个体的人格特征。王孟成和戴晓阳等人发现在实践中完整版的量表虽然对人格特质进行了详尽的分析，但是需要花费太多的时间与精力，进而导致测评的误差。为此，王孟成和戴晓阳等在《中国大五人格问卷》的基础上，挑选了合适的条目组成了一个用于测量大五维度的中国大五人格问卷（简易版），以适应实践需要。中国大五人格问卷（简易版）包含40个条目，每个维度分别对应8个条目，各维度选择时平衡了统计指标与条目内容，因此这8个条目能够很好地涵盖完整版问卷的概念范围。目前，中国大五人格问卷（简易版）在成人群体的心理测量学特性均比较理想。

（六）中文形容词大五人格问卷

近年来，随着大五人格理论的日趋成熟，以该模型为理论依据编制的人格测验也被越来越多的研究者使用，尤其在人才测评、临床心理评估、心理咨询等领域发挥的作用得到普遍认可。目前，国际上基于大五人格理论编制的人格测验主要有3种形式，即句子式、短语式和形容词式。这三种人格测验方式的优劣存在较大争议，形容词式的测验形式最简单方便，且经过分析发现，形容词式大五人格测验的信度优于其他两种方式。鉴于上述考虑，罗杰和戴晓阳以大五人格模型为结构框架，运用人格研究的心理语言学方法编制了一份能够同时测量人格维度层面和特质层面、符合中国人语言表达习惯、信效度良好的中文形容词大五人格量表。中文形容词大五人格量表包括5个人格维度和26个次级人格特质，每个次级特质设4个条目，总计104个条目，且具有较好的效标关联效度。无论是各次级特质还是人格维度均有较好的测量精度和信度，具备优良的量表特性，且均可作为常模参照测验用于人格特质评估。

（七）抑郁自评量表

戒毒人员普遍存在心理异常或心理健康水平低的情况。据王春光、袁明等研究发现，物质成瘾行为与情绪加工障碍有着密切的联系。一方面，具有情绪反应异常的个体更有可能出现物质滥用；另一方面，物质滥用会导致更严重的情绪问题。其中抑郁与焦虑最为常见，是物质滥用者出现的普遍情绪问题，很多人初次吸食毒品的原因就是为了缓解情绪困扰。长期滥用毒品，导致个体的情绪调节相关环路结构和功能损害，进而出现情绪加工障碍。为了避免情绪对复吸倾向的影响，实践中应重视对戒毒人员的情绪状况的观察及治疗。

抑郁自评量表（Self-rating Depression Scale，SDS）由美国杜克大学威廉庄教授（William W. K. Zung）于1965年编制，为美国教育卫生福利部推荐的用于精神药理学研究的量表之一，由量表协作研究组张明园（中华医学会精神卫生学会主任委员）、王春芳等于1986年对我国1340例正常人进行分析评定修订中国常模。该量表因使用简便，应用颇广。它为自评量表，用于衡量抑郁状态的轻重程度及其在治疗中的变化。SDS按症状出现频度评定，分为4个等级：没有或很少时间，少部分时间，相当多时间，绝大部分或全部时间。若为正向评分题，依次评为1、2、3、4。若为反向评分题，则评为4、3、2、1。

（八）焦虑自评量表

焦虑自评量表（Self-rating Anxiety Scale，SAS），由威廉庄教授于1971年编制。从量

表的构造形式到具体的评定方法，都与抑郁自评量表十分相似，用于评定受试者焦虑的主观感受。1986 年全国量表协作组对该量表的常模测试过程中发现，其中的反向评题不易为国内人所掌握，影响了该量表的准确性，因而协作组将其修改为正评题（SAS-CR），经对 308 例神经症的研究得出该量表的信度和效度也较好。

（九）社会支持评定量表

社会支持是指一定社会网络运用一定的物质和精神手段对社会弱势群体进行无偿帮助的行为总和。戒毒人员在回归社会后，没有能够及时得到有效的社会支持，反而更多受到社会的拒绝与排斥，导致最基本的安全和归属需求没有得到满足，并受到"成瘾人格"影响，强化了吸毒人员负性情绪体验，进而导致复吸行为的发生。研究表明，戒毒人员受到社会支持的水平与戒毒人员的复吸倾向呈显著性负性相关，因此对戒毒人员复吸可能性进行综合、全面的评估，需要将社会支持作为影响因子进行考量。一般认为，社会支持从性质上可以分为两类，即客观支持与主观支持。客观支持指可见的或者实际的支持，这类支持独立于个体感受，是客观存在的现实。主观支持是个体体验到的情感上的支持，指的是个体在社会中受尊敬、被理解的情感体验和满意程度，与个体感受密切相关。

肖水源和杨德森认为，在评价个体的社会支持系统时，除了应对其客观支持和主观支持进行评估外，还应评估个体对支持的利用情况，个体对社会支持的利用存在个体差异，有些人虽然可以获得社会支持，但却拒绝他人的帮助。人与人的支持是一个相互作用的过程，一个人在支持别人的同时，也为获得他人的支持打下基础。因此，有必要将对社会支持的利用情况作为第三个维度。量表从三个维度共设计 10 道题目，将 10 道题目得分加起来即为社会支持的总分，反映了被测者社会支持的总体状况。

（十）人际信任量表

人际信任是个体对他人的言辞、承诺以及口头或者书面的陈述认为可靠的一种概括化的期望。高信任者可能较少撒谎、不快乐或与他人发生冲突，个体的人际信任度越高越能保持良好的心理健康水平。人际信任量表由罗特（Rotter J. B.）于 1967 年编制，用于评估各种处境下的人际信任，共包括 25 个条目，从"完全同意"到"完全不同意"分别评定为 1 分到 5 分，分数越高表明人际信任程度越高。

（十一）青少年社会支持量表

研究表明，社会支持与青少年的心理健康问题存在紧密的联系：社会支持可以有效预测青少年的情绪行为问题，较高的社会支持对青少年心理健康具有保护作用。掌握青少年的社会支持水平以对毒品滥用青少年的个体社会支持水平进行有效的分析。

青少年社会支持量表由叶悦妹、戴晓阳、崔汉卿和王娥于 2008 年编制，该量表以肖水源的社会支持理论模型为基础。量表内容包括被测者得到的社会支持资源和对已有资源的利用情况，前者又分为主观感觉自己所拥有的资源和客观实际得到的帮助两个部分；后者则指个体对所拥有的社会资源的利用情况，研究发现青少年对社会资源的利用程度存在很大的差异。三个维度共设 17 款条目，条目得分总和即为该量表的总分，反映了被测者

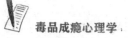

的社会支持的总体情况。

（十二）家庭亲密度和适应性量表

人在社会化的过程中，家庭是第一场所，父母是孩子的第一任导师。家庭因素对个体发展起到举足轻重的作用，家庭关系不良或结构的残缺，是青少年产生越轨行为的重要原因之一，研究发现，在单亲家庭中的青少年更容易出现过分早熟、交往不良、对人冷漠、敌意的品行障碍，进而增加接触成瘾物质的可能性。另有研究表明，个体吸毒与家庭的控制性与矛盾性呈明显的正相关，与家庭的亲密性呈明显的负相关。因此，对戒毒人员复吸评估要重视家庭因素对个体的影响作用。

家庭亲密度和适应性量表第 2 版由奥尔森（Olson）等人于 1982 年编制。费立鹏等人对此量表进行多次修改。量表包含 2 个分量表：①亲密度，即家庭成员之间的情感联系；②适应性，即家庭体系随家庭处境和家庭不同发展阶段出现的问题而相应改变的能力。根据奥尔森的家庭"拱极模式"，用亲密度与适应性 2 个分量表的分数可将被试者的家庭区分成 16 种类型。量表共有 30 个条目，采用 5 级评分，对于每个条目，被试者需要回答两次，一次是对自己家庭现状的实际感受，另一次是自己所希望的理想家庭状况。被试者在亲密度与适应性上的实际感受得分减去理想得分的差的绝对值为被试者的不满意程度。差越大，不满意程度越大。

（十三）匹兹堡睡眠质量指数量表

吸毒人员在停止使用药物或者减少使用剂量后会出现一系列生理与心理的戒断症状，具体表现为心慌、心悸、周身不适、不安、烦躁、乏力、睡眠障碍、肌肉关节痛等。睡眠障碍（入睡较难、易惊醒、睡眠质量差）通常会给戒毒人员带来严重的困扰，甚至因此导致复吸。

匹兹堡睡眠质量指数量表（Pittsburgh Sleep Quality Index，PSQI）于 1989 年由匹兹堡大学精神科医生伯伊斯（Buysse）博士编制而成，用于评价睡眠质量的临床和基础研究。刘贤臣等于 1996 年将该量表译成中文，并对其进行了信效度研究，结果发现该量表应用于国内也具有良好的信度与效度。PSQI 由 19 个自评和 5 个他评条目组成，其中第 19 个自评条目与第 5 个他评条目不参与计分。参与计分的条目由睡眠质量、入睡时间、睡眠时间、睡眠效率、睡眠障碍、催眠药物与日间功能障碍七个部分组成，按照四档（0 分、1分、2 分、3 分）计分，总分越高表明睡眠质量越差。匹兹堡睡眠质量指数不仅可以用来间接评估个体毒品成瘾的水平，还可以对吸毒导致的抑郁、焦虑等情绪问题进行辅助诊断。

（十四）生命质量量表

吸毒行为会给个体带来各种不良后果，严重影响到个体的健康与生活，导致吸毒者的生命质量下降。我国的戒毒工作坚持吸毒人员既是患者又是受害者、违法者的理念，充分地关怀、照顾吸毒人员。

生命质量量表，也称 36 条简明健康状况调查表（Medical Outcomes Study Short-From

36，SF-36），是美国医学研究组开发的生命质量普适性测定量表。因为 MOS SF-36 量表考虑到了生命质量的诸方面，而且条目不太多并易于在实际工作中使用，故其被广泛用于一般人群（健康人群）及某些患者的生命质量测定，且被翻译为不少非英语的版本。万崇华等人对吸毒人员进行 MOS SF-36 测验，发现该量表的心理健康和社会功能领域内部一致性较低，因此结合我国的文化特征和吸毒者的特殊情况，制定了药物成瘾者生存质量测定量表（Quality Of Life for Drug Addicts，QOL-DA），被广泛应用于我国戒毒领域测量吸毒者的生命质量，为制订戒毒康复计划提供参考。

第四节　基于新技术的心理评估方法

一、虚拟现实技术

VR 是英文 Virtual Reality 的缩写，就是虚拟现实。虚拟现实技术是利用计算机生成一种虚拟的三维空间，用户感觉自己存在于真实立体的环境并参与其中，通过视觉、触觉、听觉等最大化地还原真实场景。沉浸式和交互式的体验是 VR 技术的特点。多角度感知性、立体存在感、交互性和自主活动性是虚拟现实技术的典型特征。

当前使用 VR 技术对吸毒的"心瘾"进行评估，能够为毒品成瘾者营造一个真实的毒瘾诱发场景，从而激发其内心渴求，相较于传统的图片诱发方式和视频诱发方式更能激发成瘾者的真实心理状态。依靠虚拟现实进行毒品成瘾者的心瘾评估，根据的是线索诱发原理与生理指数分析技术，对成瘾者经过对抗性条件反射的生理指数进行分析。毒品成瘾者在长期药物滥用的过程中，相关线索（如打火机、针管、锡纸等）与吸毒行为长期匹配，形成联结记忆，导致相关线索的出现会使成瘾者产生对毒品的渴求。运用虚拟现实技术，为戒毒人员提供真实的场景模拟与线索模拟，激发戒毒人员对毒品内心真实的态度，记录并分析诱发状态下的生理指数，生理信号具有真实性、客观性且不受主观意识操控，因此能够较为准确地反映戒毒人员的心瘾程度。

毒品成瘾者戴上 VR 眼镜以及借助特定的生理心理测试设备，就可以在视觉、触觉和听觉上较好地参与到虚拟世界的互动中，再配合视频的节奏和戒毒人员头部的运动，最大限度地还原吸毒行为的真实场景，戒毒人员感觉自己已经融入吸毒的虚拟场景中。吸毒带来的兴奋感与毒品相关线索之间的连接是心理成瘾行为的关键所在，这种愉悦感不断地强化着心理依赖。在使用 VR 设备对成瘾人员进行心理评估过程中，一旦戒毒人员身临其境般地接触吸毒场景后，就会不同程度地产生对毒品的渴求。VR 眼镜内设置的眼动技术结合实时的生理参数采集会形成一系列反映毒瘾程度的眼动数据，与基线状态下的数据进行对比和分析，进而得出成瘾者的心瘾程度。

（一）虚拟现实技术在注意偏向矫正中的应用及前景

通过 VR 可以向成瘾者呈现药物相关的复合线索。由于 VR 良好的生态效度和可操纵性，相较于传统的药物相关线索呈现方式，如图片、视频等，能够诱发成瘾者产生更强的注意偏向。这提示 VR 可以从方法层面提高注意偏向矫正过程中毒品相关刺激的激活程度，从而确保注意偏向矫正干预效果的实现。

虽然注意偏向矫正在很多领域都得到广泛运用，但其效用方面仍存在一定的弊端：在进行注意偏向矫正的时候，训练任务可能经常重复，如果被试者失去注意力，无法完全参与到矫正程序中，那么相关线索注意偏向改变的可能性就会降低。而增加参与度的一个好的方法就是采用新技术。马雷奇（Urech）等人第一次使用虚拟现实技术进行了注意偏向矫正，基于 VR 的注意偏向矫正成功地引起了注意偏向的变化以及焦虑的减少。基于虚拟现实的治疗有以下优点：实验者可以对治疗环境和刺激呈现进行控制，最大限度地与现实环境确保一致。虚拟现实环境和刺激的沉浸性可以潜在地提高生态有效性和患者参与度。此外，如果基于虚拟现实的注意偏向矫正能够提供良好的临床效果，那么不依赖临床医生，提高虚拟现实程序的共享性，可能意味着与临床治疗相比，虚拟现实技术可以提供更广泛的分布和更低的成本。

更重要的是，目前的研究发现注意偏向训练的获益并不能在不同情境之间产生迁移。需要开发新的更好的训练任务和方法，使训练效果能在不同情境中产生迁移。已有研究发现，将 VR 的沉浸性、交互性和构想性特征应用于成瘾治疗具有很大的潜在优势。通过 VR 技术构建的虚拟环境线索有可能成为一种增强的成瘾研究范式，从而弥补注意偏向训练无法迁移到真实环境中的缺陷。

VR 可以增强注意偏向矫正的效果，VR 诱发的注意偏向越明显，成瘾者经过 VR 条件下的注意偏向矫正后，其注意偏向降低越明显，复吸可能性就越低。目前，VR 结合成瘾记忆的消退干预方法在成瘾的治疗中已取得一定效果。这些研究说明，VR 有助于成瘾记忆的行为干预，增强消退干预效果，并且 VR 有可能更好地激活成瘾记忆，提高记忆再巩固干预的效果，是一种极具潜力的成瘾干预技术。但目前借助 VR 来增强成瘾干预效果的研究有限，已有的基于虚拟现实技术对社交焦虑症患者的注意偏向矫正研究表明，虚拟现实技术是一种可行的、很有前景的注意偏向矫正的新技术，但需要进行系统的对照研究。近期的一个研究是利用虚拟现实技术和三维刺激结合点探测任务来评估社交焦虑症患者，通过基于 VR 的注意偏向矫正来减少对威胁信息的注意偏向，从而减少焦虑。而研究结果却表明基于 VR 的注意偏向矫正组并没有改变注意偏向，大多数的被试者并没有显著地减少焦虑。这个研究存在一些局限，比如注意偏向矫正的前测和后测均为被试者的自主报告，且没有对照组，无法提供客观的生理数据进行说明。随着 VR 技术的飞速发展，现有 VR 设备可以结合眼动、脑电等心理学实验设备，生理指标测量方法可以避免被试者由于自我报告带来的要求特征和社会赞许偏好，从而更具客观性。

另外，由于毒品在生物学及法律上的特殊性，目前矫正毒品成瘾者注意偏向及其对药物渴求水平、复吸倾向的影响的研究还是相对较少的。被试者的招募难度较大，依从性较差可能也是其中的原因。此外，虽然大多数研究者都偏向于认为注意偏向和药物渴求是相关的，但是目前对于两者间复杂的交互作用方式以及这种交互作用于成瘾者的觅药行为等方面的认识，尚未达成统一观点。在不能对注意偏向与药物渴求、复吸行为的关系做出准确断定的情况下，对此做进一步的研究探索具有非常重要的意义。而国内关于成瘾行为的治疗，包括酒精、香烟和毒品成瘾行为等，注意偏向干预的研究非常少。在毒品成瘾方面，仅有少量的注意偏向训练研究，被试者也多为海洛因、可卡因吸食者，鲜有关注甲基苯丙胺吸食者，而甲基苯丙胺作为新型毒品，与传统毒品在成瘾机理、吸食方式、戒断症状等方面是截然不同的。如果使用传统毒品的相关信息去训练新型毒品成瘾者注意偏向，可能会影响训练作用。注意偏向矫正作为一种有效的成瘾行为干预手段，有必要在国内开展成瘾注意偏向训练方面的研究，能够给成瘾治疗开辟新的研究领域。

（二）虚拟现实技术在成瘾记忆干预中的应用及前景

除药物相关近端线索（毒品、吸毒工具等）外，药物相关环境（吸毒场所、毒友等）也是复吸产生的一个重要因素。线索暴露疗法不能将消退学习的效果迁移到消退之外的环境，提高消退学习效果的一个重要手段就是使消退时的环境与药物相关环境更为贴近，以期在更大程度上遏制复吸风险。使用者利用头盔显示器、数据手套、数据衣、力反馈等传感设备，感知和操作虚拟世界中的各种对象，实现与虚拟空间的实时交互，从而获得身临其境的感受。

第一个将 VR 应用于物质成瘾线索反应的研究起始于比较简单的以视觉为主要刺激形式，研究虚拟环境下近端线索的作用。孔策（Kuntze）实验室将经典的线索暴露范式与VR 相结合，在这方面进行了开创性的研究，通过 VR 设计了一个虚拟吧台场景，呈现一组近端线索，以海洛因、棉签、注射器等毒品相关线索作为刺激。采用 VAS（视觉模拟评分），Y-BOCS（耶鲁—布朗强迫量表）等方法测量被试者的渴求反应，实时采集被试者的脑电、皮电和心率等生理数据。这项实验验证了虚拟近端线索诱发渴求的有效性，被试者的渴求全面激活。在此基础上，李（Lee）等人对 VR 环境近端线索与传统二维图片线索诱发烟瘾进行比较，发现 VR 线索诱导的尼古丁渴求程度比平面图片线索更加显著。之后瑞恩（Ryan）等人利用 VR 融合多感觉通道刺激，可以成功诱发酗酒者和尼古丁成瘾者的渴求。最能反映虚拟线索高生态效度的环境可能既包括与毒品相关的近端线索，又包括使用场景的复杂线索。加西亚-罗德里格斯（García-Rodríguez）等人评估了 7 个与吸烟相关的复杂虚拟线索环境诱发渴求的程度差异，发现诱发吸烟渴求强度等级的环境依次是酒吧、咖啡馆、在家中午餐、晚上看电视、餐馆午餐。上述研究表明，将被试者放在物质相关的虚拟环境中可以成功诱导渴求，但虚拟环境中进行成瘾的消退训练降低随访中的渴求和复吸的证据还不是十分充足。因此，进一步使用虚拟现实环境检验其干预效果具有重要意义。

以往研究的线索呈现方法包括想象（成瘾者使用药物的情节）、图片（药物相关线索图片）、视频（药物使用的视频）以及药物的随身用品（香烟盒）。结果表明，这些方法确实能够诱发成瘾者的线索反应性。但这些方法的生态效果并不理想，图片和视频能够呈现复杂的、动态的药物相关线索，但是这种平面的呈现形式与现实生活中真实的药物相关

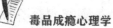

线索还存在一定的差距，并且被试者都是被动地接受这些刺激线索。而随身用品虽然能够为被试者提供与真实环境类似的多感官经验（视觉、触觉和嗅觉），但是并不能很好地控制药物相关情境和复合线索。而在成瘾研究中发现，当消退环境与学习环境越为相似时，消退效果越好，因此利用一个生态效度更高、更加逼真、能够呈现复合线索的技术来构建药物相关场景，对成瘾记忆的干预效果起着十分重要的作用。

综上所述，目前只有一些研究探讨了虚拟现实暴露疗法治疗，但鲜有将记忆再巩固干预与 VR 相结合的研究，同时需要更多的研究来验证虚拟现实是否能够减少对药物的渴求和提高复吸的间隔时间。此外，对于成瘾程度和预测复吸的测量方法，大多采用主观报告的方法，但此方法并不是成瘾程度测量和预测复吸的好方法，应加入更多的生理指标来提高研究的可靠性。

总之，科学技术是现代生活的改良剂，虚拟现实技术的加入，不仅为毒瘾的心理评估提供了真实的诱发环境，更为其他创新型心理评估方式的融合提供了基础。在戒毒领域，虚拟现实技术发挥的作用不只对戒毒人员进行心瘾评估，还可以与"厌恶疗法""暴露疗法"等治疗方法相结合对成瘾进行干预治疗。虚拟现实技术与戒毒工作的融合，还有很多需要改进的地方，比如毒瘾诱发的场景可以提高真实度与清晰度；虚拟现实的设备可以尽量轻巧以方便实际运用；技术更大范围地普及、更多地应用，进而做到全面提升毒瘾评估与治疗工作水平，实现戒毒工作智能化。

二、眼动技术

眼动研究是现在比较流行的一种实验方法。该实验需要使用眼动仪来记录被试者的眼睛视频信息。通过记录并且分析被试者的注视时间与频率、眼跳次数、兴趣区、注视轨迹等客观指标，从而推测和判断其心理加工过程。以往的研究主要着眼于问卷调查法，对戒毒人员心理进行笼统的分析，几乎没有人采用视像心理测量的方法对戒毒人员的心理活动做精细分析，探讨对吸毒人员实施心理戒毒的策略。视像心理测量是考察人们在观看图片时，最先注意其中的哪一部分，然后将视线转移到哪些部分上。视像心理测量经常使用的实验仪器是眼动仪，通过眼动仪记录人的眼球运动来研究人的心理活动被广泛应用于感知觉研究领域。

（一）工作原理

现代眼动仪的结构一般包括四个系统，即光学系统、瞳孔中心坐标提取系统、视景与瞳孔坐标叠加系统和图像与数据的记录分析系统。眼动有三种基本方式：注视、眼跳和追随运动。眼动可以反映视觉信息的选择模式，对于揭示认知加工的心理机制具有重要意义，从研究报告来看，利用眼动仪进行心理学研究常用的资料或参数主要包括注视点轨迹图、眼动时间、眼跳方向的平均速度时间和距离（或称幅度）、瞳孔大小（面积或直径，单位像素 pixel）和眨眼。眼动的时空特征是视觉信息提取过程中的生理和行为表现，它与人的心理活动有着直接或间接的关系，这也是许多心理学家致力于眼动研究的原因所在。

（二）眼动指标

眼动研究可以提供人在进行心理活动过程中的即时加工数据，从而实现对人的心理活动的精细分析。被试者看图时会产生许多眼动，通过眼动分析可以得到一些有关图画知觉重要性的信息。具体从眼动指标分析来看，眼跳次数和回视次数反映的是眼睛运动搜索信息的特征，而瞳孔直径反映的是对于信息加工个体的心理紧张程度、意识投入度等。具体的眼动指标包括以下几个：

1. 注视时间。注视时间是指每个注视点的平均注视停留时间。雷纳（Rayner）和波拉泽（Pollatse）指出，由于图画中材料的差异，信息的确定就常与材料差异的确定相似，因此，眼睛能很快地注意信息区，及时把眼睛移动到与周围环境不协调的物体上，重要的或有兴趣的物体比不重要的物体注视的时间更多、更长。一次注视称为一个注视点，注视次数是指注视点的数量。

2. 注视次数。以往研究发现，低水平的变量（如亮度和对比等）影响着图画的注视次数。在阅读方面的研究中，注视点总数又是反映理解情况的指标。洛夫特斯（Loftus）发现注视的数量是影响再认绩效的关键变量，洛夫特斯认为每一新注视都增加新的信息输入，并且有助于输入信息与后继信息的整合加工，因此它是一个重要指标。注视次数这一指标表明，注视点数量越多，受到的关注越多，该区域也就是其最感兴趣的区域。眼跳动是一种联合运动，即双眼同时移动。

3. 回视。眼跳动的功能是改变注视点，使下一步要注视的内容在视网膜最敏感的区域中央窝附近，这样就可以清楚地看到想要看到的内容。回视是指眼睛的注视点由右向左的方向移动，即眼睛又退到刚才注视过的内容上。

4. 瞳孔直径。瞳孔通过括瞳肌和缩瞳肌调节光线水平，与视网膜及皮层细胞构成瞳孔反射，推动眼的折光成像。赫斯（Hess）认为，让某个人讲出他对一个人、一个或一种事物的内心的态度常常是困难的。瞳孔反应的测量可以考察这种态度。令其愉快的刺激可以引起瞳孔变大。也有实验发现，男同性恋观看男性裸体时瞳孔直径要大于观看女性裸体时的瞳孔直径，而异性恋的瞳孔变化刚刚相反。赫斯认为这些瞳孔的变化反映了被试者的兴趣。瞳孔变化还可以用来研究动机。在国外的一项试验中，主试者让被试者观看一些食物的图片。10 名禁食 4~5 个月的被试者，其瞳孔反应比在试验前一小时内吃过饭的另外 10 名被试者大 2.5 倍。这两个组的平均反应分别是 11.3% 和 4.4%。以上各项从眼动指标本质上都反映了被试者的某种兴趣及动机。

（三）眼动技术的应用

早在 19 世纪就有人通过考察人的眼球运动来研究人的心理活动，通过分析记录到的眼动数据来探讨眼动与人的心理活动的关系。眼动仪的问世为心理学家利用眼动技术探索人在各种不同条件下的视觉信息加工机制，观察其与心理活动直接或间接奇妙而有趣的关系，提供了新的有效工具。眼动技术先后经历了观察法、后像法、机械记录法、光学记录法、影像记录法等多种方法的演变。眼动技术就是通过对眼动轨迹的记录从中提取诸如注视点、注视时间和次数、眼跳距离、瞳孔大小等数据，从而研究个体的内在认知过程。自20 世纪 60 年代以来，随着摄像技术、红外技术和微电子技术的飞速发展，特别是计算机技术的运用，推动了高精度眼动仪的研发，极大地促进了眼动研究在国际心理学及相关学科中的应用。

第一届欧洲眼动大会于 1981 年在德国波恩召开的，规模虽然非常小，但它却标志着眼动研究的繁荣时期即将到来。第十三届欧洲眼动大会于 2005 年 8 月在瑞士伯尔尼召开，它的规模和范围早已超出了欧洲，已成为各国眼动研究专家交流学术思想，加强合作的重要平台。眼动的心理学研究是一个方兴未艾的领域，它已成为当代心理学研究的一种有用范型。

随着眼动仪向智能化、系列化、便携化方向的发展，其理论研究及在心理学众多分支领域中的应用得以迅速发展。眼动与视觉信息加工的心理机制研究是心理学基础研究的主要课题。该领域中的基本理论主要是关于视觉信息加工与眼动的关系理论，特别是眼跳与注意的关系模型。霍代恩（Godijn）和特维斯（Theeuwes）提出了"竞争—整合模型"以解释外源性眼跳与内源性眼跳之间的竞争。该模型认为眼跳过程发生在一个共同的眼跳地图上，这个眼跳地图是动态的、可变的、心理性的。它是整合了来自不同方面信息（如内源和外源性）的结果。心理学家都承认注意与眼动的内在关系。注意是信息加工过程中普遍存在的心理机制，因此通过眼动过程了解注意的状态及其方向，可以为揭示信息加工的内部机制提供独特而有效的途径。因此，将眼动技术与吸毒人员的研究结合起来，能够更加客观地了解毒品成瘾者的心理渴求状态。但在目前的实践中，只有少数研究将眼动仪运用到了毒瘾心理评估中，取得了较好的评估效果。因此，相关研究未来应提高眼动仪的适用范围，并加强对相关专业技术人员的培养。

三、脑电技术

（一）脑电波（EEG）

脑电波（Electroencephalogram，EEG）是一种使用电生理指标记录大脑活动的方法，大脑在活动时，大量神经元同步发生的突触后电位经总和后形成，它记录大脑活动时的电波变化，是脑神经细胞的电生理活动在大脑皮层或头皮表面的总体反映。脑电波来源于锥体细胞顶端树突的突触后电位。脑电波同步节律的形成还与皮层丘脑非特异性投射系统的活动有关。脑电波是脑科学的基础理论研究，脑电波监测广泛运用于临床实践应用中。

人的大脑是由数以万计的神经元组成的，脑电波就是这些神经元之间的活动产生的电信号，这些神经元之间的连接有的是兴奋的，有的是抑制的；思维活动就是反映这些神经元之间的联系，大脑中的神经元会接收来自其他神经元的信号，当这些信号的能量积累量超过一定的阈值时，就会产生脑电波，为了检测到脑电波，人们通常将电极放置在人的头皮上来检测脑电波信号，再应用相关的设备进行脑电波的收集与处理。脑电波中单导联脑电信号确定性较差、随机性强，非线性研究受到一定的限制，识别结果较差；而多导联脑电信号包含着更多的脑活动的信息，它更能反映脑活动的整体信息。

早在 1857 年，英国的一位青年生理科学工作者卡通（R. Caton）就在兔脑和猴脑上记录到了脑电波活动，并发表了《脑灰质电现象的研究》论文，但当时并没有引起重视。15 年后，贝克（A. Beck）再一次发表脑电波的论文，才掀起研究脑电波现象的热潮，直至 1924 年德国的精神病学家贝格尔（H. Berger）看到电鳗发出电气，认为人类身上必然有相同的现象，才真正地记录到了人脑的脑电波，从此诞生了人的脑电图。2020 年 3 月 30 日，美国加州大学旧金山分校的科研团队使用人工智能（AI）解码系统，把人的脑电波转译成英文句子，最低平均错误率只有 3%。这项研究发表在《自然·神经科学》杂志上。

（二）事件相关电位（ERP）

事件相关电位是一种特殊的脑诱发电位，通过有意赋予刺激以特殊的心理意义，利用多个或多样的刺激所引起的脑的电位。它反映了认知过程中大脑的神经电生理的变化，也被称为认知电位，是指当人们对某课题进行认知加工时，从头颅表面记录到的脑电位。

1. 基本概念。对大脑高级心理活动如认知过程做出客观评价，我们很难将意识或思维单纯归于大脑某一部位组织、细胞或神经递质的改变，因为仅采用具体、微观的自然科学手段如神经分子生物学、神经生化学难以记录具体的心理活动。20 世纪 60 年代，萨顿（Sutton）提出了事件相关电位的概念，通过平均叠加技术从头颅表面记录大脑诱发电位来反映认知过程中大脑的神经电生理改变，因为事件相关电位与认知过程有密切关系，故被认为是"窥视"心理活动的"窗口"。神经电生理技术的发展，为研究大脑认知活动过程提供了新的方法和途径。

经典的 ERP 主要成分包括 P1、N1、P2、N2、P3，其中前三种被称为外源性成分，而后两种被称为内源性成分。这几种成分的主要特点是：首先不仅是大脑单纯生理活动的体现，而且反映了心理活动的某些方面；其次，它们的引出必须要有特殊的刺激安排，而且是两个以上的刺激或者是刺激的变化。其中，P3 是 ERP 中最受关注和研究的一种内源性成分，也是用于测谎的最主要指标。因此，在某种程度上，P3 就成了 ERP 的代名词。

ERP 与普通诱发电位不同的是：①要求被试者一般是清醒的；②所有的刺激不是单一的、重复的闪光和短声刺激，而至少由两种或两种以上的刺激编成刺激序列（刺激信号不定，可以是视、听、数字、语言、图像）；③构成除了易受刺激物理特性影响的外源性成分外，还有不受物理特性影响的内源性成分；④内源性成分和认知过程密切相关。

2. 特征。事件相关电位是一种特殊的脑诱发电位，诱发电位也称诱发反应，是指给予神经系统（从感受器到大脑皮层）特定的刺激，或使大脑对刺激（正性或负性）的信息进行加工，在该系统和脑的相应部位产生的可以检出的、与刺激有相对固定时间间隔（锁时关系）和特定位相的生物电反应。诱发电位应具备以下特征：

（1）必须在特定的部位才能检测出来；

（2）都有其特定的波形和电位分布；

（3）诱发电位的潜伏期与刺激之间有较严格的锁时关系，在给予刺激时几乎立即或在一定时间内瞬时出现。

3. 分类。诱发电位的分类方法有多种，依据刺激通道分为听觉诱发电位、视觉诱发电位、体感诱发电位等；根据潜伏期长短分为早潜伏期诱发电位、中潜伏期诱发电位、晚（长）潜伏期诱发电位和慢波。临床上为实用起见，将诱发电位分为两大类：与感觉或运动功能有关的外源性刺激相关电位和与认知功能有关的内源性事件相关电位。

内源性事件相关电位与外源性刺激相关电位有着明显的不同。ERPs 是在注意的基础上，与识别、比较、判断、记忆、决断等心理活动有关，反映了认知过程的不同方面，是了解大脑认知功能活动的"窗口"。经典的 ERPs 成分包括 P1、N1、P2、N2、P3（P300），其中 P1、N1、P2 为 ERPs 的外源性（生理性）成分，受刺激物理特性影响；N2、P3 为 ERPs 的内源性（心理性）成分，不受刺激物理特性的影响，与被试者的精神状态和注意力有关。现在 ERPs 的概念范围有扩大趋势，广义上讲，ERPs 尚包括 N4（N400）、失匹配阴性波（Mismatch Negativity，MMN）、伴随负反应（Continent Negative Variance，CNV）等。但长期以来有人通常以 P3 作为事件相关电位的代称，虽失之偏颇，但临床应用甚广。

4. 测试方法。事件相关电位属于长潜伏期诱发电位，测试时一般要求被试者清醒，并在一定程度上参与其中。引出 ERPs 的刺激是按研究目的不同编制而成的不同刺激序列，包括两种及两种以上的刺激，其中一个刺激与标准刺激产生偏离，以启动被试者的认知活动过程。如果由阳性的物理刺激启动，除了由认知活动产生的内源性成分外，尚包括外源性刺激相关电位；如果由阴性刺激来启动心理活动过程，则引出由认知加工而产生的内源性成分。

P3 为 ERPs 中重要的内源性成分，现时对它的研究最为广泛。多为神经精神学科研究，如精神分裂症、脑血管疾病和痴呆症、智力低下等，通过研究 P3 的潜伏期、波幅、波形变化，反映认知障碍或智能障碍及其程度，同时尚应用于测谎研究。另有人将 P3、CNV 用作观察神经精神药物治疗效果的指标。事件相关电位的另一内源性成分 N2 为刺激以后 200 毫秒左右出现的负向波，反映大脑对刺激的初步加工，该波并非单一成分，而是复合波，由 N2a 和 N2b 两个部分组成，N2a 不受注意的影响，反映对刺激物理特性的初步加工。

刺激模式：刺激模式的设置是研究 ERPs 的关键，要求根据研究目的不同设计不同的刺激模式，包括两种及以上不同概率的刺激序列，并以特定或随机方式出现。包括视觉刺激模式、听觉刺激模式、躯体感觉刺激模式。听觉刺激模式包括三类：①随机作业（OB 刺激序列）；②双随机作业；③选择注意。OB 刺激序列（oddball paradigm）：通过耳机同步给高调、低调纯音，低概率音作为靶刺激，诱发 ERPs。通常靶刺激概率为 10%～30%，非靶概率为 70%～90%，刺激间隔多采用 1.5～2 秒，刺激持续时间通常为 40～80 毫秒，反应方式为或默数靶信号出现次数或按键反应。

5. 影响因素。可能引起 ERP 变化的因素包括：①脑内源的变化，即神经元组成的变化；②总体活动强度的变化；③总体电场方向的变化；④组成成分的相对活动强度的变化；⑤组成成员的相对电场方向的变化。脑内加工（脑机制）表现出的 ERP 是上诉诸多因素综合作用的结果，各因素皆有可能变化。

（1）物理因素。刺激的概率：靶刺激概率越小，P3 的波幅越高，反之，波幅越低。一般靶刺激与非靶刺激的比例为 20∶80；刺激的时间间隔：间隔越长，P3 波幅越高；刺激的感觉通道：听、视、体感感觉通道皆可引出 ERPs，但其潜伏期及波幅不尽相同。

（2）心理因素。事件相关电位检测过程中一般要求被试者主动参与，因而被试者的觉醒状态、注意力是否集中皆可影响结果。另外，由于被试者只有识别靶刺激并做出反应才能诱发出 ERPs 成分，因此作业难度对测试结果也有影响，难度加大时，波幅降低，潜伏期延长。

（3）生理因素。年龄：不同年龄 P3 的波幅及潜伏期不同。潜伏期与年龄呈正相关，随年龄增加而延长，而波幅与年龄呈负相关。在儿童及青少年，波幅较高；分布：ERPs 各成分有不同的头皮分布。

（三）脑电研究的相关应用

事件相关电位作为可以反映大脑高级思维活动的一种客观方法，在研究认知功能中得到广泛的应用，而作为其内源性成分的 P300 是 ERPs 中最典型、最常用的成分，其与认知过程密切相关，被视为"窥视"心理活动的一个窗口，并认为它是脑研究的一种新型手段。

事件相关电位具有高时间分辨率的特点，使其在揭示认知的时间过程方面极具优势，能锁时性地反映认知的动态过程。该方法已经成为研究脑认知活动的重要手段。P300 是较早发现的内源性事件相关电位成分，主要与人在从事某一任务时的认知活动如：注意、辨别及工作记忆有关。P300 可能代表期待的感觉信息得到确认和知觉任务的结束，目前已被广泛用来研究认知功能。其潜伏期反映对刺激物评价或归类所需要的时间即反应速度，随作业难度的增加而延长，而波幅反映了心理负荷的量，即被试者投入任务中的脑力资源的多少。虽然 P300 对认知损害评价的临床应用较广，但近年来的研究证实 P300 的脑内源不止一个，而是与多种认知加工有关，所以其在认知损害特征的精确描述方面有一定的局限性。

人类情绪的本质是大脑皮层上的高级神经活动。近年来，随着现代神经影像技术的发展，基于中枢神经系统信号来进行情绪识别成为研究热点。基于中枢神经系统的情绪识别方法，是指通过分析不同情绪状态下大脑发出信号的差异来对情绪进行识别。大脑信号相比于其他生理信号更易反映大脑的情绪状态，识别率较高，因此越来越多地被应用于情绪识别研究中。研究基于脑电的情绪识别方法，在毒瘾的心理评估领域具有很好的理论和应用价值。脑电监测技术近年来已经逐步发展为评估心理依赖的新型技术，正在进行不断的探索和创新。

毒品除了对大脑及中枢神经系统产生严重损害外，还改变了人体正常的脑电波，现代医学认为物质依赖及成瘾是一种由于长期滥用成瘾性物质所引起的一种大脑神经细胞形态结构、生物化学和功能改变的大脑慢性疾病，病程特点为慢性、复发性过程，很多物质依赖患者具有多种物质依赖及复杂的精神共患病。目前在药物依赖者脑电研究中，比较药物依赖者和正常个体的脑电图成为研究重心。EEG 的研究结果显示，药物依赖者的 α 波、β 波高于正常人，而波活动相对较弱，且该类脑功能变异与毒品使用史、测量前一周所使用毒品数量等因素有关。该类研究虽然缺乏对依赖者吸食毒品前的相应对照资料，但脑电波与吸食毒品的时间和数量的相关似乎预示，毒品滥用影响着神经中枢传递过程或脑功能。还有研究认为海洛因注射即刻及戒断下会出现 δ 波明显增多，可能是大脑皮质处于抑制状态时脑电活动的主要表现。冰毒成瘾者的脑电图表现为 δ、θ 波活动或节律增多，α 波慢化、减少，在吸食冰毒时会造成 β 波节律的增多，撤药后会慢慢减少，甚至低于正常；甲基苯丙胺依赖者撤药后 72 小时内的闭眼睁眼实验 α 波无抑制或抑制不全，表明甲基苯丙胺依赖可造成睁闭眼反应失常。有研究认为，通过比较不同毒品依赖者和正常个体的脑电图后发现戒毒人员较低频段的左脑 δ、θ 波比正常人高，而在频段较高的左脑 β、γ 和右脑 γ 波却比正常人低，在放松情况下主要出现的 α 波也比正常人低。而通过比较镇静型毒品海洛因与兴奋型毒品甲基苯丙胺成瘾者的生理电信号指标发现，甲基苯丙胺成瘾组的脑波 α 波的振幅值比海洛因组高，而 β 波的幅值则比海洛因组低。海洛因成瘾组的脑电异常可能提示存在脾肾病变。而甲基苯丙胺组的低频脑电波与胆、热有密切关系。这在成瘾者治疗期间的疗效评价与方案调整上意义重大。

范成路等通过记录心电、皮温、呼吸、血容搏动等探索戒断期海洛因依赖者对吸毒相关环境线索的生理反应。结果发现处于戒断期的海洛因成瘾者看到吸毒用具、吸毒视频、毒品模拟物等会增加吸毒的心理渴求，且出现相应的心理及生理反应。而在另一项研究中他们采用自身配对设计，用生物反馈仪记录诱发海洛因成瘾者前、中、后的心理及生理反应。发现环境线索诱发对男性和女性的呼吸频率和皮温指标反应具有不同影响，且性别对皮温的影响随时间阶段的变化而不同。[①] 有研究发现海洛因依赖者戒断康复期的延长并不会使渴求和环境诱发心理生理反应减弱或消除。贾东明等对 64 例强制戒毒人员进行分组研究，对照组仅进行常规的康复管理，而实验组除了常规康复管理外还进行 20 次生物反馈治疗，观测生物反馈的皮电和脑电指标变化，结果发现脑波治疗可以改善康复期的成瘾者的焦虑、抑郁情绪，从而极大改善了成瘾人员的睡眠状况，且成瘾人员慢慢变得愿意与周围人交流，劳动表现也有进步，配合度亦有增加。[②] 王儒芳、张敏等运用生物反馈技术，结合经验元素分析心理疗法，对 30 名海洛因吸毒者进行干预治疗，发现当引导被试者进行正负情绪调节时，在不同的情绪状态下，被试者的心电 R-R 间期变化与皮肤导电水平（GSR）有显著差异，当回忆愤怒体验时心率变快，皮电增加；当回忆愉快体验时心率变

---

① 范成路、赵敏、杜江等：《生物反馈结合线索暴露治疗降低海洛因依赖者药物线索反应》，载《中国心理卫生杂志》2009 年第 12 期。

② 贾东明、钱世军、潘云清等：《生物反馈疗法对 64 名强制隔离戒毒人员的随机对照试验》，载《中国药物滥用防治杂志》2015 年第 1 期。

慢，皮电减少，说明积极的、正向的情绪引导将会有效降低戒毒者负性情绪记忆的影响，临床上应该让戒毒者学会调整自己的负性情绪，往积极、正向的情绪转换。[1] 钟名天通过研究毒品成瘾者中医证素与生物反馈生理电信号指标的关联性发现：随着吸毒年限的增长，毒品对人体的伤害越来越大。毒品成瘾者的部分脑电信号指标对某些因素有诊断参考价值，部分脑电信号或许可以作为毒品成瘾者的疗效评价指标。[2]

常见的基于中枢神经系统的识别方法主要使用的手段包括功能核磁共振、脑电波、功能性近红外光谱成像（fNIRS）。这方面，基于脑电的情绪研究开展较早。EEG 因其体积小、设备便宜、实时性强和方便携带等特点，已成为探测大脑信号和研究大脑功能的重要工具。随着现代信息处理与信号分析技术的不断发展，基于 EEG 的情绪识别研究已取得了大量的研究成果。然而，目前的研究多处于实验阶段，面向实用性进行基于脑电信号的情绪识别研究仍具有很强的工程意义和良好的应用前景。

基于脑电进行情绪识别研究的步骤主要包括情绪的诱发、脑电信号的采集、脑电信号的预处理、特征提取与选择、情绪模式的学习和分类。每一步骤对于基于脑电的情绪识别方法研究都是至关重要的，最终的识别结果也与每一步处理的优劣程度有关。由于脑电数据一般是从大脑头表采集，EEG 信号具有很高的时变敏感性，极易被无关噪声污染，从而形成各种 EEG 伪迹，干扰大脑神经活动信号的分析。EEG 伪迹主要来自外部和来自人体自身。来自外部的干扰主要为测量系统本身、交流电源以及环境中的电磁干扰，这些可以通过接地、屏蔽等手段进行有效避免。相较而言，来自人体内部的干扰更难以去除。在脑电的采集过程中，人体组织和器官也在不停地进行生理活动，眨眼、眼动、肌肉运动、吞咽、心跳、呼吸及汗腺兴奋等都会成为来自体内的干扰源，为脑电信号的分析和解释带来困难。其中典型的伪迹有眼部运动造成的眼电伪迹和由肌肉运动引起的肌电伪迹。

随着近年来脑电采集技术、脑电信号处理技术和大数据分析的快速发展，基于脑电信号的情绪分析技术受到很多学者的关注，多学科交叉的应用越来越多。基于毒品相关线索诱发下的情绪变化，脑电技术作为毒瘾心理评估的手段之一，发挥着重要的作用。

四、心电与心率变异性测量

（一）心电

心电信号是人体心脏跳动时心肌细胞产生电位活动的综合表现，心脏在进行连续不断地有节奏的收缩和舒张运动时，由心肌细胞活动产生的生物电信号经过心脏周围体液和导电组织，传导和反映到体表，形成有规律的电位变化，即心电场的体表电位。心电图是对

① 王儒芳、张敏、刘鲁蓉等：《海洛因戒毒者负性情绪记忆调控的心理治疗及生理反应研究》，载《现代预防医学》2013 年第 9 期。

② 钟名天：《男性海洛因成瘾者中医证素特征与生物反馈生理电信号指标的关联性研究》，福建中医药大学 2016 年硕士学位毕业论文。

这种周期性生物电流变化的直观显示。虽然不同的测量传感器位置和导联方式所获得的心电图波形是有所差异的，但其构成方式基本一致，都是由 QRS 波群、P 波、T 波组成的，有时还会出现 U 波。心电信号是低频生物电信号，频率多分布在 0.05~100 赫兹，稳定性较差，采集时一般要求近场检测。心电信号与人体的情绪变化显出极强的关联，通常情绪波动较大时表现出频率增高、幅值变大等特点，可以很好地用来观察被试者的情绪反应，在戒毒工作中可以通过观察戒毒人员暴露于毒品相关线索下与基线状态下的心电对比，从而评估个体对毒品的渴求程度。

当毒品依赖者看到自己曾经熟悉的吸毒用具或场景就能激发对药物的渴求，一般都会感到焦虑、紧张，这些心理变化作为一种应激反应可能调动了体内的交感—肾上腺髓质系统，从而导致儿茶酚胺（肾上腺素、去甲肾上腺素）的分泌量大大增加，最终引起心跳加快、心收缩力增强、心输出量增加、血压升高。暴露于药物滥用相关环境线索后，依赖者的心理渴求程度明显增高进而出现焦虑、紧张的情绪，导致心电产生较大的变化。

（二）心率变异性

心率变异性（Heart Rate Variability，HRV）是一种非侵入性工具，可通过测量 RR 间期的变化来探索心血管自主功能，它可靠地反映了许多生理因素调节心脏的正常节奏，也是相互作用交感神经和副交感神经系统的观察手段，HRV 已被证明是一个有价值的工具来研究交感神经和副交感神经的功能。而控制心率变异性变化的自主神经系统（心交感与迷走神经张力），能够通过神经、体液等指标来改善它们的均衡性，使人体的内在和外面的环境产生不同，从而让身体的心血管系统各种参数指标能够达到最好的状态。HRV 分析是一种无创性检测心脏自主神经张力的方法，整体评估心脏健康和自主神经的状态系统负责调节心脏活动。在生理学研究中，迷走—交感神经均衡性的评估可以通过不同的方法，其中心率变异的时域、频域等各种指标的数据分析具有一定的准确性。

1. 心率变异性的分析方法。HRV 分析方法主要包括时域分析、频域分析（频谱分析）、几何分析、非线性分析。

（1）时域分析。HRV 的时域分析是指用统计方法得出一段时期内相邻正常 RR 间期的变异性。正常 RR 间期标准差：时域分析最简单的指标，24 小时长程心电图的正常 RR 间期标准差（Standard deviation of the normal NN intervals，SDNN）。在分析计算 SDNN 时至少需要 18 小时的有效记录，才能保证数据的准确性，并且必须排除人为影响、异位搏动和逸搏等干扰因素，记录的时间越短，数据的准确性就会越低。5 分钟：5 分钟均值标准差（Standard deviation of the average NN intervals，SDANN）与正常 RR 间期标准差相比，在反映和控制人为影响、异位搏动和逸搏等干扰因素上有所不足。SDANN 的平均值（AS-DNN or SDNN index）：HRV 的升高和降低直接影响时域分析的各项指标，包括 ASDNN、SDNN 和 SDANN。常用的时域分析方法中相关指标整理见表 6-2。

表6-2　HRV 分析的时域指标

指标及单位	指标解释	生理意义
M-HRT（拍子数）	心率的平均值	评价自主神经功能效果
SD-HRT（拍子数）	心率的标准差	
SDNN（毫秒）	全部正常 RR 间期的标准差	反映心率总变异程度
RMS-SD（毫秒）	相邻 RR 间期差值的均方根	反映迷走神经功能水平
PNN50（百分比）	相邻 RR 间期差>50毫秒的个体占总心跳次数的百分比	反映迷走神经功能水平

（2）频域分析（频谱分析）。频域分析通常取 5 分钟心电图记录分析，多做短程研究，得到频谱图的方式是对心电信号做自回归分析技术处理或快速傅里叶变换，分为高频功率（0.15～0.40赫兹）和低频功率（0.04～0.15赫兹）。频域分析在过去20年的经验强烈表明，它代表了一种独特的非侵入性工具，用于实现更精确地在实验和临床环境中评估自主神经功能。现有研究表明，高频功率的重要性要好得多。呼吸模式也可以显著影响高频功率。控制呼吸的使用最大限度地减少了这些问题，提高了测试结果的可重复性，并且有利于定量比较。关于低频功率的情况更复杂，因为它受到交感神经和副交感神经的外流及其他因素，包括压力感受器活性的影响。因此，低频功率分析本身不能精确描述交感神经激活的状态。频谱功率确定的可靠性随着信号功率和信噪比的降低而减小。常用的频域分析方法中相关指标整理见表6-3。

表6-3　HRV 分析的频域指标

指标及单位	指标解释	生理意义
TP（毫秒平方）	频段为 0.4 赫兹	测试时间内 HRV 的总和
VLF（毫秒平方）	频段为 0.0033～0.04 赫兹	反映心交感神经调节功能
LF（毫秒平方）	低频功率，频段为 0.04～0.15 赫兹	反映交感神经功能水平
HF（毫秒平方）	高频功率，频段为 0.15～0.40 赫兹	反映迷走神经功能水平
LF/HF	LF 频段和 HF 频段的能量比	反映交感神经、迷走神经的均衡性

（3）几何分析。几何分析方法用于解决在分析过程中遇到的各种干扰因素，就是心率变异性的三角指数，减小了无关 RR 间期的影响，心率变异性的三角指数就是以直方图将正常 RR 间期的值分组得到总个数，用 7.8 毫秒为组距，除以直方图的高度，其实就是直

方图的宽度，用于评估心率总体变化的大小。

（4）非线性分析。HRV 非线性分析指标有很多种，主要包括去趋势波动分析法，将 3~11 个心动周期的 RR 间期进行分析或者分析 12~20 个 RR 间期，值下降意味着心肌梗死后的强烈预测因子；庞加莱图表法，将所有 RR 间期转化为一个有短轴与长轴的椭圆，短轴与长轴的比值越大复杂程度越高。卡马克（Karmakar）等人的研究证明 SD1、SD2 敏感性更高；心率震荡是一种新近出现的 HRV 分析方法，包括震荡斜率和震荡初检两个定量指标，用于评价室性早搏以及 RR 间期的紊乱，可以反映压力感受性反射的活动程度，但是心率震荡的测量仍然还未标准化。

2. 心率变异性的相关应用。心率变异性是分析心率变化的快慢、差异性的大小及其规律，指在窦性心律的一定时间内，逐次心动周期之间的变异程度，应用于运动科学，心率变异性在临床的使用和分析已变得越来越普遍，因为它对生理和心理变化而言简单、无创和敏感。

心率变异性显示产生信号的结构不只是简单的线性，还涉及非线性贡献。心率是一种非平稳信号，它的变异可能包含当前疾病的指标，或者有关即将发生的心脏疾病的警告。指标可能一直存在或可能发生在随机某一天的特定时间间隔内，所以它的搜集费时费力。心率变异性还可以提供对有机体在复杂的环境，生理和心理条件下有效发挥功能的能力。因此，心率变化分析已成为一种流行的非侵入性工具评估的自主神经活动系统，使用计算机提取和分析的 HRV 信号参数，在诊断中非常有用。

窦鑫对 10 名大学生高尔夫运动员进行为期 4 个月的生物反馈训练运动，结果表明长时期生物反馈训练可以增大运动员心率变异性，增强运动员迷走神经活性，提高迷走神经活性及交感神经平衡性。梅肯（Macon）等对运动员与大学生心率变异性的不同进行比较分析，选择了年龄相仿的 20 名运动员与 20 名大学生，结果发现在安静状态下，频域指标 HF 的值具有显著性差异，运动员比大学生的值要大，这说明长期的运动锻炼习惯对人体的神经系统的迷走神经活性具有良好的调节功能。

有研究表明，当开始滥用甲基苯丙胺 12 周以后，甲基苯丙胺依赖者的心肌细胞会变得排列紊乱、变性、水肿以及形成空泡，心室壁会变薄，长期使用甲基苯丙胺导致心肌纤维化，产生严重的不可逆转的心肌组织变质及功能紊乱。吉田（Yoshida）经过研究得出长期滥用高浓度升压物质甲基苯丙胺出现血压降低、心律失常等猝死前兆，滥用者会导致心肌产生"敏化作用"，导致心肌及血管对升压物质产生耐受反应，出现严重的"敏化反应"。有研究结果表明，参与太极康复操练习能够有效地改善女性甲基苯丙胺依赖者迷走神经张力，降低女性甲基苯丙胺依赖者交感神经张力，说明太极康复操对女性甲基苯丙胺依赖者的心脏功能有一定的积极影响，同时太极康复操能够提升自主神经系统使其趋于平衡，对女性甲基苯丙胺依赖者的心率变异性有积极的影响，使依赖者的神经系统能够产生抗体使其延缓衰老。

五、皮电测量

（一）概念及原理

皮电信号又称皮肤电导、皮肤电导水平、皮肤电导反应，是根据人体的皮肤电反应而获得的生理电信号，用来描述由于中枢神经兴奋引起精神性出汗、皮肤内血管的扩张等生理反应，从而导致皮肤电阻发生变化的现象。个体在感觉紧张、焦虑或者恐惧的情况下，汗腺分泌增加，皮肤表面汗液增多，从而导致皮肤导电能力增强。

皮电反应的原理是，当机体受外界刺激或情绪状态发生改变时，其植物神经系统的活动就会引起皮肤内血管的舒张和收缩以及汗腺分泌等变化，从而导致皮肤电阻发生改变。通常获取该信号的方式是通过将一对电极放在皮肤表面，通过微小的电流测定皮肤导电能力。手掌与足底表面的小汗腺密度相较于其他部位更为集中，生理反应更加明显，皮肤电导反应更容易被观察到。几乎所有形式的刺激和相关活动都会引起皮肤电导的变化，而且通常这种激励并不需要很强烈。皮电反应具有个体差异性、周期性、反应性、适应性等特性。皮肤电导水平具有明显的个体差异性，不同特征的个体导电水平有很大的差异，越内向、敏感、易紧张、焦虑的个体皮肤电导水平越高，相反，越外向、自信、心态较好的个体皮肤电导基础水平越弱。因此，皮肤电导反应不仅可以观察到戒毒人员在毒瘾激发状态下情绪的变化，还可以对基线状态下个体的特性进行评估。

（二）影响因素

1. 测量方法。有外接电源可使皮肤电导变化较大，无外接电源变化比较小。

2. 环境温度。环境气温高，机体需要散热（出汗），皮肤电导水平较高；环境气温低，机体需要保存热量，皮肤电导水平比较低。

3. 皮肤部位。汗腺多的部位比汗腺少的部位可能引发更大的皮肤电变化。

4. 觉醒水平。早晨皮肤电导水平较低，中午最高，晚上又降低；睡眠或催眠时较低，觉醒后很快升高。

5. 刺激性质。引起强烈情绪变化的刺激，皮肤电导变化较大；引起弱情绪变化的刺激，皮肤电导变化较小。

6. 活动或状态。当被试者正期待或从事某项任务时，皮肤电导水平升高；休息时皮肤电导水平降低。

7. 电极的导电性能。导电性能好，皮肤电导变化比较大；导电性能差，皮肤电导变化较小。

（三）皮电研究的相关应用

费利曾将两个电极接到个体的前臂上，并把它同弱电源和一个电流计串联，当用光或声音刺激时，电流计就发生偏转。塔察诺夫则将电极放置在个体皮肤的两个不同点上，只外接一个电流计，当外接刺激时电流计就发生偏转。费利的方法因能够测量皮肤电导的绝

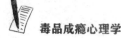

对水平及其变化，而且比较可靠，故近代的绝大部分实验都应用了这种方法。

　　苏联心理学家米亚西舍夫在 1939 年做了"人的皮肤电反射特点的心理学意义"的研究，探讨了在不同性质的情感体验时以及在不同的心理状态时皮肤电导反应的变化问题。他指出，无关刺激引起的反应，不如有关刺激引起的反应表现明显；并认为根据皮肤电导反应不可能知道心理过程的内容，只有当考虑到与此有关联的心理内容时，才可能加以心理学的说明。考察毒品成瘾者的心理状态时，可使用皮电作为测量指标，科学客观地评估对毒品的渴求程度。

第七章 毒品成瘾的心理治疗方法

成瘾的心理行为干预在国外已有五十多年的历史，目前已发展了许多有效的心理行为干预方法。在国际上的许多发达国家，成瘾心理咨询已发展得越来越专业，具有大批的专职从业人员如社工、司法人员、心理学家、精神病学家等，并有相应专业学会、期刊社、认证管理机构等。在我国，心理治疗专业尚属于一门新型学科，对心理治疗从业人员的资格认证尚处于起步阶段，尚未分化出成瘾心理咨询专业，相关从业人员多为学习心理学出身或自学成才，缺乏专业系统的培训。因此，成瘾心理咨询专业的在我国的发展任重而道远。目前国内外有循证基础的成瘾心理行为干预方法，主要包括动机强化治疗、认知行为治疗（预防复发）、行为强化治疗、正念防复吸治疗、团体咨询及家庭治疗等，本章只介绍动机强化治疗、认知行为治疗这些基础的治疗方法并介绍个体治疗、小组治疗和家庭治疗等治疗形式。

第一节 动机强化治疗

动机强化治疗是基于患者的特殊性而发展起来的。对于其他心理行为问题，治疗师一般要求患者能认识到自己有心理问题而前来求助，即要求对方具有"治疗动机"是进行心理治疗的前提，如果患者没有"治疗动机"，那么再高明的治疗师也是无能为力的。但大多数患者并没有很强的"治疗动机"，面临缺乏"治疗动机"的患者，就需要特别的治疗技巧，动机强化治疗就是针对患者这一特点而发展起来的。动机强化治疗采用一定的访谈技巧来帮助患者认识到自己目前或潜在的问题，认识自己的矛盾心理，强化患者做出改变自己成瘾行为的动机，进而帮助患者改变自己的成瘾行为。

一、理论基础

动机强化治疗认为患者的内在动机是发生改变的真正动力与关键因素。患者的治疗动机并不是内在拥有的固有特征，不是固定不变的，而是表现在患者的态度、认知、情绪及行为的改变过程中，其改变动机是多维度的、动态变化的，受内在因素如个人的知识、态度及外在因素如环境、家庭、治疗等影响，因此治疗师可以采用一定的治疗策略来影响这些因素而激发治疗动机进而促进改变。动机强化治疗者主要扮演激发者的角色，有时兼作

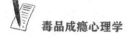

教育者和合作者的角色，通过应用一定的心理治疗技术来激发患者自身改变动机，然后制订计划并采取行动改变，最终带领患者走向康复。

（一）改变阶段理论

动机强化治疗主要是基于美国心理学家狄克拉曼特博士提出的改变阶段理论而发展起来的心理治疗技术。改变阶段理论认为物质依赖的康复是一个长期的过程，需经历不同阶段，根据患者的内在动机把康复过程分为以下6个时期或6个阶段。

1. 无意图期，也称为懵懂期、不考虑改变阶段。在物质依赖早期，患者还未认识到物质滥用给自己身体、心理及家庭带来的危害，因此不认为自己有问题而无改变自己物质滥用行为的打算；在物质依赖后期，有的患者否认物质滥用对自己生活的影响或不相信自己有能力康复，而不愿意改变自己的行为也属于无意图期。

2. 思考期，也称为考虑改变期。当物质滥用的不良后果越来越明显时，患者开始思考并认识到自己物质滥用行为可能有问题，对是否需要改变处于矛盾状态，反复考虑是否要改变自己的行为，权衡改变的得失。

3. 准备期。患者经过反复思考，认为自己使用成瘾物质的行为给自己带来了许多不良后果与问题，必须采取行动改变自己，开始着手准备改变，并制订具体的行动计划，如收集治疗方法及治疗机构的信息，对治疗时间、治疗费用、家庭事务等进行安排，为治疗做充分准备。

4. 行动期。患者做好改变的准备后，便采取具体的行动来改变自己的物质滥用行为，如求助于专业机构及专业人员进行戒断治疗，或者自己采取其他方法停止物质滥用行为。行动期是行为改变的关键。

5. 保持期。患者经过努力，采取一系列行动改变了物质滥用行为，如经过脱毒治疗停止了成瘾物质的使用，这时如何保持已发生的改变及预防复发是治疗成功的关键，也是对毒品成瘾者康复的最大挑战，成瘾治疗的目标是尽量延长保持期。

6. 复发。患者在保持期虽然经过种种努力，但因为各种原因又开始药物滥用的行为，再次回到物质依赖状态，患者在康复过程中常常会经历多次复发，因此预防复发是成瘾治疗的关键。

每个患者所经历的康复阶段、处于每一阶段的时间均不相同，并可多次循环经历这些阶段，所处的阶段及时间与患者心理、生理、家庭、社会等多种因素及治疗模式有关。有的患者长期打算戒毒而不采取行为；有的一旦认识到成瘾物质对自己的影响便努力改变自己的行为；有的治疗后保持很长时间才复吸或者保持长期戒断状态；有的治疗后短期内即复吸，复吸后又重新回到第一个或第二个康复阶段，循环经历改变的阶段。大多数患者可能要经过多次循环才能最终成功保持戒断状态。物质依赖康复的过程是一个螺旋式上升的过程，可能会经过多次反复与倒退，患者才会从中不断总结经验、吸取教训，直至最后成功。

（二）促进改变的策略

在物质依赖康复过程中，治疗师可采取许多策略来影响患者改变自己的态度、认识、情绪及行为，帮助他们成功度过上述几个康复阶段，最终走向康复。改变一般发生在认识过程与行为过程两个层面。

1. 认识过程。主要强调患者的内在态度与认知过程，即如何看待自己的问题，帮助患者增强意识、突然觉醒、自我再评估、环境再评估、改变社会环境等策略，促进毒品成瘾患者改变其认知过程。

2. 行为过程。主要侧重于患者的行为和行动，在改变过程中更为重要，通过帮助患者控制促发因素、应对条件反射、进行行为强化、提高自我效能、建立帮助支持系统等策略，影响患者行为改变的过程。

3. 促进改变的策略。治疗师可通过许多策略来促进患者改变自己的认识与行为过程，这些策略包括促动性交谈技巧、心理教育、澄清价值、决定权衡、解决问题、设定目标、预防复吸计划、果断性训练、角色扮演、认知技术、调整环境、角色澄清、行为强化、加强社交技能、澄清需求、评估和反馈等。

4. 不同阶段的改变策略。由于患者处于不同的康复阶段，治疗师应根据患者所处的不同阶段采取不同的促进改变策略，即必须在正确的时间提供正确的帮助，才能成功促进其改变。例如：对于一个尚未认识到自己的问题、没有治疗动机的患者可应用促动性交谈、澄清价值、决定权衡等技巧来帮助其发现并认识到自己的问题，进而采取行动改变自己的问题；对于一个戒毒动机强、处于行动阶段的患者，应该采用预防复吸、行为强化、社交技能训练等技巧来帮助其预防复发，保持戒断状态。不同康复阶段的改变策略见表7-1。

表7-1 不同康复阶段的改变策略

改变阶段	无意图期到思考期	思考期到准备期	准备期到行动期	行动期到保持期	保持期
相关改变策略	增强意识 突然觉醒 自我再评估 环境再评估 决定权衡	自我再评估 环境再评估 决定权衡 自我效能 改变社会环境	自我效能 坚信自我 控制促发因素 应对条件反射 帮助支持系统	自我效能 坚信自我 控制促发因素 应对条件反射 行为强化 帮助支持系统	自我效能 坚信自我 控制促发因素应对条件反射 行为强化 帮助支持系统 改变社会环境

二、基本原则

动机强化治疗是以患者为中心的一种咨询模式，它能够暴露和解决患者在使用成瘾物质过程中出现的矛盾心理，促使其发生改变。这种方法对处于犹豫或者思考阶段的患者尤其有效。动机强化治疗主要是通过使用促动性交谈技术来实现，促动性交谈是一种心理咨询策略与技巧，是一种与患者的人际交往方式。治疗师首先需要与患者建立一种信任、合作的治疗关系。在帮助患者过程中，治疗师接纳、理解对方的感受与需求，通过与患者共同探索其内在的动机与价值观来达到解决其矛盾心理，引导患者自己发现问题、认识到改变的必要性，并帮助其选择如何解决问题。动机强化治疗以患者为中心，激发患者积极改变自己的内在潜能，尊重患者自己的内在需求与选择，强调改变是患者自己的责任，他们自己是改变的主体。促动性交谈的基本原则如下：

（一）表达共情

表达共情是指治疗师从对方的角度来尊重与理解患者的经历及其感受与需求，提供支持、引导性的咨询，以促进改变。治疗师要认识到患者存在矛盾心理是非常普遍的，也是正常的反应。患者是改变的主体，只有患者自己才能决定是否改变自己的行为。需要建立非评判性、合作性的咨询关系，只有接受治疗师才能促进其改变。对患者表达尊重、接纳与理解，并不等于认同患者的观点与行为，治疗师的作用主要是在康复的过程中提供支持，咨询过程中主要是多听而不是多说，进行婉言劝说、建议与指导。

（二）呈现差距

呈现差距是帮助、引导患者集中注意力发现其目前行为与其理想的或希望的生活之间的差距，当患者认识到其目前状态与期望之间的差距与滥用成瘾物质有关时，会强化其改变物质滥用行为的愿望。治疗师在访谈过程中需要认真倾听患者的话语，当患者表示认识到目前行为后果或潜在后果与其个人价值有冲突时，放大并聚焦于此，引起对方的关注，启发患者自己讲出改变的理由并承诺改变现状。除交谈外，治疗师还可以用其他的方式来发现并帮助患者发现差距，如评定其药物使用的严重程度、体检发现使用成瘾药物对躯体的不良影响等，均可用来帮助患者认识到自己成瘾物质滥用的不良后果。

（三）避免争论

避免争论是指在咨询过程中，需要尊重与接纳患者的观点与看法，而不是试图说服患者。与患者争论或认为其存在问题或者需要改变会引发更大的阻力，只有患者自己说出改变的理由，才有可能帮助患者做出改变的计划并付出行动，取得进步。治疗师的目标是"与患者一起前进"，应该尽量避免与患者争论，避免争论的具体策略有选择性同意、双向反馈、重建解释等。

（四）化解阻抗

化解阻抗是指运用各种咨询技巧取得患者的信任与配合，改变一般会有不适应感，需要承诺与付出努力，患者在治疗早期具有阻抗反应是很常见的也是可以理解的现象，发现患者有阻抗时应该改变咨询策略来化解阻抗，支持与推动改变，责怪对方缺乏动机与阻抗均不利于改变。应对阻抗可采用简单回应、放大、双向反馈、转移注意力、调整性同意、重建解释、激将等方法。

（五）支持自信

支持自信是指支持患者的自信心，提高自我效能感，促进改变。产生改变动机的一个重要前提是患者必须相信改变是可能的，当发现差距后，还要认为改变是可能的，自己有能力改变自己的行为，才可能出现改变的动机，否则就以阻抗、否认等来减轻内心的不适感。许多毒品成瘾患者难以改变是由于他们没有自信，不相信自己有能力改变。治疗师首先要相信患者能够改变，并帮助患者建立自信，让对方看到希望、对改变表示乐观，并有可行的方法达到目标，可利用患者既往成功的经历或有相同经历者的成功经验来帮助其建立自信，并帮助将毒品成瘾患者的治疗目标分解成许多可行的、具体的步骤。

三、技术要点

动机强化治疗强调改变的主体是毒品成瘾患者本人，关注患者自身的能力与长处，以患者为中心，强调患者的选择与个人改变的责任，肯定自由选择，支持自信，鼓励对改变的乐观看法，强调从患者那里激发出其个人目标。动机增强访谈是以患者为中心的一种咨询模式，主要运用下述基本技术与患者讨论其药物使用相关问题，暴露和解决患者在使用药物中出现的矛盾心理，促使其发生改变，这些技术要点是为了实现动机强化访谈的基本原则。

（一）开放式提问

开放式提问是指治疗师向患者提出的问题没有单一的答案，是以中立的态度引发出更多的信息，可促进对话、鼓励患者多谈，避免治疗师过早做出判断，保持良好的交流，更好地理解患者的观点和感受。开放式提问法有利于建立良好的治疗关系，也是表达共情的基础。与开放式提问相对的是封闭式提问，多用来澄清问题、转换话题、结束谈话等。开放式提问多以如何、哪些、为什么等方式来提问，如"请告诉我，你是什么原因来到这里？""你如何看待戒毒治疗？""能告诉我你成瘾物质滥用时的情况吗？""对于成瘾物质滥用，哪些感觉是你比较喜欢的？"等，患者可以提供很多治疗师想知道的信息。而封闭式提问多以"是否"等让患者选择答案的方式来提问，如"你是否吸过毒？""是警察送你来的吗"等，患者只能选择回答是或否，给人以审问、不耐烦、证实自己判断等感觉，不会引发对方提供更详细的信息。

（二）回应性倾听

回应性倾听是指治疗师在倾听过程中积极反馈，检查你是否真正听明白了对方的意思，而非"我知道你的意思"，表示你准确理解了对方的问题与感受，可加强通情的咨询关系，鼓励进一步探索患者的问题与感受。在咨询初期，更需要主动性倾听，可减少阻抗，保持交流进行，可帮助澄清患者的真实想法、表示尊重理解对方，有助于强化治疗性关系。

（三）引发关注点

引发关注点可实现基本原则中提到的呈现差距，是指治疗师在倾听的过程中发现患者

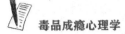

最关注的问题，如患者打算结婚生子，与其讨论成瘾物质滥用行为如何影响他实现这一希望，当患者认识到目前行为后果或潜在后果与其个人价值有冲突时，放大并聚焦于此，引起对方的关注并承诺改变现状。

（四）支持肯定

支持肯定是指诚恳地对患者进行肯定可帮助患者建立自信，强化患者过去成功的经历有助于建立自信、防止挫折感，肯定患者面临的困难，告诉对方"我听到了、我理解"，理解患者的经历与感受，帮助患者发挥主观能动性，支持对方采取行动来改变自己的问题，向对方表示"我会与你在一起、支持你"，多对对方讲一些支持肯定性话语，引导对方多表达自我激励言语，让患者投入治疗中，治疗师要使患者认识到改变后的生活会更好，然后采取行动改变自己，不是说服其必须改变，而是引导患者说出自己关心的问题及想法，希望患者自己认识到需要改变、希望并相信自己能够改变，支持肯定可实现支持自信这一基本原则。

（五）小结

小结是心理行为治疗的一个基本技巧，定期进行小结非常重要，小结时对患者的问题与感受进行升华并给予正性的反馈，强化患者的改变动机，表示"你认真听了"，有利于患者为行动做准备。应该对患者使用药物的正、负两个方面影响进行小结，有助于理解其矛盾心理、发现差距。小结可作为每次治疗开始与结束的方法，起到自然过渡的作用。小结可作为一种治疗策略，对交流过程中的内容进行选择性小结，强化患者的积极方面；也可请患者纠正或补充小结的内容，还可能引起进一步讨论和评论，帮助患者反思自己的想法与经历，帮助治疗师发现忽略的问题或未准确理解的问题。

四、基本步骤

动机强化治疗采用下述动机增强访谈的基本技术，来帮助患者认识自己的问题，做出决定改变自己物质依赖行为的过程，以下步骤各单词的首个字母大写缩写在一起称为FRAMES模式。

（一）反馈

反馈是指治疗师通过对患者使用的治疗方式与相关问题进行评估，个体化反馈信息，让患者了解目前自己药物滥用给自己身体、心理与生活带来的影响，了解滥用的严重程度，思考自己的问题及解决方法。

（二）责任

责任是指对于药物滥用问题如何处理，治疗师尊重患者自己的选择，强调改变是患者自己的责任。治疗师应该传达一些信息，比如"关于你的使用药物行为，你愿意做什么决定权在于你""没有人能替你做出决定"等，以保证患者对其行为及相关后果保持个人控制力，患者有了这种对自己生活控制的意识后，将会有更大的动机去改变自己，对改变的阻抗也将会更低。对患者讲一些诸如"我认为你应该……""我很关注你的药物使用问题"等话语，都可能会导致其产生阻抗，从而使其固守他们当前的药物使用方式。

（三）建议

建议是指治疗师以非评判性方式为患者提供一些如何减少或者停止药物使用相关危害方面的建议。患者往往没有意识到他们当前使用药物的方式可能会带来健康及其他方面的问题，或者使一些已经存在的问题更加严重。为患者提供一些明确的停止或减少使用药物的建议，可以减少他们未来问题的风险，增加他们对个人危险的意识，同时还为他们提供考虑改变自己行为的理由。决策矩阵是分析药物使用问题的一种很有用的工具。治疗师可以用一些简单的话语客观地提出自己的建议，如"减少你的危险（如抑郁、焦虑）的最好办法就是减少或停止使用药物"。

（四）改变菜单

改变菜单是指治疗师根据患者的问题，为其提供多种可供选择的改变策略，让患者自己选择最适合他们实际情况的方法，让他们感觉到这种方法可能最能够帮助自己，这样可加强患者的自我控制感、责任感和激发其改变的动机。患者的选择要与他们的行为改变阶段紧密相关，如可以通过以下一项或多项选择来为患者提供帮助：鼓励患者保持每天写使用药物的日记（地点、时间、方式、和谁一起使用及使用原因等）；帮助患者拟定自己的使用药物指南；识别高危险情境，制定应对策略；找出一些可以避免使用药物的替代活动：个人爱好、运动、聚会、健身等；鼓励患者发现一些在他们想要进行行为改变时可以支持他们的人；提供一些自助的资源和书面的信息；鼓励患者把他们通常用于购买药物的现金储存起来等。

（五）共情

共情是咨询的一种基本技巧，有效的干预应当是一种热情、尊重、理解的咨询方式，这能够让患者感到舒服、安全与受欢迎，有助于治疗师与患者建立起良好的、互相信任的治疗关系，并能促使患者在咨询和治疗过程中，提高积极的咨询和治疗效果。

（六）提升自我效能感

提升自我效能感是指帮助成瘾患者建立自信与乐观情绪来鼓励改变，让其相信他们有能力对其使用药物的行为做出改变。相信自己能够改变者要比那些觉得自己无助或无力者成功的可能性要大得多，治疗师应该帮助患者建立自信，提升其自我效能感，他们往往更相信他们自己说出来的，而不愿意相信其他人告诉他们的。

总之，动机强化疗法主要适用于那些不愿意改变自己或对是否改变自己犹豫不决的人，动机强化治疗强调个体对自己的行为具有选择的权利和责任，其工作重点是启发患者对自己的问题的关注，而不是告诉他们应该做什么。探索和反馈患者的感觉，而不是给他们贴标签或加以纠正。动机强化治疗在物质依赖治疗中应用得非常广泛，许多研究证实其是一种非常有效的心理治疗技术，尤其在治疗早期使用有助于建立良好的治疗关系，降低

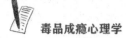

患者的阻抗反应，提高治疗动机。可以单独作为一种治疗方法或者与其他心理行为治疗联合使用，可以说是物质依赖心理行为干预的基本技术之一。

第二节　认知行为治疗

用于物质依赖的认知行为治疗方法较多，在形式、内容及治疗环境等方面都各不相同，但这些方法有两项共同点：第一，它们都包含一些帮助患者弥补应对技巧不足的训练；第二，认知行为治疗是对社会认知理论的应用。值得注意的是，认知行为治疗的运用范围广泛，不仅适用于吸毒行为，也适用于人们生活的方方面面。这两点在对认知行为治疗理论基础的探索中越发明显。

一、理论基础

认知行为治疗是根据认知过程影响行为的理论假设，通过认知和行为技术首先改变患者的不良认知，从而矫正不良行为的一种心理治疗。对物质依赖者的认知行为治疗，由贝克（Beck）等于20世纪70年代中期首先开展，其理论基础是通过识别和改变患者不合理的认知，来减少或消除不良的情绪或行为（如物质滥用）；其治疗的主要目的是改变导致成瘾者适应不良行为的认知过程，对导致物质滥用的一系列事件进行干预，帮助患者有效地应付对成瘾物质的心理渴求以及培养远离成瘾物质的各种技能。物质依赖的认知行为治疗应用最广泛的是预防复吸，由马拉特等应用认知行为技术发展起来的，目的是帮助患者加强自我控制以避免物质依赖的复吸。

社会认知理论源于社会学习理论，主要由班杜拉建构。社会学习理论认为，人类活动围绕相互关联的控制系统进行，其中，人的行为由外部刺激事件、内部处理系统和规则代码，以及强化的响应反馈系统决定。这一关于人性的基础概念在过去的40年都未曾改变。在班杜拉看来，社会学习是个体通过观察、模仿而学到别人的行为。他的社会学习理论是一种把信息加工理论和强化理论结合起来的理论。他反对像精神分析论者主张的那样，把行为归因于个人的潜意识冲突；也反对像行为主义者所主张的那样，把行为归因于外部的环境刺激。他认为人类的行为是个体的主观因素和环境因素交互作用的结果。即使没有强化，人们仍然能学会各种行为；即通过模仿或观察别人，但是，是否去做个人学会的事则在很大程度上取决于这个人对强化的期望。近年来，班杜拉重点研究了自我效能感在个体行为中的作用和功能，认为自我效能感对人们的行为、采取行为的方式和情感激发都会产生较大的影响。班杜拉所倡导的这些观点和原理已被用来解释成瘾行为的启动及成瘾行为得以维持的原因。此外，对于成瘾行为再犯的预防，社会学习理论的原理也被当作一个完整的策略来使用。

（一）模仿

模仿或观察学习是社会学习理论的核心概念，是只观看他人的作为而学到新行为的过程。在这种形式的学习中，人们通过对他人和事件的观察以获取知识，而无须亲自从事该行为并承受该行为任何的直接后果。替代学习可能产生于人们在目睹他人所进行活动的过程中，或是产生于人们置身的物理环境中、事件中以及诸如文字及图片的符号中。从观察楷模所产生的学习里，班杜拉确认了三种学习方式：

1. 观察学习效果是指行为由观察楷模学习而得，如在同伴群体中，在学校的乐队里学会了吸烟或喝酒。

2. 抑制—非抑制效果是指增加或减少先前已习得的抑制行为。这些行为通常是通过对模仿对象在某一特殊行为上所获得的奖惩观察而产生的。因此，当一个青少年目睹自己所崇拜的朋友因饮酒而受到奖赏时，他也可能会试着喝酒，而在此之前，此项行为是受到抑制的。就此例而言，奖赏可能就是一连串的社会性后果，比如获得同伴团体的认可，这位令人崇拜的朋友变得更具社交手腕、更有魅力等。

3. 反应促进效果是指个人的行为会受到他人及团体行动的促进与牵引。例如，个人饮酒的行为会受到所属团体的影响。如果该团体是以轻啜浅尝的方式喝酒，则个人便会养成品酒的行为；如果该团体是以纵酒为乐，个人也会增加醉酒的机会。

（二）自我调节

自我调节是社会学习理论的另一个核心概念，也是在物质使用问题上特别重要的概念之一。班杜拉认为，人具有自我反应的能力，能够为自己确定某些行为标准，并且以自我奖赏和自我惩罚的方式来做出自己的行动。这种以个体内在的行为标准和期望效果来解释个体有目的行为的过程称为自我调节。

从社会学习理论的观点来看，成瘾患者的情况并不是因为他们本身缺乏自我调节所造成的，而是由于社会（也可能是家庭）的因素才促使他们产生有问题的自我调节方式。换言之，社会学习理论对于疾病模式所强调的"控制丧失"概念抱有质疑的态度。基本上，成瘾患者的生活形态被认为是以药品的消耗为其调节的基础，因此个人的行为绝不是随即出现或无法预知的，而是具有特殊意图和目标导向的。当考虑到他们为获取毒品、使用毒品、隐匿吸毒、其他吸毒者互通信息等行为所付出的精力，便可以清楚了解他们高度的自我调节的现象。许多对物质产生依赖的患者能长年累月地管理成瘾行为的生活方式，即使他们同时拥有工作与家庭。

（三）交互作用论

就班杜拉的观点而言，个人、行为与环境三者之间在不断地进行一种称为"交互决定论"的互动关系。图7-1就是各元素之间的关系图。图7-1中我们所需注意的是，个人并不是单单受到内在力场的驱使，也不是被动地对外在力场做反应，而是为一套环环相扣的力场所牵引。

怀特（White）、贝茨（Bates）和约翰逊运用交互作用论的观点，将酒精成瘾以4种元素统合到一个模型中。图7-1尝试以图解的方式，从社会学习理论的角度来说明酒精成瘾行为。

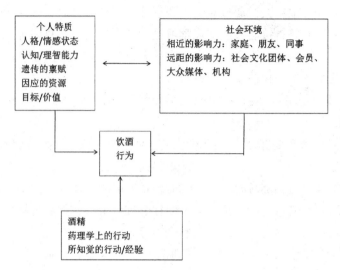

图7-1　个人、环境以及药物变项与饮酒行为之间彼此影响的互动架构

（四）自我效能感

自我效能感是指个体在其所面临的情境里，对于自己从事某种工作所需要具备的有效处理能力的知觉和评价。自我效能包括结果期望和效能期望。前者是指人对自己的某一行为会导致某一结果的推测；后者是指个人对自己从事某项工作所具备的能力和可能做到的地步的一种主观评估。

自我效能感通过影响个体的认知过程、动机过程、情感过程和选择过程，来影响成瘾行为的最初形成、发展改变以及保持，因而能够对成瘾行为的预防、戒断和改变做出合理性的说明和解释。例如，对酒精成瘾的研究发现，酒精期望，即饮酒者所预期的饮酒结果（如彰显社交能力、降低紧张、权力感的唤起等）就是酒精成瘾行为的一个重要原因，相关研究已找到一套可预期的结果，而这些可预期的结果和不同的饮酒形态有所关联。心理治疗对成瘾行为所能改变的程度，就会受到成瘾者效能期望的重要影响。

一些研究者把班杜拉的自我效能理论应用于成瘾行为的预防和治疗中，马晓冬、郭本禹介绍了马拉特等人提出的自我效能在成瘾行为中的5种类型：抵抗型、减少伤害型、行为型、应对型和恢复型。在成瘾行为的初级和次级预防阶段包括抵抗型和减少伤害型两种：

1. 抵抗型自我效能是指对于还未形成成瘾行为的个体来说，能够抵抗诸如毒品、香烟、酒精等物质的能力的信念。在研究青少年是如何开始吸烟这个问题时，斯泰西（Stacy）等人对1245名高中生进行了研究。研究结果正如预期的一样，多数学生往往屈从于公开吸烟和同伴压力的影响而开始吸烟，但是那些具有较高抵抗型自我效能的学生受到的影响则较小。埃利克索（Ellickso）和海斯（Hays）研究了八年级和九年级的学生后来吸毒的潜在决定因素，结果发现，社会影响与对毒品的低抵抗型自我效能是预测实验后9

个月个体吸毒行为的重要指标。目前，许多有关初级预防的项目往往集中在训练青少年抵抗来自同伴之间的压力和自己内心诱惑的能力和信心。

2. 减少伤害型自我效能是指人们已经卷入某种成瘾行为之中，但并没有真正导致成瘾并对此种行为产生依赖时，对自己能够抵抗这种行为的信心。此时，抵抗型自我效能就显得没有那么重要，而控制进一步的危害和加强自己可以减少这种危险行为的信念就显得尤为重要。这一点是特别有价值的，因为青少年在青春期大多数都试着接触过烟草和酒精，这可以看作青春期的一个正常阶段。对烟草和酒精等物质的尝试性的接触被看作一种健康的探索行为和一种有益的学习过程，而不是像人们通常所认为的那样是一种不轨的行为。但这其中的问题是，"怎样使青少年在不形成成瘾行为的同时去尝试依赖性的物质以满足其好奇心？"答案就在于如何运用减少伤害型自我效能来达到次级预防的效果。次级预防的目标就是让青少年在尝试依赖性的物质之后，有能力逐渐减少和戒除药物滥用。

一旦当个体真正形成某种成瘾行为时，对成瘾行为的戒断及控制重点就转向行为型自我效能、应对型自我效能和恢复型自我效能之上。

1. 行为型自我效能是指个体对于戒断目标实现的信心。如果个体为戒除某种成瘾行为定下了一个期限，那么他就会做出一个承诺，从而使得他超越了仅仅是考虑的阶段。当他要退出成瘾行为的意图转变成有准备的行动时，他需要具备一种乐观的信念来制订详细的计划、想象成功的情景、采取有力的措施以戒断成瘾行为。很多有关戒烟的训练就用行动型自我效能来预测个体戒烟的效果。

2. 应对型自我效能是指一种对自己能够克服"旧病复发"危机的预期能力。当某人已成功地戒断了某种成瘾行为之后，将会面临着"旧病复发"的危险。在这个阶段中，戒除者会遇到极具诱惑力的情境。比如，已经戒烟的人在正常的社会交往中会受到很大的诱惑，也会感受到交往时的一些负面影响。要想确保不再"旧病复发"，戒除者要使用各种应对策略。坚信自己具有应对"旧病复发"危机能力的个体，一般会做出合理的判断并采取适当的应对方法。迈尔斯（Myers）等人研究发现，在治疗青少年药物滥用的过程中，应对型自我效能可以有效地预测其治疗的结果。目前，有很多针对"旧病复发"的训练，其目的是让戒除者在各种可能遇到的风险情境中做出不同的应对策略，以提高个体的应对型自我效能。

3. 恢复型自我效能是指在"旧病复发"之后，对自己能够恢复应对能力的信念。马拉特和戈登（Gordon）的研究表明，人们在戒断成瘾行为后，如果又"旧病复发"了，他们往往会受到自我谴责的折磨。例如，他们会把这次错误归结为是自己内部的、稳定的因素，并夸大这个错误，认为自己已经无可救药了。而这时，具有较高的恢复型自我效能的个体会通过挑战高风险的情境、找到控制错误的适合方法来避免上述情况和恢复新的希望。大量研究表明，在成瘾行为的戒断中，恢复型自我效能可促进戒断状态长期地保持。目前，在临床治疗方面，戒断的重点集中在遇到挫折后的具体恢复策略上。例如，重新评价情境、平衡各种应对方法和制订恢复的近期计划等策略，都可以恢复个体的自我效能以及使得个体更快地恢复到原来的保持之中。

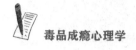

二、基本原则

（一）治疗师的角色定位准确

在认知行为治疗过程中，最好由专业的心理咨询师及社会工作者担任治疗师的角色，但在实际工作中，治疗师很可能同时作为管教干警、社会工作者、医生、护士等的角色开展工作，应尽量将二者的角色区分开来。要让治疗师给患者更多的情感关心和反馈，鼓励其讲述各自的经历，治疗过程中的成功和失败，了解他们的需求，减少与患者的心理距离，建立良好的治疗关系，才能打破"坚壳"，使他们袒露心扉。在治疗过程中，患者一旦觉察到治疗师的确在关心他，是值得信任的，那么他的自尊就会提高，治疗师也将具备促进个人向积极方面转化的影响力。

（二）态度灵活

在认知行为治疗过程中经常要设定一些改变的目标，如什么时候开始与家庭沟通交流、找工作等。在目标设定上要采取灵活的态度，应该尽量反映患者的个体化需求。一般来说，治疗师将自己认为最佳的几种方案提出来，供患者自己选择与决定，但是如果患者不准备改变，应与患者进行协商制定患者可接受的治疗目标。

（三）共情

治疗师必须有良好的共情和倾听技巧，他们必须尽力对患者的实际情况和内在的困难加以理解，这样有助于建立良好的关系、制定治疗目标。如果患者经常沉默或经常发表反对意见，不要教训他们，或指责他们缺乏动机，而应该客观地接受他们意见中可接受的部分，与他们进行积极的讨论。在治疗的全过程中，无论患者是否对保持操守有疑虑或在许多方面没有进展，都应该保持接纳与理解，尽量避免对患者进行道德或价值判断，应保持中立的态度。

（四）积极关注

在治疗过程中，毒品成瘾患者会反映出大量负性的方面，但是作为治疗师，不要过分关注这些负性的方面，否则会增加他们的焦虑与降低自信。要努力培养治疗师关注他们积极方面的习惯，即使是很小的优点也要恰当地反复强调，以提高他们的自信水平。在小组治疗时，要重视每个人、重视每一句话，给予尽可能多的积极言语或身体语言的鼓励。

（五）重点突出

每一次治疗内容都要突出重点，要强调技能训练。不要将技能训练放在每次治疗的结尾，这样会使患者觉得训练并不重要；此外，不要对每个程序的内容都要求高质量完成，不求面面俱到，只要明确目标就行。不要试图在一次训练中把所有手册中提供的应付策略都展示给患者，通常每一次训练活动只有一个到两个重点内容，大家从容地学习一个到两个应付方法是比较恰当的，重点在于掌握这些技能及将来在实践中运用，这比表面性地了解一大堆策略要好，如果需要，一个技能可以进行反复训练。另外，如果一次治疗的内容太多，那么练习的机会就很少；面对不太配合的患者，如果完全照搬的话，就会引起抵触，治疗师要根据患者的实际接受程度安排训练内容，不要让患者感觉到治疗师在生搬硬套。

（六）掌握节奏

许多技能训练的概念，对患者来说也许是很复杂的（虽然对专业人员来说并不复杂）。特别对那些有认知缺陷或应付技能很差的患者，因此要确保他们已经理解并能够将其运用到他们的实际生活中。不要将训练变成单向的说教，而应该是双向的沟通。在对每一概念的内容演示完成以后，治疗师应该停下来，让患者举一个例子来说明他对所演示概念的理解。

（七）运用技巧

在介绍应对策略的时候，最好先从患者比较熟悉的方式入手。要尽量多举一些例子，其中包含的一些基本的策略，要讲解清楚；要及时利用患者的例子来说明问题，将患者的担忧转化到如何培养技能的主题上来。例如："你前面讲到你很难拒绝别人的诱惑，那么今天我们一起来讨论一下如何有效地面对这个问题。"此外，积极练习是最有效地提高自我能力的方法，练习中的失败既不能说明毒瘾深，戒不了毒，也不能说明自我能力低，而应该把失败看作将来避免复吸的教训。

（八）发掘患者内在的潜能

要尽可能发掘患者内在积极的方面，可以让患者讨论、发表自己的看法，发掘那些对治疗有帮助的内容，这样做更具有说服力，患者也更容易做到。如果在集体治疗环境中，患者看到同类人的成功表现以及可供模仿的行为越多，他们就越有可能经过练习，提高自我效能感。例如："如果他能拒绝毒友，我也能。""如果他能戒毒，那么我也能。"

（九）避免冲突

在个体治疗过程中，有的患者不同意治疗师的引导，治疗师应该尽量改变咨询技巧，避免与患者冲突。小组治疗中每个成员也会有不同的反应，有人消极一些，但服从治疗师的安排；有人可能会存在逆反心理，否定治疗师的引导；有人可能用自己的安排来取代训练项目的目标。这些情况会表现出不同行为而使治疗师感到局面失控，作为治疗师需要容忍。这样让患者知道即使彼此观点不同，仍可以彼此倾听，并且接受"并非所有人都没有信心戒除毒瘾"这一事实，这样每个患者才会积极参加并发表意见。

三、治疗结构

认知行为治疗的疗程一般为3~6个月，每周治疗1次，每次1小时。每次治疗的任务很多，如复习上次的技能练习、简单讨论自上次治疗以来碰到的问题、技能训练、对技能训练的反馈、下周计划等，每次治疗的时间一般分为3个阶段，每个阶段20分钟，即所谓的20/20/20规则。

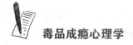

（一）开始阶段

在开始的 20 分钟，治疗师需要了解患者过去 1 周内的主要状况、一般功能水平、药物使用及渴求状态、技能训练的经验等，主要包括评估患者目前状况、尿检结果、解决问题、了解目前患者存在的主要问题、讨论家庭作业等内容，在这个阶段，虽然是治疗师引导患者，并关注患者的反应，但往往是患者说得比较多。

（二）中间阶段

在中间的 20 分钟，主要是介绍及讨论某种技能，包括介绍主题、解释主题内容与患者目前状况的关系、了解患者的反应、确定患者是否理解相关内容，在这个阶段治疗师说得比患者多，但治疗师介绍的内容需结合患者的具体情况，并举一些例子让患者充分理解。

（三）最后阶段

在最后的 20 分钟，患者变成主要角色，患者同意治疗师提出下周要学习与训练的某种具体技能，制订具体的计划，了解下周可能面临的复吸高危情境及如何应对这些高危情境的方法等。

四、主要内容

认知行为的治疗过程主要是让毒品成瘾者学会识别导致自己复吸的高危情境并改变导致复吸的错误认知，与治疗师密切合作与努力，学习有效应对高危情境的方法，提高自我效能，预防复吸迈向康复的过程。

（一）建立良好治疗关系、增强治疗动机

在治疗最初阶段，治疗师主要是与患者建立良好的治疗关系，采用动机强化访谈技巧增强患者的治疗动机和坚持的承诺，减少患者对改变行为的阻抗和矛盾，将可能存在的问题简单地呈现在患者面前，要给予患者足够的关于危险和后果的信息，通过帮助患者进行决策分析，了解继续滥用成瘾物质长期和短期的得与失，让患者自己做出思考和选择，以使他能够顺利做出治疗的决定，然后让患者了解预防复吸的主要程序与内容，期望其在治疗中的任务与角色，并签订治疗协议，进入下一步治疗。

（二）识别和监测高危情境

患者根据专业人员列出的高危情境列表来确定哪些是自己的高危情境，并对该情境下的危险性进行评分；每天进行自我监控，明确有哪些潜在的危险情境（如不良情绪、朋友的危险邀请等）；患者根据录音或录像中的高危场景，描述自己认知和行为上的反应，评估自己有多大的信心拒绝诱惑（自我效能评分），并对在高危情境下的应对技巧进行自我评判。

（三）应对高危情境

针对各种特定的高危情境，运用认知和行为的方法，塑造恰当的应对行为。常用方法

包括：控制刺激因素，减少暴露在高危情境下的机会，如抛弃随身携带的药物或工具；尽量回避与不良行为有关的场景，如以往的成瘾物质滥用地点；通过角色扮演演练如何果断地拒绝朋友的引诱；停止复吸幻想，教会患者识别渴求感伴随的复吸幻想，大声或在心里说"停"，打断幻想；携带"渴求锦囊"，在产生渴求感时帮助进行自我控制。

（四）应对渴求

治疗师通过与患者讨论渴求，指导患者学习如何应对心理渴求的心理技能。如帮助物质依赖者理解和利用条件反射原理，减少患者对毒品的渴求感。条件刺激和非条件刺激反复结合能够产生条件性反应，反之，没有非条件刺激与条件刺激的反复结合能够使条件反应逐步消失。治疗师尝试帮助患者理解和认识条件性渴求感，识别自己的渴求条件性情境，避免暴露到这些情境中，有效地应付这些渴求，降低条件性渴求。

（五）认知重构，改变不合理认知

许多患者存在不合理认知是药物滥用及复吸的原因，如失足与偶吸是康复过程中常见的一种现象，康复者对失足与偶吸需要有正确的认知，治疗师需要探索患者是否对偶吸存在不正确的归因方式，避免发生破堤效应而导致全面复吸。治疗上通常采用认知重构技术来对付失足后的归因和情感反应，将对偶吸内在、稳定和普遍的归因方式重构为外在、暂时和特殊的归因方式。例如，偶吸很类似于学习过程中的失误，可以将"偶吸"重构成"一次错误"，还有机会重新进行正确的学习，以此替代"完全失败"的归因。鼓励患者将偶吸等同为"失误"，将"失误"和"失败"的体验区别开来。认知重构的内容包括：将偶吸反复归因为外在的、特殊的和可控制的因素（要将可控制因素具体化，如可以通过主动回避来控制）；偶吸可以转化为不吸而不是复吸，从偶吸中学习如何继续保持；只要患者偶吸后不复吸，就能保持戒断状态；不管偶吸发生与否，预防复吸的目标是唯一的，即预防下一次偶吸或复吸。表7-2中列出了成瘾者常见的一些不合理的认知，以及治疗师通过认知重建可帮助患者发展出更理性的认知。

表7-2　用理性认知来替代成瘾物质使用时常见的不合理认知

不合理的认知	更理性的认知
对我来说，喝酒从来都不是问题，即使有时候我会失去控制，多喝一点 对别人来说，这样喝酒是个问题	失控可能是出现问题的先兆 如果对其他人来说这样喝酒有问题，对我自己来说迟早也是问题
我需要吸毒来放松自己	我想要吸毒，但并不意味着我就必须得用
我不能忍受我没有得到我想要的；对我来说那太难了，我没办法忍受	我可能不喜欢它，但是在过去我能忍受得了，那我现在也可以做到

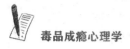

续表

不合理的认知	更理性的认知
只有当我"high"的时候，我才觉得舒服	虽然学习在不吸毒的时候保持社交上的舒服有点困难，但是别人也一直那样做
对我来说，戒毒太难了。我可能会失去我所有的朋友，会感到无聊，甚至再也不会觉得舒服了	即使戒毒可能会让我付出些代价，花费时间和精力，但是如果我不那样做，结果将会变得更糟
那些不能或不会使用成瘾物质的人注定会遭受挫败和痛苦	有哪些证据显示是这样的？我会尝试参加治疗，看看不使用成瘾物质是否真的会遭受挫败和痛苦
一旦你又开始使用，你会发现一切都结束了，你又回到了起点，你所有的努力只会让你彻底失败。一旦成瘾，将终身成瘾	一次的跌倒只是康复期的一个新的学习经验。它不是失败，只是一种挫折，告诉我现在该如何做

（六）学习各种心理技能

患者因为缺乏一些心理技能，使复吸的可能性增加，如面对压力不知如何有效应对，不能有效管理与调节自己的情绪等。此外，患者还普遍缺乏解决问题及人际交往方面的技能，这些都不利于患者康复与建立新的生活方式。治疗师可指导患者学习这些心理技能与方法，包括解决问题技能、情绪调节技术、应对应激策略、人际交往与沟通技巧等，以降低复吸、促进康复。

（七）提高自我效能

在治疗过程中要支持强化患者的积极改变，肯定患者的努力与成绩，增强患者的自信心与自我效能，采取积极的行动保持戒断状态。

（八）建立社会支持系统

很多患者坚持认为他们完全能够自己控制康复过程，这是错误的想法。患者必须去努力学会建立外在的社会支持系统，这是行为管理计划的重要组成部分。支持系统是与患者有亲密关系的人组成的一个小组，包括父母、配偶、朋友、同事和医生等。他们要学会通过支持、提醒和礼貌地对质，一起来帮助患者维持操守状态。要让支持小组的成员详细地知道特定的高危情境，了解从偶吸到复吸的出现有一个次序，支持系统被看成干预的第一道关口。

（九）发展替代成瘾行为、建立健康的生活方式

健康的生活方式对患者保持长久的操守非常重要，在治疗中，鼓励患者去参与一些替代活动（如冥想、放松或跑步），有助于改善原来的生活方式。这些替代活动如果变成了他们"想要"的，就会成为一种健康的"成瘾行为"。健康的"成瘾行为"必须具备五个

条件：能够独自操作；能够很容易操作；对个人有短期和长期的益处；可以稳定参与，一段时间后能够有进步感；操作时不会有自责感。

综上所述，预防复吸的过程是教授患者如何面对和应对真实的或潜在的复吸高危情境；帮助患者理解导致复吸的各种心理过程；除了具体的行为练习外，还强调生活方式的改变以及建立社会支持网络。近年来，复吸更多地被看成康复过程中的正常现象，是患者走向完全康复的一个学习和经验积累的过程。预防复吸训练可以帮助患者反复进行行为矫治，康复是一个螺旋式进步的过程，在康复过程中可能会有多次复吸，但最终朝着完全放弃成瘾行为的目标前进。

第三节　个体治疗

个体咨询或治疗是指采用治疗师和患者一对一的形式，在安静、安全、相对独立的空间中，针对患者个人的心理问题进行的咨询形式。个体咨询是心理咨询的基本和主要形式，它给患者提供了极大的心理空间，可以让其充分地倾诉心中的烦恼和困惑，有利于治疗师对患者进行直接、准确的观察，可灵活、个体化地帮助患者进行康复。

一、理论基础

毒品成瘾是一种慢性复杂性脑疾病，具有躯体、精神、心灵各方面的损害，应该采取整体治疗模式以满足患者多方面的治疗需求，需考虑到患者躯体、情感、精神、心理、人际关系等多方面的需求以支持患者的康复。个体咨询重点干预毒品成瘾的症状及相关问题，关注患者目前进行康复项目的内容与结构，侧重于患者的行为改变，让患者学习康复需要的应对技能与工具。在个体治疗或咨询形式中可采用不同理论取向的治疗，如动机强化治疗、认知治疗、行为治疗、心理动力治疗等。

二、治疗目标

个体治疗主要是针对毒品成瘾及与毒品成瘾行为有关的各方面功能损害，具有两个最主要的目标：首先是帮助患者停止使用成瘾毒品的行为；其次是帮助患者从成瘾导致的有关损害中康复，即帮助患者保持操守及全面康复的过程。治疗师通过个体治疗，主要帮助患者达到以下目标：帮助患者认识到自己的毒品成瘾问题，使患者认识到他们目前存在的症状及问题与他们使用毒品的行为有关；帮助患者学习识别及应对心理渴求的方法，鼓励其达到及保持操守状态；运用一些客观方法如尿检来监测患者的毒品使用情况，讨论其是否有使用成瘾药物的行为，鼓励患者对自己的行为负责任，不要再用成瘾药物；评估及明确患者是否使用成瘾药物来应对及解决生活中遇到的问题，让患者了解使用成瘾药物是不能解决问题的，帮助患者发展新的有效解决问题的方法与策略；认识到康复是一个长期甚至终身的过程，支持患者参加其他戒毒的活动，帮助患者做好长期康复的计划；帮助患者

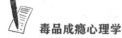

认识到出现态度与行为方面的问题会导致复吸，鼓励患者在现实生活中学会新的应对方式及解决问题的方法，以提高自信心。

三、基本原则

个体治疗认为改变的主体是患者本人，在康复过程中患者必须承担责任，与治疗师合作付出主观的努力与行动，逐步走向康复，虽然康复主要是患者的责任，但治疗师积极鼓励患者争取其他方面如家庭、同伴等的支持来帮助其康复，治疗师应以非评判性的态度，给患者提供支持性、合作参与性治疗环境。治疗遵循有关咨询基本原则，如一般咨询原则适用于所有物质依赖心理咨询与心理治疗，在个体治疗的开始及早期阶段需要遵循动机强化治疗的基本原则，在保持操守及后期康复阶段需要遵循预防复吸或认知行为治疗的许多原则等。

四、过程与内容

个体治疗频率一般为每周2次，每次治疗时间一般为45分钟，如果很难做到，至少在治疗开始阶段应该每周治疗2次。具体治疗频率及疗程没有统一的规定，可根据患者的具体康复进展情况及各方面支持状况调整，个体治疗疗程一般为6个月，共36次治疗。用于研究的个体治疗程序一般疗程为36周，第1~12周为治疗初期，每周治疗2次；第13~24周为积极治疗期，每周治疗1次；第25~36周，为巩固治疗期，每个月治疗1次。

（一）一般过程

在每次治疗前，治疗师需要做好充分准备，如了解患者最近的尿检结果，前一次治疗的主要内容与问题。治疗师需要了解康复是一个循序渐进的过程，了解不同康复阶段所需要的策略与治疗内容，针对处于不同康复阶段的患者采取相应的治疗内容与策略。个体治疗的一般过程包括：了解患者最近的情况、是否使用毒品；如果使用过毒品，则分析复吸的原因并制定预防复吸的策略；了解是否有需要干预的问题，并进行分析和制订干预计划；反馈尿检结果；根据患者所处阶段和治疗的需要，讨论与患者康复有关的主题。

（二）主要内容

治疗的内容需要根据患者所处的康复阶段及康复目标而确定，治疗早期一般是以建立治疗性关系、激发治疗动机为主，治疗后期是以应对外在压力、预防复吸训练、建立家庭社会支持、重建信任、人格完善、职业咨询、精神支柱、回归社会等内容为主。个体治疗一般可分为四个阶段，即治疗开始阶段、早期操守阶段、保持操守阶段与高级康复阶段，每个阶段都有相应重要的治疗内容。

1. 治疗开始阶段。治疗早期的内容包括向患者介绍治疗的内容、目的及治疗持续时间；评估患者成瘾药物使用情况，并制订治疗计划，帮助患者认识到自己存在物质依赖问题，帮助患者做出改变成瘾行为的计划，帮助患者看到治疗的好处等。

首次治疗非常重要，如何开始首次治疗性谈话应根据治疗师对患者的动机了解情况与准备接受治疗的程度而决定。首次治疗要注意以下几个方面：建立良好、信任的治疗关系；与其讨论导致来治疗的事件；对其到来表示感谢，表示支持肯定。首次治疗一般需要包括以下内容：①治疗师自我介绍：告诉患者治疗师的名字，治疗师在此机构中的职位和职责；②服务介绍：告诉患者治疗师所在机构提供的服务和治疗师提供的服务，如果治疗师所在的机构与其他机构有联系，也应该做介绍；③解释保密原则：很多患者都担心与治疗师谈论的他们的药物使用信息得不到保密，因此让患者知道治疗师所提供的服务是保密的非常重要；④对咨询时间的管理：清楚咨询的时间框架，按时开始，准时结束非常重要，患者应尊重安排给每个求询者的时间；⑤解释收集患者信息（对首次患者）的原因，或解释咨询的目标（对复诊者）。

2. 早期操守阶段。当患者认识到自己需要治疗并表示愿意接受治疗后，治疗师与患者开始共同合作，解决早期操守阶段相关的问题。这个阶段的主要内容包括：认识到物质依赖导致的躯体、心理后果；识别导致成瘾药物使用的诱因并学习如何避免这些诱因的技巧；学习如何应对心理渴求等。

3. 保持操守阶段。目前患者已经处于戒断状态，此阶段的任务是如何继续保持操守行为，避免环境中复吸诱发因素如治疗师内在的情绪、外在的社会心理因素的影响，采取健康的方式应对应激，患者在练习过"无毒品"的生活方式，在这个阶段关键是不要认为操守是理所当然的，应该继续保持康复的生活方式与态度，保持操守状态。这个阶段的主要内容包括：帮助患者继续保持操守状态；对复吸保持警惕，避免复吸或及时戒断；帮助患者识别情绪方面的诱发复吸因素；让患者学会应对生活中应激的技能；给患者提供练习新技能的机会；鼓励行为改变。

4. 高级康复阶段。一般认为高级康复阶段持续患者终身，物质依赖的康复是一个改变生活方式的长期过程，包括保持长期操守、健康人际关系、良好的营养、休息与运动、解决个人问题等达到满意的有成就的生活，所以康复是一个终身的过程。这个阶段的主要内容包括：提醒患者遵守康复的承诺，对个人康复提供支持与反馈，帮助患者建立个人康复计划，当发生复吸或者出现危机时及时提供支持。

个体治疗是物质依赖心理咨询与心理治疗的一种最基本的形式，应用非常普遍，并且具有灵活性、满足个体化需求的特点。个体治疗可根据需要与小组治疗、家庭治疗结合应用，更能发挥良好的效果。

第四节　小组治疗

小组治疗是指以小组为单位进行心理治疗或咨询的形式，一般由具有相似心理问题的患者组成一个咨询小组，通过小组内成员之间互动，使个体在与小组成员交往中观察、体验、学习、认识和改善与他人的关系；学习新的人际交往和健康的行为方式，培养良好的

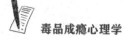

社会适应能力。

一、理论基础

人类具有群聚的社会属性，在集体中的经历与感受会影响个体的行为，当成员对集体中其他成员、集体组织者、集体本身产生情感依赖关系时，这种关系就可能具有影响和改变个体行为的作用。物质依赖小组治疗主要是通过利用集体的力量来影响小组成员的认识与行为。

小组治疗具有以下作用：减少患者共同存在的孤独、无聊等情绪；提供积极的同伴支持与保持操守压力；看到他人的康复，可激励希望与信心，使患者认识到"如果他能做到，我也能"；小组还可提供小组外的支持与鼓励；在小组中可以促进学习如何应对药物滥用及其他问题，如人际关系、工作、家庭等。小组治疗还对新的康复成员提供许多有用的信息。小组治疗对成员的价值观与能力提供反馈，矫正不良的行为与认知；小组提供家庭样环境，成员可在小组中学习如何与其他成员相处；当小组成员遇到困难时，小组可提供鼓励、帮助、支持与强化；成员在集体环境中学习社交心理技能，替代药物使用；通过集体力量对成员的药物滥用与不良行为进行有效对质。另外，小组治疗设定的一些规则可以培养患者的责任感与纪律性。小组治疗对药物滥用的相关问题如抑郁、焦虑、孤独、羞耻感、病态人格等也具有效果。

二、特点与技术

小组治疗与个体治疗一样，是物质依赖心理行为治疗的重要形式，许多个体咨询或治疗的基本技巧也适用于小组治疗，但小组治疗也具有其不同的特点，会采用一些不同的技巧。

（一）特点

在小组治疗中，治疗师主要利用小组成员间积极的同伴影响来改变每个成员的行为，小组治疗具有以下几个特点：

1. 强调此时此刻。小组治疗的重点是关注患者目前的行为表现，而不去挖掘药物滥用的深层原因与既往史，小组治疗给患者提供一个讨论药物滥用及其他问题的平台，给小组成员提供学习健康行为、解决问题及预防复吸技巧的机会。

2. 重视成员之间的互动。小组治疗利用小组成员之间的互动过程，对患者的行为问题提供个性化的反馈，其中小组成员的积极反馈，更有利于患者改变行为。

3. 重视成员各种技能学习。通过小组治疗的形式，治疗师有机会帮助患者学习与练习健康的行为方式、解决问题及应对应激的方法。

（二）基本技巧

小组治疗师的功能是组织、引导和维持小组活动。小组治疗师作为小组的领导者，主要是通过积极主动、共情的咨询方式，创造一种"此时、此地"的集体文化氛围。治疗师需要掌握以下基本技术：选择合适的小组参加者；对小组治疗有清晰的界定，有能力对组员解释集体目标和程序；有能力对组员行为进行积极的干预；对组员进行适当的示范；对小组中的非语言行为做出正确而适当的解释；可以在适当的时候有效地运用辅导技巧；在小组治疗过程中的紧要关头进行调停；有能力使用主要的集体技巧、策略和程序；在小组中推动促进改变的具有治疗功能的因素；懂得如何有效地结束一个小组过程；用追踪的方法来维持和支持小组组员；评估治疗效果。以下介绍小组治疗过程中的一些治疗技术。

1. 小组治疗准备技术。

（1）确定小组性质及规模：治疗师需要考虑用结构式或非结构式的小组实施治疗，需要考虑小组是开放式还是封闭式，组员是同质还是异质等问题。小组规模太小，活动的丰富性及组员交互作用欠缺，组员会感到不满足、有压力，容易出现紧张、乏味、不舒畅的感觉，而规模过大、人数太多，治疗师难以关注每一位组员，组员之间不易沟通，参与和交往的机会受到限制，集体凝聚力难以建立，并且妨碍组员分享足够的交流时间，致使在探讨原因、处理问题、学习技能时影响活动的效果。小组的规模主要取决于小组治疗的目标，以干预为目标的团体心理咨询人数一般为 5~8 人；以训练为目标的团体心理咨询人数一般为 6~12 人；以发展为目标的小组，参加者可适当多一些，一般为 8~15 人。

（2）确定小组治疗的时间、频率及场所：小组治疗的时间视对象和目标而定，一般认为 8~15 次为宜，小组治疗频率每周 1 次或 2 次，每次 1.5~2 小时。小组治疗场所要安静、安全，使组员在没有干扰的条件下集中精力投入小组活动，能够保护小组组员的隐私，不会有被别人偷窥、监视的感觉；小组治疗场所还要有足够的活动空间，可以随意在其中走动、活动身体、围圈而坐，可面对面交流；环境舒适、温馨、优雅，使人情绪稳定、放松；交通便利，位置适宜。

（3）参加小组治疗成员的基本条件：自愿参加，并怀有改变自我和发展自我的强烈愿望；愿意与他人交流，并具有与他人交流的能力；能坚持参加小组活动全过程，并愿意遵守集体的各项规则。还要考虑到成员的其他因素：性别、年龄、人格类型、智能水平、社会背景（职业、种族、教育、宗教）、家庭状况、先前的团体咨询经验等。

2. 实施技术与方法。

（1）协助组员投入集体的技术：第一次小组活动组员互不认识，一般会进行表面的接触，如年龄、工作学习单位等，可通过寻找相似性来肯定组员之间的相似性，有助于集体发展；鼓励组员相互交谈，并创造机会让集体组员相互交谈；小组成员在第一次小组活动中有些人急于表达自己，有些人却沉默寡言，有些人为准备自己所要表达的话题而无暇注意别人的表达，有些人会窃窃私语，小组治疗师要用倾听的技巧协助成员沟通，同时应该要求组员注意他人所表达的内容，学习聆听他人的心声；还要通过言语与非言语的活动提高组员参与集体的兴趣，促发讨论、深化话题、提供经验性学习的机会等。

（2）实施团体咨询的技术：与个体心理咨询相似的技巧如倾听、共情、复述、反映、澄清、支持、解释及询问、对质、自我表露等。促进集体互动的技巧包括阻止、联结、运

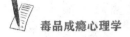

用眼神、聚焦、引话、切话、观察等。集体讨论的技术包括大脑风暴法，如自由发挥、不评价、重数量、鼓励人人参与；耳语聚会，如小规模、交头接耳、自由发挥；揭示法，如具体、可视、明确、澄清；身体表达，如雕塑、解开千千结、成长的感受等；角色扮演，如心理剧、木偶剧、生活演练等；绘画运用，如自画像、家庭树、理想画、图画接力等。治疗结束的技术包括结束预告、整理所得、角色扮演、修改行动计划、处理分离情绪、给予与接受反馈、追踪聚会、效果评估。

三、小组治疗的分类

（一）根据治疗目的分类

针对不同的治疗对象的特点及所处的不同的康复阶段，小组治疗的内容与目标也不一样，根据治疗目的，小组治疗可分为以下 5 类：

1. 心理教育小组。进行药物滥用相关行为及后果等相关知识的教育，主要目的是让小组成员认识到自己的药物滥用问题及后果，激发患者改变自己行为的动机，主要针对治疗早期的患者。心理健康教育小组的内容是根据小组成员的需求而设计的，具有一定的结构，与患者现实生活密切相关，如帮助患者认识自己的问题，了解康复的过程，提供自我成长与改变的方法，提供有助于患者康复的社区资源，通常使用录像资料、个案分析与讲座等方式。

2. 发展技能小组。主要适合康复中的患者，帮助患者学习脱离成瘾药物及保持戒断状态的各种技能，如处理愤怒与心理渴求的技能等，帮助患者保持操守状态。

3. 认知行为小组。主要适合康复中早期的患者，运用本章前几节介绍的认知行为治疗理论与技术，帮助患者改变导致药物成瘾的想法和行为，有助于患者戒断成瘾药物。

4. 支持小组。对患者提供心理及其他方面的支持，对患者保持操守提供正性的同伴压力，如反驳小组成员使用毒品的借口与支持改变成瘾行为。

5. 人际关系小组心理治疗。运用人际关系治疗技术，帮助患者建立新的生活方式与人际关系，改变以前使用毒品来应对生活中的各种问题的情形。

另外，还有一些常见的小组治疗很难归入上面任何一类，这些小组治疗的主要目的是预防复吸，如创造一种有利于康复的文化氛围，或者应用某种表达思想的艺术以便交流，也可以为了帮助患者分享某一个特定问题如愤怒、害羞等导致物质滥用的某一特定问题而组成小组治疗。

（二）根据小组形式分类

根据小组成员的人数是否固定，可将小组治疗分为封闭式小组与开放式小组。

1. 封闭式小组。封闭式小组是指在整个小组治疗过程中，小组成员的人数是固定的，小组成员人数一般应该比较少（不超过 15 人），治疗师在准备治疗前会对小组成员进行评估，筛选出合适的小组成员，然后开始正式治疗。封闭式小组更加强调通过小组成员之间的互动起作用，小组治疗师的角色相对较弱。

封闭式小组又可分为限定治疗时间小组与持续进行小组。限定治疗时间小组是指相同小组成员参加一定次数的小组治疗，所有小组成员同时开始及结束治疗，限定治疗时间小组学习的技能与前面的治疗内容密切相关，所以需要小组成员在治疗最开始阶段就参加治疗。持续进行小组一般持续时间较长，整个小组的人数是固定的，只有空缺时新成员才能加入治疗，持续进行小组可用于短期治疗、技能训练、心理教育与预防复吸。

2. 开放式小组。开放式小组在住院治疗项目中较为多见，指新的成员可以随时加入小组治疗，如当患者入院时可加入小组治疗，出院时就离开小组治疗，因此开放式小组需要适应经常会有小组成员的变动。开放式小组的成员人数一般要比封闭式小组的人数多，虽然没有对人数有具体规定，应该注意小组人数不能太多，否则不利于成员之间的交流，会降低成员对集体的归属感。与封闭式小组相比，开放式小组成员的学习并不严格依赖以前小组治疗的内容，小组的结构化程度较高，小组治疗师需要发挥更主动的作用，小组治疗前需要做充分的准备。

开放式小组也可根据小组治疗时间是否固定，分为限定治疗时间小组与持续进行小组，前者的治疗次数是固定的，而对持续进行小组的治疗次数是无限制的，成员在达到治疗目标前，可以一直参加治疗。

四、治疗过程

（一）治疗阶段

小组治疗包括多次系列的治疗，整个治疗一般可分为治疗开始、治疗中期及治疗结束3个阶段。对于不同的患者、不同种类的小组，治疗每一阶段的时间长短及治疗次数是不一样的。例如，对于某种开放式小组，三个阶段可能只需要几次治疗；而对于长期封闭式小组，许多次治疗可能还只是开始阶段的一部分。尽管每个阶段的持续时间与治疗次数不一致，但各阶段都具有一些相似的治疗要点。

1. 治疗开始阶段。在小组治疗的开始阶段，主要目的是让小组成员做好治疗的准备。包括：让小组成员熟悉小组治疗；成员间相互认识；处理开始治疗的焦虑反应；了解小组治疗师的角色；建立一个安全、一致的小组治疗氛围，小组成员之间要互相尊重；建立小组规则，达成治疗协议等。在这个阶段，小组治疗师需要更加主动，让每个成员都能积极参与小组活动，提供尽量多的支持，应该尊重小组成员，在治疗开始阶段避免与小组成员发生冲突。

2. 治疗中期阶段。治疗中期主要是促进积极改变的阶段，治疗的主要任务都是在治疗中期完成的。在这个阶段，小组治疗师需要同时兼顾治疗内容与过程，治疗内容即在小组中公开传递的信息与感受，治疗过程即成员间如何互动的过程。小组治疗包括治疗内容与过程两个方面，小组治疗师不仅要关注治疗内容，如何更智慧地关注治疗过程也非常重要。小组给成员提供了一个与他人互动的环境，通过接受他人的反馈，帮助小组成员重新认识他们的问题并开始改变自己的行为，因此小组治疗师应该重视治疗过程，要留意小组

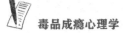

成员间的关系，在健康互动行为方面起榜样作用，帮助成员保持健康互动过程。

3. 治疗结束阶段。治疗的结束让小组成员对自己的治疗具有成就感，对未来充满美好的憧憬，但小组成员对小组建立起来的关系与友谊感到难舍。小组成员应该学会说再见，让他们明白要走向美好未来必须说再见，结束具有更深远的意义。如何成功地结束小组治疗很重要，一般来说，小组治疗的时间越长，结束阶段的时间也越长。在结束阶段，让小组成员把结束小组治疗看成一段经历的结束，总结小组治疗对每个成员的影响，认识到分离导致的情绪反应是正常的，对小组经历及每个成员的作用进行反馈并了解其他成员的反馈，完成尚未完成的事情，了解如何把小组学习的技能应用于日常生活。

（二）治疗过程

每次小组治疗也具有一定的程序，包括：

1. 开场程序。用时约 5 分钟，形成一个紧密的圆圈，开始躯体与眼神接触的练习，进行集中精力练习并点名。开场程序的目的是建立控制，让小组成员互相联系，并集中注意力，了解成员的态度与情绪状态。

2. 对上次治疗的反馈。用时 15 分钟，问患者对上次治疗的想法，以及对上次治疗的感受，问成员上次治疗的感受及原因，目的是进行交流训练、记忆训练、集合集体经验、迫使其他成员感兴趣、触发治疗小组互动、测试动机、创造没有错误交流的机会。

3. 报告家庭作业。用时 10 分钟，了解谁有家庭作业，问他们是否完成了家庭作业，如果完成了，问他们有什么收获；如果没有完成，问他们为什么没有完成或者当他们试图完成时发生了什么事情；问他们要把作业在小组展示出来的重要性；讨论小组是否有其他任何需要解决的事情。目标是所有家庭作业都完成了。

4. 设定日程。用时 3 分钟，决定并宣布小组成员发言的顺序，目的是确定小组工作的成员，简要复习小组成员想完成的工作，明确工作重点，考虑问题的严重程度、参与治疗时的情况。

5. 问题解决过程。用时 30~40 分钟，展示问题、小组提问、小组成员反馈、小组治疗师反馈。

6. 结束。现有研究发现，小组治疗是治疗物质依赖最有效的治疗方式之一，患者在小组中能通过与小组成员互动，认识到自己不是毒品成瘾的唯一受害者，更好地学习人际交往与交流技能，更有效地利用现有资源与各种外在支持，保持药物戒断状态。相对个体治疗而言，小组治疗的效率较高，一名治疗师可同时治疗多个成员，小组成员还可能发展成为治疗师，因此小组治疗具有广泛的应用潜力。

第五节　家庭治疗

家庭治疗是从家庭水平进行评估与治疗的治疗方法的统称，家庭治疗认为家庭是一个系统，系统中任何成员都与其他成员相关，家庭中任何成员的改变都会影响到其他成员的改变，家庭治疗通过利用家庭的力量来治疗包括药物滥用在内的许多问题。家庭治疗在物质依赖治疗领域始于 20 世纪 70 年代中期，把物质依赖患者放在家庭环境中考虑，以整个家庭为治疗单位，把家庭系统内的关系作为治疗的重点，治疗师通过与整个家庭成员（或某些家庭成员）或患者或其他家庭成员单独讨论来帮助他们解决问题。

家庭治疗不同于家庭参与治疗的方法，家庭参与治疗的方法在临床上应用很普遍，主要是对家庭成员进行健康教育，让家庭成员了解导致药物滥用的家庭关系模式、药物滥用的后果等。家庭不是治疗的主要对象，也不对家庭系统内的关系进行干预，虽然家庭健康教育也对物质依赖有一定的治疗作用，但一般不会改变物质依赖家庭深层的、固有的不健康的家庭模式。家庭治疗是目前欧美青少年药物滥用一种最主要的治疗模式，研究认为家庭治疗是青少年药物滥用及相关行为问题最有前途的一种治疗模式。因为家庭治疗需要有严格的专业训练与素质要求，目前在我国物质依赖领域中尚很少开展这方面的临床实践与研究工作。

一、理论基础

系统理论是家庭治疗的主要理论基础，把药物滥用问题看成多个系统中的一部分，家庭治疗认为药物滥用不是一个孤立的问题，而是与整个家庭系统的不良结构和功能有关，故而把药物滥用问题放在家庭系统中去治疗。家庭治疗有许多模式，不同的模式也具有不同的理论基础与治疗要素，家庭治疗给患者家庭提供了一个中性的、支持性的治疗环境，家庭成员可以面对面讨论与解决问题。家庭治疗主要通过以下方面起到治疗作用：改善家庭成员间有效交流，改善与调整家庭结构，明确家庭成员的责任，增强家庭改变的动力，家庭成员团结一致，自我反省，提高自我效能，提供支持，成功回归社会等。基于不同的理论基础，物质依赖的家庭治疗有不同的模式，如行为治疗模式、功能性家庭治疗、结构性家庭治疗和策略性家庭治疗模式等。当代家庭治疗的发展方向是"综合模式"，这种治疗模式的特点是"多系统"和"多维度"，着眼于药物滥用者的整个生活成长环境，评估和干预影响药物滥用的整个社会生活网络，采用综合性手段对多个系统进行干预。

二、治疗目标

毒品成瘾家庭治疗的主要作用是帮助家庭成员了解他们自己的需求，为患者的康复提供真诚的长期帮助与支持，在家庭治疗过程中，治疗师对家庭提供支持来集合家庭的力量，充分发挥家庭系统中父母角色的力量及改善交流，帮助毒品成瘾者及其家庭成员康复。家庭治疗有两个主要目的：一是通过利用家庭的力量与资源来帮助患者找到脱离毒品生活的方法；二是帮助减轻药物滥用对整个家庭及患者双方的影响。在家庭中，无论是父母还是孩子滥用药物，整个家庭都需要改变，家庭治疗是通过帮助改变整个家庭环境来帮助改变患者的药物滥用行为。

家庭治疗需要回答以下问题：为什么需要毒品成瘾患者的孩子参加治疗？父母药物滥

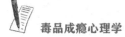

用对孩子有哪些影响？青少年药物滥用对成年人有哪些影响？药物滥用对其他无药物滥用的家庭成员有哪些影响？家庭治疗帮助无药物滥用的家庭成员共同努力，确定治疗的具体目标，而不是以改善家庭功能为笼统的治疗目标，更有效地帮助药物滥用患者家庭康复。此外，预防下一代家庭成员药物滥用也是家庭治疗的重要目标之一。

三、基本技巧

家庭治疗主要是通过促进家庭系统内的改变，从而改变患者药物滥用的行为。集体治疗的许多基本技巧都适用于家庭治疗，家庭治疗需要提供支持性、情感安全的治疗环境，治疗师要确保对每个家庭成员的一致，保持中立，在治疗师创造的安全的治疗环境中，家庭成员能表达长期压抑的情感如恐惧，当家庭成员发现其他成员也有与他们一样的情感体验时，对药物滥用对家庭的影响问题会有更正确的理解，帮助他们共同努力产生积极的改变。如何使药物滥用家庭变得稳定、发挥支持功能是家庭治疗的重要内容。要达到这个目标，治疗师需要帮助家庭改变不良的家庭互动模式，治疗师要善于发现并改变不健康的家庭结构关系（如父母与孩子角色颠倒）与不良的交流方式（如缺乏沟通协调能力）。家庭治疗需要掌握以下一些治疗技巧：如何让家庭成员包括不愿意参加治疗的成员来参加治疗；组织家庭成员小组治疗，让所有参加治疗的家庭成员包括具有交流障碍者有机会表达自己的观点与感受；系统评估家庭功能水平状态；支持每个家庭成员，而不是与某些成员结成团伙；对家庭问题进行重构以有利于问题的解决；帮助家庭成员把他们遇到的困难看成需要家庭成员集体努力来解决的问题；帮助家庭成员找到大家都能接受的方法来解决困难；帮助家庭成员相互支持，共同努力，但又能发挥各自的自主性；找到主要治疗问题外的家庭不良功能问题，协调各方面专业人员相互配合，更好地帮助患者。

四、主要方法

毒品成瘾家庭治疗从理论取向可大体分为两大类：一类重点在于解决问题，治疗过程相对简短，更关注于目前状态；另一类更取向于两代间的动力问题，治疗多是长时期的，更具探索性，关注家庭在某一段时间的成长。在这些大类下，根据对家庭问题起源的假设与理论基础、治疗的特定目标、治疗采用的策略等，又发展了许多家庭治疗方法。随着近年循证医学的发展及应用，许多学者对家庭治疗进行了评估，以下介绍几种具有循证医学基础的家庭治疗方法：

（一）行为合同

行为合同的治疗目标是让所有家庭成员理解家庭出现的问题，如家庭成员的毒品成瘾问题是整个家庭的问题，通过创造无成瘾药物的环境与帮助家庭应对毒品成瘾导致的情绪等问题来促进患者康复。主要内容包括与家庭成员制订并签署治疗协议，确保创造无毒品的家庭环境，让家庭学习药物使用诱发因素，预测可能出现的问题，并学习避免这些问题的方法，帮助整个家庭恢复稳定状态，发挥家庭的正常功能。

（二）婚姻行为治疗

婚姻行为治疗把夫妻作为治疗物质依赖问题的对象，运用社会学习理论来治疗药物滥用与家庭功能问题，重点干预目前保持药物滥用行为的相关因素，改变导致药物滥用的认知情绪状态。主要治疗目标：保持药物戒断状态，帮助夫妻双方发展处理药物滥用的技能，发展改变药物滥用行为及保持戒断的阳性强化作用，改善夫妻关系，发展一般技能，发展有效交流与解决问题技能，发展预防复吸技能等。

（三）简要策略家庭治疗

简要策略家庭治疗主要用于青少年药物滥用者，认为青少年缺乏应对个人发展方面的技能导致药物滥用行为，严格的家庭结构增加青少年药物滥用的危险性，家庭外及文化冲突是青少年药物滥用的危险因素。主要治疗目标是改变父母对孩子的教育方式，改善家庭关系及明确父母与孩子的界限，提高解决冲突的技巧。

（四）多维度家庭治疗

多维度家庭治疗是由利德尔（Liddle）博士等于1985年发展创立的，治疗对象是药物滥用和其他行为问题的青少年。多维度家庭治疗以发展心理学和发展病理学为理论基础，认为青少年药物滥用的产生和发展的途径是多方面的，青少年药物滥用的后果也是多方面的。多维度家庭治疗主要对产生和维持青少年药物滥用的4个方面进行干预：①青少年；②父母；③家庭环境和家庭关系；④与青少年及父母有关的家庭外系统，如学校、司法系统、同伴和社会支持网络。通过对这4个方面的评估，对各个案例进行个体化治疗，同时或先后改变与药物滥用及相关行为问题有关的内在、外在和环境因素，达到减轻药物滥用，改善青少年各方面社会功能，促进其健康发展的目的。

（五）多家庭治疗集体

多家庭治疗集体是通过帮助家庭成员改变功能不良的家庭规则、角色与联盟来帮助药物滥用患者家庭达到戒断与康复，巩固戒断状态的目标。在达到戒断后，帮助家庭成员建立亲密感，维持健康家庭核心功能，为物质依赖患者的家庭成员尤其是在应激时发挥缓冲及平衡作用。

（六）多系统治疗

多系统治疗是从更广泛的系统来理解与治疗药物滥用问题，主要目标是让家庭成员参与治疗，必要时了解家庭参加治疗的障碍及发展克服这些障碍的策略，评估每个系统的优势与需求及其相互关系，在更大范围内对影响家庭的危险因素与保护因素进行干预，使家庭成员在确定治疗目标中发挥重要作用。

（七）行为家庭治疗

行为家庭治疗在家庭问题解决框架内结合个体干预，帮助家庭中每个成员设定治疗目标。行为家庭治疗认为药物滥用家庭存在解决问题的技能缺陷、其他家庭成员的反应影响成瘾行为、歪曲的认知信念导致不良行为产生等现象，治疗可帮助家庭成员发展不滥用药

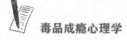

物的行为，使这些新的行为变得更具有吸引力，保持长期戒断状态。主要治疗内容包括签订治疗协议、技能训练、认知重建等。

（八）认知行为家庭治疗

认知行为家庭治疗整合传统的系统式家庭治疗及行为家庭治疗的原则与技术，认知行为家庭治疗把药物滥用看成条件行为反应。除了应用上述行为治疗技术外，还应用认知改变技术，即发现及改变患者或家庭歪曲的想法与信念。

（九）网络治疗

网络治疗指除了把核心家庭成员作为治疗对象外，还把对关心患者的其他成员如同伴、朋友、同事、老师等支持网络作为干预的对象，治疗师鼓励这些对象帮助患者停止使用成瘾药物，支持患者保持戒断状态，网络治疗帮助患者充分利用社区资源支持其康复。

（十）问题解决治疗

问题解决治疗不同于传统专家指导的方式，而是强调治疗师与患者合作、建立寻求解决问题治疗关系来改变药物滥用行为。治疗师的重点不是描述问题所在，而是让患者了解问题解决后的积极状态，治疗重点是开发将来解决问题的技巧。

家庭治疗在患者治疗后便可开始，它涉及对核心家庭成员、依赖者的配偶（婚姻治疗）、同胞兄妹、所有家庭成员或主要社会支持人员的干预。治疗者指导他们如何面对物质依赖患者以帮助他们康复，包括鼓励家庭支持患者保持操守，告诉家人对待患者与有关药物的正确态度，要求家人督促患者参加治疗或自助集体，支持患者适应社会和工作，指导他们如何保持婚姻关系和相互交流，如何解决分歧，改善人际关系，如何与其他药物滥用的同伴接触等，对患者及其家庭康复具有积极作用。

第八章 毒品成瘾的心理干预研究

第一节 毒品成瘾注意偏向及注意偏向训练

一、毒品成瘾者注意偏向及注意偏向训练在成瘾行为中的应用

毒品成瘾是强迫性觅毒和服用毒品的行为模式，是一直困扰戒毒工作者的严重社会问题。大量研究表明，成瘾个体对物质相关刺激线索存在注意偏向。在毒品使用的情境中，"注意偏向"是指毒品线索更倾向于获取有经验的毒品使用者的注意力，使得毒品使用者给予毒品相关线索优先的注意加工。毒品成瘾者对毒品相关线索的探测可能是自动化的，影响毒品寻求的行为可能也是在无意识的条件下进行的。以往的研究发现，对毒品相关线索的注意偏向在成瘾的发生和发展中起到了重要的作用。

传统毒品（海洛因）依赖者经过脱毒治疗后，复吸率仍然很高。近年来，国内外关于海洛因依赖者对药物相关线索的注意偏向研究日渐增多，并取得了一系列成果。已有的研究帮助我们对海洛因依赖者注意偏向作用机制有更深的理解，而且为我们揭示海洛因依赖者的成瘾机制提供了重要线索。同时需要提示的是，心理治疗对于心理功能的恢复及彻底戒除对海洛因的心理依赖似乎存在极大的难度，有必要重新考虑心理治疗对于海洛因戒除者的作用和功能定位。但目前尚缺乏对海洛因依赖者注意偏向神经机制的研究，而且注意偏向研究的应用价值还有待提升，以往更是极少见于对新型合成毒品（冰毒）成瘾者注意偏向的研究。对新型合成毒品成瘾者注意偏向的研究将有助于深入了解诱发药物渴求感及复吸行为的心理机制，可以全面完善药物成瘾的注意偏向模型。有些来自注意偏向训练的研究表明，注意偏向训练对药物依赖者的注意偏向具有良好的干预效果，而注意偏向训练对毒品成瘾者的影响有很大的研究空间。

（一）毒品成瘾者注意偏向的实证研究

注意偏向是指相对于中性刺激，个体对相应威胁或相关刺激表现出不同的注意分配。西斯勒（Cisler）和科斯特（Koster）提出，注意偏向有三种成分，分别是：①注意增强，指注意力更容易或更快被某些信息吸引；②注意解除困难，指当某些刺激吸引注意力后，注意力便难以从该类刺激转移到其他刺激；③注意回避，指倾向于将注意力转向某种刺激

相反或相对应的提示上，如同时呈现威胁刺激和中性刺激，个体倾向于将注意从威胁刺激转移到中性刺激。大量研究表明，毒品成瘾个体对毒品相关刺激线索存在注意偏向，对毒品相关线索的注意偏向在成瘾的发生和发展中起到了重要的作用。对毒品成瘾者注意偏向的研究主要集中在行为学的研究、脑影像学的研究和电生理的研究三个方面。

1. 行为学的研究。目前，对成瘾行为中的注意偏向的研究常用的范式有成瘾 Stroop 任务、视觉探测任务、"双任务"程序、注意瞬脱任务。在行为学研究中，最常用的实验范式和任务是成瘾 Stroop 范式。成瘾 Stroop 任务在成瘾行为的注意偏向研究中应用最为广泛。在该任务中，呈现两类词汇——毒品相关词汇和情感中性词汇。这些词汇被标以不同的颜色，要求被试者在忽略词汇语义的情况下，快速而准确地对词汇的颜色进行反应。注意偏向的指标是个体对于毒品相关词汇和中性词汇平均颜色命名反应时之间的差异。成瘾 Stroop 任务认为，对于毒品相关词汇较慢的颜色命名，表明了词汇的语义内容的自动化加工，削弱了颜色命名反应。这可能是因为尝试避免对物质相关词汇的注意加工，导致了对这些词汇更慢的颜色命名。另一种解释是成瘾 Stroop 任务中，毒品相关词汇诱导了成瘾个体的对于毒品的主观渴求。因此，呈现毒品相关词汇可能延迟其颜色命名。一项海洛因成瘾 Stroop 的研究表明，海洛因戒除者对毒品相关线索存在显著的注意偏向，随着康复期的延长无显著改善。由于行为学实验中实验任务、刺激呈现时间、刺激材料等因素均可影响实验结果，所以经常有研究者得出相反的结论。还有较常使用的范式是视觉探测任务，或称为点探测任务，在该任务中一般要求被试者对呈现的配对刺激（目标词和中性词）之后随即出现的探测点的方位或属性进行判断，探测点会随机出现在先前某个词的位置。被试者对探测点方位或属性做出反应时会受到探测点出现方位的影响，如果探测点出现在被试者先前注意的区域时，反应时较短；反之，反应时较长。但最近有研究者发现相比视觉探测任务，成瘾 Stroop 任务的内部一致性信度更高，更适宜用来研究药物依赖者的注意偏向。行为学研究将结果局限于特定环境下所产生的规律，只能就行为结果进行合理化解释，而借助高精细实验设备就可以对注意偏向的心理机制和脑机制进行更加深入的探讨。

2. 脑影像学的研究。已有研究表明条件性物质线索诱导了毒品成瘾者大脑区域一般神经网络反应，这些区域包括前扣带皮层、背外侧前额叶皮层、前额皮质、腹侧纹状体及上额叶和颞叶脑区。毒品成瘾者的执行功能也往往受到损害，表现为较高的冲动性和较差的冲动抑制控制。

有研究者采用脑影像学技术对毒品成瘾者的注意偏向进行了研究。戈德斯坦等采用成瘾 Stroop 范式和功能磁共振技术，要求 14 例可卡因使用者对词汇进行颜色命名反应。结果发现背尾前扣带皮层两侧激活，以及在面对腹前扣带皮层/内侧前额皮质有较低的激活。戈德斯坦等另一项关于可卡因使用的研究，设置了健康对照组，同样使用 fMRI 技术，发现在成瘾 Stroop 任务中，毒品相关词汇只激活了可卡因使用者的中脑系统。而且，只在可卡因使用者中，毒品相关的中脑反应的增加是和药物词汇的词语流畅性的增强有联系的。该结果第一次表明可卡因成瘾个体对于毒品词汇的中脑区域的 fMRI 反应可能和多巴胺神经机制以及语言的条件性反应有关系。还有研究者采用基于"注意偏向"的点探测刺激模式，选取海洛因依赖者与正常对照组，在电针干预前后对正性情绪、负性情绪、海洛因相关三类注意线索执行认知任务时进行血氧水平依赖性—功能性磁共振成像（BOLD-fMRI）技术扫描成像比较，得出电针能够有效抑制戒断者对毒品线索的注意偏向，同时具有改善海洛因患者戒断后情绪状态持续低迷的作用，具有降低复吸率的潜力。也有研究者采用fMRI的方法，针对长期戒断的海洛因依赖者进行毒品线索诱导渴求的研究，长期强制戒断可能有利于海洛因依赖者保持低的渴求水平，但海洛因依赖者对毒品相关线索的学习性反应可能长期存在。使用功能影像学的方法已经得出较一致的结论，即毒品线索可引起药物依赖者对毒品渴求的增加，同时可明显激活伏隔核、壳核、杏仁核、海马、前扣带回、眶额回、背侧前额叶、岛叶及丘脑等脑区。对脑影像学的研究多以对照组研究的形式，而缺少纵向研究，纵向研究可以考察戒断时间对海洛因依赖者在毒品线索条件下渴求及大脑反应的影响，这是今后可探索的方向。功能影像学的方法为成瘾研究提供了很好的手段，在毒品成瘾研究领域中，利用影像学的方法，研究大脑功能结构损害程度以及相应行为学变化之间的关联性的研究还比较少，是研究毒品成瘾很有现实意义的新方向。

3. 电生理的研究。在电生理的研究中，最常用的是事件相关电位技术。相对于基于反应时的实验研究，事件相关电位是一种相对直接的注意偏向测量的方法。弗兰肯等给19例男性海洛因依赖组和14例男性健康对照组呈现中性图片和海洛因相关图片。结果发现，海洛因相关图片比中性图片诱发了海洛因依赖者更大的ERPs慢正波（Slow Positive Wave，SPW）成分，而健康组在中性图片和海洛因图片之间诱发的SPW波则没有差异。在海洛因依赖患者中，海洛因图片诱发的SPW波与海洛因使用有关系。弗兰肯等在可卡因研究中，发现可卡因依赖者对于可卡因图片，比起中性图片，在ERPs中表现出扩大的SPW波。但是，弗兰肯等在戒断的可卡因依赖组和健康对照组中，发现可卡因依赖组比起对照组，对晚期正成分时间窗口有增强的电生理反应。更重要的是，可卡因渴求和晚期正成分扩大存在强烈的联系。卢布曼等检查了海洛因成瘾者和对照组被试者对中性图片、情感图片和海洛因相关图片进行注意加工时的脑电情况。研究发现在海洛因成瘾者中，毒品相关刺激比起情感刺激和中性刺激，诱发了更加显著的P300波。由此可见，P300和SPW以及晚期正成分是诊断成瘾者注意偏向的脑电变化的一个重要指标。在药物依赖者线索诱发反应的研究中，P300提供了一种较为直接的检测刺激呈现时注意进程的方法。从时间进程来看，P300（300~800毫秒）和SP（>800毫秒）可能代表了注意加工的两个不同阶段。P300的诱发可能反映了具有凸显性质的药物相关线索对海洛因依赖者早期注意力的攫取，而SP的诱发则体现了海洛因依赖者对药物相关线索的持续性加工。

而在国内一项甲基苯丙胺依赖者戒断后对吸毒相关汉字线索的注意偏向的ERPs研究中得出，甲基苯丙胺依赖组与对照组之间在反应时、正确率以及ERPs指标中均无显著差异，提出成瘾Stroop范式无法测量甲基苯丙胺依赖者戒断后是否存在吸毒相关汉字线索的注意偏向。虽然这项研究存在测试时间短、样本量小、被试者均为男性等不足，但值得我们思考不同毒品类型（合成毒品与传统毒品）成瘾者的注意偏向是否存在差异。以往研究者也没有考察毒品依赖者注意偏向的ERPs指标与行为学测量的注意偏向之间的关系，因此无法说明这些电生理指标反映的加工过程与行为学测量的注意偏向之间的确切联系，也不能确定在实验中 P300 的诱发究竟反映了注意的哪个方面。因此，今后还需要采用行为学测量结合 ERP 技术对海洛因依赖者的注意偏向进行深入研究，以探明其异常认知加工的内在机制。

（二）注意偏向训练在成瘾行为中的应用

在过去近 20 年里，大量的成瘾研究证据表明，物质使用和滥用的特征是对成瘾性物质相关刺激的注意偏向。以往的研究一般在探究某种心理异常是否会出现注意偏向，将其看作一些心理疾病的伴随现象。但是近年来，研究者一致认为注意偏向不仅是一些心理疾病所伴随的现象或症状，而且是心理疾病产生、维持和复发的原因。对该命题的共识也意味着干预注意这一环节会改变心理疾病的症状，这让注意偏向训练这一领域受到临床治疗的关注。因此，涌现出大量关于注意偏向训练对各种心理疾病治疗的研究，并证明注意偏向训练有良好的临床效果。注意偏向训练不仅成为缓解或治疗心理疾病的一种新技术，也为了解心理异常的机制提供了新的视角。对毒品线索的注意偏向被认为和持续的毒品使用和戒掉之后的重新使用有紧密的联系，而矫正注意偏向对治疗有积极作用。

研究人员通过对成瘾个体的注意偏向进行训练，以改变其成瘾行为。麦克劳德（Macleod）和他的同事是第一个用改版的点探测任务来改变被试者的注意偏向。该任务首先在屏幕的左右出现两个刺激，这两个刺激分别是中性刺激和情绪刺激，然后随机在左右出现探测目标，让被试者尽快报告探测目标的方位。通过对任务程序的操作，探测目标总是在中性刺激方位上，即可训练被试者将注意力从情绪刺激转移（注意解除）；探测目标总是出现在情绪刺激方位上，即可训练对情绪刺激的注意增强。该研究与随后一些对临床患者的研究结果证明，注意偏向训练能够有效操纵被试者的注意偏向，进而改变其情绪反应与临床症状。这些研究不仅很好地证明了注意偏向与心理疾病因果关系的假设，而且注意偏向训练被视为一种前景性的治疗方法，广泛运用于一些心理疾病的临床干预和治疗。之后有研究者将注意偏向训练运用于成瘾行为的矫治。菲尔德（Field）等在严重酒依赖患者中完成了一个注意训练程序，其中一半的被试者直接训练他们的注意力远离酒精相关线索（"回避酒精组"），另一半被试者训练把他们的注意力指向酒精相关线索（"接近酒精组"）。结果在两组中发现注意训练程序在注意偏向上产生了显著性的改变。而且，在"接近酒精组"中注意训练产生了一个增加的饮酒渴求；在随后的品尝测试中，"接近酒精组"消耗的啤酒量比"回避酒精组"更多。总之，对严重酒依赖患者的酒精注意偏向进行操作，可能对其酒精渴求和酒精消耗量产生影响。菲尔德等在上述实验的基础上增加了一个对照组。严重酒依赖患者被随机分配到"接近酒精组""回避酒精组"或对照组。其中对照组完成一个标准版的视觉探测任务，该任务包含酒精相关图片，但是未对其注意进行操控。"接近酒精组"对酒精相关线索的注意偏向增加，但是"回避酒精组"则下降，以及对照组没有变化。主观渴求方面，接近酒精组在注意训练后对酒精的主观渴求增加，但是回避酒精组或对照组的主观渴求没有变化。菲达迪（Fadardi）等利用酒精注意控制训练项目来帮助过量的饮酒者克服他们对酒精刺激的注意分心。该训练基于成瘾 Stroop 任务，涉及目标的设置和即时反馈，以及被试者通过不同水平训练难度得到进步。在大部分的难度水平，被试者看到多对的酒精和非酒精瓶子出现在计算机屏幕上，每一对瓶子都包含一个狭长的颜色带。要求被试者忽视酒精瓶子以及对非酒精瓶子颜色带尽可能快速而准确地做出反应。训练的目的是通过对非酒精瓶子上的颜色带做出越来越快的反应，从而帮助过量饮酒者克服对酒精瓶子的注意偏向。结果表明，该训练有效地减少了饮酒者的酒精注意偏向和酒精饮酒量，以及在 3 个月后的随访中表现出良好的效果。注意偏向训练作为一种有效的成瘾行为干预手段，在国内的应用较少，有必要在国内开展成瘾注意偏向训练方面的研究，能够为成瘾治疗开辟新的研究领域。

（三）研究展望

对成瘾个体进行物质相关线索的注意偏向训练，可以影响个体的主观渴求和行为。目前，除了酒精成瘾外，对成瘾行为的注意偏向训练已经扩展到了吸烟成瘾。注意偏向训练是除认知行为疗法之外，治疗成瘾行为的另一种有效方法。但是，已有的采用该类范式对依赖者注意偏向的研究大多针对酒精和尼古丁依赖者，而少见针对海洛因戒除者的实验研究。由于酒精成瘾、尼古丁成瘾和毒品成瘾都属于物质成瘾范畴，且它们之间有着相似的心理基础，因此将注意偏向训练运用于毒品成瘾者，有助于深入了解诱发药物渴求感及复吸行为的心理机制，为远离毒品或戒毒奠定坚实基础。

对毒品成瘾者注意偏向的研究的最终目的在于揭示毒品成瘾的形成机制。因此，无论是对毒品成瘾者注意偏向的理论探讨还是实证研究，其最终都会落脚到毒品成瘾者注意偏向干预上。概观注意偏向的干预，目前主要有药物干预和心理干预两种方式，药物干预主要通过杏仁核系统自下而上地影响早期注意偏向，而心理干预则主要通过外侧前额皮质自上而下地影响晚期注意偏向。具体到毒品成瘾者的注意偏向，虽然目前干预研究较少，但注意偏向改变程序如果能降低毒品成瘾者的注意偏向就属于心理干预，也可以尝试整合两种干预方式，以提高其有效性。

另外，以往的研究多集中在海洛因等传统毒品，但近年来新型合成毒品已呈蔓延趋势。新型合成毒品是相对鸦片、海洛因这一类传统麻醉毒品而言，以化学合成为主的一类精神药品，它直接作用于人的中枢神经系统，如冰毒（甲基苯丙胺）、K 粉（氯胺酮）、摇头丸等。通过对短期甲基苯丙胺滥用者的 ERP 研究发现多项指标的改变，但未发现代表注意偏向的 P300 异常。所以在未来研究新型合成毒品滥用者的注意偏向时一定要注意他们吸食毒品的时间，而注意偏向能否作为苯丙胺类等新型合成毒品滥用者心理成瘾的指标还有待于进一步研究。

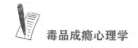

二、毒品成瘾注意偏向的脑功能机制

（一）毒品相关线索的凸显性增加

毒品相关线索的凸显性增加是毒品成瘾者注意偏向的基础。罗宾逊（Robinson）和贝里奇（Berridge）的激励敏化理论认为，成瘾物质的急性使用可导致中脑边缘系统"奖赏环路"的多巴胺大量释放，从而产生欣快感。毒品成瘾者反复使用成瘾物质后可改变"奖赏环路"中伏隔核、杏仁核、海马体等脑区的反应性，这样通过条件性强化作用可以将毒品相关线索与毒品使用后的欣快感联系起来，最终使毒品相关线索具有了动机属性。一旦环境中存在与毒品使用有关的物品，即可吸引毒品成瘾者的注意力，并在一定程度上诱发渴求感。而近年来线索诱发渴求的磁共振研究发现，相对于中性刺激，毒品成瘾者在毒品相关线索出现时大脑中与奖赏和动机有关的脑区激活更明显，进一步验证了中脑边缘系统过度激活与毒品相关线索的凸显性增加有关。同时，与正常人群相比，成瘾者在毒品图片的刺激下，前额叶控制皮层的活动也发生变化，表明了他们的认知控制功能受到损害，不能转移对环境中毒品相关线索的注意，进而产生强迫性用药行为。由此可见，对毒品相关线索的注意偏向主要是刺激的动机属性增强和成瘾者认知控制功能受损的结果。

（二）中脑边缘奖赏系统的过度激活

中脑边缘奖赏系统包括杏仁核、纹状体、岛叶等结构，这些脑区主要负责机体对食物、性等自然奖赏刺激的反应，毒品成瘾者在滥用成瘾物质后导致这些脑区产生异常的神经活动，是物质使用障碍类疾病的病理基础。目前已经有部分研究发现对毒品相关刺激的注意偏向与杏仁核、纹状体、岛叶等活动增强密切相关。

康（Kang O. S.）等利用 fMRI 结合眼动技术对 25 名男性吸烟者进行观察后发现，在吸烟相关刺激与中性刺激同时存在时，被试者主动观看吸烟相关图片的时间要明显长于中性图片，且注意偏向引起的渴求与 fMRI 下岛叶的激活程度呈正相关。珍妮丝（Janes A. C.）等在采用 Stroop 任务范式及 fMRI 技术分别测量 28 例女性吸烟者的注意偏向和对烟草相关刺激的大脑反应性时发现，被试者的注意偏向分数（Stroop 任务范式中烟草相关刺激的平均反应时减去中性刺激的平均反应时）与杏仁核、海马、岛叶多个脑区的激活呈正相关关系，说明对烟草相关刺激的注意偏向可能与情绪加工、记忆和内感知多个过程有关。在另一个随访研究中，她在对 21 例准备接受戒断治疗的女性尼古丁依赖者进行基线 fMRI 评估时观察到同样的结果。有趣的是，研究未成功戒断者基线 fMRI 评估时，岛叶等脑区的激活程度要明显高于成功戒断者。内斯特（Nestor L.）等的研究中，虽然吸烟组与正常对照组相比，伏隔核的激活程度并没有明显的差异，但是吸烟组中的烟草使用者与戒断者相比在执行图片 Stroop 任务范式时伏隔核的反应性要明显增强。

一般认为，中脑边缘系统在机体识别环境中情绪属性和动机属性突出的刺激过程中发挥着重要的作用，这些研究结果都表明在毒品相关线索下中脑边缘奖赏系统被过度激活，可能进一步说明了毒品成瘾者的注意偏向问题与杏仁核等脑区对毒品相关线索的自动加工过程增强有关。而且，成瘾者这些脑区的激活程度（如杏仁核、伏隔核）可能是预测戒断疗效和复吸的有效指标。

（三）前额叶皮层认知控制功能受损

以往的研究发现，前额叶皮层中与认知控制功能相关的脑区主要是前扣带回、背外侧前额叶等脑区。由于毒品成瘾人群在中脑边缘系统的过度激活下，对毒品相关线索的自动加工过程增强，成瘾者需要有意识地提高自身的认知控制功能才能减弱对此类线索的选择性注意。目前已有 fMRI 研究发现存在注意偏向的物质使用障碍人群中，其前额叶的认知控制相关脑区都在一定程度上发生了改变。

戈德斯坦等的一系列研究发现，与正常对照组相比，可卡因依赖组在执行"可卡因字词 Stroop"任务范式时，其前扣带回的功能活性是降低的，而且研究者发现这种功能减退不仅发生在可卡因相关词，在对中性词进行反应时，也表现出同样的现象，所以研究者认为前扣带回的功能不足是可卡因依赖者认知控制功能整体下降的结果。一项调查摇头丸滥用者注意偏向的研究也发现了同样的结果，摇头丸使用者在 fMRI 下对任务中摇头丸相关图片进行反应时，其右侧额叶的激活程度明显低于正常对照者。这种认知控制网络的活性降低可能反映了毒品成瘾者在面对毒品相关线索时，其受损的认知控制功能不能有效地抑制毒品相关线索对中脑边缘系统的过度激活，进而表现出注意偏向。

然而，有一部分注意偏向研究发现，毒品成瘾者在相关任务的 fMRI 中，毒品相关线索下认知控制脑区是激活增强的，其实这与成瘾者认知控制功能受损并不冲突。这些研究大多缺少对照组，相对于中性刺激，毒品相关刺激下的脑区激活增强更加证实了被试者存在注意偏向问题，在试验过程中为了对任务做出正确的反应，所以需要更强的认知控制功能才可以抑制与任务无关的毒品相关刺激的影响。史密斯（Smith D. G.）等在对可卡因使用者进行的研究也验证了这一点，试验中娱乐性可卡因使用组相对于正常对照组在执行 Stroop 任务时并没有表现出行为学上的差异，而可卡因依赖组在任务中却表现出明显的功能受损，fMRI 结果上娱乐性可卡因使用组前扣带回的激活也明显低于可卡因依赖组。另外，珍妮丝等和海丝特（Hester R.）等的研究都发现毒品成瘾者的注意偏向与前额叶皮层认知控制功能的活动是呈正相关的，这也说明了注意偏向的形成可能与前额叶的活动性有关，并且注意偏向越严重，在进行相关任务时为抑制毒品相关线索的作用前额叶皮层激活得越强烈。

（四）小结

从上述的研究中可以看出，毒品成瘾者对毒品相关线索的注意偏向可能是中脑边缘系统对毒品相关线索的自动加工增强和成瘾者前额叶皮层认知控制功能减弱共同作用的结果，并且这两个系统之间存在一定的相互作用。由于反复使用成瘾物质导致毒品相关线索具有很强的动机属性，在自然环境中很容易受到毒品成瘾者的关注。如果前额叶皮层的认知控制功能可以成功抑制中脑边缘系统对环境中毒品相关线索的自动注意和加工过程，成瘾者就可以抑制对这类线索的注意偏向。而如果前额叶的功能明显受损，他们可能就会受到环境中的毒品相关线索的影响，进一步诱发渴求指导接下来的自我给药过程。

虽然目前部分研究结果仍然存在不一致性，但是本综述说明毒品成瘾者的注意偏向可能是机体的认知控制功能不能有效抑制毒品相关线索对动机和奖赏系统作用的结果，给临床上治疗成瘾疾病带来了新的思路，并且已有针对可卡因依赖者的研究发现，戒断治疗前注意偏向脑区的激活程度可以预测治疗效果和复吸情况，所以未来可以从成功抑制注意偏向的物质依赖者入手，开发训练注意偏向的治疗方案。另外，以上研究主要是可卡因、烟、酒的注意偏向脑机制研究，而我国的吸毒人群以甲基苯丙胺为主，以后可以探讨甲基苯丙胺依赖者注意偏向相关脑区的激活模式。

三、注意偏向训练对甲基苯丙胺成瘾者情绪调节的影响

情绪对于新型毒品成瘾者的吸毒动机与成瘾行为具有重要的诱发作用，并且一些伴随负性心理症状（如焦虑症、抑郁症）的个体更倾向于使用毒品来缓解负性情绪，一些情绪的增强也可能导致毒品滥用。情绪是一种对外部刺激事件产生的普遍性和功能性反应，临时整合生理、认知、现象和行为的通道，以便于在当前情境中采取强适应型和环境塑造型的反应。而情绪和注意之间的关系研究一直是认知心理学探讨的热点问题，情绪信息对注意能够产生特殊的影响。当多个刺激相互竞争时，情绪能够影响人们对刺激的选择，更多的注意资源也会给予情绪性刺激，从而获得优先的加工。

很多研究表明，负性情绪是导致个体毒品成瘾及复吸的主要心理因素，不同负性情绪的类型也会影响戒断后到复吸的时间。所以改善毒品成瘾者的负性情绪，提出有效的负性情绪应对方式，能够有效抑制戒断者对毒品的心理渴求，预防复吸。在情绪调节的范畴内，注意偏向训练受到广泛关注。注意偏向训练不仅可以改变个体的注意模式，而且可以改变情绪加工方式，从而改善情绪反应。对成瘾个体进行成瘾物质相关线索的注意偏向训练，能够降低个体对毒品的心理渴求。关于注意偏向训练的研究大多采用点探测任务，另有一些研究采用视觉搜索任务、目标指向注意训练和注意训练技术等范式，虽然训练范式有所不同，但训练目的都是通过改变个体的注意模式来进行自身情绪的调节，以期达到降低负性情绪、预防情绪障碍的目的。据此，以甲基苯丙胺成瘾者为研究对象，对其情绪加工特点进行分析，并使用注意偏向训练方法调节其负性情绪，分别以训练结束后、训练1周后、训练1个月后为时间点与训练前进行对照研究，提出注意偏向训练的效果时间趋向。

（一）对象和方法

1. 对象。选取某强制隔离戒毒所甲基苯丙胺成瘾者，需符合《中国精神障碍分类与诊断标准（第三版）》（CCMD-3）甲基苯丙胺依赖的诊断标准，且为单一吸食甲基苯丙胺，无吸食其他类型毒品经历，无精神疾病或脑损伤疾病。共发放问卷125份，回收有效问卷116份，有效率92.8%。其中男性81人，女性35人。年龄在18~55岁，小学文化者29人，初中文化者46人，高中文化者33人，大专及以上为8人。1周后研究对象为114人，有2人因强制隔离戒毒时间到期而出所，1个月后研究对象为109人，有5人因强制

隔离戒毒时间到期而出所。

使用正性负性情绪量表（The Positive and Negative Affect Scale，以下简称 PANAS）对实验被试者进行前测，后进行每周 1 次持续 4 周的注意偏向训练，分别以训练结束后、训练结束 1 周后、训练结束 1 个月后作为时间点，对实验被试者进行 PANAS 量表的后测，通过对前后测试结果进行 t 检验，分析注意偏向训练对甲基苯丙胺成瘾者情绪的影响。

2. 工具。

（1）PANAS 量表。PANAS 量表是对其当前所处的情绪状况进行主观评价，使用了 20 个反映情绪的形容词来评定人的情绪，其中 10 个代表正性情绪，10 个代表负性情绪。这些情绪出现频率的等级有 5 个，分别为极其多、比较多、中等程度、比较少、几乎没有。极其多的情况记 1 分，几乎没有的情况记 5 分，即分值越高，出现这种情绪的状况就越少；分值越低，出现这种情绪的状况就越多。本研究中所有条目 Cronbach's α 系数均为 0.81，正性和负性情绪的 Cronbach's α 系数为分别为 0.84 和 0.82，内部一致性信度良好。

（2）注意偏向训练。注意偏向训练是以刺激词汇类型为核心的单因素实验设计，采用点探测任务作为训练范式，促使被试者对积极情绪有更多的注意，从而降低负性情绪的出现频率，达到调节负性情绪的目的。

实验材料：对实验材料进行标准化筛选。将实验材料 200 对积极词汇和消极词汇分发给大学生，进行词汇类别划分，划分结果与预设匹配程度达到 100%，即实验材料积极词汇与消极词汇的区分度较好。

实验程序：如图 8-1 所示，训练程序具体如下。

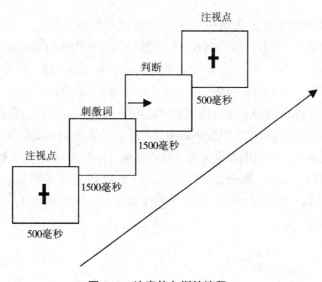

图 8-1　注意偏向训练流程

所有实验材料使用 E-prime 软件呈现，每一次刺激呈现时，两对词汇以左右结构的形式出现在屏幕上，一个为积极词汇，另一个为消极词汇，二者位置随机，呈现时间为 1500 毫秒。之后一个箭头出现在之前积极词汇的所在位置，被试者的任务是当箭头出现时对箭头的指向按键盘的上下左右键迅速做出选择，要求被试者在箭头呈现后 1500 毫秒内准确快速做出反应。软件自动记录被试者的反应时长和正确率，实验过程中被试者坐在距离计算机屏幕 60 厘米的位置，在正式实验之前完成 10 次练习，待完全熟悉实验任务后再进入正式实验，练习的实验材料与正式的实验材料没有重复。实验共 800 个（箭头 4 个方向×200 对词汇），词对随机呈现，箭头所在位置与积极词汇所在位置总是一致的。训练时长为 30 分钟左右。

3. 统计分析。采用 SPSS20.0 进行数据分析与处理。采用 t 检验对注意偏向训练前后的情绪状态进行检验。

（二）结果

1. 甲基苯丙胺成瘾者情绪状态的特点。从表 8-1 中可以看出，甲基苯丙胺成瘾者与常模在正性情绪上差异并不显著，而在负性情绪的维度上与常模比较差异非常显著。

表 8-1　甲基苯丙胺成瘾者与国内常模情绪量表比较结果（$n=116$）

情绪状态	常模	甲基苯丙胺成瘾者	t 值	p 值
正性情绪	30.1±8.2	30.4±9.2	−0.315	0.362
负性情绪	17.6±7.0	22.8±9.9	−15.103	0.000

2. 注意偏向训练对甲基苯丙胺成瘾者负性情绪的影响。从表 8-2 中可以看出，经过 4 周的注意偏向训练，甲基苯丙胺成瘾者负性情绪训练后与训练前相比有了显著的改善（$t_1 = -8.365$, $p < 0.01$）。其中，心神不宁的（$t_1 = -7.118$, $p < 0.05$）、内疚的（$t_1 = -8.197$, $p < 0.01$）、恐惧的（$t_1 = -13.107$, $p < 0.01$）、敌意的（$t_1 = -13.867$, $p < 0.01$）、害羞的（$t_1 = -8.615$, $p < 0.05$）、坐立不安的（$t_1 = -8.916$, $p < 0.01$）、害怕的（$t_1 = -10.529$, $p < 0.01$），负性情绪与训练前相比出现频率明显减少。注意偏向训练一周后再次进行 PANAS 量表的施测，发现负性情绪仍旧比训练前出现频率低（$t_2 = -8.184$, $p < 0.01$），与训练后的测量结果保持较一致的稳定性。而一个月后再次进行 PANAS 量表的测试，结果与训练后和一周后测试的结果相似，负性情绪频率仍显著低于训练前（$t_3 = -8.050$, $p < 0.01$）。

表 8-2   注意偏向训练前后甲基苯丙胺成瘾者情绪比较结果（$M \pm SD$）

项目	训练前 ($n=116$)	训练后 ($n=116$)	1 周后 ($n=114$)	1 个月后 ($n=109$)	t_1 值	t_2 值	t_3 值
感兴趣的	2.98±1.08	2.71±0.93	2.69±0.95	2.68±0.97	2.083	2.156	2.137
精神活力高的	3.31±1.02	2.78±0.85	2.75±0.86	2.76±0.86	4.269	4.158	4.109
劲头足的	2.79±0.97	2.84±0.78	2.87±0.72	2.85±0.74	−4.447	−4.381	−4.259
热情的	3.22±1.00	2.87±0.98	2.88±0.97	2.90±0.95	2.708	2.854	2.873
自豪的	2.83±1.00	3.21±0.82	3.18±0.83	3.06±0.85	−3.165	−3.140	−3.289
警觉性高的	3.34±0.95	3.41±1.29	3.37±1.20	3.39±1.09	−5.201	−5.494	−5.326
备受鼓舞的	2.61±1.01	3.04±0.89	3.01±0.90	2.82±0.96	−3.449*	−3.310	−3.251
意志坚定的	3.06±1.02	2.76±1.02	2.69±1.07	2.31±1.12	2.260	2.241	2.153
注意力集中的	3.09±1.11	2.99±0.90	2.31±0.94	2.24±0.99	2.779	2.437	2.150
有活力的	3.19±1.10	2.53±0.92	2.61±0.86	2.47±0.90	4.940	5.026	5.175
心烦的	2.93±0.98	3.22±0.80	3.12±0.86	3.01±0.89	−2.415	−2.309	−2.220
心神不宁的	2.62±1.11	3.59±0.95	3.51±0.99	3.26±1.03	−7.118*	−7.209*	−7.195*
内疚的	2.78±1.19	3.96±1.00	3.89±1.03	3.82±1.07	−8.197**	−8.061**	−7.983**
恐惧的	2.17±1.11	4.05±1.07	3.99±1.05	3.87±1.06	−13.107**	−12.851**	−12.985**
有敌意的	2.09±1.08	4.05±1.07	4.00±1.06	3.95±1.02	−13.867**	−13.152**	−12.891**
易怒的	2.84±1.23	3.69±0.97	3.61±0.99	3.67±0.94	−5.810	−5.319	−5.533
害羞的	2.51±1.04	3.62±0.92	3.59±0.94	3.52±0.90	−8.615*	−8.486*	−8.379*
紧张的	2.75±1.07	3.34±0.91	3.30±0.92	3.29±0.88	−4.488	−4.287	−4.266
坐立不安的	2.54±1.11	3.73±0.92	3.68±0.96	3.70±1.04	−8.916**	−8.701**	−8.852**
害怕的	2.36±1.15	3.87±1.03	3.81±1.04	3.85±1.01	−10.529**	−9.892**	−9.910**
正性	30.42±9.16	29.14±9.38	28.27±9.51	28.16±9.43	3.368	3.017	2.894
负性	22.81±9.96	37.12±9.64	37.05±9.68	37.01±9.59	−8.365**	−8.184**	−8.050**

注：* $p<0.05$， ** $p<0.01$。

（三）讨论

1. 甲基苯丙胺成瘾者负性情绪特点。甲基苯丙胺成瘾者的负性情绪出现频率显著高于国内常模，而正性情绪与常模的差异未达到显著水平，这个结果与前人的研究结果较为一致。毒品成瘾在情绪加工过程中对负性情绪会产生注意偏向，将负性刺激无意识放大，从而提高了负性情绪的唤醒度，最终导致了其负性情绪体验要显著地多于常人。而当毒品成瘾者体验到焦虑、抑郁、紧张等负性情绪时，更容易使用毒品来缓解或逃避其带来的不愉快体验，这也是负强化情绪加工模型的主要观点。负性情绪是毒品成瘾者戒断症状中的一个核心特点，也是导致维持用药和戒断后复吸的主要原因。毒品的滥用可能源于使用者对情绪的调节，但无论是为了重新产生一个良好的情绪状态（正性强化），还是为了改善戒断时所产生的负性情绪状态（负性强化），负性情绪与复吸之间都有着强烈的联系，因此应该把处理以及改善负性情绪状态作为预防复吸策略的一个组成部分。

阿吉拉尔（Aguilar）等人的研究表明，成瘾者在对具有正负性情绪的图片进行判断时，对于负性图片的判断时间明显长于中性图片，对于正性图片的反应时接近于中性图片，而这与正常人观看图片时的反应完全不同，反映出毒品成瘾者对于负性情绪主观体验的敏感性增强。已有研究显示，毒品成瘾者的情绪调节能力异于常人，并且存在情绪调节障碍，表现为对负性情绪的注意偏向。戒断期的毒品成瘾者在观察情绪表情图时，对比正常人会察觉到更多的负性情绪表情，这进一步说明毒品戒断者对于负性事件等相关线索会产生负性情绪。绝大部分的戒毒者在生理戒断反应基本消失的情况下，仍存在不同程度的焦虑和抑郁，此时会产生对于毒品更加强烈的心理渴求，而复吸是受大脑奖赏神经机制支配的行为。甲基苯丙胺的精神效应强大，正性感觉强烈，能够使吸食者获得非自然的精神奖赏，完全满足了正性情绪的内在需求。与此同时，甲基苯丙胺成瘾者在这种心理状态下，大脑的神经防御机制也发挥作用，并且从记忆中选择早已敏化的行为来改善情绪，即复吸。也就是说，大脑奖赏机制和神经防御机制都能导致复吸的行为，前者以正性情绪加工，后者以负性情绪加工互为强化因素，表现出难以克制的自我用药，维持吸毒行为。

2. 注意偏向训练对甲基苯丙胺成瘾者负性情绪的影响。在对甲基苯丙胺成瘾者进行为期 4 周的注意偏向训练后，负性情绪出现频率显著减少，并且这种效应一直持续至 1 个月的时间。前人的研究结果也表明，注意偏向训练可以降低负性情绪，改善情绪状态。海尔（Heeren）等对社交恐惧症个体进行 4 天的正性刺激注意训练，结果发现被试者社交焦虑的情绪水平明显下降，皮肤电反应也相应减弱，并且这种影响在 2 周后依然存在。而在阿米尔（Amir）等人的研究中发现，经过注意偏向训练后 50% 的被试者不再符合社交焦虑的诊断标准，且 4 个月后训练效果仍然显著优于控制组。另有以海洛因戒断者作为研究对象发现，他们对于负性情绪存在注意偏向，且这种注意偏向会导致其复吸行为的产生。对于成瘾者的注意偏向训练可能作用于注意的晚期加工阶段，通过调节"自上而下"的注意系统来改变相关症状。

使用点探测任务进行注意偏向的训练是一种比较有效的调节情绪的方法，该任务是通过多次不断地将被试者的注意从负性情绪刺激上解除，再定向到正性情绪的目标刺激，从而改变了被试者以往的注意模式，最终实现了调节情绪的目的。而且注意偏向训练的效果不局限于实验过程中所使用的刺激，还可以泛化到生活中遇到而没有训练过的新异刺激。长时间的、反复的注意偏向训练可以有效地形成个体相对稳定的注意偏好，因为经过训练个体所需的认知资源越来越少，逐渐可以成为自动化的加工过程。

虽然本研究发现在注意偏向训练 1 个月后仍然保持良好的情绪调节效果，但能否在更长的时间范围内对甲基苯丙胺成瘾者产生持久、稳定的影响，能否对未来毒品使用情况产生影响尚需进一步的追踪研究进行检验。本研究结果也启示我们，如果能帮助成瘾者提高他们的负性情绪调控能力，改变不恰当的应对方式，则可以更好地抑制和预防复吸行为。

（四）结论

1. 甲基苯丙胺成瘾者具有与常人显著不同的负性情绪加工特点。

2. 注意偏向训练能够有效地改善其负性情绪，且调节效果可达 1 个月之久。

3. 研究结果为预防复吸提供了有效且无损伤的心理学训练方法。

第二节　毒品成瘾记忆的消退与再巩固干预

一、记忆的提取消退范式

毒品复吸是当前戒毒实践中面临的最大难题之一。戒断反应是长期吸毒造成的一种严重的并具有潜在致命危险的身心损害，通常在突然终止用药或降低用药剂量后发生。戒断反应也是导致吸毒者复吸的重要原因。海洛因复吸是当前戒毒实践中面临的最大难题，也是药物成瘾研究领域备受关注的科学难题。据相关调查，目前海洛因的戒断率仍然低于5%。戒毒有效方法和手段还有待于进一步发展。如何解决这一难题已成为心理学工作者及从事戒毒工作人员的一个重要研究课题和实践要求。

提取消退是一种新的行为范式，最早由孟菲尔斯（Monfils）、科万萨奇（Cowansage）、克兰（Klann）和莱杜克斯（Ledoux）在《科学》杂志上的一篇文章中提出。提取消退范式是基于传统恐惧消退训练范式能改变条件刺激的恐惧效价，把它应用到再巩固时间窗内来改写恐惧记忆，从而消除恐惧反应。该范式是无须药物介入及侵入性技术治疗的一种行为学治疗方法，引起了许多学者的关注。环境线索诱发的复吸一直是药物成瘾治疗的难题，大多成瘾者在经过戒毒治疗之后对环境刺激没有明显的渴求和复吸倾向，但离开戒毒所回到原来的生活环境之后，又会出现很高的复吸率。主要原因就是成瘾药物导致的异常记忆的长期存在所致。如何将记忆提取消退范式应用于毒品戒断者，使其相关记忆消退或更新，对于戒毒的有效性具有非常深远的意义，也为临床治疗药物成瘾相关病理记忆提供了新视角。

（一）记忆提取消退范式的理论基础

学习记忆的过程包括记忆的获得、巩固、再激活、再巩固、消退阶段。大脑将获得的外界信息转化成短时记忆，经过被强化、整合后储存在非海马依赖的脑区，转化为长时记忆，记忆变得稳固，这一过程被称为记忆巩固。此时的记忆活跃而易变，倘若这易变松动的记忆被重新稳定和保持下来，此过程叫作记忆再巩固。如果记忆被再激活后不但没有稳固反而被新近形成的记忆所取代，则称为记忆消退。

1. 条件性恐惧记忆消退的理论基础。条件性恐惧记忆消退主要有两种模式：一种是在临床上基于巴甫洛夫条件作用的暴露疗法，即传统恐惧消退训练模式，此法虽然是一种有效的策略，但是愈后容易复发；另一种是基于记忆再巩固的干预模式。传统记忆再巩固理论认为，条件性恐惧通过一次巩固就能稳定下来，而且难以消除，容易复发。而近年来受学者关注的记忆再巩固模型认为，稳固的记忆需要多次巩固才能形成，即使已经储存完好的记忆，被重新提取激活后会暂时重返不稳定状态，必须经过一段新的巩固阶段才能得以维持，在此阶段里需要有新的蛋白质合成才能恢复到稳定的状态，且这一过程很容易受到干扰，从而可能改写或清除原有的记忆。孟菲尔斯等把传统消退训练应用到再巩固时间窗内，提出提取消退的行为干预范式，其原理是传统消退训练能改变条件刺激的恐惧效价，把其置于再巩固时间窗，使记忆处于不稳定状态，从而形成一种新的条件刺激非恐惧效价，改写了起初的恐惧记忆，弱化记忆痕迹和通道，阻断恐惧反应。

2. 成瘾记忆提取消退范式的理论基础。成瘾性记忆再巩固的研究最常用的动物模型是条件性位置偏爱和自身给药模型，前者是一种非操作式行为药理学实验方法，是经典的巴甫洛夫条件反射理论，后者是操作性条件反射理论。自身给药模型和条件位置偏爱模型都可用于研究药物相关记忆再巩固，但是两者的理论基础有所不同，所以研究的结果也不尽相同。成瘾性药物导致的异常记忆的长期存在是导致复吸的主要原因。因此，干预成瘾性记忆的再巩固，最终实现减弱或干扰原来记忆的强度的方法，将成为治疗成瘾性药物复吸的有效手段。

对原有记忆进行干预的前提是将其完全激活，如果原有记忆没有被激活或者仅部分被激活，那么之后施加的任何干预措施都将是无效的。记忆再巩固模型的行为学研究中激活记忆的方式主要有以下两种：①单独呈现条件刺激（Conditioned Stimulus，CS）；②条件刺激和非条件刺激（Unconditioned Stimulus，US），这两种方式同时呈现。第一种方式就是巴甫洛夫的经典条件恐惧再巩固模型所应用的。而第二种方式是药物成瘾记忆再巩固所特有的。以吗啡条件性位置偏爱再巩固模型为例：动物经过非条件性刺激（US：吗啡）与条件刺激（CS：特定的情景）的匹配训练，会对伴药侧环境产生位置偏爱。只有在药物干预前采用同时呈现 CS 和 US 记忆激活方式的动物，在 24 小时之后的行为学测试中才会表现出对原有伴药环境的偏爱值较对照组动物显著下降，并且这种对原有记忆的干预效果可以保持数周。而仅采用呈现 CS 方式进行记忆激活的动物，所施加的干预措施是无效的。由此可见，对药物成瘾相关记忆来说，非条件刺激（吗啡）和条件刺激（伴药情景）同时呈现，最大限度地重现了记忆形成的过程，是最有效激活方式；而只单纯地呈现条件刺激，原有的记忆没有被完全激活。虽然这两种记忆激活方式的机制还不明了，但在一定程度上可以提示正性和负性记忆在巩固的神经机制上存在差别。

已有研究表明条件反射在毒品成瘾以及在戒断期间对毒品相关线索的反应中起着重要的作用。在这个理论基础上，研究者使用线索暴露疗法来消除成瘾者对毒品的渴求及防止复吸。然而现实情况是，当戒断者重新回到以前的毒品环境中时，使用线索暴露疗法是无法防止复吸发生的。动物学习的研究结果表明消退反应对自发恢复、更新、重建是非常敏感的。自发恢复是指经过一段时间间隔，已消退的条件反射又会逐渐自行复发；更新是指当条件刺激呈现在不同于消退训练的环境中时，会表现出更强的反应；重建是指在消退训练之后，个体意外地、偶然地或者突然地再次遭遇条件刺激，个体会对条件刺激表现出较强的反应。最近，研究人员在记忆的再巩固阶段，使用药物来干预毒品线索，从而达到减少对毒品相关线索行为反应的目的。记忆的再巩固指在一个时间窗的加工过程，记忆被重新激活后将即时的不稳定的记忆条目巩固。然而，除了 β 肾上腺素受体拮抗剂心得安批准给人类使用外，实验研究中的其他药物是不适合给人类使用的。因此，在大鼠身上所做的记忆再巩固的研究结果还无法"转化"至成瘾治疗的临床应用。

（二）记忆提取消退范式的动物学实验研究

孟菲尔斯等通过一系列动物实验来验证提取消退范式的有效性，用记忆提取消退的行为学方法来干预大鼠和人类对恐惧线索的重新巩固。实验中阻止对恐惧反应的自发恢复、更新、重建的方法是，当条件性恐惧反应建立后，分别在时间窗 10 分钟、1 小时、6 小时对相同的线索进行传统的消退训练，结果发现，在再巩固时间窗内进行消退训练的小鼠的消退效果显著大于再巩固时间窗外所进行消退训练以及进行传统消退方式的效果，在 1 小时时间窗内所进行的效果最佳。因此，消退实验与恐惧记忆线索提取后的"再巩固时间窗"有关，是抑制恐惧条件反射的一种模拟药理学操作的行为学作用。孟菲尔斯等从分子层面探索是否在再巩固时间窗内改写了原有的恐惧记忆，结果发现提取消退范式引起了谷氨酸受体的磷酸化作用减少。

Xue 等在大鼠身上使用消退—重建（一种毒品复吸的动物模型）的方法，来评估记忆提取消退方法是否可以降低大鼠对毒品和线索诱导毒品的偏好及复吸。实验首先评估了毒品条件性位置偏爱（CPP）的毒品—启动—诱导的重建和毒品自发恢复的记忆提取消退作用。在巴甫洛夫的重建模式的 CPP 描述中，CPP 是一种由毒品诱导、消失然后再通过注射毒品重新启动恢复；如其他条件反射一样，消失的 CPP 反应能够随着时间的推移而重新出现（自发恢复）。实验结果表明，对大鼠在 10 分钟和 1 小时的时间窗内使用记忆提取消退范式，削弱了毒品—启动—诱导的可卡因和吗啡的毒品 CPP 重建，而间隔 6 小时的没有得到上述结果。可卡因 CPP 的自发恢复也得到类似的结果。之后使用记忆提取消退范式对经过训练自我给药可卡因或海洛因的大鼠进行毒品—启动—诱导的重建、自发恢复及更新，实验结果削弱了可卡因的毒品—启动—诱导的重建、自发恢复和更新以及对海洛因的渴求。实验发现记忆提取消退范式对内侧前额叶皮质（mPFC、边缘下和前边缘亚区）和杏仁核（外侧和中央亚区）蛋白激酶 MZ（PKMz）的蛋白质表达产生了影响。PKMz 是蛋白激酶 C 的一种结构性活化的非典型同工酶，能够调节厌恶和奖赏记忆的长时保持，包括毒品相关的记忆。进行消退训练可以增加边缘下区（非前边缘区）的 PKMz 表达，减少外侧杏仁核（非中央杏仁核）的 PKMz 表达。而且，在 10 分钟的时间窗内进行记忆提取消退训练，加强了边缘下区消退—诱导增强的 PKMz 表达和外侧杏仁核消退—诱导减弱的

PKMz 表达，而在 6 小时的时间窗内却没有发现类似的结果。① 这说明记忆提取消退范式这种行为学方法可以产生生理层面的改变，这也许是一种防止毒品成瘾者复吸无须药物且对身体无伤害的行为学干预方法。之后，萨托（Sartor）和阿斯顿-琼斯（Aston-Jones）采用条件性位置偏爱范式，探索对大鼠进行提取消退能否改变可卡因记忆的研究，实验中提取与位置偏爱消退训练测试的时间间隔分别为 1 小时组或 24 小时组。实验结果表明：在再巩固时间窗内，1 小时组比 24 小时组更加有效地阻止了药物滥用复发行为和可卡因诱发的位置偏爱行为。

（三）记忆提取消退范式的人类实验研究

2009 年，孟菲尔斯等使用记忆提取消退范式对人类被试者的实验结果与对动物的实验结果类似，结果表明记忆提取消退范式都可以长时间阻止条件性恐惧反应。席勒（Schiller）等在动物实验的基础上，把提取消退的实验范式应用到人类被试者身上，结果在 10 分钟时间窗的实验组的恐惧自发恢复远远低于对照组，而 1 年后对恐惧重建的测试结果表明，10 分钟时间窗的实验组没有表现出恐惧重建效应，而在 6 小时时间窗与对照组表现出强烈的恐惧重建效应。以上实验证明在再巩固时间窗内对恐惧记忆进行消退训练，可以阻止恐惧自发恢复和重建，且这种效果持续时间较长，而且这种处理有选择性地影响提取条件刺激而未能影响非提取条件刺激的恐惧记忆，由此看出在巩固时间窗内时间点的选择和线索在提取消退范式当中具有非常关键的作用。

相对于条件性恐惧的记忆提取消退范式，Xue 等提出的一种记忆提取消退范式的奖赏性—条件反射版本，使用这种范式对人类的线索—诱导—渴求模型来降低人类的线索—诱导毒品渴求。实验中评估了记忆提取消退范式对住院脱毒的海洛因成瘾者的有效性，结果表明在 10 分钟的时间窗内进行记忆提取消退操作，可以抑制中性线索和海洛因线索诱导的渴求程度，并且线索诱导使血压上升，但没有影响心率，而在 6 小时的时间窗内却没有得到类似的结果。即可以得出记忆提取消退范式对人类毒品成瘾者的复吸有较好的抑制作用。正如对条件性恐惧记忆的研究一样，研究是否有效的一个关键性因素是记忆提取训练和记忆消退之间的时间间隔，而毒品成瘾的记忆提取消退范式有效性的决定性因素是毒品相关线索的重新暴露（记忆提取）与对相同线索非增强的重新暴露（消退）之间的时间间隔。

（四）总结与展望

1. 再巩固时间窗是记忆提取消退范式的关键。基于条件性恐惧的记忆提取消退范式是受记忆提取和再巩固理论，以及恐惧记忆再巩固的药理学操作研究所启发。目前的研究已经延伸至奖赏性记忆，包括毒品相关线索的记忆。在这些研究中，研究者们认为记忆的再巩固是可以被中断的，这个结论的依据是：再巩固过程有一个特别的时间间隔（直到记

---

① Yan-Xue. Xue., Yi-Xiao, Luo., Ping, Wu., et al. A memory retrieval-extinction procedure to prevent drug craving and relapse. Science, 2012, 336(13)：241~245.

忆提取后的 2 小时），经常把它叫作"再巩固窗口"，在这个过程中进行后提取系统或药理学药剂颅内注射，可以中断对厌恶或奖赏线索反应的表达。然而，根据记忆提取消退范式的研究结果可以得出，这种行为学范式很好地干扰了再巩固过程。研究结果发现当消退练习是在记忆再巩固时间窗口外进行的话，记忆提取消退操作就是无效的。在一些研究中，记忆提取消退范式可以阻碍惊吓诱导的条件性恐惧记忆的重建、自发恢复及更新，而在另外一些研究中却没有得到类似结果。在对毒品相关线索的研究结果中显示，记忆提取消退范式有效地干扰了毒品相关线索记忆的再巩固过程。提出这个结论的依据是：研究结果发现记忆提取消退范式只在再巩固过程的时间窗口内有效。并且在条件性位置偏爱实验中，记忆提取消退范式完全阻碍了毒品—启动—诱导的重建和自然恢复。然而，毒品自我给药动物实验的研究结果表明，记忆提取消退范式只是削弱了毒品线索的记忆，或者降低了觅药动机，并没有完全阻止条件反射的形成。这是因为操作性条件反射的再巩固要比巴甫洛夫经典条件反射的再巩固复杂得多，操作性毒品寻求是操作性条件反射和巴甫洛夫经典条件反射之间复杂的交互作用所产生的，记忆提取消退范式优先地干扰了基于巴甫洛夫记忆理论的刺激—反应的再巩固，较小地影响了基于操作性记忆理论的反应—结果的再巩固，这样就影响了在毒品自我给药过程中毒品寻求的重建。已有实验表明，在记忆再巩固时间窗内，动物和人类被试者在干扰记忆再巩固的时间间隔上有差异，这种差异反映了人类的记忆更具有灵活性，即人类只需更短的时间就能及时地根据外在环境信息的变化而更新记忆当中的信息。不同类型的记忆是否引发记忆再巩固或消退行为，取决于提取试次暴露所持续时间的长短。

2. 记忆提取消退范式的神经生物学机制。孟菲尔斯等在应用提取消退促进条件性恐惧消退实验中，发现提取消退引起大鼠体内蛋白质受体去磷酸化作用，从而证明了可以通过心理行为的干预方式达到药物干预所达到的效果。在毒品成瘾的相关研究中得出，记忆提取消退范式既促进了消退的巩固，也破坏了再巩固过程。外侧杏仁核 PKMz 激活对于吗啡的奖赏性记忆和吗啡戒断的厌恶是十分关键的，但是对记忆的消退却不那么关键，而边缘下区的 PKMz 激活对于消退记忆是十分关键的，但是对记忆的奖赏性和戒断都没那么关键。在记忆提取消退范式中，外侧杏仁核的可塑性对厌恶和奖赏性线索记忆的再巩固以及对恐惧记忆的影响都是十分关键的，然而边缘下区的可塑性对于厌恶和奖赏性消退记忆的维持是十分关键的。实验结果发现记忆提取消退范式增强了 PKMz 在边缘下区的表达，同时减弱了外侧杏仁核的表达。这些结果说明记忆提取消退范式既影响了记忆消退的巩固，也影响了线索记忆的再巩固。

3. 记忆提取消退范式需对人类成瘾者进行实证研究。已有研究发现了一些方法来破坏线索—记忆的再巩固或者加强消退学习。然而，基于药理学药剂对成瘾者的治疗是十分有限的，因为这些药剂有的是禁止用于人类，有的则会引起一些副作用。而这种纯粹的行为学方法——记忆提取消退方法减少了线索诱导的毒品渴求，减少了脱瘾过程中对毒品线索的动机。如果这个范式可以削弱最初的毒品线索的记忆而不是仅仅促进了消退，就可以克服环境的更新问题，也就是传统的消退程序所限制的，这种可能性还需要对人类成瘾者的进一步实证研究。综上所述，针对毒品成瘾的记忆，可以在记忆再巩固时间窗内，通过药物或心理行为方式破坏记忆再巩固，从而改写或擦除原有的记忆。但是对于同等效果而言，心理行为的干扰方式显然优于药物的干预方式，它是一种非侵入性的、全天然的干预方法，具有较大的应用前景。

二、基于虚拟现实技术的毒品成瘾记忆消退及再巩固干预

复吸是成瘾研究中的难点问题，甲基苯丙胺成瘾者虽然经过数月甚至数年后，其生理戒毒症状大多已经减退，但心理渴求仍旧长期存在。在复吸原因的调查结果中表明，引发复吸的原因包括心理因素、生理因素和社会因素，其中心理渴求与其他因素相比较，是最为主要的因素和动机。而成瘾记忆的持久存在是产生心理渴求的关键。因此，从源头上来消除或改变成瘾记忆可能降低甲基苯丙胺成瘾者的心理渴求，并为成瘾治疗提供有效的心理干预手段。

消退训练作为干预成瘾记忆的一种重要方法，是通过让被试者暴露在药物相关线索中却不匹配药物奖赏，以此来降低药物相关线索、环境、行为引发渴求及药物寻求的可能性，从而减少复吸。尽管消退训练在动物和人类的成瘾研究中都取得了一定的效果，然而在实际场景中，当成瘾者重新暴露于药物相关线索下时，成瘾者的复吸并未得到有效的改善。究其原因，可能是由于现实环境与消退时的环境不同，或由于消退后经过了较长时间，条件化反应或无意识觅药行为又会恢复，抑或是消退干预不能消除之前的成瘾记忆，而只是产生了新的消退学习，形成新的连接与之前旧的成瘾记忆进行竞争，从而抑制成瘾复吸行为的产生。由此可见，药物相关环境在成瘾记忆的消退中十分关键，但消退的效果很难被推广至真实环境，当消退的环境与成瘾记忆的环境越相似越有可能抑制复吸。因此，虚拟现实技术被应用于创造与成瘾记忆形成相似而逼真的环境。虚拟现实技术在人类消退干预的线索暴露的研究中，被证实在降低渴求中起到重要作用。为了有效消除或削弱成瘾记忆，降低成瘾者的自发恢复，在记忆被激活后再进行消退训练的干预方法能有效降低成瘾者的线索反应。

采用虚拟现实技术，对甲基苯丙胺成瘾者进行毒品相关线索的消退训练，以期能更好地降低环境更新时成瘾者的心理渴求及药物寻求反应。共包括两个实验：实验一是虚拟现实甲基苯丙胺相关线索引发线索反应性及其测量，目的是检验使用虚拟现实呈现药物相关线索可以引发线索反应性，并且这一线索反应可被当前设备所探测到；实验二是甲基苯丙胺成瘾记忆的跨情境多线索消退训练，通过虚拟现实技术建构多个药物相关的复合线索环境，使成瘾记忆的消退学习效果更好，从而更好预防复吸。通过以上两个实验的研究，为寻找干预成瘾记忆的方法，降低复吸风险，提供实验支持和理论依据。

（一）实验一 虚拟现实甲基苯丙胺相关线索引发线索反应性及其测量

1. 研究对象与方法。

（1）研究对象。选取某强制隔离戒毒所甲基苯丙胺戒毒人员 20 名，经过测试都符合

《中国精神障碍分类与诊断标准（第三版）》（CCMD-3）甲基苯丙胺依赖的诊断标准，且为单一吸食甲基苯丙胺，无吸食其他类型毒品经历，无精神疾病或脑损伤疾病。

（2）实验设计。采用单因素被试者内设计，将所有被试者暴露于虚拟现实的甲基苯丙胺相关线索和中性线索中，探测被试者的线索反应性。因变量为主观渴求报告、皮肤电反应、心率变异性。

心率变异性，通过生理多导仪监测心率值分析得到心率变异性时域和频域的指标。时域指标包括正常窦性RR间期总体标准差、窦性RR间期均值标准差、正常连续窦性RR间期差值均方根和相邻RR间期差值>50毫秒占间期总数的百分比。心率变异频率频域指标：<0.03赫兹为超低频成分，0.03~0.04赫兹为极低频成分，0.04~0.15赫兹为低频成分，0.15~0.40赫兹为高频成分。皮肤电导反应（Skin Conductance Response，SCR）在所有皮肤电指标表征中在基础水平之上，变化幅度更高、速度更快。SCR对特定的相关刺激事件较为敏感，事件相关皮肤电导反应（ER-SCRs）会在相关刺激发生后的1~5秒突发；非特异性皮肤电导反应（NS-SCRs）则在人体内以1~3分钟的速率自发发生，与任何刺激无关。主观渴求报告：通过100点的视觉模拟量表（0代表"一点也不"，100代表"非常"）来记录"你现在对冰毒有多大程度的渴望?"

（3）方法。虚拟现实场景用Unity 3D生产。场景组成分别为：环境、客厅；近端线索，甲基苯丙胺、简易冰壶、烧锅、锡纸、打火机、过滤器、吸管、注射器、香烟。通过虚拟现实头戴式头盔（HTC Vive）呈现。分辨率：单眼，1200×1080；刷新率：90fps；追踪位置：4.5米×4.5米。使用BIOPAC公司MP150型16通道生理多导仪记录分析皮肤电反应、心率、心率变异性。采样率可以自由设定，最大达到400000点/秒。使用自编人口学变量问卷包括年龄、性别、婚姻状况、健康程度、教育水平、精神疾病等。成瘾药物使用史：用药时间、剂量、频率，戒断时长，成瘾程度。

2. 实验程序。在正式开始实验前先进行评定过程，在评定过程中，首先签署知情同意书，然后指导被试者填写所有问卷。被试者坐在椅子上手持手柄，戴上头盔在中性的海洋馆场景中漫游，以适应虚拟环境和熟悉手柄应用。休息1分钟后实验正式开始。被试者先进入中性线索的"宜家"厨房，被试者在其中进行简单的操作（3分钟），接着指导被试者闭眼休息1分钟，休息结束后，被试者进入放置有甲基苯丙胺相关线索的客厅（3分钟），可以随意取放药物甲基苯丙胺相关线索观察。最后，指导被试者填写主观报告并记录被试者皮肤电反应、心率变异性等生理数据。

3. 统计分析。使用SPSS22.0数据分析统计软件，对甲基苯丙胺相关线索和中性线索进行配对样本t检验，之后对结果进行分析。

4. 结果。

（1）刺激呈现前后对毒品的心理渴求程度比较：通过配对t检验实验前后对甲基苯丙胺的心理渴求程度发现，VR呈现后的甲基苯丙胺相关线索激发了更加强烈的心理渴求程度，$t=3.725$，$p<0.01$，差异具有统计学意义。平均数统计结果如图8-2所示。

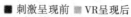

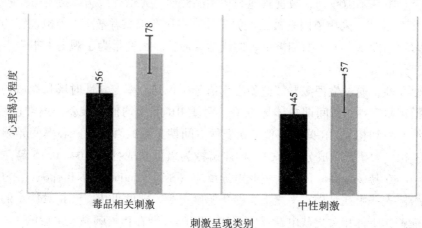

图 8-2　刺激呈现前后对毒品的心理渴求程度

（2）不同条件下皮肤电导反应的比较：甲基苯丙胺相关线索与中性线索相比较激发了更高的皮肤电导指标，经过配对 t 检验得出二者的差异非常显著，具有统计学意义（$p<0.01$），具体见表 8-3。

表 8-3　不同条件下皮肤电导反应的比较（$x \pm s$）

指标	甲基苯丙胺相关线索	中性线索	t 值	p 值
皮肤电（SCR）	0.74±1.73	0.29±1.43	2.18[**]	0.00

注：$p<0.05$ 用 * 表示，$p<0.01$ 用 ** 表示。

（3）不同条件下 HRV 时域指标比较：甲基苯丙胺相关线索与中性线索比较，SDNN、SDANN、rMSSD、PNN50%均较高，经过配对 t 检验得出二者的差异达到统计学意义（$p<0.01$），具体见表 8-4。

表 8-4　不同条件下 HRV 时域指标比较（$n=20$）

不同条件	SDNN（毫秒）	SDANN（毫秒）	rMSSD（毫秒）	PNN50%
甲基苯丙胺相关线索	138.6±74.2	96.3±65.9	41.8±47.2	13.1±9.2
中性线索	91.4±52.6[**]	87.1±40.8[**]	29.5±45.3[**]	8.5±5.9[**]

注：$p<0.05$ 用 * 表示，$p<0.01$ 用 ** 表示。

（4）不同条件下 HRV 频域指标比较：甲基苯丙胺相关线索与中性线索比较，ULF、VLF、LF、HF 均高于中性线索，经过配对 t 检验得出二者的差异有统计学意义（$p<0.05$ 或 $p<0.01$），具体见表 8-5。

表 8-5　不同条件下 HRV 频域指标比较（赫兹）（$n=20$）

不同条件	ULF	VLF	LF	HF
甲基苯丙胺相关线索	5716.6±3298.7	3084.4±3651.0	891.2±477.8	803.8±1016.3
中性线索	3886.2±3542.5*	983.7±1210.2**	494.9±816.2**	758.8±1083.5**

注：$p<0.05$ 用 * 表示，$p<0.01$ 用 ** 表示。

（二）实验二　甲基苯丙胺成瘾记忆的跨情境多线索消退训练

1. 研究对象与方法。

（1）研究对象。选取某强制隔离戒毒所戒毒人员 60 名，均为甲基苯丙胺成瘾者，具体选取标准和过程同实验一。

（2）实验设计。采用被试间设计，将 60 名被试随机分配至单一线索消退组、复杂线索消退组和中性对照组。因变量为主观渴求报告、皮肤电反应、心率变异性。

（3）方法。根据课题组前期对全国 1697 名吸毒人员的调查结果显示，最常吸毒的场所为宾馆、旅店（出租屋）（41.3%），其次是家里（37.7%）、歌厅/酒吧/游戏厅/网吧（11.2%）。具体见表 8-6。根据以上情况，虚拟现实复杂线索场景设置为：客厅（简易冰壶、锡纸、打火机、过滤器、吸管、酒精灯、香烟、注射器）；宾馆、旅店（床、床头摆放吸毒工具、简易冰壶等）；歌厅/酒吧（朋友围坐在桌前，桌子上放有啤酒等，一个朋友手里拿着甲基苯丙胺，桌子上摆放有甲基苯丙胺、吸管、锡纸、冰壶等吸毒工具）；游戏厅/网吧（多个电脑的网吧场景，电脑前桌子上放有甲基苯丙胺、锡纸等吸毒工具，相邻同伴正在用简易矿泉水瓶吸毒），共 4 个场景。单一线索场景如实验一。

表 8-6　吸毒人员吸毒场所调查情况

项目	变量名	人数	占比
吸毒场所	家里	640	37.7%
	宾馆、旅店	701	41.3%
	歌厅/酒吧/游戏厅/网吧	190	11.2%
	无固定地点	112	6.6%
	其他地点	54	3.2%

2. 实验程序。实验过程中，要求被试者手持手柄坐在椅子上，戴上头盔在中性的海洋馆场景中漫游，以适应虚拟环境和熟悉手柄应用。休息 1 分钟后实验正式开始。正式实验过程包括 3 次的甲基苯丙胺复杂线索的暴露，每次持续 5 分钟，间隔 1 分钟，每个甲基苯丙胺复杂线索暴露前都有 1 分钟时间来熟悉当前的环境，以减少环境的新异性影响。暴露过程中引导被试者进入虚拟现实场景中自由取放冰壶等进行细致观摩，在每一次暴露阶段结束之后使用评分条对渴求程度进行评分，随后场景自动弹出，间隔休息时为全黑环境。整个消退训练之后指导被试者再次填写主观报告，消退过程中记录被试者皮肤电反应和心率变异性。24 小时后进行 5 分钟的更新测试，更新测试的场景是不同于之前 3 个环境的新环境。更新测试之后指导被试者填写主观渴求报告，更新过程中记录被试者皮肤电反应和心率变异性。复杂线索消退组在 3 个不同的环境中进行暴露，并对环境顺序进行平衡，单一线索消退组在同一种环境中消退 3 次，中性对照组在中性对照物品的中性环境中消退 3 次，其更新测试是不同于消退环境的新的中性环境。

3. 统计分析。使用 SPSS22.0 数据统计软件，对单一线索消退组、复杂线索消退组和中性对照组三个组别的皮肤电、心率变异性、心理渴求结果进行方差分析，$p < 0.05$ 为差异有统计学意义。

4. 结果。

（1）人口学结果比较。三组共 60 名甲基苯丙胺戒毒人员，年龄区间在 19~45 岁（27.46±0.91）。经过卡方检验分析得出，单一线索组、复杂线索组与对照组在年龄、性别、婚姻状况、教育水平、用药时间、剂量、频率、戒断时长的人口学数据比较结果中均无显著差异（$p > 0.05$）。具体结果见表 8-7。

表 8-7　不同组别的人口学结果比较

		单一线索组 ($n=20$)		复杂线索组 ($n=20$)		对照组 ($n=20$)		χ^2	p
		n	%	n	%	n	%		
年龄	≤20	3	15	4	20	4	20	3.68	0.890
	20~30	9	45	7	35	8	40		
	30~40	6	30	7	35	7	35		
	>40	2	10	2	10	1	5		
性别	男	14	70	13	65	13	65	2.32	0.475
	女	6	30	7	35	7	35		
婚姻状况	已婚	8	40	6	30	7	35	2.50	0.481
	未婚	8	40	8	40	7	35		
	离异	4	20	6	30	6	30		

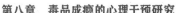

续表

		单一线索组 (n = 20)		复杂线索组 (n = 20)		对照组 (n = 20)		χ^2	p
		n	%	n	%	n	%		
教育水平	小学及以下	4	20	3	15	4	20	3.43	0.320
	中学或中专	12	60	11	55	10	50		
	高中或大专以上	4	20	6	30	6	30		
用药时间 (年)	≤1	4	20	5	25	3	15	4.26	0.182
	2~3	7	35	8	40	9	45		
	>3	9	45	7	35	8	40		
剂量 (g)	≤0.1	3	15	2	10	4	20	4.69	0.298
	0.1~0.5	6	30	7	35	5	25		
	>0.5	11	55	11	55	11	55		
频率 (次/每月)	1~2	2	10	3	15	3	15	3.88	0.160
	3~10	6	30	8	40	7	35		
	>10	12	60	9	45	10	50		
戒断时长 (年)	≤0.5	6	30	7	35	8	40	4.53	0.105
	0.5~1	7	35	8	40	7	35		
	>1	7	35	5	25	5	25		

（2）不同组别不同条件下对毒品的心理渴求程度比较：对单一线索消退组、复杂线索消退组和对照组在消退前、消退后和更新测试中被试者对甲基苯丙胺的心理渴求程度进行方差分析发现，不同组别之间的主效应不显著 $F_{(2, 57)} = 4.37$，$p = 1.05$；不同条件之间的主效应不显著 $F_{(2, 57)} = 2.14$，$p = 0.31$；二者的交互作用显著 $F_{(3, 57)} = 11.03$，$p < 0.01$，经过简单效应分析后得出，复杂线索组在消退水平上差异显著 $F_{(3, 57)} = 21.74$，$p < 0.01$，单一线索组在消退水平上差异显著 $F_{(3, 57)} = 18.29$，$p < 0.01$，对照组在消退水平上差异不显著 $F_{(3, 57)} = 1.58$，$p = 0.638$。平均数统计结果如图 8-3 所示。

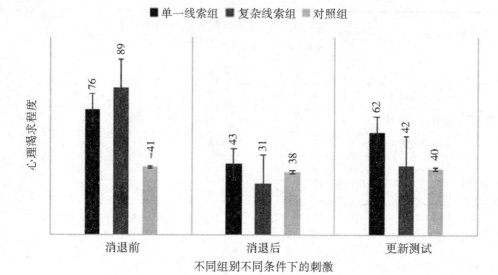

图 8-3　不同组别在不同条件下对毒品的心理渴求程度

（3）不同组别在不同条件下皮肤电导反应的比较：将消退过程（消退前、消退后、更新测试）作为组内因素，不同组别（单一线索组、复杂线索组、对照组）作为组间因素，对皮肤电导反应进行重复测量方差分析，结果显示，消退过程主效应不显著 F（2, 57）= 1.21，p = 0.792，不同组别主效应不显著 F（2, 57）= 0.52，p = 0.810。二者的交互作用显著 F（3, 57）= 9.38，$p < 0.01$，经过简单效应分析后得出，复杂线索组在消退水平上差异显著 F（3, 57）= 8.25，$p < 0.01$，单一线索组在消退水平上差异显著 F（3, 57）= 3.29，$p < 0.05$，对照组在消退水平上差异不显著 F（3, 57）= 0.58，p = 0.244。具体见表 8-8。

表 8-8　不同组别皮肤电导反应的比较（$\bar{x} \pm s$）

组别皮肤电（SCR）	单一线索组	复杂线索组	对照组
消退前	0.68±1.29	0.79±1.32	0.62±1.16
消退后	0.42±1.03	0.38±1.15	0.49±1.34
更新测试	0.50±1.20	0.42±1.41	0.53±1.18

（4）不同组别在不同条件下 HRV 时域指标比较：SDNN、SDANN、rMSSD、PNN50%的组别和消退过程主效应均不显著，SDNN 的交互作用显著 F（3, 57）= 119.28，$p < 0.01$，经过简单效应分析后得出，复杂线索组在消退水平上差异显著 F（3, 57）= 96.02，$p < 0.01$，单一线索组在消退水平上差异显著 F（3, 57）= 104.36，$p < 0.01$，对照组在消退水平上差异不显著 F（3, 57）= 65.58，p = 0.950。具体见表 8-9。

表 8-9　不同组别 HRV 时域指标比较（$n=20$）

不同条件		SDNN（毫秒）	SDANN（毫秒）	rMSSD（毫秒）	PNN50%
单一线索组	消退前	121.4±52.6	108.1±50.8	48.5±45.1	8.3±6.0
	消退后	101.8±49.5	92.3±48.1	42.1±47.0	6.9±4.3
	更新	112.3±51.9	94.2±51.9	43.9±54.2	7.2±5.1
复杂线索组	消退前	168.6±74.2	132.3±65.9	51.3±47.1	13.5±9.6
	消退后	98.4±49.3	102.1±50.3	40.3±51.4	6.4±4.4
	更新	104.5±53.2	104.8±51.9	41.2±51.8	6.8±4.8
对照组	消退前	92.7±58.1	89.3±43.2	44.8±42.0	7.2±5.4
	消退后	92.3±57.4	87.1±41.5	45.1±52.9	7.3±5.7
	更新	102.5±48.9	88.5±48.1	45.9±51.8	7.3±5.6

（5）不同组别在不同条件下 HRV 频域指标比较：ULF、VLF、LF、HF 的组别和消退过程主效应均不显著，ULF 的交互作用显著 $F_{(3, 57)}=849.95$，$p<0.01$，经过简单效应分析后得出，复杂线索组在消退水平上差异显著 $F_{(3, 57)}=68.02$，$p<0.01$，单一线索组在消退水平上差异显著 $F_{(3, 57)}=64.84$，$p<0.01$，对照组在消退水平上差异不显著 $F_{(3, 57)}=1.39$，$p=1.365$。HF 的交互作用显著 $F_{(3, 57)}=272.33$，$p<0.01$，经过简单效应分析后得出，复杂线索组在消退水平上差异显著 $F_{(3, 57)}=42.76$，$p<0.01$，单一线索组在消退水平上差异显著 $F_{(3, 57)}=39.08$，$p<0.01$，对照组在消退水平上差异不显著 $F_{(3, 57)}=1.71$，$p=0.215$。具体见表 8-10。

表 8-10　不同组别 HRV 频域指标比较（赫兹）（$n=20$）

不同条件		ULF	VLF	LF	HF
单一线索组	消退前	4863.2±3751.9	2983.7±1210.2	764.8±749.9	775.7±1285.5
	消退后	4024.5±3861.6	2100.5±1894.7	683.2±714.6	671.2±1183.1
	更新	4260.4±3601.2	2387.6±1701.9	701.4±693.5	692.3±1095.9
复杂线索组	消退前	6093.5±5836.2	3194.1±5825.0	899.7±484.2	826.9±1139.4
	消退后	4529.1±5286.0	1988.6±3016.5	621.5±519.6	665.1±1074.5
	更新	4752.4±5491.7	2148.5±3891.2	689.9±526.1	673.9±1289.3
对照组	消退前	4203.5±3795.1	2369.1±1359.1	725.1±690.6	687.4±1029.5
	消退后	4305.9±3871.5	2549.5±1258.9	739.4±681.3	704.6±1148.9
	更新	4386.8±3961.6	2693.9±1368.0	737.7±701.9	696.3±1146.1

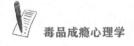

（三）　实验三　甲基苯丙胺成瘾记忆的再巩固干预

1. 研究对象与方法。

（1）研究对象。选取某强制隔离戒毒所戒毒人员 120 名，均为甲基苯丙胺成瘾者，具体选取标准和过程同实验一。

（2）实验设计。采用被试间设计，将 120 名成瘾者随机分为 6 组。

（a）再巩固消退组（甲基苯丙胺相关线索激活 3 分钟+间隔 10 分钟+甲基苯丙胺相关线索消退 20 分钟），即记忆激活和消退干预之间间隔 10 分钟。

（b）再巩固记忆重塑组 [甲基苯丙胺相关线索激活 3 分钟+间隔 10 分钟+甲基苯丙胺相关线索和新的对吸毒人员有重要意义的线索（警察、家人等）进行重新联结学习，20 分钟]，即记忆激活和记忆重塑之间间隔 10 分钟。

（c）非再巩固期消退对照组（甲基苯丙胺相关线索激活 3 分钟+间隔 6 小时+甲基苯丙胺相关线索消退 20 分钟），即记忆激活和消退干预之间间隔 6 小时。

（d）非再巩固期记忆重塑对照组 [甲基苯丙胺相关线索激活 3 分钟+间隔 6 小时+甲基苯丙胺相关线索和新的对吸毒人员有重要意义的线索（警察、监狱、家人等）进行重新联结学习，20 分钟]，即记忆激活和记忆重塑之间间隔 6 小时。

（e）非激活消退对照组（中性线索激活 3 分钟+间隔 10 分钟+甲基苯丙胺相关线索消退 20 分钟），即使用中性场景进行激活，10 分钟后进行甲基苯丙胺相关线索的消退干预。

（f）非激活重塑对照组 [中性线索激活 3 分钟+间隔 10 分钟+甲基苯丙胺相关线索和新的对吸毒人员有重要意义的线索（警察、家人等）进行重新联结学习]，即使用中性场景进行激活，10 分钟后进行甲基苯丙胺相关线索的消退干预。

因变量：主观渴求报告、皮肤电反应、心率变异性。

（3）方法。虚拟现实场景用 Unity 3D 生产。场景组成分别为：环境、客厅；近端线索，甲基苯丙胺、简易冰壶、烧锅、锡纸、打火机、过滤器、吸管、注射器、香烟。在再巩固记忆重塑组和非再巩固期记忆重塑对照组加入对吸毒人员有重要意义的线索，制作出动画警察或家人（孩子、父母等），进行重新联结学习。通过虚拟现实头戴式头盔（HTC Vive）呈现。分辨率：单眼，1200×1080；刷新率：90fps；追踪位置：4.5 米×4.5 米。使用 BIOPAC 公司 MP150 型 16 通道生理多导仪记录分析皮肤电反应、心率、心率变异性。采样率可以自由设定，最大达到 400000 点/秒。使用自编人口学变量问卷包括年龄、性别、婚姻状况、健康程度、教育水平、精神疾病等。成瘾药物使用史：用药时间、剂量、频率，戒断时长，成瘾程度。

2. 实验程序。实验过程中，被试者坐在椅子上手持手柄，戴上头盔在中性的海洋馆场景中漫游，以适应虚拟环境和熟悉手柄应用。所有被试者均进行记忆激活 3 分钟和消退训练 20 分钟，消退训练的场景为在客厅中仔细摆弄甲基苯丙胺相关线索，之后分别在 24 小时后、7 天后和 30 天后进行 5 分钟的线索再暴露测试。在再巩固干预之后及再暴露测试之后均填写主观渴求报告，在干预和测试过程全程记录被试者皮肤电反应、心率变异性。再巩固消退组被试者暴露于甲基苯丙胺相关线索的虚拟环境中 3 分钟进行记忆提取，10 分钟后进行 4 次消退训练（每次消退训练持续 5 分钟，中间休息 1 分钟）；再巩固干预组被试者暴露于甲基苯丙胺相关线索的虚拟环境中 3 分钟进行记忆提取，10 分钟后进行 4 次消退训练，消退训练的同时呈现毒品线索的对抗线索（警察、监狱、家人等）；非再巩固组被试者暴露于甲基苯丙胺相关线索的虚拟环境中 3 分钟进行记忆提取，6 小时后进行 4 次消退训练；中性对照组被试者暴露于中性相关线索的虚拟环境中 3 分钟进行记忆提取，10 分钟后进行 4 次消退训练。

3. 统计分析。使用 SPSS22.0 数据统计软件，对再巩固消退组、再巩固记忆重塑组、非再巩固期消退对照组、非再巩固期记忆重塑对照组、非激活消退对照组、非激活重塑对照组的皮肤电、心率变异性、心理渴求结果进行方差分析，$p<0.05$ 为差异有统计学意义。

4. 结果。

（1）人口学结果比较。6 组共 120 名甲基苯丙胺戒毒人员，年龄区间在 18～49 岁（29.47±0.89）。经过卡方检验分析得出，再巩固消退组、再巩固记忆重塑组、非再巩固期消退对照组、非再巩固期记忆重塑对照组、非激活消退对照组、非激活重塑对照组在年龄、性别、婚姻状况、教育水平、用药时间、剂量、频率、戒断时长的人口学数据比较结果中均无显著差异（$p>0.05$）。

（2）不同组别不同时间间隔更新测试心理渴求程度比较：对记忆再巩固重塑组、记忆再巩固消退组和对照组在消退 24 小时、7 天和 30 天对甲基苯丙胺的心理渴求程度进行方差分析发现，不同组别之间的主效应不显著 $F_{(2, 114)} = 5.28$，$p=0.95$；不同条件之间的主效应不显著 $F_{(2, 114)} = 3.68$，$p=0.82$；二者的交互作用显著 $F_{(3, 114)} = 17.84$，$p<0.01$，经过简单效应分析后得出，再巩固重塑组在不同时间间隔上差异显著 $F_{(3, 114)} = 20.15$，$p<0.01$，再巩固消退组在不同时间间隔上差异不显著 $F_{(3, 114)} = 7.34$，$p=2.11$，对照组在不同时间间隔上差异不显著 $F_{(3, 114)} = 3.82$，$p=1.471$。平均数统计结果如图 8-4、图 8-5 和图 8-6 所示。

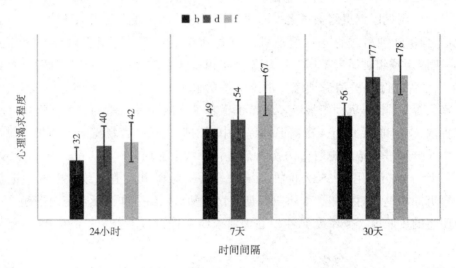

注：（a）再巩固消退组；（b）再巩固记忆重塑组；（c）非再巩固期消退对照组；（d）非再巩固期记忆重塑对照组；（e）非激活消退对照组；（f）非激活重塑对照组

图 8-4　不同时间间隔记忆再巩固重塑组的更新测试

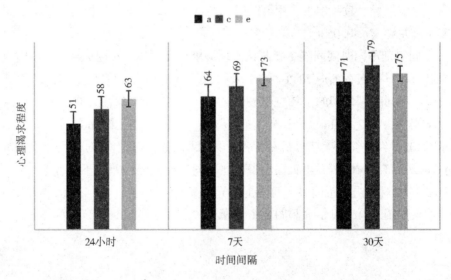

注：（a）再巩固消退组；（b）再巩固记忆重塑组；（c）非再巩固期消退对照组；（d）非再巩固期记忆重塑对照组；（e）非激活消退对照组；（f）非激活重塑对照组

图 8-5　不同时间间隔记忆再巩固消退组的更新测试

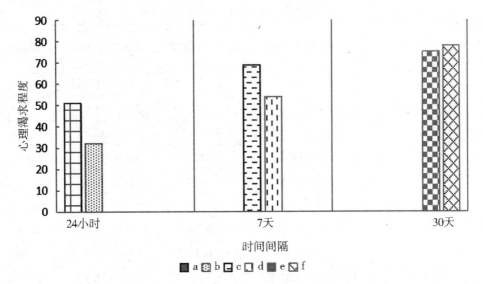

注：（a）再巩固消退组；（b）再巩固记忆重塑组；（c）非再巩固期消退对照组；（d）非再巩固期记忆重塑对照组；（e）非激活消退对照组；（f）非激活重塑对照组

图8-6　不同时间间隔记忆再巩固消退组与重塑组的更新测试

（3）不同组别在不同时间间隔下皮肤电导反应的比较：将更新测试时间（消退后24小时、消退后7天、消退后30天）作为组内因素，不同组别（再巩固消退组、再巩固记忆重塑组、非再巩固期消退对照组、非再巩固期记忆重塑对照组、非激活消退对照组、非激活重塑对照组）作为组间因素，对皮肤电导反应进行重复测量方差分析，结果显示，更新测试不同时间间隔主效应显著 $F_{(2, 114)} = 13.69$，$p < 0.01$，不同组别主效应显著 $F_{(2, 114)} = 16.38$，$p < 0.01$。具体见表8-11。

表8-11　不同组别不同更新测试时间皮肤电导反应的比较 ($\bar{x} \pm s$)

更新测试时间 ＼ 不同组别	再巩固消退组	再巩固记忆重塑组	非再巩固期消退对照组	非再巩固期记忆重塑对照组	非激活消退对照组	非激活重塑对照组
24 小时	0.42±1.10	0.33±1.04	0.61±1.13	0.58±1.18	0.65±1.14	0.63±1.15
7 天	0.52±1.21	0.41±1.26	0.68±1.20	0.62±1.14	0.69±1.23	0.69±1.26
30 天	0.65±1.23	0.45±1.30	0.71±1.22	0.68±1.03	0.79±1.32	0.78±1.29

（4）不同组别在不同更新测试时间下 HRV 时域指标比较：SDNN、SDANN、rMSSD、PNN50%的更新测试不同时间间隔主效应显著 $F_{(2, 114)} = 10.38$，$p < 0.01$，不同组别主效应显著 $F_{(2, 114)} = 23.54$，$p < 0.01$。具体见表8-12。

表8-12 不同组别不同更新测试时间 HRV 时域指标比较（$n=120$）

不同时间间隔	不同组别	SDNN（毫秒）	SDANN（毫秒）	rMSSD（毫秒）	PNN50%
24 小时	a	112.2±51.2	112.2±51.2	43.7±41.2	7.6±5.3
	b	92.8±43.7	93.5±56.3	40.3±51.0	6.5±4.8
	c	116.5±58.9	103.1±50.4	42.1±52.8	7.4±5.4
	d	117.8±52.4	111.7±52.6	45.8±51.5	7.8±5.5
	e	120.3±51.7	123.2±51.8	46.2±58.1	8.3±5.8
	f	123.2±53.6	128.8±59.1	47.0±57.0	10.1±6.2
7 天	a	115.2±68.4	97.8±59.2	50.1±48.4	6.9±5.6
	b	92.4±50.6	89.4±52.8	40.7±50.1	6.2±4.7
	c	105.5±52.1	107.2±51.9	43.1±52.4	6.5±4.4
	d	124.1±69.9	108.6±53.1	45.6±54.1	7.9±5.2
	e	128.6±71.2	110.5±51.8	47.2±55.2	7.7±5.0
	f	129.5±74.8	121.6±54.1	49.4±56.1	8.2±5.9
30 天	a	92.7±58.1	109.6±49.8	51.8±42.0	7.2±5.8
	b	98.9±59.2	98.7±41.5	42.3±51.5	6.9±5.1
	c	118.1±64.1	109.9±50.7	45.9±50.8	7.3±5.2
	d	116.7±62.5	116.7±52.3	52.3±43.1	8.3±5.9
	e	123.5±67.2	118.2±51.9	51.0±41.2	9.1±5.4
	f	121.2±65.1	127.3±51.6	55.0±41.6	11.3±6.7

注：（a）再巩固消退组；（b）再巩固记忆重塑组；（c）非再巩固期消退对照组；（d）非再巩固期记忆重塑对照组；（e）非激活消退对照组；（f）非激活重塑对照组。

（5）不同组别在不同更新测试时间下 HRV 频域指标比较：ULF、VLF、LF、HF 的更新测试不同时间间隔主效应显著 $F_{(2, 114)} = 14.21$，$p < 0.01$，不同组别主效应显著 $F_{(2, 114)} = 25.13$，$p < 0.01$。具体见表8-13。

表 8-13 不同组别不同更新测试时间 HRV 频域指标比较（赫兹）（$n=120$）

不同条件	不同组别	ULF	VLF	LF	HF
24 小时	a	4239.1±3468.9	2247.8±1468.6	713.5±682.7	717.2±1172.6
	b	4024.5±3579.1	2067.1±1689.1	667.1±698.6	643.2±1015.4
	c	4234.6±3894.6	2368.2±1783.2	722.9±693.5	682.5±1096.5
	d	4357.2±3831.5	2994.7±1648.2	738.5±674.1	763.3±1175.4
	e	4634.1±3467.1	2894.3±1889.4	721.2±668.2	757.3±1158.2
	f	4671.2±3648.0	2994.5±1583.5	742.4±668.4	769.7±1184.0
7 天	a	4678.2±5167.2	2494.6±1578.4	724.2±615.6	723.9±1024.4
	b	4229.1±5286.0	2188.7±1854.5	687.4±674.2	653.1±1058.5
	c	4727.4±5281.7	2483.5±1749.6	738.9±602.1	699.2±1195.6
	d	5002.5±5348.2	3068.1±1953.7	721.6±689.5	779.2±1169.2
	e	5013.5±5955.9	3291.9±1936.8	745.2±669.4	795.2±1269.9
	f	5169.5±5632.4	3671.2±1835.2	784.7±658.7	784.6±1158.0
30 天	a	4974.5±4759.5	2369.1±1359.1	785.1±689.3	746.4±1178.3
	b	4379.9±4190.5	2389.7±1391.3	699.3±642.8	689.2±1078.9
	c	4851.0±4013.6	2693.2±1588.0	748.5±688.9	736.5±1068.1
	d	5168.1±5290.2	3168.5±1893.1	741.3±647.2	795.3±1179.5
	e	5289.4±5378.1	3451.3±1961.5	784.2±678.0	796.4±1178.6
	f	5260.8±5451.8	3735.2±1931.4	795.3±653.9	789.4±1037.7

注：（a）再巩固消退组；（b）再巩固记忆重塑组；（c）非再巩固期消退对照组；（d）非再巩固期记忆重塑对照组；（e）非激活消退对照组；（f）非激活重塑对照组。

（四）讨论

1. 虚拟现实甲基苯丙胺相关线索引发线索反应性。实验一结果显示，甲基苯丙胺成瘾者在甲基苯丙胺相关线索下的皮肤电反应、心率变异性均显著高于中性线索，分别体现在心率变异性的时域和频域指标中。表明甲基苯丙胺相关线索引发了更高的生理渴求反应。以往研究表明，当成瘾者暴露在成瘾物的相关线索时，其成瘾记忆会被瞬时唤醒，并随之产生一系列的心理生理反应。药物相关线索与药物使用的长期反复匹配，产生长期的神经适应效应，形成条件化反应，产生成瘾记忆。当暴露于药物相关线索中，成瘾者关于药物作用的记忆被唤醒，产生一系列的心理生理反应，最终导致复吸。实验一检验了使用虚拟现实呈现药物相关线索是可以引发线索反应性的，并且这一线索反应可被当前设备所探测到。对被试者心理渴求的评估结果也显示出了虚拟现实技术的优越性，激发了被试者对毒品强烈的心理渴求。

以往研究的线索呈现方法包括想象（成瘾者使用药物的情节）、图片（药物相关线索图片）、视频（药物使用的视频）及药物的随身用品（香烟盒）。结果表明，这些方法确实能够诱发成瘾者的线索反应性。但这些方法的生态效果并不理想，图片和视频能够呈现复杂的、动态的药物相关线索，但是这种平面的呈现形式与现实生活中真实的药物相关线索还存在一定的差距，并且被试者都是被动地接受这些刺激线索的。而随身用品虽然能够为被试者提供与真实环境类似的多感官经验（视觉、触觉和嗅觉），但是并不能很好地控制药物相关情境和复合线索。而成瘾研究中发现，当消退环境与学习环境越相似时，消退效果越好。本实验中使用虚拟现实技术建构了一个生态效度更高、更加逼真、能够呈现复合线索的毒品相关场景，对成瘾记忆的诱发及后续的干预效果起着十分重要的作用。

实验一的研究结果与前人的一些研究结果相同，在虚拟现实条件下均诱发了对相关毒品的渴求。昆茨（Kuntze）等人在将经典的线索暴露范式与 VR 相结合方面进行了开创性的研究，他们基于虚拟现实技术设计了一个虚拟吧台场景，以海洛因、棉签、注射器等毒品相关的近端线索作为刺激。通过实时采集被试者的脑电、皮电和心率等生理数据，VAS（视觉模拟评分），Y-BOCS（耶鲁—布朗强迫量表）等主观报告来评估被试者对毒品渴求程度。该实验证实了虚拟近端线索可以诱发被试者对毒品的渴求，被试者的渴求被全面激活。之后，李等人比较了 VR 条件下的近端线索与平面的二维图片线索诱发烟瘾程度的差别，结果发现 VR 线索下诱导的尼古丁渴求程度比平面图片更高，且二者差异显著。之后里安（Ryan）等人利用 VR 融合多感觉通道刺激，可以成功诱发酗酒者和尼古丁成瘾者的渴求。综上所述，实验一的研究表明，甲基苯丙胺成瘾者在毒品相关的虚拟环境中可以成功诱导心理渴求，可作为进一步利用虚拟环境进行成瘾消退训练实验的充分条件。

利用 VR 获得增强的线索反应模式，提高渴求评估的生态效度。DSM-5 将渴求作为物质使用障碍的一个重要诊断标准，渴求是一种极度关注或强烈要求使用所需成瘾物质的愿望。物质使用障碍者暴露在成瘾物质有关的线索后，可以产生可靠的生理反应，这种现象称为线索反应。因此，线索反应性一般用来测量渴求的强度。利用 VR 的交互性、沉浸性和构想性，可以研究两种增强的线索反应模式：一种是只置身于 VE 的非交互模式；另一种是在 VE 中的主动交互模式。主动模式的突出特征是在 VE 中增加了利用化身（数字化形式存在的人类个体）进行社会互动的情境。

VR 线索诱导渴求反应的泛化和辨别作用与 VR 的交互性、构想性和沉浸性作用机制结合，可以产生特异性线索反应，进一步增强线索反应模式的生态效度。这种主动交互线索反应模式的研究主要包括以下 3 个方面：①提供个性化可交互定制刺激线索的功能，利用特异性线索反应机制，发现引起个体成瘾问题行为的特定环境线索。特雷勒（Traylor）等人发现，年轻吸烟成瘾者在面对复杂且有内隐诱因的社交吸烟场所的特定情景时，诱发吸烟的渴求反应增强。②针对提供药物使用的社交环境，利用化身互动机制，可以进一步考察在药物相关生活场景，以及社交压力下产生的诱因作用。博德尼克（Bordnick）等人研究发现，在慢性物质障碍使用者中，这种复杂的虚拟线索可以诱导大范围的渴求。相对于与香烟相关的无生命虚拟环境，与香烟相关的化身的社交互动诱导了更高强度的渴求。③研究利用 VR 的交互及构想特性，提供对被试者线索诱发行为反应的跟踪，探索成瘾个性动机诱因倾向的内隐测试的可能。利用 VE 呈现变化的及受控的可互动的现实生活场景，被试者可以在很大的场景范围内自由走动，系统可以对被试者的动作和行为反应进行跟踪，评估被试者的渴求反应。一些研究发现眼动可以作为一种内隐的渴求测量方式。

这些研究表明，VR 线索诱发渴求的主动交互线索反应模式，通过特异性线索反应作用机制，提供了对药物成瘾的个体化关怀和治疗。由于药物成瘾是生物、社会、心理多种复杂因素交互作用的结果，每一个成瘾者在通往滥用和依赖的路上都有自己的故事，多种成瘾记忆体验和不同的诱发线索可能匹配于不同的个体。因此，VR 提供的特异性线索反应作用机制可能会适应个性化成瘾经验及药物依赖体验，在临床治疗中能够提供有用的支持。布什（Bush）研究指出，VR 在一些临床环境中更被需要，因为它更加私密，并且对患者来说比个体治疗行为指导少些尴尬。VR 可以辅助物质成瘾治疗实现更高的生态效度。

线索反应评估可用于检测成瘾严重程度和评估药物或心理治疗的有效性，具有重要的临床意义。许多患者在戒断很长时间后都存在复吸的风险，而在治疗干预措施之前又常缺乏有效的评估。基于线索反应的虚拟现实评估方法可以提供更接近真实的可靠方法，在治疗的不同阶段，用于评估渴求和识别复吸的高危环境。近年来，一些来自精神病学、行为科学、社会工作研究的人员与成瘾障碍临床治疗专家一起，开展了临床应用试验方面的工作。黛西（Daisy）等人考察吸烟者的戒断症状和在虚拟药物相关线索诱发的渴求的关系。实验结果显示，根据自我报告的渴求评估结果，虚拟线索诱发的渴求与尼古丁戒断症状之间呈现正相关关系，其心率数据的变化也随渴求反应的增强明显增加。这是第一次评估尼古丁戒断症状与虚拟药物相关线索诱发的渴求关系的研究报告。这些发现对增强虚拟暴露疗法的效用可能有重要意义。卡加诺夫（Kaganoff）等人在临床的戒烟治疗研究中发现，基于 VR 的线索反应评估可以为物质使用障碍患者提供更好的评估工具。该研究总结了 VR 线索反应评估具有显著的潜在优势，其作用机制主要是 VR 能够提供多感知觉通道，融合接近主体的场景线索暴露环境；提供复杂线索和社交互动模拟环境，以及对暴露线索的操控和被试线索反应的实时交互测量，利用这些 VR 特点可以获得增强的线索反应模式提高渴求评估的生态效应，通过不断升级和扩展评估工具功能，可望在其他临床变量的评估和治疗中得到应用推广。

将 VR 的沉浸性、交互性和构想性特征应用于成瘾治疗具有很大的潜在优势。通过 VR 技术构建的虚拟环境线索有可能成为一种增强的成瘾研究范式。这一研究范式具有 3 个特点：①高生态效度的虚拟线索分类特征提供多感知通道复杂线索作用机制；②VR 交互式构想环境和智能化身的线索特征提供诱发个体成瘾记忆的特异性线索有效提取作用机制；③VR 可以实时调控刺激线索，同步生理神经观测数据，整合计算机、传感器、生物仪表等设备协同工作，提供检验人类生理和行为之间联系的一个系统观测控制环境。

近年来，虚拟现实增强技术已经取得了显著的技术进步。虚拟现实增强技术是将虚拟环境与现实环境进行匹配合成以实现增强，其中将三维虚拟对象叠加到真实世界显示的技术称为增强现实技术，将真实对象的信息叠加到虚拟环境绘制的技术称为增强虚拟环境。未来，通过真实世界和虚拟环境的合成能够提高用户体验感和可信度。利用增强现实技术和增强虚拟环境技术，创建"虚中有实"或"实中有虚"的表现效果。在成瘾治疗的进一步研究中，可以探索个体独有的真实心理环境与构建的虚拟世界同步交错或叠加出现在同一时空关系之中的心理治疗方法。

2. 虚拟现实条件下甲基苯丙胺成瘾记忆的跨情境多线索消退训练。实验二结果显示，相比较于单一线索消退组，复杂线索消退组能更好地降低甲基苯丙胺成瘾者成瘾记忆的更新反应。消退前复杂线索组产生了更为强烈的心理渴求，而在消退后复杂线索组的心理渴求程度明显降低，且低于单一线索组，而在之后的更新测试中能够更好地抑制新环境所带来的对毒品的心理渴求程度。这表明在虚拟现实条件下甲基苯丙胺成瘾记忆的跨情境多线索消退效果好于单一线索消退效果，且能够更好地抑制环境更新对毒品记忆的激活。对毒品的心理渴求程度结果表明，三个组别在单一线索呈现、复杂线索呈现、无相关线索呈现三个条件下所产生的心理渴求程度有差异，复杂线索组激活了对毒品更高的心理渴求，其次是单一线索组，无线索组的心理渴求程度最低；经过了消退训练后，复杂线索组的心理渴求程度显著降低，效果好于单一线索组和无相关线索组，虽然在随后的更新测试中心理渴求程度略有所提高，但仍好于其余两组。

有研究表明，非条件性刺激唤起消退范式能够促进近期海洛因成瘾记忆的消退过程。其次，条件性刺激唤起消退范式只能破坏被唤起并且经过消退训练的条件性刺激与非条件刺激之间的关联，然而现实生活中，成瘾性药物（非条件性刺激）往往与多个伴药线索（条件性刺激）关联，消退其中一种条件性刺激与非条件性刺激的关联，并不能破坏其他条件性刺激与非条件性刺激的关联，其他条件性刺激的暴露仍会引起复吸，且不可能对所有的条件性刺激都一一进行唤起消退，因而条件性刺激唤起消退范式的临床应用受到很大的限制。非条件性刺激唤起消退范式则可以抑制所有的伴药线索诱导的药物渴求行为，因此非条件性刺激唤起消退范式具有更好的应用价值。此外，条件性刺激唤起消退范式只能破坏近期记忆（训练后 24 小时），而对远期记忆没有破坏作用（训练后 7 天）。前期研究也发现条件性刺激唤起消退范式在自身给药训练结束后 28 天进行则没有效果，而非条件性刺激唤起消退范式在自身给药训练结束后 28 天进行则可以抑制大鼠的海洛因觅药行为的复燃。

在成瘾治疗中，主要通过消退毒品相关线索引发的习惯性用药行为反应或心理渴求，达到降低渴求感、减少或停止用药行为的目的。已有研究表明，药物相关线索的消退训练在之后又恢复的一个重要原因是因为成瘾记忆的更新，即暴露于与消退环境不同的药物相关环境中，成瘾者又会产生药物相关线索反应。恐惧记忆消退的研究结果与本实验相同，也发现复合线索的消退相较于单一线索消退，更能降低恐惧记忆的更新。另外，本实验中只使用了较低频次的消退训练，就起到了成瘾记忆消退的效果，这也说明虚拟现实技术极大提高了生态性，节约了时间成本。值得注意的是，本实验中使用的是吸毒的虚拟场景，今后可将实验场景进行真人拍摄，加入毒友引诱等其他因素，可能会获得更好的消退效果。对于毒品成瘾者来说，需要更多的研究来验证虚拟现实是否能够减少对药物的渴求和提高复吸的间隔时间。因为使用成瘾物质的地点、时间、心境可能随时变化，加上个体间的状况差异，出现记忆更新的可能性非常大。因此，本研究将继续深入追踪接受实验的不同条件的被试者未来的毒品使用量和复吸情况，而这样的追踪研究更能说明虚拟现实技术在消除或削弱成瘾记忆中的效用。总之，使用虚拟现实技术从源头上来消除或改变成瘾记忆是降低甲基苯丙胺成瘾者心理渴求的可靠途径，也能够为成瘾治疗提供有效的心理干预手段。

记忆唤起后在一定的时间窗内通过药理学手段进行干预可以破坏记忆的再巩固过程，并且这种破坏作用是记忆唤起依赖的。表明破坏记忆的再巩固过程需要满足两个条件：其一，唤起原有记忆，使其再次处于不稳定的状态；其二，在再巩固时间窗内进行干预。在条件性恐惧记忆及成瘾记忆模型中，条件性线索诱导唤起消退范式对于原有记忆的影响也具有上述两个特征，只有当原有记忆被唤起之后在再巩固时间窗内进行消退训练才可以破坏原有记忆的再巩固过程。在条件性恐惧记忆以及成瘾记忆模型上都发现非条件性刺激暴露同样可以使原有记忆激活，处于一个不稳定的阶段，并且非条件性刺激暴露后在基底外侧杏仁核给予蛋白酶合成酶抑制剂可以破坏原有记忆，表明非条件性刺激暴露同样可以引起原有记忆发生再巩固过程。在非条件性刺激唤起消退范式中，有研究也发现只有当海洛因成瘾记忆被非条件性刺激唤起之后的 1 小时进行消退训练才可以破坏海洛因成瘾记忆的再巩固过程从而抑制大鼠海洛因觅药行为在环境更新条件下的复燃，而在海洛因成瘾记忆被非条件性刺激唤起之后的 9 小时进行消退训练或者不进行非条件性刺激暴露直接进行消退训练都不能抑制大鼠海洛因觅药行为在环境更新条件下的复燃，表明非条件性刺激诱导唤起消退范式对于海洛因成瘾记忆的作用可能也是通过影响再巩固过程实现的。

3. 虚拟现实条件下甲基苯丙胺成瘾记忆的再巩固干预。实验三的结果显示，相较于记忆再巩固消退组与记忆再巩固对照组，记忆再巩固重塑组能更好地降低甲基苯丙胺成瘾者成瘾记忆的更新反应。重塑组在消退后 24 小时和 7 天的更新测试都显著地好于消退组和对照组，虽然在 30 天的更新测试中心理渴求程度有所提高，但仍显著低于另外两组，能够更好地抑制新环境所带来的对毒品的心理渴求。重塑组在记忆再巩固消退过程中加入了警察、监狱、家人等阻抗线索，对吸毒人员吸毒行为起到了缓冲作用，为吸毒行为的产生争取了更多的时间，起到抑制复吸的作用。值得一提的是，消退组与对照组之间的差异并不显著，普通的再巩固消退训练在经过一段时间后其对毒品的渴求有所回升，这种消退的预想效果也许无法迁移至真实环境。

记忆在时间角度具有学习、巩固及再巩固的时间进程，而记忆的再巩固同样具有时间特性。孟菲尔斯及其同事的一项条件性恐惧消退实验验证了记忆的再巩固存在时间窗特性。该研究基于巴普洛夫条件反射理论，以大鼠僵直反应为行为指标，首先建立条件刺激（声音）与非条件刺激（足部电击）之间的联结，在 24 小时后通过单独呈现条件刺激充分提取大鼠恐惧记忆，并在 10 分钟、1 小时、6 小时及 24 小时的间隔后进行恐惧记忆消退任务，24 小时后的恐惧记忆测试及长期恐惧记忆恢复追踪测试结果发现，10 分钟和 1

小时的时间间隔降低了大鼠的僵直反应，且有效阻止了恐惧记忆自发恢复。同样地，多项研究得出了相同的结论，只有在再巩固时间窗内进行记忆干预才能有效，该时间窗持续时间为 10 分钟到 6 小时。

基于记忆再巩固的时间窗特性，孟菲尔斯等人提出提取消退范式。该范式通过线索刺激充分提取被试者相关记忆，使其进入不稳定的再巩固阶段，在记忆再巩固时间窗内利用消退训练来实现记忆的改写或抹除。此后，该方法被广泛用于情绪障碍及药物成瘾的干预治疗。针对药物成瘾干预，药物治疗在一定程度上存在负性作用，如使用二乙酰吗啡治疗阿片类成瘾存在上瘾及癫痫发作的风险；患有肝功能损伤的患者在使用治疗酒精成瘾药物时可能引起肝脏中毒等并发症；口服巴氯芬治疗酒精成瘾同时存在嗜睡、失眠、头晕及恶心等副作用。而提取消退范式作为一种行为干预方法，与传统暴露方法相比，创新性地引入了记忆再巩固时间窗，在防止记忆自发恢复、续新等方面具有更好的效果，与药物治疗相比也具有无药物相关不良反应的优势。因此，提取消退范式为药物成瘾治疗提供了新的视角。

提取消退范式除了要求充分提取记忆并在再巩固时间窗内进行消退任务外，其干预不良记忆的关键还在于消退任务需经过巩固才能起效。记忆巩固依赖于清醒状态下的学习以及睡眠过程中的强化作用，在睡眠中个体的记忆系统仍处于激活的状态，并对先前习得的记忆进行巩固。因此，应用该范式需要在消退训练得到巩固（约 24 小时）后验证记忆消退效果，这也为未来将睡眠与记忆消退相结合提供了理论基础。已巩固过的记忆通过线索刺激充分提取后会进入不稳定阶段，需要再次经过巩固从而恢复稳定状态，在这段敏感而不稳定的再巩固时间窗内利用消退训练可实现记忆的改写或抹除。因此，提取消退范式起效的关键之一在于消退训练要在记忆再巩固的时间窗（10 分钟~6 小时）内进行。此外，记忆从时间进程需经历学习、巩固阶段，因此消退训练的记忆同样需要经过记忆巩固才能起效并验证其干预治疗效果。提取消退范式作为一种行为干预方法，具有无创伤性、训练周期较短、能有效降低成瘾渴求及预防复发疗效较好等优势，因此在临床应用中具有很好的前景。

戈尔卡（Golkar）、查登（Tjaden）和金特（Kindt）通过在再巩固时间窗内进行替代消退，即在再巩固时间窗内向被试者呈现一段陌生人接受消退训练的视频，同样可以起到更新原始记忆痕迹的效果。在再巩固时间窗内通过言语指导被试者进行消退训练后发现，想象消退也能够干预记忆再巩固。哥特塞科（Goltseker）等人做了一个动物研究，先让小鼠习得对可卡因的成瘾记忆，随后通过在再巩固时间窗内将原本吸食的可卡因（产生生理愉悦体验）换成氯化锂（产生生理厌恶体验）这种反条件作用操作后，成功消退了小鼠对可卡因的成瘾记忆。值得注意的是，与药物干预再巩固不同，这些行为干预再巩固范式中，原始记忆痕迹并没有被擦除，而是整合了新信息，更新了原始记忆痕迹。当然，除了整合新信息外，行为干预还可以通过参与认知任务来干预再巩固，詹姆斯（James）等人发现与单独激活创伤记忆片段或玩俄罗斯方块游戏相比，在重新激活创伤记忆片段后让被试者玩俄罗斯方块游戏可以减少被试者对创伤记忆的闪回，可能因为俄罗斯方块游戏是一个视觉空间任务，该任务与记忆再巩固依赖相同的神经资源，所以玩俄罗斯方块游戏时与记忆再巩固相互竞争神经资源，干扰了创伤记忆的再巩固。在该研究中测试指标是侵入性记忆，所以并不能说这种行为干预会使记忆无法提取，而只能说影响记忆的无意识提取。这些研究表明，行为干预再巩固更新记忆是非侵入地修改情绪记忆的一个可行途径。

　　迄今为止，采用临床行为干预再巩固更新记忆的研究还较少。我国研究者首次将提取消退范式应用于药物戒断后的海洛因成瘾患者，结果表明干预后能减少患者对线索诱导海洛因的毒品渴望，效果至少持续半年。日耳曼（Germeroth）等人研究表明，记忆重新激活后让患者重新暴露在尼古丁线索下会降低对尼古丁的渴望，并显著地降低了尼古丁成瘾者的吸烟行为。在酒精成瘾患者的临床研究中，有研究者采用真实的酒精饮料诱导记忆重新激活，让患者拿起酒精饮料，快要喝下去时上前阻止，而控制组则是允许喝非酒精饮料或不阻止喝酒精饮料，10分钟后进行反条件作用干预。结果表明预期错误提取加反条件作用干预组显著减少了对酒精线索的注意力偏向、渴望与评估。伊亚杜赖（Iyadurai）等人发现，让创伤性应激障碍患者在记忆重新激活后6小时内进行认知干预（玩俄罗斯方块游戏）可以减少患者对创伤事件的侵入性记忆。在对蜘蛛恐怖症患者的临床研究中发现提取后进行暴露干预能够减少对蜘蛛的恐惧表达，且效果持续6个月以上，表现为杏仁核激活减少以及促进趋向行为。也有一些临床研究出现不一致的结果，有研究者在飞行恐惧症患者中用记忆激活后实施暴露疗法的干预来治疗，结果发现治疗组与控制组相比在临床诊断治疗结果上无差异，但可显著降低生理指标（心率和皮肤电）。希班（Shiban）、布吕廷（Brutting）、保利（Pauli）和穆尔伯格（Muhlberger）利用虚拟现实技术对患者进行提取暴露干预，结果表明提取暴露组与传统暴露组没有显著差异，两组都能改善对蜘蛛的回避行为。

　　行为干预记忆再巩固范式作为一种非侵入性的修改原始记忆痕迹手段，有其得天独厚的优势，在治疗情绪记忆障碍疾病上具有极大的应用前景。虽然已有研究者尝试将其引入临床治疗并取得一定的成果，但还无法形成一种适用范围广、疗效显著的治疗方法，从基础向临床转化还面临着诸多挑战。

　　基础研究关注内在原理及机制研究，但由于实验中严格控制着无关变量，导致其不适合直接照搬到临床。而临床应用关注的是治疗效果，但针对精神障碍疾病的行为治疗往往只知道如何治疗有效，并不知道原理，导致不同医生使用效果不同或者只适用于个别患者，难以推广。但是，研究与临床并不是相互割裂，而是互相促进的。一方面，实验室研究的成果有利于更加清晰地了解行为干预再巩固的机制，为临床治疗提供理论指导；另一方面，临床治疗中的技术手段，个案的治疗研究都有助于启发基础研究的研究方向，促进研究领域的发展。

　　基础动物研究可以通过各种侵入性技术手段研究细胞分子机制，人类研究可以通过神经影像学技术研究相关脑区激活与神经环路，这些实验室研究都有利于揭示行为干预记忆再巩固的内在机制，凸显出其临床应用价值及其优势性。研究发现大鼠外侧杏仁核中锌指蛋白225（zine finger protein 255，Zif268）活性能够很好地反映出再巩固引起的突触可塑性变化，相比于传统消退组，提取消退组外侧杏仁核中 Zif268 显著活跃。采用光遗传学技术对小鼠大脑神经研究表明，恐惧记忆提取会使早期依赖前额叶皮层到杏仁核的神经回路发生改变，转为依赖前额叶到丘脑室旁核（Paraventricular，PVT），再由 PVT 到部分杏仁核的环路。在人类 fMRI 研究中发现，相比于传统消退组，提取消退减少腹内侧前额叶的参与，前额叶与杏仁核的功能连接很弱，杏仁核激活降低。但是，现有的研究证据还很难澄清行为干预记忆再巩固更新原始记忆的内在机制，未来基础研究还需要结合多学科、多手段进行机制探索。

很多基于临床的观察研究对基础研究具有启发意义。一项对临床患者的回溯性研究为行为干预再巩固的生态有效性提供了间接证据，研究采访了同时经历 2005 年卡特里娜飓风和 2008 年古斯塔夫飓风的新奥尔良年轻人，发现在古斯塔夫飓风一个月后，受其影响较小的参与者对之前卡特里娜飓风的负面记忆较少，由此引发的创伤性应激障碍症状也较低。在这一自然事件中，受古斯塔夫飓风影响较小的人（提取强度恰好满足再巩固边界条件）相当于重新激活了对卡特里娜飓风的创伤记忆，使其不稳定容易受干扰，验证了记忆再巩固的存在。现有的临床治疗方案有的可能也是基于记忆再巩固更新机制，如眼动脱敏与再加工治疗包含创伤记忆再激活和使用干扰物（侧眼运动），用于减轻创伤性应激障碍患者的焦虑、抑郁与分离症状。在针对暴力犯罪的受害人的恢复性司法治疗过程中，让受害者面对犯罪者（在安全的空间里）可能会引发创伤事件的重新激活，之后期望与现实的不匹配允许记忆更新，导致其对事件相关的负性情绪减少，且效果持久。

目前，已有少数研究者在临床转化工作中做出了大胆尝试，首批直接应用于临床治疗的是药物干预再巩固范式，阿姆斯特丹大学梅雷尔·金迪特（Merel Kindt）教授及其团队是目前世界上最早使用心得安干预记忆再巩固直接治疗蜘蛛恐惧症、飞行恐惧症、猫恐惧症和创伤性应激障碍的团队之一，其突破性的工作使这一方向的研究（包括药物干预和行为干预）获得了极大的鼓舞。金迪特和范·艾默里克（Van Emmerik）报告了 4 个创伤性应激障碍患者的治疗病例个案，其中 3 例患者仅仅经过一两次干预后恐惧症状急剧下降，另外一个相对复杂的案例干预无效，但总体上取得了令人惊叹的成果。目前，该团队仍持续在更大的范围内进行临床治疗试验。而在行为干预再巩固的临床应用转化方面，有研究者通过引导患者产生认知的不匹配（预期错误）重新激活原始记忆后，采用认知行为疗法使被试者承认接受这种不匹配，发现这种干预方式能够减少认知—情感—行为的负性模式。在对患创伤性应激障碍的退伍老兵治疗中，研究者先让患者复述创伤性事件作为记忆再激活，之后让患者跳出回忆，回到当前，想象自己在电影院里，以第三者的视角观看创伤事件（黑白画面呈现），结果发现大多数治疗的患者不再符合创伤性应激障碍的诊断标准。这些临床转化的开创性工作为后续的研究提供了宝贵的经验，让人们对这一技术的最终应用充满希望。但同时暴露出了一些问题，一些治疗可能对情况更复杂的患者无效，这是因为实验室研究中的记忆和临床患者的记忆存在显著的强度差异。研究发现，近期记忆回忆在一定程度上是通过第二型组蛋白乙酰酶（Histone Deacetylase 2，HDAC2）的 s-亚硝基化和组蛋白乙酰化调节海马神经突触可塑性介导的，而在远期记忆（1 个月以上，大鼠）中却缺失。但这并不代表行为干预远期记忆再巩固无效，哈拉夫（Khalaf）等人研究发现有效的远期记忆衰减伴随着记忆的重新激活，引发齿状回中神经元的持续活动，这说明原始恐惧记忆痕迹对远期记忆的衰减起积极作用。格拉夫（Graff）等人在再巩固过程中使用 HDAC2 靶向抑制剂促进远期记忆持续衰减，这种干预是在表观遗传学上启动了与神经可塑性相关的基因表达，同时伴随更高的代谢、突触和结构可塑性。所以，结合药理学或基因的表观遗传学技术配合提取线索的行为操作或许是未来治疗远期记忆创伤的一种选择。

此外，大多数行为干预记忆再巩固的临床治疗应用只是个案，缺乏科学的疗效对比，很难体现新治疗手段的优势。另外，即使是在临床诊断方面，相关精神障碍疾病的诊断标准也是十分复杂的，所属类别及其严重程度与个体差异、创伤经历及伴随症状有关。因此，在基础研究向临床应用转化过程中，一方面应该关注症状而不是关注精神疾病种类，行为干预情绪记忆再巩固解决的是患者的侵入性记忆及情绪反应，只要出现该症状的精神疾病都在临床研究范围内；另一方面基础研究者应该关注临床治疗的实际情况，增加与临床医生的交流对话，考虑治疗过程中患者的个体独特性，结合现有心理治疗方案进行研究。

（五）结论

1. 虚拟现实技术呈现 MA 相关线索能够成功诱导心理渴求的产生，甲基苯丙胺成瘾者对于成瘾相关线索的线索反应性要显著强于中性线索。

2. 复合线索消退的训练效果要好于单一线索的消退训练，它能够更好地降低甲基苯丙胺成瘾者成瘾记忆的更新反应。

3. 对 MA 成瘾记忆的再巩固干预研究发现，在 24 小时、7 天、30 天的更新测试结果中得到干预效果依次为再巩固重塑组>再巩固消退组>非再巩固组>中性组，其中再巩固重塑组中成瘾线索的对抗线索作用显著，能够降低吸毒的冲动性，为决策是否吸毒赢得更多考虑时间，从而起到降低复吸率的作用。

4. 后期追踪评估研究结果发现，相比于单纯消退训练，再巩固干预的消退效果更持久，其中再巩固干预组的效果持续时间最长，能够更好地抑制甲基苯丙胺成瘾者记忆的自发恢复。

第三节　正念疗法及其戒毒应用

正念疗法源于中国的禅宗思想，在西方国家兴起并形成了一套手段成熟、体系完备的心理干预治疗方法，并被广泛应用于临床医学、精神病学、中医学、心理学和基础医学等领域治疗焦虑、慢性疼痛、孤独症、抑郁症复发、强迫症、睡眠障碍、人格障碍、饮食障碍、精神分裂症和创伤后应激障碍等症状。而在戒毒治疗中戒毒人员由于戒断反应等也会出现相应的病症，这为正念疗法应用于戒毒人员的治疗奠定了理论基础。

通过有关研究了解正念疗法中的正念减压疗法、正念认知疗法和辩证行为疗法，从中找到可以应用于戒毒治疗的有关部分，并将其归纳整合，形成一套相关的戒毒康复防复吸治疗方法。通过了解正念疗法的相关原理、方法和应用，旨在总结出一套应用于戒毒人员心理干预的方法。通过正念训练解决戒毒人员在戒除毒瘾时出现的一系列问题，帮助戒毒人员实现身心康复、回归社会。

一、正念疗法的概念

"正念"最初来自佛教的八正道，最早的文献出处可以追溯到佛教的《四念处经》，以中国禅宗思想为理论基础，是原始佛教中最核心的修行禅法，强调有意识、有目的、不评判地觉察当下，以达到完全的觉知和深入的观察，是佛教禅修的主要方法之一。1979年，美国心理学家乔恩·卡巴金（Jon Kabat-Zinn）博士和他的同事在麻省医院的地下室开始接待第一批患者，教会他们如何去面对痛苦、迷茫和失落，如何去静静地观察、感受一切，使自己避免陷入痛苦和混乱的境地，随后在美国麻省大学医学中心开设正念减压门诊，成为当代正念潮流的开端。1982年，卡巴金基于东方禅修和西方医学的研究，为正念赋予了新的内涵，认为正念就是通过有目的地将注意集中于当下，全身心投入，不加评判地觉知一个又一个念头所呈现的体验，让一切自然地展开，把心安驻在此刻，去体会、去感受涌现出的那种觉知。1987年，卡巴金提出"正念减压疗法"，将正念减压疗法用于长期慢性疼痛患者的干预缓解治疗。正念在临床医学、精神病学、中医学、心理学和基础医学等领域逐渐兴起，进而得到广泛传播和应用。近年来，国内外正念疗法相关文献呈直线上升趋势，在过去十年，以正念冥想为基础的干预方法得到了越来越多的关注和认可，正念疗法通过正念减压疗法、正念认知疗法、辩证行为疗法和接纳与承诺疗法等多种形式运用在慢性疾病等的预防和治疗中，正念已经从边缘逐渐走向主流和正统，国外对于正念疗法的训练已经形成了成熟的体系，美国已有520多个从事正念减压的培训机构，《情绪》《社会认知与情感神经科学》等国际著名学术期刊多次开设专栏介绍正念冥想的作用及其神经机制；国内对于正念疗法的应用研究还处在初级探索阶段，学术阵地尚未完全形成。近五年来国内对正念的研究热度明显上升，广泛应用于疼痛和压力管理，缓解失眠、焦虑和职业倦怠，用于癌症康复、焦虑、慢性疼痛、孤独症、抑郁症复发、强迫症、睡眠障碍、人格障碍、饮食障碍、精神分裂症和创伤后应激障碍等的干预治疗，还用于情绪调节、提升专注力、提高工作效率和改善心理健康等，以及用于酗酒、手机依赖、网络游戏成瘾等成瘾行为的干预治疗，并且都取得了积极的效果。国内外现有的研究均表明，正念疗法能够改善负性情绪、减轻戒毒人员因戒断反应出现的疼痛等躯体不适症状，能够提高睡眠质量和生活质量等。戒毒治疗主要分三个阶段进行：生理药物戒毒治疗、心理脱瘾治疗和帮助戒毒人员重新回归社会。通过正念训练，可以有效地帮助吸毒者在心理脱瘾治疗和帮助戒毒人员重新回归社会两个阶段从心理上摆脱对毒品的依赖，缓解戒断反应所带来的偏执、焦虑、烦躁等负面情绪，帮助戒毒人员摆脱负性情绪的干扰，减轻戒断症状所带来的痛苦，学会正确应对社会和他人的眼光，以及掌握复吸的念头出现时的反应和技巧，降低复吸率，从而戒除毒瘾、转变思维，实现身心康复，重新回归社会。

二、正念疗法的分类

自 1987 年卡巴金博士提出正念减压疗法以来，正念疗法经过这些年不断发展壮大，已经成为临床医学、精神病学、心理学、基础医学、教育理论与教育管理领域的热点，到目前为止已经发展成为体系完整、干预治疗手段完善的心理疗法。如今，正念减压疗程已经成为美国医疗系统中历史最为悠久、规模最为庞大的减压疗程，美国财政每年拨款数千万美元资助与正念冥想相关的科研项目。[①] 正念疗法主要包括正念减压疗法、正念认知疗法和辩证行为疗法。

正念减压疗法是一套严格、标准的用来缓解压力的团体训练课程，训练患者通过正念冥想来学会和压力、疼痛、疾病相处。正念减压疗法的核心步骤是以小组训练为主要形式，以冥想为主要内容，开展正念冥想练习。正念练习的是"无用之用""不作为的作为"，只需要简单地专注于自己的感觉，专注、接纳、信任和耐心，没有恐惧、遗憾和判断，体验自己此刻身在这里的感觉。[②] 正念认知疗法是由西格（Segal）、威廉（Willams）和泰斯德（Teasdale）等人继承前人的成果发展起来的一种心理疗法，将认知疗法的治疗方法和正念减压疗法的正念训练结合起来，主要应用于长期抑郁症复发的干预和治疗。通过一系列正念训练使训练者在出现负性情绪时，能够直面潜在的困难，而不是找借口逃避，同时使训练者采取开放、宽容和接受的态度来处理当前的想法和情绪。辩证行为疗法是一种新兴的心理疗法，是由莱茵汉（M. Linehan）创立的一种治疗边缘性人格障碍的方法。其核心是改变边缘人格障碍的治疗方式，由"改变"模式转变为"接受"模式，使患者能够忍受所面临的压力，学会接受自己。辩证行为疗法的基本思想是通过学习佛教的"中道"思想（不堕极端，脱离二边），明悟自身，从而达到一种自我平衡状态，消除极端的行为。

三、正念疗法应用于戒毒人员心理干预的可行性

（一）理论依据

戒毒人员大多存在偏执、焦虑、烦躁、压力、情绪低落、抑郁和敌对等负面情绪，而戒毒人员普遍存在的高复吸率往往和负性情绪的产生有一定的关系。[③] 一方面，戒毒人员普遍存在错误的认知，有研究证明，吸毒者存在明显的功能失调性认知障碍，他们的认知

① 于璐、熊韦锐：《正念疗法的兴起、发展与前景》，载《学理论》2011 年第 12 期。

② F CH, H CP, Edzard E. Mindfulness-based Cognitive Therapy: Evaluating Current Evidence and Informing Future Research. [J]. Journal of Consulting and Clinical Psychology, 2007, 75 (6): 1000~1005.

③ 赵洋：《负性情绪在诱发复吸中的作用及干预措施》，载《云南警官学院学报》2016 年第 6 期。

水平普遍低于健康的人群，而且大多缺乏社会和自我的认同，对毒品的危害存在错误的认识，再加上自身缺乏明辨是非能力，很容易形成错误的认知。[①] 另一方面，根据研究表明，戒毒人员常常身患各种疾病，如高血压、心脏病、乙型肝炎和哮喘等身体疾病，毒瘾发作和疾病所造成的痛苦也是导致复吸的一大原因。[②] 另外，大量研究表明，吸毒人员的抑郁、焦虑等神经症表现显著高于一般健康人群，容易出现紧张、逃避、多疑、抱怨等消极心理。同时，戒毒人员所处的社会环境、不良的同伴关系等都是容易导致复吸的原因。在以上诱发复吸的原因中，身体疾病和不良的人际关系属于外在因素，人格方面的障碍因素是个体内部较为稳定的个性特质，而错误认知、焦虑烦躁、偏执敌对等负性情绪是吸毒人员的内在因素，是可以通过干预治疗来改变的，是心理干预的主要内容，而正念疗法在心理治疗和医学领域中的大量应用，如在疼痛和压力管理，缓解失眠、焦虑，治疗人格障碍、认知障碍，物质使用障碍复发预防，改善心理健康提高生活质量等方面均取得了一定成果。有研究通过现代医学影像学技术［包括核磁共振（MRI）、脑电图、PET 和多层螺旋CT（MSCT）等］发现，常规的正念训练可以使前脑岛、海马体和颞叶的密度增大，还有学者发现经历过正念训练的人大脑前额叶的低频振幅与情绪控制能力呈正相关，这为正念疗法应用于戒毒人员的心理干预奠定了理论基础。

（二）现实依据

目前，正念疗法研究在临床医学、心理学、教育理论与教育管理、精神病学、体育、医学教育与医学边缘学科、宗教、高等教育、企业经济和医药卫生方针政策与法律法规研究等多个学科领域均有分布，在临床的疾病如抑郁症等情绪障碍、物质成瘾、慢性疼痛、心血管疾病等方面都具有显著的改善作用。例如，在一些特定情境给人造成的焦虑、抑郁等情绪障碍的干预治疗中，通过正念减压疗法可以缓解妊娠中期孕妇的焦虑、抑郁等情绪，且正念疗法的治疗方法便于掌握与练习，可以在临床方面进行推广和应用。在手机、酒精成瘾和网络游戏成瘾等方面，研究表明，通过基于家庭和个体的预防和正念干预，可以降低网络游戏成瘾的发生率。通过药物干预结合正念训练治疗，可以明显缓解酒精使用障碍者的情绪问题及复饮酒率，在一定程度上控制了饮酒所产生的危害性。另有大量的研究证明，正念疗法能有效缓解在原发性高血压、老年冠心病、Ⅱ型糖尿病等心脑血管疾病治疗过程中产生的焦虑、抑郁等情绪和存在的睡眠障碍问题，提高患者的生活质量和幸福感。综上所述，综观前人大量的有关正念疗法的研究均取得了良好的效果，说明正念疗法应用于戒毒人员的治疗也具有充分的现实基础。

---

① 苏岗宁、陈宇、王思远：《1197 例毒品依赖者入所常规检查结果分析》，载《中国药物滥用防治杂志》2019 年第 25 期。

② 罗勇、胡启芬：《400 例生理脱毒者焦虑状况及影响因素调查》，载《中国心理卫生杂志》2005 年第 9 期。

四、正念疗法应用于戒毒人员心理干预的步骤

（一）正念减压疗法步骤

正念减压疗法是一种基于正念的非药物干预方法，通过正念坐禅、正念饮食、行走冥想、静坐冥想、正念瑜伽和其他一系列正念训练过程，让戒毒人员学会以一种集中当下、不评判、接纳、善意、开放、耐心的态度去接纳和接受自己，只管去感受、去体验，无须达到某种境界，也无须改变或改善睡眠，采用团体干预的方法，增强戒毒人员与烦恼共存共处的能力，提高生活质量，降低复吸率。目前，正念减压疗法被应用于临床中，正念干预效果显著，理论简单且其能被护理人员迅速熟练掌握并应用于临床护理工作中，可以作为一种行之有效、便于实施和易于操作的干预措施。

正念减压疗法通过每周一次为期 8 周的正念减压练习并结合防复吸教育对戒毒人员进行干预治疗，具体干预方法如下：

第一周，引导戒毒人员树立观念，通过讲授正念减压疗法的起源、理论内涵，发放正念相关音频和手册，引导戒毒人员树立正念的观念，如活在当下、顺其自然、自我关注等，授课时间 45 分钟。课后告知戒毒人员要每天坚持正念态度，每天练习正念饮食。每周在练习课之前，要求戒毒人员互相交流学习经验，并分享彼此的实践收获和心得体会。

第二周，练习正念呼吸，播放轻柔的背景音乐，让戒毒人员感受气流经鼻腔、气道至肺部的过程，给戒毒人员讲解毒品冲动和渴求，进行渴求感体验和渴求讨论，练习时间 45 分钟。督促保持每天随时练习正念呼吸。

第三周，练习正念行走，体会足底与大地接触时身体的感受，介绍引起毒品复吸的潜在因素，练习时间 45 分钟。课后每天坚持 20 分钟正念行走练习。

第四周，练习正念冥想。播放宁静的背景音乐，引导戒毒人员仔细感受存在于他们脑海中的思维、想法、情感和冲动，体验它们出现、发展和消失的全过程，客观地接纳出现的思想，不加批判和拒绝。与戒毒人员探讨复吸和思维的关系，讲解个别和普遍的复吸高危因素，练习时间 45 分钟，并要求课后每天练习 20 分钟。

第五周，身体扫描练习，身处舒适安静的环境，指导戒毒人员采取舒适卧位躺在瑜伽垫或床上，播放轻柔的背景音乐，引导戒毒人员感受身体的每个部位，从脚尖逐步扫描到头部，结合正念练习讲解危险因素来临时的应对方法并加以练习，练习时间 45 分钟，并要求课后每天坚持练习 20 分钟。

第六、第七周，重复练习前五周的练习内容，督促戒毒人员进行正念练习，并随时分享心得体会，体验利用所学技巧来应对高危情境，加强练习。

第八周，总结和分享正念减压练习带来的变化。

正念练习目的是增强戒毒人员的自我认知控制能力、降低思维的自动加工、通过转移注意力、提升专注力等方法增加对内部和外部压力源反应的体验能力和控制能力，从而使戒毒人员学会通过正念来进行压力回应，通过有意识地回应压力，而不是放任无意识地适

应不良的应对尝试，以此来提高对毒品渴求的耐受性，从而中断复发的循环过程。通过将正念实践融入日常生活，学习到的技能可以被用来有效地处理如出现复吸的念头或同伴诱导等高风险情况。通过正念练习让戒毒人员在高危情境中完成一次次有效应对，让戒毒人员认识到渴求是一种身体感觉而不是必须采取行动的必要行为，从而避免或减少复发，降低复吸率。

（二）正念认知疗法步骤

正念认知疗法是以认知行为疗法为基础，再结合正念减压疗法一些手段和方法形成的一种心理治疗方法。通过正念训练，戒毒人员可以随时随地去冥想觉知，充分感受当下的所思所想和所作所为，通过自我完善形成正确的观念，专注于当下而不做任何判断，学会一种开放和接受的态度，使个人能够客观地面对吸毒这件事和吸毒所带来的不良影响。

吸毒本来就使得戒毒人员的身体状况越来越差，而在吸食毒品的过程中所导致的交叉感染也使得戒毒人员更加容易患上各种各样的疾病。近年来，随着吸食新型毒品的人越来越多，患有由药物引起的精神疾病的戒毒人员也逐年增多。陈彦丽等人采用心理健康症状自评量表对重庆市的 1130 名康复期强制隔离戒毒人员的心理评估发现，超过半数的强制隔离戒毒人员心理健康水平不高，属于心理问题高发群体。[①] 这些戒毒人员患有明显的躯体化、强迫和抑郁症状，而持续的身体症状将进一步加剧他们的心理问题。一些戒毒人员还可能有婚姻和家庭问题及人际冲突问题，并面临着更大的心理和社会压力。由于戒毒人员自身的严重消极思维，他们对戒毒没有信心，无法承受药物依赖的诱惑，并容易产生抑郁。他们又试图通过吸毒来摆脱抑郁，从而形成恶性循环。许多戒毒人员由于长期吸毒和反复吸毒，已经形成了对药物滥用的消极认知模式，这一点值得我们关注。各种研究已经证实，正念认知疗法在治疗抑郁症、焦虑症、躯体障碍疾病和其他身心问题方面有显著效果。

正念认知疗法的关键词是"觉知、当下、接受"，即对当下时刻的意识和接受，戒毒人员在正念减压疗法中逐渐学会不再像之前一样一直过分关注自己的躯体症状，不再想要去改变自身的负性体验，不再将过多的注意力放在对自己躯体不适的体验，而是以友好、温和、忍耐的态度接纳当下的所有客观体验。

正念认知疗法的指导和训练以团体疗法的形式进行。戒毒人员被分为 4 组，每组 8~12 人，进行为期 8 周的训练，每周训练一次，每次 120 分钟。内容包括正念的饮食、身体扫描、注意呼吸、用心走、念力拉伸肌肉放松训练、正念冥想和其他练习，使戒毒人员有目的地集中注意力在当下，专注于有意识地关注和感知当下的感受，学会直接体会感知他们的情绪、思想和感情，集中注意力去感受不良情绪的产生和发展，并主动改善消极的情绪，通过纠正个人的认知偏见，形成更积极的认知模式，摆脱消极思维对自己的负面影

---

① 陈彦丽、张晶轩、赵梦雪等：《康复期强制隔离戒毒人员整合心理干预模式探讨》，载《中国药物依赖性杂志》2019 年第 28 期。

响，从而减轻个人所承受的来自内外环境的压力，保持良好的自我效能感和自我调节能力。每次治疗后，戒毒人员还需完成 60 分钟的家庭作业，在日常生活中应用所学到的方法。通过团体正念认知疗法能够显著提高戒毒人员的正念水平、改善患者的躯体症状、抑郁情绪和睡眠质量，极大地提高戒毒人员的生活质量。

（三）辩证行为疗法步骤

由于长期吸毒会对吸毒者的认知、情绪和行为产生影响，从而产生吸毒成瘾者的异常人格特征和病态心理，并由此造成社会危害，通常导致社会群体对吸毒人群的歧视与排斥，而戒除毒瘾人员脱毒后重新走向社会，最需要的就是社会及家庭的认同和支持，往往由于周边社会的歧视导致他们无法正常工作生活而再次吸毒。

辩证行为疗法是在传统认知行为疗法的基础上发展起来的一种新的综合性的心理治疗方法。辩证行为疗法的主要目的是通过一系列技能培训，帮助戒毒人员稳定情绪，控制压制性情绪，建立良好的人际关系，增强戒毒人员的行为控制能力，提高戒毒人员处理问题的能力，而不失去控制或做出破坏性行为，使戒毒人员熟练运用人际关系技巧以更好地适应环境，积极面对生活，从而恢复社会功能。

辩证行为疗法基于一种辩证的世界观，以辩证法的基本原理为理论基础，将辩证法应用于整个治疗过程，强调患者和治疗师之间的辩证平衡与协调、人的感性与理性之间的辩证平衡，通过人的认知（接受和改变）的辩证平衡来管理情绪和改变个人的行为，强调人类心理及行为的正常和异常的辩证关系，识别合理化的认知、情绪和行为，以及个人通过训练在掌握相应的社会心理技能后，依靠自身来改变不适当的行为和认知，而不是一直依靠心理治疗师的监督来改变。核心方法是应用社会心理技能训练和治疗策略。

辩证行为疗法的治疗模式包括个体治疗、小组治疗、电话指导和治疗师小组讨论。

1. 个体治疗。辩证行为疗法主张每个患者必须接受包括心理咨询和技能训练的个体化治疗。辩证行为疗法认为治疗师和患者之间形成一个信任、和谐、稳定的治疗关系对治疗效果起着决定性的作用。只有治疗师能够随时随地观察患者的思想和行为，才能最终达到良好的治疗效果。个体治疗不仅针对戒毒人员的现状，还能教会戒毒人员更多的行为技能，使他们在未来遇到压力事件时能够更好地处理自己的情绪和行为，防止吸毒行为的复发。

2. 小组治疗。小组治疗通常由两名治疗师用 6 个月的时间对患者进行行为技能训练，其中包含了辩证行为治疗的核心技能，包括正念技能训练、人际效能技能训练、疼痛耐受技能训练和情绪调节技能训练，使戒毒人员学会调整自己的情绪，控制自己的行为，接受生活中不可避免的痛苦，去建立良好的人际关系、社会关系，以更好地回归社会。辩证行为疗法的核心技能包括以下四种：

（1）正念技能。用两周的时间教导戒毒人员什么是正念，树立是非评判、耐心、初心、信任、无争、接纳及放下的态度，让自己的心灵处于开放和接纳的状态，然后学习如何进行正念训练，帮助练习者全身心投入进去，告诉他们不必沉浸在已经发生的事情，不必对过去和未来念念不忘，学会有目的地停止生活中正在做的事情，在当下放松，有目的地让身心在此刻得到安顿，不去试图用各种东西把当下填满，积极地调和每一个时刻，努力保持清醒，努力保持从一个瞬间到下一个瞬间的觉知，全面审视它，用意识捕捉它，客观不批判地描述内心经历和周围事物，积极参与到整个训练过程。

（2）忍痛技能。这种技能分为危机生存技能和接受现实技能，通过培训，受训者可以建立良好的心理灵活性，以更好地应对痛苦（心瘾发作的情形）事件，并教会他们新方法来减轻负面环境因素的影响。危机生存技能是指当危机状态（一种可能导致复吸的情境）发生时，让心念平静、让身体放松，集中注意力思考，辩证地思考事物的积极和消极方面，分散注意力不刻意去想导致危机的情境，积极地用学到的技能安抚自己，以改善现状；接受现实的技巧意味着直接面对，通过了解自己，知道自己身处何处、所往何处，改变自身的想法和观念，把握自己的现状，并选择接受，充分发挥自己的潜能。

（3）情绪调节技能。帮助戒毒人员用普遍联系的眼光看待自己和自己存在的问题，以便能够更清楚地理解和认识自己的感受，观察体会每一种情绪，认识情绪，洞见它们之间的联系，关注情绪的变化，这样才不会深陷在自己创造的虚妄现实中不能自拔，不会陷入某种不良情绪中无法自拔，伤害自己和他人。在不良情绪已经发生或者将要发生的时候，通过清醒正念认识到其中一定存在某些比不良情绪更强大、更重要的东西，在心中保持一份清醒，让自己认识到不良情绪的害处大于益处，从而使自己能够有效地应对不良情绪，主动去回应它，进而避免它。

（4）人际效能技能。通过教导戒毒人员有意识地去关注一切，更多地了解自己、了解他人，通过尊重他人和维护社会关系来协商和解决生活中的问题、提高自尊和改善人际关系，良好的人际关系有助于减少戒毒人员的复吸行为，人际效能技能主要包括如何确定人际效能的优先次序和平衡人际优先权等。

3. 电话指导。电话指导可以随时进行，通过电话指导可以协助戒毒人员在日常生活中运用课上所传授的技巧，该模式能有效减少戒毒人员的矛盾心理和被排斥感，方便戒毒人员及时主动联系治疗师，减少复吸行为和干扰治疗行为，帮助戒毒人员使用辩证行为治疗技巧及时解决生活中的冲动控制问题，降低复吸风险。

4. 治疗师小组讨论。辩证行为疗法要求每位患者只有一名主治疗师，另外包括4~8名治疗师，专业技能支持通常由治疗师监督小组提供，辩证行为疗法实际上也是由一群治疗师治疗一群患者的疗法。通过每周1~2小时的监督，治疗师可以在相互讨论的过程中不断增强自己提供良好治疗的能力及动力，有利于实现治疗师与治疗师之间的辩证平衡，毕竟人无完人，每个治疗师都有自己的能力上限并不可避免地会犯错，通过治疗师之间的相互讨论可以避免治疗师因长期压力而疲惫不堪，提高治疗师的服务动力和能力，实现咨询和监督的一致性。

五、正念疗法应用于戒毒人员心理干预的前景展望

大量证据表明，正念疗法在慢性病患者的生理和心理方面发挥着积极的作用，促进疾

病的康复，提高患者的生活质量和幸福感，对促进亚健康人群的健康行为，降低慢性病患病率，实现一级预防，增强体质，促进健康生活等方面有显著效果。

戒毒人员的康复过程是从身体戒毒到心理戒毒再到康复的过程，是生理机能、心理机能、社会功能缺损后逐渐修复的过程，是与外界各种联系逐渐改善并建立正常模式的过程，是社会再适应和健康行为重建的过程。① 在这个过程中，戒毒人员会面临呼吸系统疾病、血源性疾病、心血管疾病、消化道系统疾病、神经系统疾病、性功能障碍、突发外科疾病和感染性疾病等毒品引起的并发症、伴随疾病和基础疾病。吸毒人员长期的强迫性觅药行为，会产生一系列的心理异常，导致出现幻听幻视等幻觉，被害妄想、参照妄想和夸大妄想等妄想冲动，伤人或自伤自残等行为障碍。吸毒人员吸毒成瘾后，他们逐渐对正常的社会生活失去兴趣，逐渐丧失社会责任感和家庭责任感，不愿意也无法再从事社会活动，失去能力和工作效能。而戒除毒瘾后，由于社会对吸毒者的总体评价较低，社会支持较差，缺乏家庭成员、朋友和社会的关心和帮助，导致戒毒人员被边缘化、被排斥和受到歧视。在这种情况下，戒毒人员往往容易主动脱离其他交往人群，使其顺利回归社会受阻，甚至导致复吸。而通过正念疗法的训练和治疗之后可以显著提高情绪调节能力、自我接纳能力、改善睡眠状况、提高自尊和生活质量。王永杰等人通过将正念理论实践于戒毒过程，证明了正念练习对吸毒者的戒毒治疗和预防复吸有明显的积极作用，只要采取适当的方法，就会取得很好的效果。② 谢拥华等人通过包括正念在内的支持性康复治疗模式发现可以激发戒毒人员拒绝毒品的意愿和信心，建立和保持对毒品的抗拒和断绝，提高社会和人际交往技能，使他们能够更好地重返社会。③ 由此可见，正念疗法应用在戒毒治疗领域的潜力巨大，目前还没有达到发展的高峰阶段，其应用于戒毒治疗的方法和体系还不是很成熟和完善。但随着正念疗法在其他领域的应用如火如荼地展开，相信将来会有越来越多的研究转向戒毒治疗方面，相应的治疗干预方法和手段也会越来越规范化和标准化，相应的人才队伍也会越来越多，也可以帮助越来越多的戒毒人员走出毒品的阴影，彻底戒除毒瘾，真正回归社会。

第四节　运 动 戒 毒

近年来，国内外大量的研究发现，运动在干预毒品滥用方面有着显著的优越性和有效性，并且绿色、经济、无副作用。因此，运动戒毒被认为是一种潜在的戒毒新方法，值得

---

① 夏静：《强制隔离戒毒场所戒毒人员特点及对策分析》，载《中国药物滥用防治杂志》2015 年第 21 期。

② 王永杰、武旭海、魏玉智：《正念练习防止吸毒人员戒毒后复吸效果初探》，载《包头医学院学报》2019 年第 35 期。

③ 谢拥华、王艳萍、曾新华：《心理治疗康复模式在强制戒毒中的临床应用》，载《当代护士（下旬刊）》2019 年第 26 期。

在今后的禁毒、戒毒工作中进一步研究和推广。国际上治疗药物成瘾的常用手段仍然是采用逐渐减少替代药物用量和对症治疗的方法，我国以脱毒治疗为主，缺乏有效的康复方法。寻找安全有效的治疗从药物成瘾的脱毒到康复的方法对现代医学界来说仍然是很大的挑战。体育锻炼能够增强体质、预防疾病、改善心理疾病、提高生活质量，其健身功能早已被医学研究和临床实践所证实。一项系统回顾研究对 17 篇跟踪青少年参加体育锻炼与毒品使用的调查发现，参加体育锻炼可以降低毒品的使用量。最近的一份研究显示，运动是降低甲基苯丙胺脑血管毒性的重要行为因素，该研究为运动治疗毒瘾带来了新的思路。药物成瘾的个体往往伴有精神障碍，因为药物的滥用和成瘾都是精神障碍，同时会引起一些其他的心理疾病。许多研究显示运动可以替代毒品产生积极的情绪，参与运动者的情绪得到调节，体验到愉悦，因毒品产生的沮丧症状和失眠等干扰会因此而降低，其中的原因是体育锻炼提高去甲肾上腺素和内啡肽水平，从而缓解压力、改善情绪。

一、运动戒毒概念的界定

"运动戒毒"的提出是司法部创新科学戒毒的一项重大举措，但是不少人对于运动戒毒能否算作一种治疗方法存在疑虑，毕竟运动戒毒不同于大家所熟悉的药物脱毒治疗。在界定运动戒毒概念之前，我们先了解一下治疗的定义：治疗作为医学术语，通常是指干预或改变特定健康状态的过程，是一种为消除病痛所进行的活动。《新唐书·东夷传·高丽》中记载："帝坐城门，过兵，人人抚慰，疾病者亲视之，敕州县治疗，士大悦。"[①]《类证治裁·喘证》中记载："喘由外感者治肺，由内伤者治肾。"[②] 其中提到的"治疗"和"治"都是指解除病痛所进行的活动，随着科学技术的进步与对疾病的深入认识，19 世纪以来医学所掌握的治疗方法有了巨大的进步。除了中国传统治疗方法及以西方药物治疗为主的内科学和以手术治疗为主的外科学外，还出现了物理治疗、放射治疗、核医学、心理治疗、体育治疗、生物反馈、器官移植、医学工程等新的治疗方法。其中体育疗法是一种医疗性的体育活动，通过特定的体育活动的方法来治疗疾病和恢复机体功能，目前被广泛地运用于临床实践。

其实早在数千年以前，体育运动在我国就已经作为健身、防病的重要手段之一而被广为运用。《内经素问·异法方宜论》中提出："中央者，其地平以湿，天地所以生万物也众，其民食杂而不劳，故其病多痿厥寒热。其治宜导引按蹻。"[③] 意思是说古代中国中部地区由于地势平坦而且潮湿，物产丰富，先民们饮食杂但是活动不足，因此疾病多由气血不畅导致。治疗这些疾病可以采用活动筋骨和关节的导引运动。古代养生家往往喜欢模仿各种动物以创编动作，如《庄子·刻意》提到："熊经鸟伸，为寿而已矣。"[④] 这说的是养

① 欧阳修、宋祁：《百衲本新唐书》，国家图书馆出版社 2014 年版，第 1543 页。
② 吴勉华、王新月：《中医内科学》第 9 版，中国中医药出版社 2012 年版，第 92 页。
③ 田代华整理：《黄帝内经素问》，人民卫生出版社 2005 年版，第 24~25 页。
④ 方勇译注：《庄子》，中华书局 2015 年版，第 247~248 页。

生保健可以做仿生体育锻炼，如模仿熊悬挂于树枝，模仿鸟伸缩脖颈。其后又有五禽戏、八段锦、太极拳等作为健身祛病的体育活动，这都成为人们预防和治疗疾病的有效手段。

随着时代的发展和科技的进步，体育疗法也获得了突飞猛进的发展，并被运用于不同的疾病预防和治疗中。目前，体育疗法也被运用到了戒毒领域，这属于体育疗法的范畴，因此运动戒毒是一种新型的戒毒治疗方法。综合运动戒毒的对象、方法、过程和目的可以将运动戒毒的概念界定为：运动戒毒是体育疗法的一种，是运用体育活动去干预、改变吸毒人员健康状态的过程，戒除吸食、注射毒品的恶习及毒瘾，解除因毒瘾造成的病痛，使身体、精神和社会等方面都处于良好的状态，达到适应生活和工作的要求，顺利地回归家庭、融入社会。

二、运动戒毒的基本特点

运动戒毒作为一种新型的戒毒方法，其治疗方法不同于我们所熟知的药物和手术治疗，其具有以下几个基本特点：

（一）运动戒毒是一种积极主动的戒毒方法

戒毒人员需要积极主动地参与运动戒毒过程，不仅需要戒毒人员身体的参与，还需要情感、意志、兴趣、态度等心理因素的投入。正如英国哲学家约翰·洛克所言："身体是生命的载体，健康是身体的质量，运动是生活的权利和本能。"运动与生命、身体和生活是关联在一起的，因此戒毒人员参与运动戒毒过程就是本能的、生命充满活力的身体表现和健康心理塑造。戒毒人员只有积极主动地参与运动戒毒过程，才可以达到最佳的效果，从而增强体质，改善身心健康，增强抵抗毒品的能力。

（二）运动戒毒是一种自然治疗方法

运动戒毒是利用人体自然固有的运动功能进行戒毒治疗的，整个过程不使用外来的药物干预。尽量避免了治疗过程中使用任何削弱机体自愈能力的其他医疗手段，而且不受时间、地点和设备等条件的限制。因此，运动戒毒是一种自然、经济的治疗方法，如果方法正确，就不会产生副作用。

（三）运动戒毒是一种注重身心功能恢复的治疗方法

吸毒成瘾人员由于毒品的危害，造成严重的身心损害。运动戒毒旨在通过体育运动改善和恢复吸毒成瘾人员的生理和心理健康，更加突出身心功能上的治愈，使他们重新走向社会。

（四）运动戒毒的实施有严格的处方要求

吸毒成瘾人员在进行运动戒毒治疗时必须按照科学的运动处方来执行，运动处方的制定一定要依据戒毒人员的身心健康状况、体质特征、运动能力等要素，科学合理的运动戒毒处方必须包括运动戒毒的目的、运动内容、运动强度、运动量、运动频率、注意事项等内容。

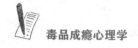

三、运动戒毒的神经生物学机制

由于毒品成瘾是一种比较复杂的脑病，长期滥用成瘾性物质会引起脑神经细胞的形态结构、生物化学和功能改变，这些改变涉及中枢神经系统的许多脑区，从而形成了不同毒品成瘾调控的神经生物机制。运动能够引起毒品成瘾调控的神经生物机制发生变化，从而导致与之相关联的神经递质，如多巴胺、5-羟色胺和内源性阿片肽等的改变，而这些神经递质在毒品成瘾的形成和戒治过程中都起到至关重要的作用。

（一）运动戒毒对中枢多巴胺系统影响的神经生物机制

多巴胺是目前已知脑内最主要的一种儿茶酚胺类神经递质，多巴胺释放时人体会产生一种正性强化奖赏效应，这种奖赏效应是人类在进化中形成的最基本的情感和情绪反应机制，并且被认为是毒品成瘾形成的主要原因和神经生物学基础。虽然脑内的多种神经递质都会参与奖赏效应的产生，但是多巴胺是脑内最主要的奖赏神经递质。摄入体内的毒品刺激中脑多巴胺系统，促使脑区多巴胺耗竭性释放，在短时间内使吸毒者产生强烈的欢欣感和陶醉感，这种感觉使吸毒者对于毒品欲罢不能，因此被认为是毒品成瘾形成和毒品复吸的最重要原因。研究证实：几乎所有毒品均可直接或间接促进多巴胺递质的释放而触发奖赏效应，如可卡因等毒品可以增加中脑多巴胺神经元的突触数目，冰毒可以增强中脑多巴胺神经元功能，这都会明显增加多巴胺的释放。阿片类、可卡因类、巴比妥类、兴奋剂等可部分阻断多巴胺的重新吸收，促使多巴胺相对的增多引起大脑奖赏系统发出欣悦冲动，吸毒人员从而获得强烈的欣快感和心理陶醉体验，对毒品欲罢不能。

运动戒毒对中枢多巴胺系统的影响主要表现在：运动可以有效地调节由于药物成瘾诱发的神经适应性，如戒毒人员长期高水平自愿运动能够在大脑产生与吸毒后类似的效应，这种大脑奖赏系统的适应性改变可以降低吸毒成瘾人员对毒品的渴望和复吸。运动还可以增加多巴胺的释放和合成，并进一步激活大脑奖赏系统产生类似吸毒的欣快感，从而降低戒毒人员对毒品的渴求，毒品渴求度的降低预示着戒毒人员复吸行为的减少和戒断率的提高。另外，运动戒毒实践也观察到运动能够明显改善苯丙胺类毒品成瘾戒毒者的心理状况、免疫功能和多巴胺水平，有效改善了苯丙胺类药物成瘾戒毒者的负性情绪，同时降低了对毒品的依赖程度和渴求度，这对于戒除毒瘾、预防复吸都具有积极的促进作用。

（二）运动戒毒对内源性阿片肽影响的神经生物机制

阿片类物质是从阿片（罂粟）中提取的生物碱及体内外的衍生物（包括吗啡、海洛因、可待因及其制剂），其与中枢特异性受体相互作用，能够缓解疼痛，产生幸福感（欣快感），但是如果反复使用阿片类物质会引起机体耐受成瘾。

研究证实运动可以增强体内的内源性阿片肽分泌，从而减轻疼痛、引起全身快感，并减少毒品戒断时的行为表现。研究还发现阿片受体拮抗剂纳洛酮可以阻滞运动所产生的正面情绪，这说明运动对于毒品成瘾的治疗是通过阿片受体介导的。其中，短期运动训练可以增加动物体内阿片样物质的浓度，长期运动可以降低对外部阿片受体激动剂的敏感性。

另外，运动强度是影响分泌内源性阿片肽过程中一个重要因素，虽然不同运动强度都会造成影响，但是它们之间还是存在区别：低强度运动虽然减轻了由于吗啡注射造成的焦虑和记忆力的影响，但是无法影响大脑的海马脑源性神经营养因子；中等强度的游泳训练能够影响内源性阿片肽系统的水平，从而逆转大鼠吗啡精神依赖的形成；高强度运动较低强度运动能够进一步降低海马脑源性神经营养因子、增强血清皮质酮水平。因此，运动可以释放内源性阿片类物质，从而减少人们对于药物的使用和依赖，并减弱由于毒品戒断引起的躯体依赖、焦虑和抑郁行为等。运动戒毒能代替药物释放内源性阿片肽，与美沙酮和其他减少药物使用的激动剂替代疗法机制一样，以自然绿色非药理学的方法戒治毒瘾，势必对毒品成瘾者产生积极的保护作用。

（三）运动戒毒对中枢5-羟色胺影响的神经生物机制

5-羟色胺（又名血清素）是一种能产生愉悦情绪的神经递质，主要参与人的情绪、认知和睡眠等重要神经生理活动。5-羟色胺水平与药物成瘾易感性特征的情感和认知（如抑郁、强迫等）密切相关，5-羟色胺水平较低的人群更容易发生抑郁、酗酒、自杀、冲动行为、攻击及暴力行为，反之则能够抗抑郁、产生愉悦情绪。5-羟色胺还可以调节多巴胺、乙酰胆碱、去甲肾上腺素、γ-氨基丁酸和谷氨酸等递质的释放，特别是对多巴胺系统的促进或抑制调节作用是其对毒品成瘾形成的重要机制。研究发现，有氧训练可以提高血清中5-羟色胺的水平，产生愉悦情绪，因此有利于缓解吸毒人员在毒品戒断阶段的负性情感状态。跑步锻炼能够调节5-羟色胺系统，从而有效地改善学习。而转轮运动可以改变中缝背核5-HT1B受体信使核糖核酸的水平，这可能是体育运动能够缓减焦虑、抗抑郁和抗焦虑的原因。

四、运动戒毒的效果观察

目前的研究证实，运动戒毒在毒品预防和戒治方面都起到积极的作用。在毒品预防方面，运动可以有效地降低青少年接触或使用毒品的概率；在毒瘾戒治方面，虽然男性和女性在毒品的渴求、吸食、依赖、戒治、复吸等方面都存在差异，但是无论男女戒毒人员运动（如有氧运动、抗阻运动、拉伸运动等）均能明显改善其身体功能和素质。运动不仅可以促进戒毒人员的生理健康，还可以有效改善戒毒人员的心理健康，缓解戒毒人员抑郁、焦虑等心理负性情绪，提高戒毒人员的生命质量。群体形式的运动还有助于戒毒人员彼此分享体育运动的快乐，促进其社会交往能力，提高社会适应性。我国传统的健身运动在运动戒毒实践中同样表现出了其有效性，如太极拳、五禽戏、八段锦、易筋经等运动训练可以提高戒毒人员体质，改善其身心健康，并能有效地控制脱毒治疗后的稽延性戒断综合征。

五、运动是否可以戒毒的探讨

运动是否可以戒毒一直是目前戒毒工作中颇具争议的一个焦点问题，关于这个问题主要从以下几个方面进行分析：

第一，从上文提及的神经生物学研究结果来看是支持"运动可以戒毒"的：运动能够有效地调节由于药物成瘾诱发的神经适应性，促进与之相关联的神经递质（如多巴胺、内源性阿片肽和5-羟色胺等）的改变，从而降低戒毒人员对毒品的渴求，有利于缓解吸毒人员在毒品戒断阶段的负性情感状态，改善学习，减缓焦虑，减少人们对于药物的使用和依赖。

第二，从上文提及的运动戒毒在实践过程中观察到的积极作用来看也是支持"运动可以戒毒"的：运动可以有效地降低接触或使用毒品的概率，起到预防作用；运动可以有效地改善戒毒人员身体功能和素质，提高其体质健康；运动可以有效改善戒毒人员的心理健康，缓解戒毒人员抑郁、焦虑等心理负性情绪；运动可以彼此分享快乐，提高社会适应性。

但是，目前我们还是缺乏最有力和直接的证据去证实"运动可以戒毒"，即运动戒毒工作中没有明确的戒断率数据统计或者毒品戒断案例去证实"运动可以戒毒"。目前绝大多数的研究是在强制隔离戒毒所内完成的，由于特定环境下的隔离措施使戒毒人员无法接触到毒品，因此也就无法说明是隔离措施还是运动实现了戒毒的目的。而且离开强制隔离戒毒所之后才是戒毒人员可能复吸的开始，我们恰恰缺乏吸毒人员经过运动戒毒治疗后出所的追踪资料支撑，所以有不少人质疑运动戒毒疗效，这也是问题的关键所在。造成这个问题的主要原因，首先是运动戒毒是一种新的戒毒方法，处于起步阶段，到目前来说并没有足够的时间去统计戒毒人员通过运动戒除毒瘾的相关数据；其次，运动戒毒尚处于建设阶段，缺乏完善的体系，其中没有制定规范的运动戒毒效果评价标准，因此无法去认定戒毒人员是否通过运动实现了毒品戒断。随着运动戒毒工作的深入和完善，逐步解决这些问题，我们才可以客观地去判断运动是否可以戒毒。

运动戒毒是一种运用体育活动进行毒瘾戒断治疗的方法，而且学术界对可能涉及的诸多神经生物学机制进行了深入研究。但是，目前我国运动戒毒的运用尚处于起步阶段，还有很多问题亟待解决。例如，目前绝大多数的运动戒毒研究是在强制隔离戒毒所内完成的，缺乏所外的追踪资料；运动戒毒具体工作实施中，虽然有很多研究已经证实了运动可以减少毒品的使用，但是运动戒毒是一种积极主动的戒毒方法，如何让戒毒人员积极主动地参与其中极具挑战性。而且戒毒人员是一个特殊的人群，目前如何科学有效地评估其身心健康状况和运动能力，如何科学合理地制定和实施运动处方，如何科学有效地规避运动风险，如何客观地评价运动戒毒疗效等方面还有待加强和规范。因此，需要就目前存在的问题找到解决方法，进一步加强运动与戒毒的机制和应用研究，完善运动戒毒体系，以期为运动戒毒实践提供理论支撑和应用指导。

第五节　经颅磁戒毒

一、经颅磁概念及相关研究

(一) 经颅磁刺激

经颅磁刺激 (Transcranial Magnetic Stimulation, TMS) 作为一种利用磁场脉冲的新技术，可以直接刺激到大脑皮层、脑神经根及外周神经，并且允许研究者在研究对象保持清醒的状态下对其大脑进行无损伤刺激，同时观察他们的行为变化。TMS 的原理主要是根据时间使用脉冲磁场作用于中枢神经系统以改变大脑皮层神经元的膜电位，诱导出感应电流，进而影响大脑中的新陈代谢和生理电活动，最终产生一系列的生理和生化反应。现代 TMS 技术起源于巴克 (Barker)、贾利诺 (Jalinous) 和弗里斯顿 (Freeston) 于 1985 年在英国研发的第一台 TMS 仪器。早期的 TMS 仪器仅能发射单脉冲磁场，因此将经颅磁刺激技术更多地应用于运动皮质定位和运动诱发电位 (Motor Evoked Potential, MEP) 的测量；美国凯威实验室公司在 1989 年研发出重复经颅磁仪器，重复经颅磁可以模拟大脑神经元的放电模式，并可以在一段时间内对大脑皮质进行刺激从而达到调控神经的作用，该技术被广泛应用于临床治疗抑郁、癫痫、脑卒中等疾病。

TMS 技术作为一种非侵入式磁刺激技术，具有绿色、安全、无痛、无创伤等特点，可以改变大脑神经结构及影响大脑的神经功能。迄今为止，TMS 技术已经被应用到脑科学研究、神经科学研究及精神疾病治疗和临床康复治疗中。

(二) 重复经颅磁刺激

TMS 根据磁场脉冲发射方式不同分为单脉冲经颅磁刺激、重复经颅磁刺激及脉冲串经颅磁刺激。其中，重复经颅磁刺激 (repetitive Transcranial Magnetic Stimulation, rTMS) 可以模拟大脑神经兴奋或抑制的放电模式，并对皮层进行长时间的程序化刺激，在大脑皮层的神经调节中发挥作用，是 TMS 调控神经的主要模式。重复经颅磁刺激是一种基于电磁感应原理，利用时变磁场产生感应电流，影响大脑皮层神经元动作电位、血流量、新陈代谢的生物刺激技术。

rTMS 在治疗精神疾病领域已有广泛应用。rTMS 作为一种无创、无痛、安全可靠的技术，在临床上，如帕金森病、抑郁症及其他精神与神经性疾病的治疗中已经得到广泛的应用，同时在神经康复学和精神心理学等领域显示出了很好的疗效。有研究者发现采用经颅磁刺激维持治疗对复发性抑郁症患者效果显著，可明显改善患者抑郁状况。同时，重复经颅磁刺激的一个优势在于调节刺激的部位、刺激的强度，从而可以为每一个患者提供个性化的治疗方案。郑丽娜等在其研究中就采用了这种技术，并发现 rTMS 对精神分裂症患者认知功能和精神症状的影响随刺激参数的改变而不同，提示 rTMS 为精神分裂症患者的个体化治疗提供了新途径。目前针对抑郁症的左背外侧前额叶的高频 rTMS 刺激已被推荐为 I级（具有明确疗效）的 rTMS 临床应用指南，并且 2008 年美国食品药品监督管理局（Food and Drug Administration，FDA）已正式批准 rTMS 用于抑郁症的治疗。近年来，国内外多项 rTMS 应用于物质依赖障碍的研究表明，rTMS 能够降低尼古丁、酒精、可卡因、海洛因等成瘾人群的心理渴求程度，以及改善其焦虑、抑郁等情绪水平。

重复经颅磁刺激作为一种新兴治疗手段，现在在各个方面得到了广泛的运用。特别是对认知功能损伤有着较好的治疗效果，而且无不良反应。各种脑部疾病和毒品都会对个体的认知功能产生严重的影响。赵俊武在其研究中发现，rTMS 可有效改善阿尔茨海默病患者的认知功能及听觉词语记忆功能，尤其对于轻度阿尔茨海默病患者疗效更为显著。与此同时，这种干预手段不仅具有治疗功能，还具有减少记忆衰退的功能。闫丽丽等发现重复经颅磁刺激能够改善轻度认知功能障碍患者的记忆功能及脑电功率分布，并且在一定程度上延缓脑波慢化和记忆减退。

rTMS 神经调控物质依赖障碍者降低心理渴求感的具体机制并未完全清楚，一般认为其作用机制与突触可塑性、细胞膜离子通道及膜电位等有关。研究发现物质依赖障碍主要与奖赏环路的多巴胺系统和前额叶-纹状体的 γ-氨基丁酸系统异常相关。而 rTMS 治疗物质依赖障碍的机制可能与调节多巴胺系统，以及增加 γ-氨基丁酸的释放有关。

将经颅磁技术运用于成瘾者的矫治是最近几年才开始兴起的研究领域。国内的相关研究较少，成果也不丰富。常宇等发现经过 1 个疗程经颅磁刺激后，毒品依赖者的脑电波 N270 振幅和潜伏期都更接近正常人，故经颅磁刺激治疗对于海洛因依赖者有一定的疗效。不同的刺激区域和不同的刺激频率也会对成瘾者产生不同的影响和治疗效果。梁琼丹发现 1 赫兹的 rTMS 作用于左侧背外侧前额叶对冰毒成瘾者的冲动性抑制控制有积极的作用，对其降低渴求度的水平也有促进作用。刘晓丽也发现经颅磁刺激会对冰毒成瘾者的渴求度产生影响，实验组成瘾被试者渴求度较对照组被试者有显著下降；其中 10 赫兹组渴求度下降最大，治疗效果显著，应用价值较大。

二、经颅磁刺激技术原理

TMS 技术是指 TMS 仪器上的电容器通过向磁场线圈进行放电，并且在 1 毫秒以内磁场线圈上会产生脉冲电流，磁场线圈上的脉冲电流由于电生磁的原理会使得磁场线圈表面产生 1-4T 的脉冲磁场，大脑神经细胞会在这个强磁场中产生感应电流并使得细胞膜电位去极化或者超极化进而影响机体的生理生化反应。

根据脉冲磁场产生的时间、数量和频率，研究者们将 TMS 分成四种刺激模式：单脉冲经颅磁刺激（single Transcranial Magnetic Stimulation，sTMS）、双脉冲经颅磁刺激（pair Transcranial Magnetic Stimulation，pTMS）、重复经颅磁刺激（rTMS）和脉冲串式经颅磁刺激（Theta Burst Stimulation，TBS）。

单脉冲经颅磁刺激模式是指在大脑的局部区域给予单个或者长时间间隔的多个刺激诱

发大脑皮层内电位变化。单脉冲经颅磁刺激模式常常用于定位运动皮层以及测量 MEP 并确定运动阈值（motor threshold，MT）。库（Ku）等人利用 sTMS 技术作用于感觉皮层和侧后顶叶皮层，发现了 sTMS 也能干预机体的认知功能。双脉冲经颅磁刺激模式又称双线圈经颅磁刺激（double-coil TMS），是指一个磁场刺激线圈在同一个区域连续给予两个强度不同的刺激或者使用两个线圈在两个不同的区域给予刺激。双脉冲经颅磁刺激模式常用于评估大脑皮层兴奋性。

重复经颅磁刺激模式是指在一定的时间内，按照固定的频率连续给予同一个区域多个脉冲刺激。由于 rTMS 可以在神经细胞的不应期兴奋或抑制神经元，在一段时间内对大脑皮质起到调控作用，使 TMS 的适用领域得到较大的扩展。不同刺激频率的 rTMS 对大脑神经元的调控作用也是不一样的：低于 1 赫兹的低频 rTMS 能够抑制神经元的兴奋性；高于 1 赫兹的高频 rTMS 则能够加强神经元的兴奋性。此外，rTMS 还能够影响脑内多种神经递质的产生、传递和多种受体细胞，并且对调节神经兴奋性的基因表达有显著的影响，这也可能是 rTMS 调控脑活动的潜在机制之一。霍夫利德（Hoflide）等人于 1993 年首次将 rTMS 应用到治疗抑郁症患者，随后及滋曼（Ziemann）等人在 2008 年证实了 rTMS 对于治疗抑郁障碍有着明显的疗效。接下来大量的临床工作者和研究者将 rTMS 应用到神经、精神疾病，如精神分裂、抑郁症、癫痫、失语症、脑卒中等。

脉冲串式经颅磁刺激模式是指将一种频率的脉冲磁刺激镶嵌到另外一种频率的脉冲磁刺激中。TBS 类似于 rTMS，不同的脉冲串爆发模式对大脑皮层的调控作用不一样：连续式脉冲串刺激能够抑制大脑皮层的兴奋性；间隔式脉冲串刺激则是兴奋大脑皮层。

三、重复经颅磁刺激治疗方案的参数

所有研究在采取 rTMS 作为治疗手段时，需要研究对象在签署知情同意书后填写经颅磁刺激成人安全筛查表（Transcranial Magnetic Stimulation Adult Safety Screen，TASS）。研究对象首次接受治疗时，需要测定研究对象的静息运动阈值（Resting Motor Threshold，RMT），并根据 RMT 确定研究对象的治疗强度。

根据治疗目的，确定治疗靶点位置和 rTMS 的刺激强度、刺激频率、脉冲总数目及治疗疗程。所有 rTMS 选择的参数应该严格控制在安全范围内，避免诱发癫痫。表 8-14 为欧洲神经学会联盟以共识循证依据为参照标准提出的 rTMS 临床推荐。

表 8-14　rTMS 临床治疗推荐（Leone et al.，2013）

疾病	治疗靶点	rTMS 频率
抑郁症	左侧背外侧前额叶 右侧背外侧前额叶	高频 低频
慢性神经病	疼痛区域对侧皮层运动区	高频
偏头痛	枕叶	低频

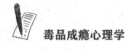
续表

疾病	治疗靶点	rTMS 频率
非神经性疼痛	左侧背外侧前额叶或者运动皮层	高频
帕金森病运动症状	运动皮层	高频或低频
药物诱发震颤	运动区或辅助运动区	高频或低频
帕金森症合并抑郁症	左侧背外侧前额叶	高频
肌张力障碍	运动区	低频
运动区中风	受累侧皮层运动区 健侧皮层运动区	高频 低频
运动性失语症	布洛卡区	高频或低频
偏侧忽略	左侧后顶叶皮层	cTBS 序列
癫痫	皮层癫痫灶	低频
耳鸣	颞叶或颞顶叶皮层 右侧背外侧前额叶	低频 高频
焦虑障碍	左侧背外侧前额叶 右侧背外侧前额叶	低频 高频
强迫症	双侧背外侧前额叶	高频或低频
精神分裂症幻听	颞顶叶皮层	低频
物质成瘾	左侧背外侧前额叶	高频
睡眠障碍	双侧背外侧前额叶 顶枕区域	低频 1 赫兹 低频 2 赫兹

四、重复经颅磁刺激对毒品成瘾者渴求感的影响

尽管 rTMS 治疗物质成瘾在 rTMS 临床治疗推荐表中属于Ⅲ级（可能有效）且治疗成瘾具体机制尚不明确，但许多研究表明 rTMS 可以降低物质成瘾者的心理渴求感，以及改善其抑郁、焦虑情绪。

甘鸿等人检索出 25 项与 rTMS 降低物质成瘾者的心理渴求感相关的研究，其中 19 项研究表明 rTMS 能够有效降低物质成瘾者的心理渴求感。詹森（Jansen）等对非侵入性脑部刺激技术降低心理渴求感的相关研究进行溯源分析，总共纳入 9 项 rTMS 研究和 8 项经颅直流电刺激（transcranial Direct Current Stimulation, tDCS）研究，结果表明 rTMS 与 tDCS 能够有效帮助物质成瘾者降低心理渴求感，且不同的成瘾物质没有显著性差别。但也有研究表明，rTMS 并不能降低成瘾者的心理渴求感，而产生这种现象的原因可能是因为 rTMS 治疗方案选择的参数（治疗靶点、刺激强度、刺激频率、治疗疗程和脉冲总数目）不同，也可能是因为渴求感测量工具不敏感。

毒品成瘾作为物质依赖的一种，在动物研究中发现长期给予成瘾小鼠 10 赫兹 rTMS 的治疗能够有效抑制小鼠复吸行为。朱经国等人对甲基苯丙胺成瘾者采用 rTMS 治疗手段，也发现 rTMS 可以有效改善甲基苯丙胺成瘾者的焦虑状态，以及降低其心理渴求感。根据当前的研究发现，rTMS 可以作为一种治疗物质依赖的技术，可有效地帮助物质依赖者降低其心理渴求感和改善情绪问题。

大量研究表明，甲基苯丙胺具有神经毒性，长期使用甲基苯丙胺会导致神经突触终端变性、大脑灰质体积缩小、白质体积增加及胶质细胞活化。背外侧前额叶作为大脑的一个重要功能区，在执行控制、反应抑制、决策等认知功能和调节情绪等方面都有着重要的作用。已有研究表明，作用于背外侧前额叶的高频 rTMS 治疗方案能够改善阿尔茨海默病、认知功能障碍、非痴呆型血管性认知功能障碍等患者的认知功能水平。王韵喃等人还发现利用 rTMS 可以有效地帮助机体改变颅内各种睡眠因子的参数，从而改善个体的睡眠质量。而根据欧州神经学会提出的 TMS 临床应用指南，rTMS 在治疗抑郁症方面的疗效是确定的，属于 I 级推荐，焦虑症属于 III 级推荐（可能有效）。贝拉莫利（Bellamoli）等人收集了 11 项关于 rTMS 治疗药物成瘾的研究，并对其做了相关分析，结果表明作用于背外侧前额叶的高频 rTMS 可以帮助药物成瘾者降低其对成瘾药物的心理渴求感。此外一项关于非侵入性脑部刺激对渴求感影响的源分析结果也表明非侵入式脑部刺激（rTMS 和 tDCS）作用于背外侧前额叶可以降低成瘾者的心理渴求感。袁逊飞等人采用 10 赫兹 rTMS 作用于海洛因成瘾者的左侧背外侧前额叶区，发现经过治疗的海洛因成瘾者的渴求感显著降低了。朱纬国等人利用 rTMS 治疗甲基苯丙胺成瘾者，也发现了 rTMS 可以有效降低成瘾者的心理渴求感。有研究结果表明，甲基苯丙胺成瘾者在经过 1 个月 rTMS 治疗之后，非运动症状测量中 PSQI、BAI、BDI、BIS，以及心理渴求感的评分显著低于治疗前的评分，条件性位置偏爱范式的反应时和正确率均显著高于治疗前的反应时和正确率，表明 rTMS 能够有效帮助甲基苯丙胺成瘾者恢复大脑神经，改善其睡眠障碍、情绪情感障碍、冲动性、认知功能失调，降低其心理渴求感。

五、小结与展望

对于毒品影响的干预研究，现阶段已经摆脱了将成瘾者关进戒毒所就万事大吉的思想。越来越多的研究者从主观和客观、个人和社会多个层面开展了干预研究，以期发现更优的干预手段，提高干预效果。但是不可忽视的是器质性病变需要更多的重视。例如，很多研究者通过对老年痴呆、抑郁症、精神分裂症的研究中发现了认知功能损害的共同病理和生理基础，而这又对改善吸毒者的认知功能有着重要的启迪意义。重复经颅磁治疗最初运用在精神疾病的治疗中，而认知功能损害的共同病理生理基础可能成为其改善认知功能

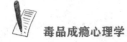

和降低心理渴求程度的关键基础。

　　以往对于吸毒者的认知功能和心理渴求的研究开展较少，多是因为不便获取被试者、被试者文化程度较低、被试者配合度较低等。但随着心理学的发展特别是脑科学和人工智能逐渐成为科研的主流方向，完全有必要针对这类群体开展相关基础性和矫正性研究。根据已有的研究成果，我们认识到毒品会对个体的大脑皮层产生影响进而影响个体的认知功能。但是由于吸毒者多是在戒毒所，这些地方缺乏相关的医疗设备。国内鲜有研究者采用 rTMS 技术进行对吸毒者的治疗研究。同时，针对其他精神疾病的良好治疗效果启发广大研究者完全可以将这个技术引入吸毒成瘾治疗。一方面可以提高干预效果，有效地降低复吸率；另一方面可以为相关脑科学和精神卫生学研究开辟新领域。

第九章　毒品成瘾的预防策略

第一节　毒品预防概述

一、毒品预防概念及目标

毒品预防是指通过各种科学、有效途径让人们了解和认识造成毒品问题的基本因素和有关知识，揭示毒品对个人、对家庭、对社会的巨大危害，提高全民尤其是青少年认知毒品、拒绝毒品的能力，从而构筑全社会防范毒品侵袭的有效体系的过程。毒品预防教育是研究预防和减少吸毒，增强禁毒意识，养成自觉拒绝毒品的态度和行为的一门禁毒学科。其研究的对象包括毒品预防教育的理论依据、内容、形式、方法、效果及其评估标准等。

禁毒工作以预防为主，毒品预防是禁毒工作的治本之策。按照《关于深化全民禁毒宣传教育工作的指导意见》的要求，毒品预防教育的目标是普及毒品预防知识，增强公民的禁毒意识，提高公民自觉抵制毒品的能力。

1. 全民禁毒教育的实行，全民禁毒意识显著增强，新吸毒人员增加速度明显减缓，合成毒品滥用势头和其他毒品违法犯罪活动得到有效遏制。

2. 禁毒宣传教育基本覆盖全体公民，全部覆盖学校和看守所、拘留所、监狱、强制隔离戒毒所、戒毒康复场所、自愿戒毒医疗机构、药物维持治疗门诊以及救助管理机构。

3. 禁毒宣传教育手段多样、内容丰富、保障有力，满足不同群众毒品认知需求，重点人群接受禁毒教育更加系统、深入。

4. 全民禁毒宣传教育专兼职工作队伍基本覆盖基层街道（乡镇），禁毒志愿者队伍规模和专业化水平明显提高。

5. 禁毒宣传教育效果评估和竞争激励机制更加科学完善，宣传教育投入逐步增加。

6. 全民禁毒宣传教育领导体制、工作机制进一步健全，群众满意度进一步提高，全社会参与禁毒氛围更加浓厚。

二、三级预防

减少药物滥用与预防，共有三道防线，构成三级预防体系。三级预防体系是疾病预防和治疗的基本策略和体系，药物滥用的三级预防是在此基础上建立和发展起来的药物滥用防治系统。

（一）药物滥用一级预防

药物滥用一级预防是通过大众传媒和形式多样的其他的宣传方式和手段，对社会和公众进行与药物滥用相关的宣传和教育。内容主要包括：①吸毒对本人、家庭和社会的危害；②吸毒的违法性及其导致的违法与犯罪行为；③毒品对人体的作用及其对心理行为的伤害；④不健康的生活方式与吸毒的关系以及常见吸毒原因分析；⑤健康的生活方式是远离毒品和预防药物滥用的重要前提等。一级预防的目的是提高社会和公众对毒品和药物滥用的免疫力，特别是减少青少年对毒品的好奇心，教育和提醒人们不要错用、误用和尝试毒品。

（二）药物滥用二级预防

药物滥用二级预防是通过专门的部门（如药物滥用防治机构、戒毒所、禁毒部门、社区居委会等），由专业人员对药物滥用（吸毒）严重的社区和高危人群进行有针对性的专业性宣传教育，特别是对错用、误用和尝试过毒品的人群进行重点干预，必要时进行早期治疗，以防止他们进一步滥用和成为成瘾者。

（三）药物滥用三级预防

药物滥用三级预防是由药物滥用防治机构和禁毒戒毒机构的专业人员（医护人员、心理工作者、法制辅导员和社会工作者等）对已被诊断为药物依赖的人员进行系统治疗。针对药物滥用者生理、心理、行为和社会学特点，药物依赖的治疗一般分为脱毒治疗、康复治疗和重返社会帮助三个阶段。脱毒治疗是指在有效隔绝毒品的前提下，使用药物或其他方法缓解和消除吸毒人员的躯体戒断症状，帮助他们停止使用毒品并安全度过急性戒断症状期；康复治疗是指在停止使用毒品的基础上，利用生物—心理—社会医学模式的理论与方法，对他们进行行为矫正、心理干预治疗、相关疾病治疗和帮助他们恢复个人、家庭及社会功能的系统治疗；重返社会帮助是指针对完成康复治疗后的人员在回归社会过程中可能碰到的来自个人、家庭和社会等方面问题和障碍提供咨询、帮助和服务，以便为他们能顺利回归社会创造条件。

根据我国法律规定，吸毒违法不言而喻。但是吸毒者毕竟不同于一般其他犯罪，事实上他们当中许多人（特别是青少年）只是因为好奇而被引诱、欺骗才染上毒瘾的。他们渴望的不是苛责、唾弃或排斥，而是关怀、接纳与扶持，站起来重新做人。虽然他们的行为令人鄙视，但就其人本身而言，我们不要歧视、冷漠对待他们，应当帮助他们戒毒，摆脱毒魔。吸毒者是违法者，但也是受害者，是患者。除了被用作警示世人的教材外，他们也需要帮助，几乎每一个吸毒的人都想要拔出泥潭，但最终能帮助他们走出来的应该是社会，也只有社会。全社会包括家庭、单位、学校、社区、家人、朋友、同学，不要歧视他们，拒绝他们，把他们推向绝境，应当向他们伸出援助之手，帮助他们从吸毒的深渊中挣扎出来，回归社会，重获新生。

近年来，中国着力推进社区戒毒、社区康复工作，以乡镇、街道为主体，依靠群众，依托社区，动员社会力量，发展禁毒社工，大力实施"8·31"社区戒毒、社区康复工程。近5年来，全国建立社区戒毒、社区康复工作办公室7万个，禁毒专职社工2.7万人，兼职社工6.8万人。全国累计执行社区戒毒社区康复95万人次、戒断毒瘾3年以上人员已达120多万名。二级预防工作对象是对早期发现的初涉吸毒的人，对他们及早进行适当的预防与控制，制止他们发展成为瘾君子。一级预防的目的是防止正常人群染上吸毒恶习，主要工作是宣传、教育、防患于未然，主要对象是有潜在危险的高危人群，如无业人员、长途运输司机、出租车司机、个体工商者、演艺人员、运动员、学生等，其中青少年是重点对象。

第二节　个人毒品预防

一、青少年毒品成瘾的心理特点

（一）吸毒青少年的沟通交往能力弱

很大一部分青少年在走上吸食毒品的道路之前都体现有沟通交往能力差，即使与他人有较多的沟通言语，但是有效沟通的比率是极低的。情绪是青少年身心的一个重要组成，但是这些青少年的情绪适应能力非常弱。人生难免会有不如意的事情，由于排解不掉这些不满、抑郁与压抑的心理，一些青少年会形成焦虑不安的心境，也就因此在吸食毒品的过程中寻求暂时的解脱。

（二）吸毒青少年对他人的依赖心理强

这部分青少年在心理发展过程中往往没有很好地建立自信，在发展自我意识的过程中没有形成较好的对心理和行为进行保护的心理机制，没有有效地阻止心理问题的出现。这样的青少年不能很好地形成独立人格，自己不愿意动脑筋，总是人云亦云追求时髦，"随帮就派"容易产生从众心理，并且拒绝别人的能力极差。当别人劝诱或者强迫他们吸毒时，他们往往会因为避免被拒绝或者抛弃而跟从吸毒。

（三）吸毒青少年的叛逆心理强

青少年时期往往是自我意识萌芽和发展的关键时期，逐渐形成独立意识，容易使他们产生叛逆的心理，而且常常通过非正常的方式，比如吸毒、逃学等超出社会规范的行为表现。如若对他们的教育方式不当，教育空洞、一味地讲大道理，他们便会逐渐产生越是不让吸毒，越要去试一试的心理。加之，一些青少年对毒品问题认识不足，没有充分的知识储备，往往会产生侥幸心理，认为家长和社会所说的毒品会上瘾、有种种危害完全是夸大其词。因而以身试法，沾上毒瘾就再也无法戒掉。

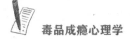

（四）吸毒青少年追求刺激心理强

青少年喜欢追求刺激的心理往往伴随着注意能力发展问题和价值观问题。这些青少年抵抗外界干扰的能力较差，十分容易分心，而喜欢追求快感、享受外界刺激，久而久之他们越来越不能将自己的注意力集中于自己的学业上，心理活动指向最急迫的目标刺激变成极度感官刺激，最终变成只有吸毒才能令他们追求刺激的欲望得以满足。喜欢追求刺激的吸毒青少年往往价值观没有正确形成，并向着偏异的方向发展，越往后他们所追求效仿的东西就与社会主流发生反向冲突，就极有可能引发各种问题，吸毒就这其中诞生的产物之一。

（五）吸毒青少年的好奇心强

青少年处在身心发展的关键期，但是心理和行为尚未完全发展成熟。由于青少年分辨是非能力和自我控制能力较差，往往容易抱着试探的心理误入歧途。毒品对于青少年来说充满未知的诱惑，由于禁毒宣传教育还不够普及，很多青少年对毒品的特征及其危害仍缺乏必要的了解，甚至让他们感觉有些神秘。与此同时，毒贩们也常采用各种招数诱惑青少年吸毒。比如，一些新型毒品通常会隐藏在一些娱乐场所内进行销售，一些孩子听说吃这些毒品后跳舞的感觉特别好、十分"嗨"，对身体也没什么危害，而且还不会上瘾，有了接近毒品的机会，他们便十分想尝一口，去领略他人所描述的"飘飘欲仙"的"刺激兴奋"的感觉。尝过一口，便会遗恨终生，从此走上吸食毒品的道路，难以自拔。

（六）吸毒青少年的自控能力、抵御诱惑能力弱

青少年的自控能力和抵御诱惑能力主要和他们注意能力发展和自我发展有着密切关系。吸毒青少年往往选择性注意能力较差，他们无法有效选择相关信息、排除干扰刺激。存在选择性注意缺陷的青少年抵抗外界干扰的能力较差。这样就导致他们在自我发展过程中，自我控制能力越来越弱，无法实现对思想、行为和情绪进行调节和控制，也就往往导致他们自控能力渐弱、无法抵御外界诱惑。一些自控能力较差的青少年，加上喜欢追求刺激，好奇心理强，一有接触毒品的机会，经他人花言巧语的诱惑，从而产生吸毒行为是可以想象的。

（七）吸毒青少年经常遇事冲动莽撞的、容易义气用事的心理

青少年正值心理和生理的发育关键时期，这个时候的青少年情绪十分不稳定，在自我发展尚不完全的时候，自我控制能力差，有效抑制青少年外显攻击行为的心理机制尚未完全形成，很容易莽撞行事。青少年时期，这些不能有效自控的青少年经常会做出打群架、集体逃课、集体吸毒等事情。青少年的情绪调节差，一旦有情绪不能有效沟通的话就会出现冲动的行为表现，一部分青少年交友不慎就会走上吸毒甚至违法犯罪道路，因此对于青少年的心理有效疏导、帮助他们合理调节自身情绪，是防止他们走上吸毒道路的重要方法之一。

综上所述，青少年时期正是青春发育阶段，神经和内分泌系统变化剧烈，心理状态不

稳，缺乏自我控制能力，社会经验少，辨别是非能力差，好奇心强，如果不能正确认识和正确处理来自社会、家庭和学校等各方面的烦恼和困难，很容易在社会不良环境的影响下，借助毒品寻求一时的解脱和情感上的满足，从此滑进吸毒的深渊。要摆脱毒品对青少年的侵害，只有加强毒品预防教育，首先要使广大青少年树立正确的人生观、价值观和道德观，养成良好的行为习惯，正确对待生活与事业中的挫折和困难；其次要了解毒品危害的医学科学知识及有关法律知识。禁毒教育是三级预防体系里的重点，也是遏制药物滥用与毒品泛滥的有效方法与措施。

二、个人毒品预防的对策

（一）建立青少年正向的自我意识，提高自我效能感

在青少年期，青春期身体的急剧变化导致青少年急切地想认识自己，各种本能冲动的高涨助长了青少年的心理危机，他们自认为已经长大成人，并竭力去追求和扮演成年人的角色。在这一过程中，潜伏着这样的危险，即青少年通过尝试吸毒或其他偏常行为来寻求对自我的认识。

自我意识内容包括认识自我、悦纳自我、实现自我三个部分。从自我意识的发展特点来看，人只有正确地认识自己的优缺点，认识自己的地位、能力，明确自己的理想，并接纳自己，找出理想的我和现实的我之间的距离并不断缩小这种距离，才能真正地实现自我。青春期阶段，最重要的发展工作是建立自我意识，也就是一种与日俱增的"自信心"。在此阶段中，如果能得到正向的发展，则青少年会产生对自我内在一致感与持续的信心，且开始计划人生；反之，若负向发展，则会对自我的角色紧张，对未来没有计划。自我效能感是由美国著名心理学家班杜拉提出的一个重要概念，是指人们对自身能否利用所拥有的技能去完成某项工作行为的自信程度。自我效能感会影响青少年的认知调控、情绪反应、活动效率、思维能力、人际关系、潜能开发等。有意识地培养青少年的自我效能感能够使其建立适度的自信，从而对自身、对未来充满正能量。

（二）自我调节压力，学习管理情绪的方法

青少年时期的压力主要来源于生理因素、学习因素及人际交往。当压力出现时，青少年找不到良好的排解途径，就有可能通过吸毒来排忧，逃避问题，缓解压力。自我调节，是个体认知发展从不平衡到平衡状态的一种动力机制。青春期带来的生理上的变化使青少年一改孩童时代的形象。外观形象的变化，使他们产生要改变自己在别人心目中的形象的迫切需求，但如何做、具有何种形象才能得到他人的认可，对诸如此类的问题他们一时找不到答案。同时，性成熟带来的好奇、羞耻和不知所措，生理上的早熟与晚熟导致外界的各种评价造成的不安和烦躁。学习活动是青少年的中心任务和进行自我评价的主要依据。虽然在学习中遇到困难和挫折是正常的，但由于青少年自尊心强又争强好胜，这使他们在面临失败时容易产生压抑感。而升学竞争的压力、家长和教师对青少年的过高期望又使他们面临的消极评价多于积极评价，尤其那些因竞争而"相形见绌"的学生所遭受的挫折就

更大。所有这些压力如不能得到适当的排解和正确的认识，则会成为青少年产生情绪困扰的来源。

青少年可以通过意识调节、语言调节、注意转移、行动转移、释放法及自我控制等方法自我调控管理情绪。用心理过程来影响生理过程，从而达到松弛平静的效果，以解除紧张和焦虑等不良情绪。

（三）学习建立良好的人际关系，提高人际交往的技巧

当青少年独立于父母来认识自我的时候，同辈群体的影响最大。美国"物质滥用和心理健康服务中心"的一项调查显示，同伴的毒品使用和同伴的态度是青少年吸食大麻的两个最重要的影响因素。同时，当同辈群体反对吸毒的态度强烈时，青少年使用毒品的现象就很少。父母亲的态度也会对青少年的毒品使用有影响，但是比同辈群体态度的影响要小。青少年吸毒的一个主要原因就是交友不慎，因为青少年有集群倾向，在成绩差或行为不良的青少年群体中往往看到同伴吸毒，自己也跟着吸，以此与群体保持一致。所以毒品预防教育要进行群体性的预防教育，当群体中绝大多数人都反对、拒绝毒品时，个人吸毒的可能性就会大大降低。

青少年的人际关系主要包括与父母的关系、与同伴的关系和与教师的关系。其中同伴关系对个体社会认知发展起到促进作用，对青少年情绪、情感的健康发展也尤为重要，是满足社交需要、获得社会支持、安全感、亲密感的重要源泉。所以，要正确发挥同伴群体对青少年社会化的影响，促进其社会化发展。

（四）积极锻炼身体，拥有良好的体魄和兴趣爱好

运动可以缓解压力，让人保持平和的心态，这与内啡肽效应有关。内啡肽是身体的一种激素，被称为"快乐因子"。当运动达到一定量时，身体产生的内啡肽效应能愉悦神经，甚至可以把压力和不愉快带走。适当的运动锻炼，有利于消除疲劳，使学习更有成效。青少年整天伏案苦读，单调而枯燥，长时间单调刺激易引起生理、心理疲劳，而运动能使刺激强度得到变换，起到改善、调节脑功能的重要作用。要充分发挥大脑潜能，必须合理地安排活动，不使某一半球或某一功能区由于反复单调刺激而疲劳，要动静协调、张弛有度，才能有助于提高大脑皮层的分析综合能力。青少年发展自己的兴趣爱好也是很重要的，兴趣爱好能够使心情愉悦，从中收获乐趣与成就感。对于青少年来说，兴趣爱好不仅是一种娱乐，也可以缓解压力。

（五）做好青少年的心理疏导，铸就心理防线

在青少年吸毒的心理原因里，占很大比例的是青少年的好奇、寻求刺激或逃避和从众心理。要转变青少年的上述不良心理，需要为青少年提供正确的心理健康教育，帮助青少年养成良好的心理品质，从而铸就坚实的心理防线。好奇是人类天生的心理特征，也是人类求知探索的内驱力，在青少年阶段尤其突出。青少年正处于青春期，精力充沛，各种需要极其强烈，对丰富而复杂的世界充满着求知与探险的欲望，对新奇事物尤为关注，在强烈好奇心的驱使下，有时会不顾后果而出现冒险行为。许多青少年吸毒行为就是在好奇、

寻求刺激的心理驱使下而发生的。

青少年普遍有集群倾向，愿意与自己年龄、经历相仿、兴趣爱好一致的人群在一起。而青少年群体中大多存在盲目的趋同心理，极力想与身边的朋友保持一致，否则就会觉得自己在群体中"没有面子"，因此青少年往往是看到同伴吸毒，自己也跟着吸毒。针对青少年普遍存在的好奇、追求刺激和盲目从众心理，父母及教师应当及时给予关心和引导，通过与青少年思想上的交流、对青少年学习上的帮助、对青少年生活的关心以及对青少年心理的辅导等，建立良好的亲子关系和师生关系，引导青少年把好奇心控制在追求真知的范围内，同时让他们真正感受到家庭和学校的温暖，减少与不良群体接触的机会。

（六）加强对青少年新精神活性物质等迷惑性毒品知识的宣传教育

青少年是新型化学合成类毒品的易感人群，对其进行有效的毒品宣传教育是预防青少年吸毒的直接途径。青少年对于冰毒这类毒品较为熟悉，但是对像曲马多、止咳药水等这一类毒品还不够了解。犯罪分子将毒品包装成"跳跳糖""奶茶"等形式来诱惑青少年吸上第一口。目前在娱乐场所的"笑气"（一氧化二氮）也较为流行。较多青少年认为偶尔吸一口不会上瘾，而这往往是步入深渊的第一步。所以，对于毒品知识的普及要"接地气"，毒品知识的更新要"赶潮流"，这样才能用毒品知识武装自己，防止青少年误入歧途。

对毒品及吸毒行为的认识偏差是导致青少年吸食新型化学合成类毒品的重要原因。因此，有效的、正向的毒品教育可以提高青少年对毒品和药物滥用的免疫力，特别是减少青少年对毒品的好奇心，教育和提醒他们不要错用、误用和试用毒品。防范新型化学合成类毒品教育目标是让青少年知道毒品可能被伪装成不同形态，并能够识别常见伪装，认识新型化学合成类毒品较之传统毒品给人类带来的更加严重的危害，最终从情感上真正拒绝新型化学合成类毒品，并从良好生活习惯的养成入手，学习拒绝毒品的生活技能。教育内容至少应当包括以下三个方面：一是认识新型化学合成类毒品，能够识别毒品的各种伪装；二是知道新型化学合成类毒品的危害，从心理上拒绝毒品；三是掌握拒绝新型化学合成类毒品的技能，养成良好品行和健康人格，培养拒毒能力。

（七）培养健康的行为习惯，减少不良行为问题

青少年行为的发展对其人格的成长具有重要的作用。尤其是在较早阶段，行为的正常健康对于个体一生的发展都具有长远的影响。因此，要掌握个体行为发展的一般规律和特点，以此来培养青少年良好的行为习惯，消除或减少不良的行为问题。在对青少年进行日常行为规范的教育与训练中，教师、家长应是"引路人"。其中很重要的是培养学生自我教育、自我训练、自我约束的能力，培养青少年在生活上、学习上、思想上、工作上都具有自己管理和塑造自己的能力，要在毫无任何形式的外在监督的情况下，对自己进行自我督促，自觉地把"规范"内化成自己的行为习惯。

习惯决定行为，行为塑造人生。青少年要远离新型化学类合成毒品应当从生活点滴做起，养成良好的生活习惯。良好的生活习惯包括作息规律、生活健康和良好品行等多个方

面。作息规律是指青少年能够分配好休息与学习工作的时间，尽量不熬夜，确保有充分的精力投入学习或工作；生活健康包括适当饮食，讲究卫生，采取健康的娱乐方式，如游泳、爬山、打球等体育锻炼；良好品行是指自觉遵守公共美德，不以善小而不为，不以恶小而为之，避免贪图小利、小偷小摸、自私自利、撒谎无信等不端行为。

青少年还应当树立与自身所处客观环境和自己能力相符合的理想，并为之付出持续、坚定的努力。理想是人生的灯塔，引领青少年成长，是等待青少年通过努力与奋斗而实现的人生目标。但理想必须与现实相结合，只有树立与自己实际情况相匹配的理想，才能获得成功。如果理想与现实差距过大，只能是空想或妄想，无论主体如何努力也无法实现，当多次尝试仍失败后，主体往往要么产生挫败感，一蹶不振，坠入空虚；要么越过道德与法律的约束，不择手段，这些心理都可能为新型化学类合成毒品的入侵打开方便之门。

在学习科学文化知识的同时，青少年可以充分利用课余时间，阅读有益的报刊书籍，开阔视野，丰富知识，陶冶情操，把个人的成长成才放入更广阔的文化背景与时代环境中，学会正确处理个人与他人、个人与集体的关系，避免极端的个人主义，逐渐形成良好品行；同时，还应当学习禁毒知识，掌握必要的知识信息，提升自己识毒、防毒的技能。青少年还应当学会面对毒品诱惑时如何妥当地拒绝。坚决拒绝毒品是正确的态度，但在特定场所里，如非公众聚会、治安复杂环境等，如果直接拒绝他人邀约吸食新型化学类合成毒品的要求，可能会带来不必要的麻烦，因此青少年还应当见机行事，通过"找借口、寻帮助、伺机溜"等方法尽快离开不安全的现场，以免受到更严重的人身伤害。

第三节　家庭毒品预防

一、家庭在毒品成瘾中具有的保护因素和风险因素

家庭是个体最早接触的社会环境，在个体成长过程中，对子女价值观和个性养成产生重要影响的事件，几乎都首先是在家庭生活中经历的。因而家庭教育的适当与否，家庭收入状况、家庭成员的职业、家庭氛围、家中孩子的数量、子女在家中的作用与地位、家庭结构的完整性等对青少年的成长起着举足轻重的作用。

（一）家庭在毒品成瘾问题上所具有的保护因素

1. 和睦友爱的家庭氛围是子女成长有力的保护因素。家庭是保护青少年健康成长的决定因素，是青少年在社交和身心方面健康成长，适应社会变化，防止日后遇到青春期问题的关键。家庭可为子女提供情感和经济上的保障，对其社会行为进行指导和适当的限制、监督，为其健康成长提供激励机制和基本的安全保障，从而保护青少年避免产生包括药物滥用和其他不良行为在内的种种风险行为和心理健康问题。

2. 良好的家庭教育对子女性格的塑造具有重要意义。父母是子女真正的启蒙老师，良好的家庭教育是孩子健康成长的重要条件和前提。如果父母对子女采取宽容、理解、民

主、保护、非干涉性、理性的态度，子女就容易形成领导风格、活泼好交际、态度友好、积极、情绪安定等性格特征。如果父母对子女干涉、专制、溺爱、支配、压迫、独裁，就会使子女产生抑郁、任性、适应力差、胆怯、执拗、情绪不安定等性格特征。因而，采取良好的、健康的家庭教育方式，对子女性格的养成及塑造具有重要的意义。如果子女从小没有接受到良好的家庭教育，养成不好的习惯，甚至是不端的品行，仅靠学校教育很难予以纠正。这些子女一旦受到毒品的诱惑，就很难明辨是非，极易受到诱惑。因此，家庭在对子女药物滥用问题上具有重要的保护作用。

3. 父母对子女选择怎样的同伴起着决定性和保护性的作用。与父母有积极关系的青少年较有可能选择对其有积极影响的同伴，这是父母有助于保护子女避免药物滥用的关键。积极的家庭环境可以帮助青少年不沉湎于如吸毒和酗酒、不良行为，以及过早的或无保护措施的性行为。就这一点来看，父母、同伴吸毒行为越多，对毒品态度越开放、亲子互动越差，青少年越容易出现吸毒行为。此外，衡量一个家庭是否具有保护子女避免出现负面行为的尺度主要表现为：①父母和子女之间是否具有稳定而健康的感情；②父母的监督、监控惩戒是否有效；③是否具有传输亲社会行为的家庭价值观；④父母是否参与子女的生活；⑤父母在情感上、认知上、社会上和经济上对子女是否采用具有支持性的家庭教养方式。家长要对子女进行科学的家庭教育，努力培养子女形成良好的品德和健全的人格，使其树立正确的人生观、道德观和价值观，养成良好的个性品质，以防止吸毒等违法犯罪行为的发生。

（二）家庭在毒品成瘾问题上所具有的风险因素

据统计，85%以上的吸毒人员都是由家庭不和或事业不顺所造成的。研究人员已经对若干模式进行了试验，以解释各种因素对青少年开始滥用药物影响的可能性。一般来说，家庭中可能导致儿童和青少年滥用药物的风险因素主要表现为以下几个方面：

1. 家庭矛盾的长期存在和激化。家庭矛盾的长期存在和激化是导致家庭成员吸毒的直接原因。在调查中发现，大部分吸毒的青少年主要是因为或失去母爱，或失去家庭的温暖，或受继父继母的虐待，或流落街头，而在其幼小的心灵里，缺少的是爱和对社会规范的认同，更多的是因敌意和不满而导致走上吸毒的道路。

2. 家庭环境混乱。据对青少年吸毒与家庭环境关系的调查表明，因父母离异、家庭残缺，得不到家庭温暖而导致吸毒的占30%；受家庭吸毒成员影响而吸毒的占28%；因家庭溺爱、娇生惯养而走向吸毒的占5%。由此可以看出，家庭环境混乱和家庭生活无章可循，是青少年违法犯罪的重要原因，也是导致药物滥用的又一危险因素。在父母或兄弟姐妹滥用药物、患有心理疾病或参与犯罪行为的情况下，家庭关系很可能是破裂的，母亲吸毒成瘾的家庭尤其如此。家庭成员中有吸毒人员，其行为也将潜移默化地影响着子女的品行，这样的家庭也最容易出现新的吸毒者。除了家庭成员的吸毒行为直接成为青少年吸毒的诱因外，一些经济条件好的家庭中父母过分溺爱子女，无条件地满足子女的物质要求，使子女有充分的物质条件去寻求毒品的刺激等，都可能是导致青少年吸毒成瘾的原因。此外，父母滥用药物，子女面临反复受到家庭的冲突和暴力的概率更大，因而沾染酒精和毒品的机会也较多。

3. 不良的家庭教育方式。根据某戒毒所对100名20岁以下的吸毒人员调查，几乎所有的涉毒青少年都存在缺乏家庭教育和社会教育的问题。家庭教育的方法不当包括溺爱、娇惯、迁就、无是非观和无原则性，简单粗暴，非打即骂，误导和放纵。因而，不良的家庭教养方式容易使子女及其他家庭成员产生自私、自傲或自卑、自弱等心理，形成难以适应社会的人格特征。例如，一些家庭父母离异或者长期外出，子女得不到正常的教育，或对子女行为疏于管理、惩戒过严且前后不一致，就容易导致子女缺乏学习必要社交技巧的机会。这就使其容易从家庭以外寻找精神寄托，有的甚至因离家出走或交友不慎而被引诱吸毒。因而，家庭教养方法不当是导致子女易出现沾染毒品行为的又一风险因素。

4. 子女与父母缺乏亲密关系或关系不稳定，或子女与提供照顾的成年人缺乏深切的关系。一些家庭父母只知道拼命工作赚钱，没有精力管教子女，不能给予子女足够的关心和教育，将子女托付给长辈，子女年幼时得不到父母稳定的照顾和安慰，导致子女在情感上无安全感，亲子关系和家庭感情淡漠。这些问题如果不能被及时发现并解决，极易对子女的行为产生负面影响，较易造成子女性情的抑郁、焦虑及子女与成人间的关系疏离等问题。目前，青少年早期吸毒已经进一步被认为与童年期抑郁有关。

5. 与社会隔绝。从大量贩毒、吸毒案例中不难发现，青少年之所以走上毒品犯罪的道路并不是偶然的，更不是孤立的，这与他们早期所处的社会环境、所受的教育有直接关系。事实证明，家庭对孩子的人格塑造、良好的品德和行为习惯的养成等，常常起着极其重要的作用。如果父母给孩子以良好的教育和成长环境，注重培养孩子的健全人格和优良品行，而且从小抓起，对不良行为及时预防和矫治，就能有效预防和减少青少年毒品犯罪问题的发生。

二、家庭毒品预防的必要性

我国于2008年6月1日实施的《禁毒法》确定了我国以预防为主的毒品工作方针，而家庭毒品预防教育正是抵御毒品最普遍、最有效的第一道防线。吸毒行为不仅影响青少年的生理健康，还影响青少年的心理健康。吸毒青少年更容易出现焦虑、抑郁等心理问题及抢劫、盗窃等违法犯罪行为，甚至面临着较高的自杀风险。因而开展家庭毒品预防教育对控制和减轻毒品危害起着举足轻重的作用。只有家庭毒品预防教育真正在毒品预防工作中受到应有的重视，才能有效地从源头上预防和彻底根除青少年毒品犯罪的产生，这对于社会经济的发展、促进社会的长治久安有着重要的意义。

（一）家庭毒品预防教育是整个毒品预防教育的重要组成部分

家庭教育与青少年毒品违法犯罪有着重要的联系，有时甚至成为决定性的因素。因此，在禁毒防艾宣传教育工作中，家庭教育作为一种独立教育形态，对年青一代身心的发展起着特别重要的作用，是学校教育和社会教育所不能代替的。因此，和家庭携手共同进行毒品预防教育已经被证明是一种行之有效的杜绝毒品扩散的方案，在我国的禁毒斗争中起着至关重要的作用。当前，世界上很多国家已把家庭教育作为预防青少年毒品犯罪的"中心点"。

（二）家庭毒品预防教育在毒品三级预防过程中具有重要作用

毒品三级预防是指在戒除对毒品的生理依赖性后进一步使戒毒者的身体与心理得以康复，并帮助其回归社会、自觉地抵御毒品、不再复吸而采取的措施。毒品三级预防的对象是成瘾者，他们对毒品产生了强烈的精神和躯体依赖性，他们的情感、意志和行为已被毒品所控制，已偏离正常人。他们的行为对家人、他人和社会构成了危害。因而，吸毒者必须戒除毒瘾。而家庭是康复者离开戒毒场所后主要接触的外部环境，是迈向社会的第一步。家庭能否提供积极帮助，对其保持操守、恢复自信、增强自理能力十分重要。吸毒人员大多在吸毒过程中丧失了正常适应社会的能力，脱毒仅解决了身体依赖问题，但心瘾未除、情绪不稳，这时特别需要亲人的关怀与社区的接纳和帮助。因此，家庭就必须承担起这部分责任，做好康复者的家庭康复治疗工作，使戒毒者最终能稳定、较高质量地生活，使其自觉地抵御毒品，不再吸毒。

（三）在戒毒者预防复吸的过程中，家庭的作用至关重要

在戒毒人员康复阶段，在家庭康复过程中，应当指导、培训家庭成员学习和掌握一些综合的家庭治疗方法，以提高家庭康复的效果。家庭康复应从康复者吸毒成因进行分析，针对好奇心理、朋友引诱、治病需要、意志缺乏、消除烦恼、认识不足等主观因素，进行相应管理，对症治疗。家庭成员还应了解心理戒毒的艰巨性和成功的可能性，包括戒毒成功者的经验。培养戒毒者健康的人格、高尚的思想品德与正确的人生观、价值观、法律观、道德观、家庭观和社会观。积极帮助家庭中的吸毒者远离毒品，正确对待家庭中的吸毒成员。针对吸毒者在各个阶段出现的各种心理压力给予精神方面的帮助和引导。

一般来说，戒毒者在戒除毒瘾回归社会初期主要表现出的心理状况包括以下几个方面：

1. 吸毒者外在压力比较大，缺乏心理应对技巧。每个人生活中都会有不顺心的事情，而戒毒者面临来自家庭、单位、社会的压力更大。其在吸毒时依赖毒品应对压力的需求较强，在戒毒后又会因缺乏有效的心理应对能力和技巧而出现抑郁、焦虑等不良情绪。这些都是导致其复吸的一个主要原因。

2. 缺少自信，自卑感严重，情绪低落。戒毒者因吸毒造成经济拮据，无正当职业，无法正常工作，戒毒后也会非常自卑，自信心不足，回归社会后又希望立刻得到家人和社会的肯定与信任。如果感到家庭社会对自己不信任与歧视，就会产生严重的挫败感，觉得自己的努力与决心没有意义，那么他仅存的一点自信和自尊心会被一扫而光，从而陷入抑郁与消极的情绪之中，自暴自弃，再次以毒品来解除苦闷。

3. 孤独、空虚的心理状态。吸毒者以往靠毒品来慰藉孤独、空虚的心灵，一旦脱离毒品，这种负面情绪就会占据他们生活中的大部分时间。戒毒后原有的生活模式必须放

弃，原有的"毒友"不能再交往，这时新的社交圈还未建立，但是他们需要进行基本的交流，却没有交流的对象，加上没有适合的工作、学习环境和兴趣爱好来填补这一空白，会感到非常孤独和无聊。因此，戒毒后如何应对孤独、空虚的心理状态，建立健康的生活方式是戒毒者回归社会的一个重要环节。

4. 对戒毒存在一些错误的认知。许多戒毒者对戒毒过程存在许多错误的认识。例如，认为戒毒全靠自己的意志，别人无法提供帮助。有的还会对毒品依赖性的形成认识不足，有侥幸心理，认为"自己戒毒了，行为也改好了，偶尔吸一口不会上瘾"或"继续与吸毒朋友交往，想证明自己意志坚强，即使看到别人吸毒，自己也能控制住"等。他们的潜意识里多半仍然未能完全放弃毒品带来的快感，但又想通过不再吸毒来证明自己是个特例，认为原有的"毒友"不会影响自己。这些带有非常侥幸心理的错误认识，常常导致戒毒失败。

5. 内疚自责心理。吸毒人员在吸毒期间给自己及他人造成了许多的伤害。在吸毒时，毒品控制了他们的生活，使他们整天忙于买毒品、用毒品，无暇考虑自己的行为后果。一旦戒除毒品，这些人员也会重新考虑个人的前途、家庭、工作等。在面对自己吸毒时所造成的一些破坏性行为及产生的后果时，他们会非常懊悔、内疚自责，整天沉浸在悔恨之中难以自拔，如果不能有效应对，则可能因此使他们自暴自弃，造成复吸。

三、家庭毒品预防的对策

社会是建立在家庭基础之上的，减少问题家庭的出现，建设尽可能多的健康和谐家庭，不仅需要家庭成员的努力，还需要全社会的关注和支持，应当把化解问题家庭，促进家庭健康发展，为人们特别是青少年提供一个个安全、温馨的家庭生活港湾作为我国社会建设的基础项目，在经济建设成就辉煌、国家实力大幅增长的现有条件下，投入更多的财力、物力，补齐家庭建设的短板。目前，党和政府对社会建设越来越重视，制定了许多相关制度和改革措施，为和谐健康家庭建设开创出新的前景，我们应适应建设和谐社会和健康家庭的需要，采取积极措施，解决问题家庭的危机，减少青少年吸毒犯罪，促进青少年身心健康发展。

（一）对家长吸毒的青少年给予切实有效的防毒教育和生活指导

对于吸毒家长，除了对其本人进行积极戒毒治疗和康复外，还要注意保护其子女免受毒品侵害。社会基层管理部门，学校、戒毒等机构，要把吸毒人员子女教育指导纳入工作范围，逐步建立相应的工作机制和制度。必要时可委托临时监护人，对孩子提供养育和心理上的支持。

（二）对不健康家庭进行适当干预与帮助

家庭中夫妻关系紧张的，应建议他们接受家庭婚姻指导，以此改善夫妻关系，营造和睦融洽的家庭气氛。对于高危家庭，如家庭矛盾冲突多、家庭功能紊乱、父母离异，父母有违法犯罪行为、精神疾病或人格异常等，要进行家庭干预，采用心理咨询和心理治疗的方法帮助他们处理家庭危机，最大限度地减少对儿童的影响，必要时把儿童与家庭分开，寄养到正常家庭中去。针对一些家庭教育方式不当的问题，要通过媒体、网络、学校等组织学生家长专题培训、社区公益活动等方式和渠道，宣传正确的家庭教育观，指导家长了解掌握科学的家庭教育方法。宣传提倡积极健康的生活方式，使越来越多的有抽烟、酗酒、打牌、赌博等不良嗜好的父母，认识到自身行为对子女的不良示范作用及其危害，改正自己的这些毛病。除此之外，也可借助专业人员，帮他们戒烟、戒酒和戒除赌瘾等。

（三）重视特殊家庭中青少年的心理健康

儿童和青少年心理疾病是影响青少年健康成长的重要原因，由于我国民间对精神心理疾病的偏见、无知，应加大精神心理疾病的科普宣传力度，在学校设置心理卫生课程，在更多的医院设立心理科，使青少年家长了解什么是心理疾病，克服讳疾忌医心理，主动为患病子女寻求心理康复治疗，使子女走出心理扭曲的阴影，重塑阳光心态。对于单亲、服刑和留守儿童家庭，社会、学校和亲友应予以特别帮助和关注，单亲父母要更加学习子女教育知识。学校应对单亲学生多关照，多与家长沟通。随着户籍制度改革、城镇化建设，政府及教育行政部门应解决儿童与父母同住、就近入学等问题。

（四）加强禁毒的亲子教育内容

针对青少年沾染毒品大多是因为缺乏对毒品（尤其是新型毒品）的认识，稀里糊涂就成了"瘾君子"这一事实，禁毒教育应该从儿童期开始。澳门的禁毒宣传教育经验证明，邀请父母和孩子一起参加，效果更好。而在我国大陆地区，很多家长却担心和孩子谈论毒品、酒精、性等敏感话题，会让孩子产生去尝试的欲望。实际上，经调查发现，恰恰是那些与父母有过坦诚交谈的孩子更不易涉及毒品与酗酒。越是对此不了解的孩子，因好奇心驱使去接触的概率反而越高。家长要了解孩子接触到和听到的"禁忌"话题，并且开诚布公地告诉他们：我愿意回答你的任何问题，并且帮助你解决烦恼。可以在儿童科普教育园地、健康生活教育中心和禁毒展览馆等场所增加这方面知识的宣传普及。

针对儿童的心理特点，可以采取卡通漫画、有奖问答形式，介绍毒品的种类，如何鉴别毒品，毒品为什么会使人上瘾以及毒品对人体的伤害等知识；可以进行亲子互动，融洽亲子关系，增进相互了解。事实证明，父母跟孩子一起参与，可使宣传教育的气氛变得更加轻松活泼，使孩子印象更深刻，同时增进亲子感情和彼此的沟通了解。

（五）给青少年提供安全可靠的生活环境，家庭生活和谐稳定

稳定的家庭生活对青少年形成健康的心理有至关重要的影响，青少年生活环境中的家庭社会经济地位、家庭结构、家庭环境、抚养方式、亲子沟通等都是青少年家庭生活是否稳定的相关因素。研究发现，两类家庭的青少年吸毒率较高：一类是家庭关系紧张、动荡不定、经常发生激烈冲撞和矛盾的家庭；另一类是成员关系松懈或已经分裂成残缺家庭、成员之间漠不关心。不良的家庭气氛往往会使孩子产生对家庭的离心力，容易沾染上一些不良嗜好。尽管一些家长自己不具备吸毒的某些性格和习惯，但如果教养方式不当，孩子就会形成倾向于吸毒的潜在性格，比如年幼时溺爱、娇生惯养，一切以孩子为中心，会使

他们长大后任性、固执、倔强。如果家长对孩子采取简单、粗暴的教养方式，就会形成孩子的反抗型人格，容易使孩子走上吸毒道路；家长如果放任自流、缺少对孩子的监护，孩子也容易吸毒。家庭能够将全体成员联系在一起，能够满足个体物质消费和精神交流的双重需要，具有学校和社会等微观社会环境所不能替代的作用。因此，家庭的稳定是防止青少年吸毒的重要环节。

家庭是社会的细胞，只有家庭健康，社会才能保持健康与活力。从20世纪80年代起，由于社会经济变革，我国的家庭结构已经从传统的大家庭模式逐渐过渡到以核心家庭为主的家庭模式，即一对夫妇养育一个孩子。因此，如何有效地教育孩子就成为摆在父母面前的一个非常现实的话题。而现实情况是大多数人在成为父母前没有经过专门的培训，因此在养育孩子时不可避免地会发生偏差和失误。因此，要发挥家庭在预防青少年吸毒中的积极作用，首先需要父母具备一定的构建和谐家庭、科学教育子女与形成良好亲子关系的知识和技能，并通过日常生活的点点滴滴，与子女保持紧密的情感联系和思想交流，以便及早发现并解决发生在子女身上的各种危机。帮助指导他们明辨是非，知道什么可以做，什么不能做。对正确的行为鼓励强化，对不良行为及时纠正。对儿童的各种兴趣与特长主动引导和培养，让他们能从正确的途径获得自尊和自信，从而让子女感受到家庭的温暖和父母的爱。

事实证明，在健康、平等的家庭环境中长大的孩子更具有安全感，他们的独立性更强，更加有主见和自信，遇到困难往往会主动寻求帮助，或征求他人的意见。他们心态阳光，积极向上，遇到烦恼能及时化解，同时不容易养成抽烟、喝酒等不良嗜好，也不会用吸毒来逃避现实。国家禁毒委员会办公室近年来的禁毒报告中都把预防青少年吸毒作为重点，国家对此十分重视，并且每年都要举办一些禁毒宣传教育活动。在具体落实这些政策和措施时，要把家庭作为重点纳入其中，政府、社会、家长共同参与，形成合力，使家庭成为预防青少年吸毒的首道防线。

第四节　学校毒品预防

一、学校毒品预防教育的必要性

近年来，青年吸毒者人数日益增加，毒品犯罪低龄化趋势越来越明显，在这种情况下，培养人才的主要场所——学校，就需要发挥其重要作用，引导学生选择正确的道路，不被不法分子的言行所欺骗。学校毒品预防教育工作对于青年的健康成长有着举足轻重的作用。首先，学生的主要生活场所在学校，接触的人员广泛，社交频繁，所接触的事物与生活环境都是比较复杂的。同时，学生对于未知的事物有着非常强烈的好奇心，面对一些诱惑，他们往往很难控制自己的欲望，从而导致其一步步走向深渊。毒品预防教育可以让他们认识毒品的危害，防止他们做出错误的选择。其次，在校学生虽然对于一些常见的毒品有所了解，但是新型毒品层出不穷，没有毒品预防教育课程的讲解，很多学生意识不到它是毒品，对于毒品的具体危害也只是略知一二，没有真正意识到吸毒的危害。这就导致了在校学生在社交、聚会中很容易被不法分子诱骗吸毒或者主动进行尝试，因此，毒品预防教育是让学生深入了解毒品的种类、危害以及防止不法分子乘虚而入的有效措施。最后，学校是培养社会人才的重要地方，在培养学生专业技能的同时，也需要让学生意识到自己的社会责任，从学校开始进行预防教育就显得极为重要。只有每一个学校学生都接受毒品预防教育，并且很好地理解所学习的知识内容，才可以从根本上大大减少吸毒人员的产生，让每一个在校学生都能自觉地远离毒品，为防止毒品犯罪的发生奠定良好基础。预防是青少年禁毒工作的关键，而学校预防教育是遏制毒品蔓延的最有效措施。《中华人民共和国禁毒法》明确提出"将预防工作列为禁毒工作的首要治本之策"，突出了预防的重要性，正确的学校毒品预防教育能够为青少年建立起识毒、拒毒的第一道防线。

二、学校毒品预防存在的问题

学校作为毒品预防教育的主要阵地，应当积极承担起这一重大任务。虽然大部分在校生接受学校毒品预防教育的比例较高，但是依然没有全面普及。学校毒品预防教育不仅存在形式上不足，功能上更是不足。

首先，一级预防有待加强。在有关学校毒品预防教育的探讨中，学者和实务者更多关注的是一级预防，比如如何普及毒品预防教育，如何开展毒品预防教育等，可以说是理论探讨较多，而且相关部门业已出台了较多文件，但是在实践中依然有部分学校没有开展毒品预防教育工作。尤其是小学、初中阶段的学校毒品预防教育，这个阶段的教育尚属义务教育阶段，绝大部分的适龄儿童都在校接受教育，因此在学校加强毒品预防教育覆盖的范围最广，效率最高。《全国青少年毒品预防教育规划（2016—2018）》要求小学五年级至高中二年级每学年至少安排1课时毒品预防教育专题课程，中等职业学校和高等院校要在新生入学后和毕业生毕业前各开展一次毒品预防教育，部署了从小学五年级开始到大学毕业的毒品预防教育计划，唯独留下高中三年级这个空白。制定者的意图可能是高中三年级面临高考，学业压力重，因此将时间留给学生学习。

其次，二级预防引起重视。从调查的结果可知，吸毒青少年群体抽烟、喝酒的比例远高于同龄人，未婚性行为的比例高于同龄人，从与吸毒青少年的访谈中也了解到，逃学也是他们经常的行为，这些都是中小学生行为规范和学校规则制度所禁止的行为，在中小学阶段，这些行为往往使他们不仅可能接触到社会上的不良人员，更可能接触到毒品。另外，从行为规范角度而言，这些破坏行为规范和规则制度的不良行为的性质与违反《治安管理处罚法》的吸毒行为的性质是一样的，这些群体一旦从学校走向社会，再加上不良社会生活环境的影响，沾染毒品的可能性比一般人群大得多。因此，这些人群是吸毒的高危人群，绝大部分学校对这部分人群的教育一般以处罚为主，却忽视了对他们良好行为习惯的养成教育，从而减少他们接触毒品的机会，即增强他们防范毒品的能力，也就是毒品预防教育中的二级预防。《全国青少年毒品预防教育规划（2016—2018）》要求对于首次吸毒或被引诱、欺骗而吸毒的学生，要按照《禁毒法》《未成年人保护法》等法律法规，坚持以教育挽救为主，并做好涉毒青少年帮教保护工作。但是在现实中，对这些人群二级预防教育基本处于空白状态，除了一些家长自发采取一些戒毒措施外，出于保护这些人员的隐私，却放弃了对他们的挽回教育，犹如因噎废食。从调查的结果得知，吸毒青少年在吸毒之后接受相关治疗的比例极低，仅为3.7%，也就是说绝大部分的吸毒青少年在吸毒之后都没有接受相关的治疗。

因此，学校和当地的禁毒部门应采取一些有效措施，既能保护这些人的隐私又能对他们开展有针对性的预防教育工作，比如自愿戒毒机构或组织的介入，建立未成年人毒品依赖干预治疗体系，可以说是当务之急。可以借鉴我国台湾地区的做法，邀请精神科医师、社工师、心理咨询师、少辅会、观护人等专业人士参与个案咨询服务，并针对毒品使用较严重的个案提供个别协助，转介医疗戒治，或推动野外冒险治疗、探索教育，协助毒品使用学生戒除毒品，正向发展，勇于拒绝毒品的危害。

三、学校毒品预防的内容

现阶段学校毒品预防主要内容是普及毒品基本知识如毒品的名称、外形及危害，缺乏对生活技能的培养，这是毒品预防教育学者的共识。学校毒品预防教育内容在以下几个方面还有待提高：首先，基本内容应有前瞻性。学校毒品预防内容往往滞后于毒品流行的趋势，前几年内容更多的是关于阿片类毒品的知识，等到冰毒等合成毒品盛行了，才重视合成毒品的预防教育。学校毒品预防教育应当具有前瞻性，才可能有效提高预防教育的效果。比如吸食大麻现在已渐成流行趋势，但从现行的教育内容来看，对大麻知识介绍不足。除了国家管制的药品外，社会上已流行并已经得到禁毒部门关注的但还没列入管制的新精神活性物质，学校应当提前纳入毒品预防教育的内容。随着新精神活性物质的不断被发现和创造，游离于管制之外的新精神活性物质将越来越多，吸毒者为了逃避打击，也往往用这些新物质来代替管制毒品，打击的力度越大，替代的可能性也越大。所以学校毒品预防教育在强调毒品种类外观认识的同时，更要强调毒品抽象性的概念，即具有危害性和成瘾性的物质。

其次，注重对社会生活技能的培养。在识毒、防毒、拒毒三种能力的培养中，后两者是学校教育所匮乏的，但是却比前者更重要。从调查的结果可知，除了被骗被迫外，首次使用毒品的原因都是在知道是毒品的情况下主动吸食的。防毒、拒毒能力实际上就是社会生活技能在毒品预防领域的应用，能力技能不是短期能够培养成的，它们必须是贯穿人的终身教育，《关于预防吸毒的国际标准》已经给出了很好的答案。学校真正缺乏这方面的知识教育吗？其实不然，翻开中小学德育教材，内容就涉及了社会生活技能的培养：遵守规则、交友、沟通、排解不良情绪、善于拒绝、应对失败、应对群体压力、解决问题等，但是本来是能力的培养，但在大多数的学校却成了知识的背诵，仅仅通过背诵就可以拿到考试的高分。因此，学校教育应注重对社会生活技能的培养，而不仅仅是知识的获得。而且这种技能的培养应该是从小就开始的，而不是从小学五、六年级开始。

四、学校毒品预防的对策

（一）更新教师毒品预防的理念

对于毒品预防教育方法和形式问题，研究者做过颇多的讨论，共识是要让学生参与到预防教育中，这是教学方法的问题。学校教师在教学方法方面的知识和经验都很丰富，但是到了毒品预防教育时，这些知识和经验怎么都用不上呢？实际情况往往不是教师缺乏知识和经验，而是他们对毒品预防教育所持的理念存在问题。譬如有学校教师讲到，本来学生对毒品没有好奇心，毒品预防宣传反而引起学生对毒品的好奇，进而尝试毒品。这个问题可能存在，但是当毒品预防教育方法正确时，这个问题存在的可能性就大大降低。持有这种观念的教师大都是不了解合成毒品，认为毒品离自己或他们的学生很远，没必要开展预防教育。因此，在接受毒品预防教育任务时往往应付了事，所以看视频、做讲座、贴宣传标语就成了他们最常用的教育形式。

专业的师资队伍，是确保小学毒品预防教育成功的关键因素。现阶段，我国小学阶段普遍缺乏专业的师资和教材，是一个亟须关注的问题。很多小学教师、班主任等教学能力强、深得学生们信任，但是缺乏专业的禁毒知识，不能深入地给学生进行讲解。针对这些问题，政府和教育部门应该定期组织中小学校禁毒课教师培训，为他们及时"充电"，提高中小学毒品预防教育教师的业务能力。目前，我国专业的毒品预防教育教材还非常缺乏，大多数教师还停留在摸着石头过河的自我探索阶段。当务之急是为老师们提供标准的教学大纲和教案，编写教师指导用书，建设毒品预防教育资源库。针对新型毒品改头换面速度快的特点，及时推送新型毒品列管的新动向，让老师们可以便捷地下载相关资料、视频，以丰富禁毒教育课堂内容。

（二）充分运用互联网和新媒体平台

目前，学校毒品预防教育的常用方法有黑板报、宣传折页、宣传展、"6·27禁毒日活动"、禁毒电影、报告会和禁毒民警讲座等。这些传统的教育方式在很大程度上受场地、载体的限制，形式单一，宣传范围小。

在当下互联网、大数据、人工智能等现代信息技术快速发展的时代背景下，需要开拓新路径，依托网络平台，利用新媒体广泛开展新型毒品预防教育。根据不同年龄段学生的特点，建设形式生动活泼、内容丰富多彩的新型毒品预防教育网站。阅读栏目要感染力强，能够吸引学生的主动关注。在中国禁毒官方微信平台的基础上，联合主流媒体、视频门户网站，及时推送新型毒品列管的新动向等禁毒一线信息。另外，还可以为青少年们免费提供禁毒主题的音视频下载基地，吸引青少年点击禁毒网，开辟毒品预防教育的互联网新阵地。另外，还可以使用一些现在迅速发展的高科技手段，如智能交互机器人、虚拟仿真系统、虚拟现实技术、混合现实技术、全息互动和增强现实技术，让预防教育过程栩栩如生，活灵活现，贴近真实情况。还有大学慕课在线教育、蓝墨云班、微格课等互联网全新教育模式，能够对小学生进行一对一的针对性教育，提高教育效果。

（三）提供正向教育经验，降低学业中的失败感

学校是青少年毒品预防教育的主要场所，是控制青少年新吸毒人员滋生的有效防线之一。学校毒品预防教育可以帮助学生从小树立正确的人生观和世界观，培养学生抵抗毒品侵袭的心理素质，提高学生识别毒品、拒绝毒品的能力。良好的校园文化能够感染学生的心理健康并为其提供着重要的精神环境，并可以使他们在同辈群体中传播这种文明、积极、向上的态度，形成良好的成长氛围。学校提供正向教育经验的方法之一就是教青少年获得拒绝悲观的技能，引导青少年走出"习得性无助"的误区，给予积极的解释，帮助他们获得成功的体验。孩子是否有自信心，是教育成败的根本标志。

（四）普及中职教育

初三毕业的学生中一部分继续升学到普通高中教育，一部分到中等职业教育学校接受教育，还有一部分走向社会。他们年龄在 15～16 岁，没有一技之长，就业存在困难。《全国青少年毒品预防教育规划（2016—2018）》将这部分青少年纳入网格化管理或作为农村禁毒工作的重点，这是治标不治本的做法，并且执行难度系数也很高。不如提高中等职业教育，一方面可以让这部分散落在社会上的青少年继续接受教育，提高他们的文化素养；另一方面让他们能够学会一门职业技能，在三年后（18～19 岁，已经成年）毕业时，他们能够从容就业。在中等职业学校中，如何真正让学生学有所成、学有所用，是中等职业教育工作者要思考的问题，也是预防青少年使用毒品的一个重要方面。

（五）引导学生们建立正向的同龄朋友圈

新型毒品又被称为"派对毒品"，青少年吸食新型毒品通常是发生在酒吧、迪厅、夜总会和歌舞厅等娱乐场所。毒品成瘾的青少年第一次接触毒品，多数都是出于好奇心和虚荣心，在"朋友"的诱导下进行的。未成年人在同龄朋友圈里少了很多顾虑，放松警惕，再加上群体压力的影响，很容易产生吸毒行为。从小学开始，朋友这一角色在孩子心目中的地位逐渐上升。直至青春期，朋友逐渐取代父母、老师，成为初高中生思考问题和做出决策的首要因素。学校有责任引导学生们建立正向、健康的同龄朋友圈，与品行端正、积极向上的同龄人交朋友，培养其明辨是非的能力。

学校阶段也是孩子们树立远大理想，树立世界观、价值观的重要阶段，他们很容易被演艺圈、文艺界和电视电影中光彩夺目的明星所吸引。目前，明星涉毒事件频发，这需要引起学校和家长的高度关注。面对追星现象，不能一概反对，也不要放任自流。而要积极引导，教育小学生们正确分析偶像的优缺点，学习明星的闪光点，以此为榜样，严格要求自己，积极奋进。树立正面的同龄人榜样，引导小学生们形成良好的学习、生活习惯。远离新型毒品频现的歌舞厅、KTV 等娱乐场所，理性追星。当前，我国未成年人使用新型毒品问题不容乐观，吸毒人员低龄化趋势日益严重。预防教育工作极为重要，需要引起学校、家庭乃至全社会的高度重视。学校预防教育作为遏制毒品蔓延的最有效措

的综合治理是指在政府和社会（具体落实在社区）的共同努力下，各职能部门和有关单位协调配合，充分发动社会公众，积极利用社区资源，运用政治的、经济的、法律的、行政的、教育的、文化的等多种手段，坚持综合戒毒、标本兼治的原则，积极清除毒品和吸毒赖以生存的各种各样的条件，从而达到预期目的。吸毒预防综合治理是一种复杂的社会系统工程，这一社会系统工程由若干子系统所组成。按照组织体系可以将吸毒预防体系分为国家禁毒委员会、省级吸毒预防中心、市级吸毒预防中心、县（区）级吸毒预防中心、乡（镇）级吸毒预防中心、群众自治吸毒预防组织和民间吸毒预防研究机构。从规模上可以将吸毒预防系统分为宏观社会预防体系和微观社会预防体系。宏观社会预防体系以立法预防、司法预防、行政预防为主；微观社会预防由社区预防（包括家庭预防和学校预防）、个人预防和技术预防等组成。从预防的进程上讲，可以将吸毒预防系统分为前导性预防、收容（强制）治疗阶段预防、康复阶段预防和回归社会阶段的善后预防。

前导性预防是指在吸毒行为没有发生以前，针对社会公众和潜在的吸毒者而采取的宣传教育、净化社会环境和引导积极向上的生活方式以及其他相应的措施等。收容（强制）治疗阶段预防是指对于吸毒人员在戒毒机构内进行脱毒药物治疗，主要是消除吸毒人员的生理依赖。康复阶段预防是指继续采取药物脱瘾治疗，消除稽延期各种症状，并对吸毒人员进行不同内容的心理训练和技能训练，引导其参加小组活动和个案辅导。回归社会阶段的善后预防是指定期进行尿检，帮助吸毒人员建立良好的人际关系和家庭联系，培养生活自信心，提供就业机会等后期安置工作。只有协调好各个子系统，有机运用各种方式方法、手段措施，使其尽可能地高效发挥作用，才能最大限度地实现吸毒预防综合治理。

吸毒预防综合治理是社会治安综合治理政策在吸毒预防中的具体运用，其本身是社会治安综合治理的重要组成部分。社会治安综合治理是计划经济的产物，在权力高度集中的体制下，基本做到了政令畅通，其职能的有效发挥是"通过政府对全部下属企业事业单位的统一领导来实现的，其组织是垂直设置的"。[①] 但是在市场经济条件下，政府的管理职能和效力大大削弱，市场经济需要的是"大社会、小政府"，纵向的管理格局也发生了重大变化，原来的单位为社区所替代。在这种情形下，社区已然成为社会治安综合治理的执行和目标实现的坚实基础，依存条件和环境的重大改变，使社区成为社会治安综合治理有效发挥作用的关键所在。社区成为预防吸毒新的舞台，是各种吸毒预防措施、手段和方式方法发挥功能和作用的平台。对于吸毒预防而言，充分调动、利用社区资源如学校、家庭、宗教慈善组织、文化娱乐场所等已经成为其重要的组成部分，社区成为吸毒预防的最前沿阵地，社区预防是在吸毒预防中处于基础性的地位。要从总体上调动一切积极因素和可能力量最大限度地消除产生吸毒的主客观因素，具体采取防范、教育、舆论宣传、治安救助、戒毒帮教、就业安抚、失业救济、家庭保护等措施，通过"硬软"两个方面的具体工作，以最大限度地减少或者控制吸毒行为的发生。

---

① 皮艺军：《犯罪学研究论要》，中国政法大学出版社 2002 年版，第 292 页。

（三）吸毒人员回归社会的迫切要求

在经过药物治疗、劝导和矫正等强制戒毒后，吸毒人员萌发了重新做人的决心。但是强制隔离戒毒机构毕竟是处于封闭状态，与社会的隔绝导致吸毒人员在离开戒毒机构后，很难适应迅速发展变化的社会生活和工作。就业压力的增大，社会的不信任、歧视与冷落，家庭的不接纳等成为吸毒人员回归社会的巨大障碍，而这些都有可能导致其重新走上复吸的不归路。社区预防是指让戒毒者接近社会，并向社会公开，尽可能使其在常态社会中进行行为和心理矫正。它是在认识到封闭戒毒的弊端之后，为消除、缓和其弊端而提出的矫正理念，即社区预防的目的在于唤起预防对象矫正自新的愿望，培养其适应社会生活的能力并由此促使其重返社会。因此，可以说，社区预防是以预防对象的再社会化为目标的。这种再社会化仅依靠同外界相隔绝的设施中所进行的封闭戒毒是不能实现的。为使吸毒者在经过强制戒毒之后能够顺利回归社会，必须使戒毒者的生活尽可能地与一般社会相接近，向社会公开。引导他们重新与他人生活在一起，回归社会，并回报社会。在对吸毒人员进行控制和约束的同时，要运用指导、援助等方法使其改过自新，利用社区资源进行矫正，以达到促使犯罪者复归社会之目的。社区预防除了具有矫正功能之外，更重要的就是要实现对吸毒者的处遇方式、处遇担当、处遇内容、处遇环境与常态社会相一致、相符合，使其能够真正地正常生活，重新融入社会之中。不仅如此，还要对吸毒者提供特定的服务和援助，帮助他们解决生活问题，尽可能地提供职业方面的指导、辅导，以使他们重新树立生活的信心和勇气，尊重他们的人格尊严和主体性，激发他们改过自新的积极性、主动性。同时，尽可能使他们的人际关系得以恢复，重新塑造社区的安定环境。

（四）提高预防效益的切实需求

在"预防为主，综合治理，禁种、禁制、禁贩、禁吸并举"方针的指引下，我国的禁吸戒毒工作取得了卓越成果。戒毒机构的强制隔离戒毒工作为吸毒预防做出了巨大贡献，是包括吸毒预防工作在内的禁毒工作的中流砥柱。但是随着社会的发展和时代的进步，戒毒机构自身存在的一些滞后性问题，也越来越凸显出来。据有关调查显示，我国现有的戒毒所大多数条件不大好，属于规范化的戒毒所较少。"不少戒毒所是借用或租用工厂、学校废旧建筑物临时凑合的，生活设施和医疗设备都十分简陋，缺乏有效的脱瘾治疗和心理矫正教育。"[①] 如何改善戒毒所的条件，缓解戒毒经费不足所引起的其他联动反应，已成为一个不容忽视的问题。另外，戒毒经费的拖欠也成为强制隔离戒毒的一个隐痛，该问题的存在已经严重地影响了强制隔离戒毒机构吸毒预防功能的有效发挥。就目前我国的吸毒预防工作而言，所面临的经费开支是十分巨大的，其覆盖了戒毒工作的各个具体环节，面对如此巨额的经费开支，仅仅依靠并不富裕的国家财政来承担，是不可能满足吸毒预防工作的现实需要的。

然而另一个重要的方面就是戒毒效率低下，效益不高。毒品预防工作的基础性和长期

---

① 崔敏主编：《毒品犯罪发展趋势与遏制对策》，警官教育出版社 1999 年版，第 467 页。

性决定其是一项工作量大、涉及面广的持久性工作，吸毒预防是一项公益性的工作，如果没有相关经费的保障，其效果是要大打折扣的。因此必要的经费保障是必需的，但更为重要的是提高效益，走一条集约化预防之路，而不是政府大包大揽，一味地加大投入，忽视产出。在目前经费紧张的情况下，不仅要保证政府的必要投入，建立毒品预防专项经费财政保障制度，更重要的是利用社区资源，巩固预防效果。

首先，争取社会的支持，要广泛地开展宣传动员活动，力争将社区资源有效地导入吸毒预防工作领域，以弥补政府投入的不足。社区的支持不仅是社区自主、自治和独立的表现，而且是社会团体、组织、企业和个人要求参与吸毒预防工作和对禁毒工作积极负责的一种表现形式，更是解决政府经费投入不足的一个重要渠道。争取社会支持"可以通过设立禁毒基金接收社团、个人的捐助以及通过文艺义演、体育赛事、广告宣传等多种方式来获得"。①

其次，发动、鼓励和允许学校、家庭、慈善机构、合法宗教组织、私营企业、民间团体、专业社会工作人员和志愿者积极参与社区康复中心的工作，为康复对象提供个人辅导、职业技能培训、心理辅导、提供食宿、培养自控能力、重建价值观等。一方面，这直接节省了政府的财政投入；另一方面，参与者是以平等的身份介入预防工作中的，使预防对象更容易相信和愿意亲近他们、更乐于接受康复项目，配合工作的开展，他们担当起协助者和鼓舞者的角色，"将人们深锁于内心的善意与互助合作的情绪力量激发起来"。② 成功的预防取决于两个主要因素：一是吸毒者彻底戒断毒品的愿望；二是社会提供的有效帮助及设施。③ 成功的吸毒预防和较高的戒毒巩固率可以极大提升国家和社会投入的效益水平，也就是提高了国家经费的利用效率。

（五）社区成为吸毒预防的前沿

自改革开放以来，特别是实行市场经济条件下，国家行政权开始从经济领域退出，政治国家和市民社会的分化开始崛起，中国的市民社会开始起步和发展，整个中国开始了由政治国家的一元社会结构逐渐向市民社会与政治国家分立的二元社会结构渐进。因此，社会尤其是社区参与吸毒预防有极其重要的作用，已然成为我们应当给予关注的重大问题。市场经济要求的是"小政府、大社会"，要求政府与社会建立良好的合作关系，共同解决社会冲突与矛盾，"采取共同的行动来推动社会的复兴和发展"。④ 新的历史条件决定我们必须注重社区在预防吸毒中的应有地位，转变旧有的观念和做法，从司法机关强制隔离戒毒方式向综合模式转变。社区已经成为预防吸毒的最前沿，因此必须积极探索在社区预防中的组织机构、人员素质及机构建设，并完善相关配套建设，采取措施，构建全方位的网

---

① 崔敏主编：《毒品犯罪发展趋势与遏制对策》，警官教育出版社1999年版，第162页。
② 张乐天主编：《社会工作概论》，华东理工大学出版社1997年版，第143页。
③ 社会提供的帮助及设施，一方面是指外在的物质及精神帮助；另一方面是指这些帮助及设施在戒毒者内心的反应亦即戒毒者的内心感观。从某种程度上讲，后者具有更重要的作用。
④ ［英］安东尼·吉登斯著，郑戈译：《第三条道路》，北京大学出版社2000年版，第73页。

络系统，有效防止毒品泛滥。

社区是聚集在一定区域中的地域生活共同体，以多种社会关系的结合，按照一套特定规则进行经济、政治、文化等活动。社区力量的日益强大，使其能够阻止毒品泛滥和预防吸毒。因此，应当加强社区的凝聚力和管理能力，并提供便利的本地服务和设施、加强居民之间以及居民与社区之间的联系、建立良好的警民关系，使其成为吸毒预防的重要组成部分。社区控制是美国学者艾伦·科菲在《青少年犯罪预防》一书中提出的一种犯罪预防理论，其对吸毒预防提供了有益的借鉴作用。强制隔离戒毒体系发挥职能作用是预防吸毒中的一部分，而不能控制全部吸毒行为。因此，有相当一部分吸毒行为的预防需要取得公众的理解和支持，也需要取得社区的参与。社区参与预防理论的具体实践，则是社会公众组成一定的团体，通过各种有效途径来预防和控制吸毒行为。吸毒的社区预防是整个吸毒预防的组成部分，社区预防的目标是力图减少毒品滥用的机会，减少社会受到毒品违法犯罪活动的侵扰；通过动员社区内一切有利资源，改善吸毒人员的生活境域，增强对吸毒者的人文关怀，以减少吸毒行为的发生，创建无毒社区。

二、社区毒品预防的组织机构和人员

（一）社区预防的组织机构

1. 国（境）外社区预防的借鉴。[①] 国外社区预防的成功典范便是 TC（Therapy Community，TC）模式，TC 模式是治疗社区的缩写，是 20 世纪 50 年代后期在美国发展起来的一种能有效治疗和帮助药物滥用者戒毒的康复模式。目前，治疗社区模式已经被全世界 50 多个国家广泛采用，治疗社区理论在世界范围内得到了丰富和发展。它针对不同地区、不同文化背景、不同种族、不同宗教的药物滥用者，在帮助他们身心康复、顺利回归社会和保持操守方面起了很好的治疗和帮助作用。治疗社区的理论基础是社会学习理论。治疗社区相信："人是可以改变的"，基本方法是将精神病学、行为科学、心理学和社会学的技能有机地结合起来，创造特定的环境和条件，使药物依赖者"重新社会化"，即重新成长起来。

治疗社区除了一般性日常工作（如清洁厨房等方面的工作）外，还有更高层次的职责，并给居住者授予能够表现"地位"的职务。职务是通过称职地完成工作、良好的情绪、正常的情感及真诚帮助别人等表现而获得的。职务的高低表明他所取得的进步或完成工作的能力以及对社区的贡献，同时能够激励居住者不断地挖掘自己的潜能，追求上进。职务的高低还表明他应得到的"特权"（如申请打电话、探访、陪同外出、单独外出或直接参与治疗社区的管理工作等），这些特权在治疗社区里，对居住者来说要获得是很不容易的。这就是治疗社区模式等级制度的直接体现。治疗社区用"特权"的形式来反映居住者的工作、情绪、情感、压力、挫折感、即刻满足心理、应付困难的能力、处理问题的方

---

① 参见 http://www.bjjdzx.org/1/2003-10-27/7001@953.htm。

法，使他们在居住治疗期间，处于一种家庭的氛围之中，用一系列严格的规则及社区的各种小组活动来矫正居住者的不良行为，实质上是用这些方法来促使居住者学会应对挫折，端正自己的态度，使他们经历痛苦而使内心一天天坚强，学会诚实并勇于承担责任，学会处理自己的情感，改变旧有的行为模式，手拉手彼此都不放弃，相互帮助在逆境中共同成长，将来能够面对自己、面对现实。

治疗社区有严格的管理制度，通过建立健康的生活模式和多种特定的小组活动来学习自我管理和行为矫正，增强戒毒者的集体参与意识，并通过关注个人的心理问题、家庭问题、行为问题等，降低或减轻戒毒者的戒断症状和心理依赖程度。治疗社区以发展自尊、学习负责任的爱和关心为中心，在与他人分享经验和情感的过程中，学习面对问题和挫折，提高对毒品的应对能力，从而从心理上真正独立和成熟起来。这一切都体现在居住者可见的行为改变中。

2. 当前国内实践经验。目前，开展创建无毒社区活动，从沿海到内地已经初步形成了一个全国性的网络，据有关资料显示，在创建无毒社区活动的过程中各地逐渐形成了具有鲜明地方特色的吸毒社区预防新途径。创建无毒社区就是将政府部门的吸毒预防行为转变为全社会的预防行为，将政府部门大兵团作战转变为政府与社会合作共同吸毒预防工作的开展。

各地从立足回归社会、提高戒毒实效出发，做了一些有益的探索，云南、湖南、北京等地推行了劳动康复等多样化的戒毒康复模式，探索开展了"治疗社区"维持治疗门诊和自愿戒毒业务，进一步拓宽了戒毒渠道。北京市戒毒中心"向日葵"治疗社区采用集体生活方式，改变毒品滥用者的行为，使之重返社会，能够自立并创造价值；它推崇诚实、信任及责任感，这些都是为社会主流认可、赞许的观念；强调所有成员共同生活、遵守规则、互相约束、互相帮助、共同成长，这些对戒毒者最终抛弃毒品、停止反社会行为、产生亲社会的态度及价值观、重新成为社会有用的人都有重要的意义。通过应用心理学、行为学及社会学的方法，建立起一种独特的社区文化，并为居住者提供了再学习、技能训练、体验生活、增强自信心和责任感的场所。

上海则采取了专业社工介入吸毒社区预防，政府购买服务的做法，虽然时间不长，但是很有启发。从2003年开始，上海招募了100名专业社工，在四个区选三种类型进行了试点工作，主要包括就业指导、法律咨询、心理与行为的干预、禁毒教育等，产生了积极的社会效应，并取得了良好的效果。重庆则是招募青年禁毒志愿者总队，他们的主要做法是与劳教工作相结合，把场所内的帮教和场所外的帮教结合起来，和劳教戒毒一起帮助戒毒人员保持操守。①

3. 建立管理协调中心（进行信息处理和协调工作）。目前我国的戒毒体系包括强制隔离戒毒机构和自愿戒毒机构两个部分，强制戒毒机构包括公安机关强制隔离戒毒所和司法部门的强制隔离戒毒所。自愿戒毒机构由卫生部门主管，由公安机关监督。强制隔离戒毒

---

① 参见 http://news.xinhuanet.com/video/2004-07/25/content_1644860.htm。

所的设置由省、自治区、直辖市人民政府根据本行政区域内强制隔离戒毒的实际需要统一规划，由县级以上公安机关提出方案，报同级人民政府批准。司法部门的强制隔离戒毒所由司法行政机关主管，戒毒所的设置由省、自治区、直辖市劳教工作管理机关提出方案，报省人民政府批准。①

当前我国的吸毒社区预防主要依靠强制隔离戒毒机构和社会帮教工作及毒品预防教育等工作来完成。而且偏重于强制隔离戒毒，基本停留在药物治疗上，缺乏必要的后续性措施，强制隔离戒毒与社会帮教脱节现象比较突出。戒毒所的基础设施无法保证，不能适应收容和教育改造吸毒人员需要的矛盾比较突出，在管理工作中遇到的新问题特别是戒毒与社会帮教的有机结合上存在亟待解决的地方。在吸毒预防的社会帮教中也存在不少问题：社会帮教责任没有全面落实，部分吸毒人员失控漏管，社会帮教措施有的不落实，部分地区存在走过场现象，帮教责任人员数量较少、经验不足、方法措施较为简单等。自愿戒毒多也因缺乏严格的管理制度和措施而存在不少问题和缺陷。这些问题固然与从事预防工作的个人存在很大的联系，但是从根本上讲，还是我们的制度存在问题，组织机构上不健全或现有的组织机构已经不能适应新的历史条件下吸毒预防工作的需要。最突出的特征表现为协调机制的不健全（甚至是缺乏）以及由此导致的信息流通线路的非闭合性。各种措施和手段如何有机、协调、高效作用于受体，效果如何等这些信息的反馈以及根据信息反馈及时进行修正将是以后工作的重点之一。因此，建立一个管理协调中心，进行协调和信息处理工作已是摆在我们面前必须解决的问题。

吸毒社区预防管理协调中心究竟如何设置，这在我国是一个值得探讨的问题。采用如下模式是比较恰当的：吸毒社区预防组织结构由吸毒社区预防管理协调中心、社区预防管理组织、社团组织、社区群众自治性组织和企事业组织等组成。对于企事业组织参与戒毒预防在国外许多国家和地区已经成为一种普遍的做法。我国也应当借鉴国外的成功经验，吸取它们的长处，为我国的吸毒预防事业服务。我们可以充分发挥企事业组织的优势，做好吸毒人员的后期安置工作。当然，国家可以有选择性地利用企事业组织，对于这些企事业组织，国家可以给予一定的优惠政策，如降低税收等，或者由国家出资建立吸毒人员重返社会的中途训练所，提供住宿、训练、职业技能培训和知识等。

吸毒社区预防管理协调中心为社区预防的常设性机构，调动、协调各方互相配合，共同完成吸毒预防任务。在这一系统结构中，各个组织通过吸毒社区预防管理协调中心的协调工作，密切分工配合，高效互动形成有机联系的工作机制，从而减少各项措施之间的冲突，减少资源的有形和无形消耗，增加社会投入的效益产出，达到预防吸毒的特定目标。

4. 建立专门的社区观察中心。国家在戒毒所建设方面进行了很大的投入，但是实际效果并不理想，特别是在强制隔离戒毒之后又复吸的比例很高，许多戒毒者是戒而不断，强制戒毒的预防功能越来越受到限制和被削弱。事实证明，没有社区的良好参与和积极帮助，单凭政府强制隔离戒毒单兵作战的模式是行不通的。在第一戒断药物脱毒成功的基础

---

① 郭建安、李荣文主编：《吸毒违法行为的预防与矫治》，法律出版社 2000 年版，第 318~320 页。

上，应当对其从心理、医疗、技能培训、社会网络等方面进行全方位的影响，这种以社区为基础的康复模式或社区观护，更有利于对毒品滥用的预防。在积极做好善后辅导工作的同时，必须使得社会的监控具有约束力和固定化。因此，必须建立一个常设性的社区观察中心，以适应复吸社区监督和管理工作的需要。建立社区观察中心的目的和宗旨在于对戒毒人员回到社会后进行监管控制和援助辅导。社区康复中心应当具备基本的监控功能。比如，定期进行尿检，对于被怀疑者，可以对其进行突击尿检等。社区观察中心还应采取提供援助指导场所，为吸毒者提供教养、职业、生活指导、帮助调整或者改善环境等有助于吸毒者顺利回归社会的措施，成为吸毒者重新踏入社会的中途站。同时，应当发动、鼓励和允许学校、家庭、慈善机构、合法宗教组织、私营企业、民间团体、专业社会工作人员和志愿者积极参与社区康复中心的工作，为康复对象提供个人辅导、职业技能培训、心理辅导、食宿并培养自控能力、重建价值观。

（二）吸毒社区预防参与主体的组成

根据世界各国和地区的成功做法和我国在预防实践中的经验总结，建立由专职社会工作人员、社会志愿者、社会团体、慈善机构等组成社区预防主体是适合我国国情的具有可操作性的一条有益途径。就目前情况来看，参与社区预防的社区组织应当包括以下几类：

1. 社会团体组织。社会团体组织主要是指社区中的各类公益性、服务性和中介性组织，如社区福利组织、志愿者组织、慈善组织、就业服务中心、法律援助中心、心理咨询中心、图书馆、博物院、社区服务组织及行业性协会和商会等。

2. 基层群众自治型组织。基层群众自治型组织是指社区内居民群众性自治组织，如城市社区的居民委员会、农村社区的村民委员会和村民小组等。

3. 企业、事业单位。企业、事业单位可分为三种类型：一是教育、科研、文化、体育、卫生医疗等行业性组织等；二是公司、企业、商店及其他营利性组织；三是社区内专门的物业管理公司、保安公司等专业的行业管理公司。

4. 其他组织。

三、社区毒品预防的对策

要实现对吸毒人员的有效预防，就必须采取合理有效的方式方法和手段措施，这是吸毒预防工作本身所不可缺少的方面。吸毒预防的具体措施，可以简单地理解为将预防主体的预防行为有效地传导、运用于预防对象上去，以实现特定预防目标的各种中介环节的综合。有效的吸毒预防依赖于国家与社会、政府与公民的良好合作，强制隔离戒毒与提供良好服务的有机配合，刚性措施与柔性措施并进以及建立科学的吸毒预防评估机制。

（一）社区预防具体措施的分类

按照不同的标准可以将社区预防措施划分为不同的种类：

第一，从规模上讲，可以将吸毒社区预防措施分为宏观社会预防体系和微观社会预防体系。宏观社会预防体系以立法预防、司法预防、行政预防为主；微观社会预防体系由社区预防（包括家庭预防和学校预防）、个人预防和技术预防等组成。

第二，从纵向上讲，可以将吸毒社区预防措施分为前导性预防、强制隔离治疗阶段预防、康复阶段预防和回归社会阶段的善后预防。

第三，从横向上讲，可以将吸毒社区预防措施划分为强制戒毒机构预防、其他政府职能部门的预防、群众自治组织预防、学校预防、家庭预防、公共场所预防、行业预防、工作场所预防。

第四，从形式上讲，可以将吸毒社区预防措施分为制度预防、物质预防和人力预防。制度预防是指通过建立制度规定而进行的吸毒预防，如建立防范制度、建立尿检制度、建立强制戒毒制度、建立自愿戒毒制度、建立适宜的社会帮教制度等。物质预防是指通过专门的戒毒机构和技术设备进行的吸毒预防。人力预防是指通过强制戒毒机构的执法人员、专业医疗人员、专业社会工作者以及公众的参与对吸毒者所采取的一系列预防措施。从方式手段上讲，可以将吸毒预防系统分为政治政策措施预防、经济措施预防、文化措施预防、卫生措施预防、体育措施预防、教育措施预防、舆论宣传预防、行政措施预防、法律措施预防、技术防范措施预防、心理预防。

第五，从强制力的程度上讲，可以将吸毒社区预防措施分为刚性手段和柔性手段。刚性手段包括法律手段、行政手段、经济手段（主要指经济处罚及其他措施）、物质技术手段等；柔性手段包括宣传教育、情感感化、心理辅导、社会舆论及伦理道德等。

（二）社区预防的对策

1. 立足现实，正确把握社区预防功能的定位。

（1）充分利用社区资源，积极发挥正面效应。中国的市民社会是指社会成员按照契约性规则，以自愿为前提和以自治为基础进行经济活动、社会活动的私域，以及进行议政参政活动的非官方公域。从国家的角度看，其对市民社会的作用主要表现为两个方面：一是国家承认市民社会的独立性，并为之提供制度性的法律保障，使其具有一个合法的活动界域；二是国家对市民社会进行必要的干预和调节。从市民社会来看，其对国家的作用也表现为两个方面：一是从消极向度上讲，市民社会具有制衡国家的力量，防止国家权力的滥用和超常干预；二是从积极意义上讲，市民社会的发展培育了多元利益集团，以不同方式要求表达他们的利益欲求，对国家决策予以重大影响。[①] 由此可见，中国市民社会与国家是一种良性互动关系，并且是一种双向适度的制衡关系。因此，应当正确对待市民社会的意义表征，充分发挥社区的服务功能、整合功能、控制功能、参与功能，积极利用社区资源，发动社区福利组织、志愿者组织、慈善组织、就业服务中心、法律援助中心、心理咨询中心、图书馆、博物院、社区服务组织及行业性协会和商会、基层群众自治型组织和公司企事业单位等参与吸毒社区预防，并尊重其主体地位。

（2）避免在社区尚未成熟之前过度参与的倾向。2000 年年底，国务院发布了关于在

---

① 邓正来：《市民社会理论的研究》，中国政法大学出版社 2002 年版，第 7~15 页。

全国推进社区建设的文件，中国的社区建设开始进入了提速时期，这为我们开展吸毒社区预防理论研究和预防实践提供了更为广阔的舞台。但是我们也应该清醒地看到中国的社区建设蕴含着中国特有的政治、经济、文化和道德等诸多因素，是一个极其复杂的领域。应当指出，社区既非人间天堂，世外桃源，也非铁桶一块，其内部存在各种不同利益和不同价值取向的复杂关系；为争夺资源和利益而展开的竞争是激烈而又残酷的；收入分配、财产权利以及个人选择的自由空间等，也可能是极为不均等的。因此，要避免社区在成熟之前过度参与预防的倾向。

2. 优化社区环境，为社区预防提供良好的运作基础。以家庭为重点，充分发挥优势，利用社区家长学校和家庭教育指导中心等场所，举办有禁毒志愿者、家长和青少年参加的禁毒讨论会和培训班，帮助家长了解毒品常识，辨别孩子的不正常行为，预防并克服家人滥用药物带来的危机和困难，通过家庭教育提高青少年自我保护意识和防范能力，最大限度地防范毒品进入家庭。

以社区为载体，深化创建"无毒社区"活动。充分发挥共青团组织联系青少年的优势，依托社区青少年法律学校、社区青少年服务中心、进城务工青年培训学校、青少年活动中心等阵地，在社区青少年中开展内容丰富、形式多样、寓教于乐的禁毒教育活动，不断深入践行"社区青少年远离毒品"行动。要大力发展禁毒志愿者队伍，形成一支活跃在社区，热心从事禁毒教育和帮教工作的生力军。积极发展社区内公、检、法等部门的工作人员和学校教师、大学生、热心青少年教育的离退休人员为志愿者，采取办讲座、参观、访问等各种形式，开展以人生观教育、公民素质教育、法制教育、就业指导、心理辅导为主要内容的教育及活动，将禁毒教育渗透其中。要组织禁毒志愿者宣传小分队，深入流动人口集中的社区和场所，有针对性地开展禁毒预防宣传教育活动。要进一步加强社区毒品预防教育阵地建设，因地制宜地兴建一批禁毒教育基地和展览馆、园地、宣传栏等，充分发挥其阵地和窗口作用。

3. 硬控制与软控制相结合，加强社会监管。硬控制就是指运用强制性控制手段，如法律、行政等对社会成员的行为方式进行控制。[①] 实行社区预防绝不可一味地实行援助和辅导，而忽视硬控制的重要作用。软控制主要是指通过社会舆论、伦理道德、社区规约等对社会成员的行为方式和价值观施加影响。对吸毒者进行必要的社会干预和适度的社会监管和控制，是世界上许多国家和地区的普遍做法，当然，这种监管和控制并不可以随意行使，其必须接受以促使吸毒者顺利回归社会目的的约束。

目前，对于戒毒人员回到社会后的监督主要是采取多种力量结合、帮助和监督相结合的形式，当然，还要取得其本人的同意。在实际的操作中主要是依靠具有责任感和公益感的公民按照签订协议和合同的形式进行。而这种缺乏一定强制力作为后盾的软监控形式，其作用是有限的，尤其在涉及对于复吸者的人身权利的限制时，更是显得无能为力。因

---

① 罗秉森、梁晋云、杨红屏主编：《禁毒问题研究》，中国人民公安大学出版社 2004 年版，第 379 页。

此，有必要借鉴国外的成功经验，并结合我国社区矫正的进一步推进，必须建立一支专职的监督队伍，建立一个常设的社区观察中心机构，以适应复吸社区监督和管理工作的需要。应当由政府出资建立复吸人员的社区观察中心，或者在有条件的地方可以利用社区矫正的中途站对于复吸人员进行不同形式的监督管理；利用各类专业人员如专业社工、心理医生等组成一支专业社会工作者队伍提供社区观察的技术支持。

4. 运用社会工作理念，借社会工作方法之手，达到预防目的。吸毒预防工作应当重视专业社会工作者的重要作用，要运用社会工作的理念，将个案社会工作、团体社会工作和社区社会工作三大社会工作方法引入对吸毒者的援助、辅导中，以帮助他们解决问题。社会工作的客体主要包括三类：一是在生活中遇到困难的社会成员；二是社会生活的脆弱群体和弱势群体；三是社会问题群体。因此，我们可以看出吸毒群体也包括在社会工作的工作对象之中。随着社会的发展，社会工作的基本功能也得到长足的发展，现代意义上的专业社会工作主要有四个方面的功能：治疗和恢复功能、预防功能、发展功能、稳定功能。[1] 社会工作的功能可以为吸毒者特别是因吸毒而遇到困难、冲突和问题而无法正常生活和生存的人提供必要的帮助。

"社会工作是一种助人的专业，一项助人的活动，一种助人的程序，是一种服务的提供。""社会工作者协助人们：认清他们的困难和问题，寻觅他们解决问题的可能途径，改善他们的生活环境，改变他们本身的行为、态度与心理动机，促使他们的生活功能和潜能的发挥。"[2] 专业社会工作者遵照社会工作的理念及价值观，采用社会工作专业方法进行的吸毒预防服务，将会使吸毒预防工作如虎添翼，将极大地提高预防工作的效益、效果和效率。社会工作方法包括个案社会工作、团体社会工作和社区社会工作方法等。个案社会工作以帮助个人寻求良好的社会生活适应作为目标，其"透过一对一的方式，尊重个人的差异，强调专业关系的重要性，在意识层次上与案主一起探讨其问题，寻求最适当的解决途径"。[3] 帮助个体有效处理其在社会适应中所遇到的问题与冲突，使个体的发展能力不断增强，进而促进公共福祉的达成，成为个案社会工作的内容之一。团体社会工作在面对面的小团体内通过该团体为个体提供服务，个体通过参加该团体来实现自己的预期目标。团体社会工作旨在改变个人与团体的行为及促进社区的发展，其应用领域之一便是越轨及偏差行为群体，工作内容包括帮助他们适应社会生活，进行偏差行为的矫治，协调工作对象及家庭关系等。[4] 与前两者相比，社区社会工作更具有宏观性，介入层面更广，我们可以将社区社会工作理解为一个过程，在此过程中，社会工作者"帮助社区成员确定其需要或目标，鼓起其行动的意愿与信心，协助其寻求各种资源，采取行动，以求得问题的解

---

① 周湘斌、田绪永编著：《中国社会工作》，河南人民出版社 2002 年版，第 28~34 页。
② 廖荣利：《社会工作概论》，我国台湾地区茂昌图书有限公司 1974 年版，第 4 页。
③ 宋林飞、朱力主编：《社会工作概论》，南京大学出版社 2002 年版，第 90 页。
④ 宋林飞、朱力主编：《社会工作概论》，南京大学出版社 2002 年版，第 139~140 页。

决"。① 通过对三大社会工作方法的目标及其适用范围的简单介绍我们可以看出社会工作方法可以在以下几个方面提供有益帮助：协助吸毒者重组行为模式，协助吸毒者增强向上的行为动机，缓解负性情绪，提供信息，协助改善吸毒者的家庭和社会环境等。现代吸毒预防工作不再是强制戒毒人员的专职，吸毒预防需要运用专业社会工作方法。由社会工作者、强制戒毒机构工作人员、心理治疗人员、教育人员、医疗人员、志愿者等合力进行吸毒预防已经成为国际通行和常见的形式。

5. 社区援助的制度化、规范化、经常化。吸毒社区预防实行制度化、规范化、经常化的工作机制是确保该项工作能够有序、有效进行的基础。社区援助（在我国使用更多的字眼是社会帮教）是吸毒预防综合治理的有机组成部分，做好强制戒毒后的社区援助工作，对于巩固戒毒成果，促使戒毒人员顺利回归社会，降低复吸率具有至关重要的作用。总体而言，我国当前社会帮教与现实需要存在一定的差距，主要表现为以下几个方面：一是社会帮教内容定位不准。随着社会的发展和吸毒预防新情况的出现，吸毒人员对援助的内容需求已经发生了巨大的变化，许多新的内容在帮教中尚不能完全落实，而另外一些帮教措施如定期尿检已经不能再划归为援助的内容，而是应当作为一项带有约束力的社区观察措施来实施。二是社会帮教责任没有得到全面落实，部分吸毒人员失控漏管。主观上，有的地区对社会帮教重要性认识不足，重视程度不够，因而没能落实帮教责任，没有及时把每一个吸毒人员纳入社会帮教，少数地区甚至基本没有开展社会帮教工作。客观上吸毒人员外出外来较多，行踪不定，缺乏有效的方法实施跟踪帮教。三是社会帮教的工作措施有的不落实，部分地区帮教工作流于形式。吸毒人员不少人自制力有限，受外界有毒环境的诱惑，毒瘾随时可能发作而复吸。帮教工作必须长期努力，环环相扣方能取得良好效果。部分地区、部分帮教责任人没能做到这些，以致措施不落实，效果不理想。四是帮教责任人数量、经验不足，方法措施较为简单。有些地区由于组织参与帮教的干部不多，而相对吸毒人员却较多，造成吸毒人员难以人人得到帮教，具体措施难以一一得到落实。帮教责任人没有经过培训，面对艰难的戒毒问题，缺少方法和经验。吸毒人员出所后面临矫治心理依赖，解除稽延症状，解决生活、就业困难等诸多问题，简单的帮教方法难以解决这些问题，因而也难以取得良好实效。五是帮教人员的工作理念尚未完成转型。对吸毒人员的帮教必须在平等、合作、互助的平台上进行，然而由于受传统思想的影响，有相当一部分帮教人员对吸毒人员总带有歧视甚至一种高高在上的态度，这不仅使帮教大打折扣，而且会引起吸毒人员极大的抵触情绪，影响帮教效果。

社区援助是吸毒预防的重要环节，在吸毒人员的再社会化方面起着基础性的作用。因此，应当高度重视社区援助制度建设，以规范化和经常化的援助制度对现行帮教制度加以修正。要明确社会帮教的基本原则与工作目标，建立健全援助工作制度，规范援助行为。在改进完善现行社会帮教工作方法的基础上，开拓创新，积极实施更为有效的援

---

① 张乐天主编：《社会工作概论》，华东理工大学出版社 1997 年版，第 141 页。

助工作措施。

第六节　社会毒品预防

一、社会毒品预防的注意事项

面对日益严重的毒品问题，政府除了采取严厉打击毒品犯罪的措施外，禁毒工作宣传教育也是不可缺少的重要工作。该层次的禁毒宣传教育属于对社会公众开展的一般性毒品预防教育。社会面上禁毒宣传工作具有影响大、辐射广的优点，但也存在深入不够的缺点。那么，如何提高禁毒宣传教育的效果就显得非常重要。

宣传教育是一种传播或沟通过程，即通过一定的信息传播，使人们形成或改变某种态度。禁毒宣传教育的目的就是通过一定的信息传播使人们认识毒品危害，自觉地远离毒品，利用信息传播原理及态度改变的心理学理论，提高禁毒宣传教育的效果，使宣传教育科学化、系统化。因此，在禁毒宣传教育过程中应注意以下几个方面。

（一）要防止"禁果逆反"

"禁果逆反"指过分的禁止反而会激起人们更激烈的探究欲望。心理学的大量研究表明：探究周围世界的未知事物是人类普遍的行为反应，对一件东西的外部禁止越严格，它对人们的吸引力也就越大，这就意味着，在可能的条件下人们犯禁的可能性也越大，禁忌是最大的诱惑。调查发现，许多青少年是出于好奇，抱着试试的心理态度而染上毒品的，所以在吸毒宣传过程中应注意科学化、通俗化，尽量避免神秘化，防止人们犯禁的可能。

（二）宣传教育要晓之以利害

必须使人们的内心感到有压力与威胁，但必须理智地实事求是地提供信息防止产生逆反心理。在禁毒宣传教育的过程中，往往采用一些实例说明吸毒者的一些恐怖下场。其目的是告诉人们若接受忠告，远离毒品便可免除这些恐怖。那么较强的恐怖信息真的会比较低的信息更有说服力吗？研究表明：高度恐怖的信息所引起的态度改变量很小，而中等程度的恐怖信息却较具说服力，能引起人们态度上的较大变化。许多吸毒者也看到有关禁毒图片展览，但是他们认为自己不会像图中吸毒者那样有恐怖的下场，图片的内容与自己无关，所以对自己的吸毒态度影响不大。所以教育宣传要注意宣传信息的恐怖程度，以收到良好的宣传效果。

（三）宣传教育要有针对性

在宣传教育的过程中要考虑不同对象的年龄、文化程度、智力、需要、自尊心等方面的因素，因为不同类型的群体所接受的信息影响不同。例如，宣传内容复杂、意义较深奥，智力过低的人不易接受，而宣传内容过于简单、缺乏说服力，智力水平高的人又不易受影响。所以要根据对象的特点有针对性地进行宣传，顾及不同类型的人的心理水平、个

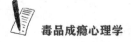

体差异，这就要求在宣传内容与形式上多样化，才能收到良好的宣传效果。

（四）要注意宣传教育信息的重复

禁毒宣传教育是一项长期的工作，宣传应在各种媒体上重复出现，使宣传的内容深入人们的观念之中。在一定限度内，一般人对某一刺激物的良好反应是与刺激重复出现的次数成正比的，也就是说信息一再重复使人们获得积极的熟悉感从而引起良好的反应。所以对于宣传教育工作不能一阵热一阵冷，要充分利用各种媒体进行经常性的宣传，从而达到宣传教育的目的。

（五）要加强中小学生的宣传教育

宣传教育的目的是促使人们观念内化，一个人把一些观念与思想纳入自己的价值体系之内成为自己态度体系的有机组成部分，达到内化阶段才是稳固的，要达到内化阶段是十分艰巨的，及早教育是关键。中小学阶段是一个特殊的年龄阶段，其可塑性比较大，宣传教育可较容易变成中小学生行为的内引力，抵制毒品诱惑的免疫力会大大增强。所以早期教育很重要，应当把禁毒教育列入教材，使他们从小认识毒品的危害性，并自觉地抵制毒品。

（六）要发动广大群众参与宣传教育活动

禁毒宣传教育不单单是政府的行为，广大群众也有责任，从另外一个角度讲，人们经过长期正确性的行为能逐渐形成正确的态度。如果人人都能参与进来，那么长期下去也会逐渐形成比较稳固的禁毒态度。

二、社会毒品预防的内容与方式

目前，报纸、杂志、广播、电视和互联网等大众传播媒体正在日益影响着人们的日常生活方式，并成为人们日常生活的主要信息渠道。据统计，目前中国拥有的报纸2000多种，杂志9000多种，新闻广播电视播出机构近2000家，互联网的新闻网站已越来越多，达数百家。我国网民规模为8.02亿，互联网普及率达57.7%，手机网民规模达7.88亿，网民中使用手机上网人群占98.3%。

随着我国政府对禁毒宣传教育的重视，大众传媒已经成为主要的禁毒宣传教育阵地，担负起越来越多的宣传教育工作，并取得了很好地预防和宣传教育效果。越来越多的人通过大众媒体了解到什么是毒品，毒品具有哪些危害性，如何预防等。大众传媒对禁毒宣传教育的贡献有目共睹，下面主要从大众传媒禁毒宣传教育的内容、方式来解读大众传媒在毒品预防教育中的影响力和作用。

（一）毒品成瘾社会预防的主要内容

1. 毒品常识教育。毒品常识教育是毒品预防教育的基础，毒品预防教育首先要使全社会特别是广大青少年懂得毒品基本常识，包括毒品的概念、常见毒品的种类、毒品的致毒机制和生理危害等。介绍这方面的基本知识，有助于帮助人们认识毒品，了解毒品成瘾机制和生理危害，树立与毒品做斗争的信念和远离毒品的信心，自觉抵御毒品，不涉足毒品，远离毒品。

2. 毒品的社会危害教育。毒品的社会危害教育是毒品预防教育的重点教育，可以使人们认识到毒品巨大的社会危害性。一方面要教育人们了解毒品对中华民族深远的历史危害，认清毒品危害的前车之鉴；另一方面要教育人们了解毒品的现实危害，毒品将使人失去学习、生活和劳动能力，破坏家庭的和睦和幸福，引起盗窃、抢劫、诈骗、勒索、卖淫、赌博等各种严重的社会和治安问题，消耗巨额的财力和物力，不但危害青少年的身心健康，还严重危害国家的经济发展和社会进步。特别是对青少年的危害更大、更明显，毒品预防教育应当联系青少年的实际进行。毒品的社会危害性教育，目的是让人们吸取历史教训，树立民族自尊心和自强意识，唤起抵御毒品的自觉性和积极性；不但自觉抵御毒品，还能教育他人和制止他人吸食毒品，不涉足毒品，拒绝毒品。

3. 禁毒法律知识教育。禁毒法律知识教育是毒品危害教育的必然，毒品的巨大危害性决定了毒品必然会受到打击，而这种依靠法律与毒品做斗争，已经不是一两个国家的行为，而是世界各国的共同呼声。法律知识教育重点要结合《禁毒法》《刑法》《治安管理处罚条例》等法律法规进行宣传，主要是告诉人们涉毒的严厉法律后果，让那些在禁毒斗争中立场不坚定、态度不明朗的人不敢涉足毒品。

4. 毒品防御教育。毒品预防教育主要是教育人们特别是广大青少年提高自我保护能力和意识，告诉人们防御毒品的手段、方法和途径，从而知道如何抵制毒品的腐蚀和毒害，知道如何与毒品保持距离，如何帮助自己的亲人朋友、同学预防毒品等。特别要在青少年的意识中树立远离毒品的坚定立场，以及保护自己、家庭和社会免受毒品侵害的坚定信心。

（二）毒品成瘾社会预防的主要方式

1. 宣传教育的全面性、准确性和针对性。在宣传禁毒方面的知识时，大众传媒应力求做到全面准确和有针对性地宣传教育，避免宣传教育的片面性和盲目性。全面性主要是指毒品教育内容的全面：要将毒品的全部知识，尤其是新兴毒品的知识向社会进行广泛宣传，突出毒品预防教育的四个方面。受教育主体也应做到全面，大众传媒的宣传教育对象不但要面向青少年，还要面向社会各个群体和各个阶层的人们进行毒品宣传预防教育，做到全民教育。准确性主要是指毒品知识的宣传要做到准确无误，避免对毒品知识的一知半解，甚至误解。针对性要求在宣传教育方式上做到因地施教、因人施教，避免教育方式上的千篇一律，只讲形式、不求效果的做法。不同的年龄层次、不同的人群，要采取不同的宣传教育方式，灌输不同的宣传教育内容。区分不同的地域环境，针对各地域经济发展的不同形势、毒品在各地域内的不同情况和各地域不同的治安形势，采取不同的宣传教育方式。区分不同的阶层，针对农民、工人、学生、机关干部和社会闲散人员等不同的组成群体采取不同的宣传教育方式和内容。

2. 宣传教育的适度性。大众传媒对毒品的宣传预防教育是必要的，但如果在具体实施宣传教育时没有把握其科学性，没有掌握必要的"度"，就可能会出现意想不到的不良后果，不仅达不到预期的目的，而且可能产生教唆毒品犯罪、传播犯罪手段的副作用和后遗症。我们的大众传媒在长期的毒品宣传教育过程中，形成了坚持以正面宣传为主的原则，特别注意对毒品危害性的宣传，同时加大力度宣传我国政府的禁毒决心和基本对策，宣传执法者和人民群众与吸毒贩毒做斗争的英雄事迹，既对贩毒吸毒犯罪分子起到了威慑作用，又对青少年起到了较好的预防作用，收到了很好的宣传效果。

3. 宣传教育形式的多样性。大众传媒作为政府的"喉舌"，一直致力于追求毒品宣传教育效果的最大化。长期实践证明，根据各社会群体的不同生理、心理特点，根据各个地区的不同地理及发展特点，采用灵活多样、生动活泼的宣传教育形式和方法可达到事半功倍的宣传教育效果。比如，近几年对在校学生的宣传，就采用了毒品实物展示，开辟禁毒法制教育宣传栏、参观禁毒图片展览、举办禁毒知识竞赛、开设禁毒专题教育讲座、观看反毒影视、参观戒毒场所、与公安执法人员座谈、开通戒毒热线等诸多形式新颖的宣传方式，使青少年能够从多方面获得禁毒的科学知识，从小树立牢固的禁毒意识和信心，达到宣传教育的预期目的；国家还在网上开通了中国禁毒网、中国禁毒展馆、中国禁毒微信公众号、全国青少年毒品预防教育数字化平台"青骄第二课堂"等，拍摄了关于毒品的专题片，设立了禁毒热线，同时印发了大量的禁毒宣传册和海报，这些新颖而又贴近生活的形式都发挥了较好的宣传作用，起到了积极的教育效果。

三、社会毒品预防的对策

社会因素贯穿于吸毒亚文化群体的产生、发展和不断蔓延的整个过程中。简言之，个体吸毒行为的产生与宏观社会环境中的社会压力过大、社会宣传不足、社会立法滞后、社会参与不足、社会干预不足以及不良社会文化思潮等因素是密切相关的。对此，有学者提出要通过"加强禁毒宣传教育，提高全民防范意识；加强打击力度，不断地开展专项斗争；加强立法，尽快出台有关司法解释；加强娱乐场所管控，加强队伍培训；提高打击力度，弘扬主流价值观，抵制不良社会文化思潮"[1] 等多种途径遏制蔓延的新型合成毒品滥用势头，降低相关危害。

为提高广大人民群众特别是青少年对新型毒品的防范能力，最大限度地遏制新型毒品的发展蔓延，必须要加强禁毒宣传教育，提高全体公民的防范意识。一是要充分利用广播、电视、报刊、网络等大众媒体，宣传新型毒品违法犯罪活动的现状、规律特点和发展趋势，讲清其对个人、对家庭和对社会的危害，确保青少年、社会无业人员、农村进城务工人员和娱乐场所经营人员、从业人员提高认识和防范新型毒品的能力；二是针对滥用新型毒品的主体是青少年，要在学校和青少年喜欢出入的公共场所，特别是容易滋生"摇头丸"问题的舞厅、夜总会、酒吧等场所，张贴禁毒宣传广告、图片、宣传画等；三是向社

---

① 阮惠风：《云南新型毒品违法犯罪形势与对策研究》，载《云南警官学院学报》2007年第1期。

会公布禁毒举报电话，对举报"摇头丸"违法犯罪的进行奖励；同时，应制定相关的群众举报奖励办法和破案有功人员奖励办法，充分调动社会各界的禁毒责任感。鉴于毒品问题是一个涉及多部门、多学科的社会问题，因此，只有在功能层面上协调各个部门、学科、组织、群体的作用，动员全社会的力量实行综合治理，强化社会控制，才能从根本上解决问题。新的社会时期必然会引发新的社会问题，毒品犯罪等一些固有的社会问题也会呈现出新的特征，增加对其进行预防、治理的难度。但是这些并不可怕，只要我们不讳疾忌医，直面问题，不断探索新途径、新方法，较为完善的社会毒品预防和控制体系的形成是可以预期的。

第七节　毒品成瘾的多元协同干预理念以及干预机制

一、毒品成瘾的多元协同干预理念

毒品成瘾成因复杂多元，社会各界在毒品成瘾防治中的角色和作用各不一样，从毒品成瘾发展态势、危害程度及防治效果来看，唯有社会各界形成合力、协同干预，才有可能有效地预防毒品成瘾。有鉴于此，我们认为应该建立和宣导"毒品成瘾多元干预主体"的概念。"毒品成瘾的多元干预主体"包括社会、学校、社区、家庭和个人，每个主体在预防毒品成瘾中的职责和作用不一。毒品成瘾的唯一途径只能是建立多主体联动配合、协同干预的工作机制——"毒品成瘾的多元协同干预机制"。毒品成瘾预防最有效的策略应该是构建和实施"政府引领下的社会、学校、社区和家庭'四位一体'的协同干预体系"。

这种协同干预的理念符合德国科学家赫尔曼·哈肯（Hermann Haken）的协同论。协同论认为，千差万别的系统，尽管其属性不同，但是在整个环境中，各个系统之间存在相互影响而又相互合作的关系。其中也包括社会现象，如不同单位之间的相互配合与协作、部门之间关系的协调、企业之间相互竞争的作用，以及系统中的相互干扰和制约。协同论指出，在一定条件下，由于子系统相互作用和协作，大量子系统组成的系统会很好地揭示人类社会各种系统的发展演变及其遵守的规律。

应用协同论方法，找出影响系统变化的控制因素，即可以发挥系统内子系统间的"协同效应"。若将"毒品成瘾的多元干预主体"视为一个系统，那么社会、学校、社区和家庭均为其子系统。如何让这4个子系统发挥出好的协同效应是最终能否解决毒品成瘾预防问题的关键所在。

协同效应又分为正协同效应和负协同效应两类。正协同效应是指整体效益大于各个独立组成部分总和的效应，被表述为"1+1>2"；负协同效应是指整体效益小于各个独立组成部分总和的效应，被表述为"1+1<2"。协同效应又称耦合效应。耦合原意是指两个或两个以上的电路元件的输入与输出之间存在紧密配合与相互影响，并通过相互作用从一侧向另一侧传输能量的现象。这里是指两个或两个以上的实体相互依赖于对方的一个量度。

正耦合效应是指两个或两个以上的系统通过相互影响、相互作用而彼此影响从而联合起来产生增力的现象，也称为互动效应或联动效应。反之，则为负耦合效应，即多个体系相互制约、互相抵消，导致其各自效应之和反而大于多因素的效应。

在学习中耦合效应的作用非常明显。一个耦合良好的班级，就可能带动所有学生形成团结向上、勤学奋进的品质；如果耦合不佳，则会相互扯皮拆台，带坏整个班级的学生。人们常有这样的体会，一个家庭中如果父母均乐于学习，那么孩子一般也会乐于学习；在教室、图书馆，如果大家均在认真学习，则后进门的同学一般也不会大吵大闹，而是认真地学习。同理，一个家庭中如果父母有着良好的生活方式和兴趣爱好，那么孩子也会潜移默化地效仿；一个集体宿舍，如果大家都按时作息，朋友圈交友健康，没有不良嗜好，则个体从众是大概率事件；在学校如果同学们都反对毒品，远离毒品，学生拒绝毒品的意识就会十分强烈，接触毒品和吸毒行为就会少之又少。从全社会范围来看，假如全体民众能够做到远离毒品，珍爱生命，那么毒品成瘾的可能性将会得到有效的控制。

综上所述，青少年毒品成瘾预防的成效取决于能否构建和实施社会、学校、社区和家庭四方各尽其职、积极作为、勇于担当、联动协作、齐抓共管的工作机制。那种"口号上齐抓共管、协作配合，行动上互相推诿、谁都不管"的工作态度和作风是无法有效地预防毒品成瘾的。

二、毒品成瘾多元协同干预的意义

（一）效果明显，加强了开展毒品预防各部门的有效合作

毒品成瘾多元协同干预的意义表现为以下两个方面：一方面是同时运用学校、父母和同辈群体、公民组织、警察、报纸、广播电视等方法，能够产生较之发生在学校里单一方案大得多的影响；另一方面，能有效解决毒品滥用抵制和毒品预防教育时可能引起争议的、带情感性的论题。在开展毒品预防教育的过程中，家长们可能会对在学校进行毒品预防教育方案的必要性和方法产生疑问；而学校可能怀疑家庭对学校毒品预防教育的不支持以及不良家庭教育对学校毒品预防教育效果的削减等。很明显，各预防主体对对方各自方法的忌妒和不信任，极易割裂学校、警察、父母群体、同辈群体的关系，影响毒品预防教育的效果。显而易见，毒品预防共同体方案可以有效促进学校、家庭、共同体与警察之间的合作。

（二）多元协同干预能够产生额外资源

例如，各社会团体、各实体企业可能卷入资助无毒品团体，发展娱乐设施，安排郊游等诸如此类的事务中，以支持学校为基础的毒品预防教育方案及各种毒品替代使用形式，使这种替代形式真正落到实处。此外，获得公共媒体的支持不仅可以加大毒品预防教育的宣传力度，而且可以提供与毒品相关的信息，以加强对其他方案信息的了解。因此，许多有组织的多元协同干预方案得以尝试，获得广泛的支持。支持和涉及面的支持基础越宽广，结果就可能越有效。

三、毒品成瘾多元协同干预机制

构建毒品成瘾多元协同干预，必须要走群众路线。只有在群众中进行广泛而深入的宣传教育，发动群众，依靠群众，使受毒品危害最深的广大群众能自我觉悟并投入毒品预防和禁毒运动中，使运动成为广大人民群众的自觉要求和行动，这样才有可能真正解决毒品问题。其着力点可以从以下几个方面去考虑。

（一）在宣传空间上，以学校、家庭、社区为主阵地，兼顾娱乐场所、监管场所等，广泛开展毒品预防教育

邱泽奇曾对吸毒人员初次吸毒的状况进行了调查，在调查过程中，几乎所有的被访者都说，他们尝试吸毒的时候要么根本就不了解毒品的危害，要么对毒品的危害一知半解。为此，他进行了反思并认为："为什么我们做了那么多的禁毒宣传教育工作，成效并不显著呢？原因也很简单，就是宣传教育工作并没有找到把相关知识内化为社会成员日常知识的入口。对人的社会化的研究告诉我们，基于日常生活的教育如中国传统意义上的'家教'是最有效的改变人们生活知识的手段……社区性的禁毒教育应该是最有效地使所有社会成员了解毒品危害的策略。但这又恰恰是我们的薄弱环节。"在宣传空间上，一定要将学校、家庭、社区作为主阵地、"入口"，大力加强毒品预防教育。

（二）在宣传主体上，要充分整合社会资源，强调毒品预防专业队伍与社会力量的结合

大力培养、引进与利用禁毒社会工作者、教育工作者、法律人士、社会志愿者、心理矫治师等，优化毒品预防队伍结构，建立毒品预防社会化参与机制。其包括四个途径：一是加强培训，将现有优秀的社区戒毒工作人员培养成专业人士；二是引进专业人士；三是动员专业人士加入社区戒毒志愿者队伍，积极开展志愿活动；四是政府购买专业人士的社会服务。

（三）在宣传方式上，倡导多种方式相结合

一是建立毒品预防共同体宣传机制，充分利用广播、影视、报刊、网络等媒体，鼓励家庭、社区、非政府组织和社会热心人士积极参与，不定期向全社会开展社区戒毒宣传教育，推动社区戒毒宣传进学校、进单位、进社区、进农村、进家庭、进场所等，使戒毒宣传形成良好氛围。二是可以通过招募毒品预防志愿者、热心毒品预防者等方式，充分动员社会力量，并在此基础上招录禁毒专干、社会工作者、心理咨询师等专业人员，组成稳定的毒品预防宣传队伍，并配备宣传车。三是要结合地方特色与民族特色，以街头宣讲、戏剧舞蹈、相声、小品、漫画、标语、宣传画、幻灯、微电影、黑板报、山歌等群众喜闻乐见的形式，大张旗鼓地进行广泛的毒品预防宣传教育，做到家喻户晓、妇孺皆知。

（四）在宣传对象上，要对正常人群、高危人群、吸毒者等分别开展毒品预防教育，坚持三级预防理念

根据毒品滥用自然发展的规律，正常人群中有一部分向高危人群发展，高危人群中有一部分成为吸毒者，吸毒者中又有一部分成为吸毒成瘾者。因此，开展三级预防，能有效减少、控制吸毒人数与毒品滥用逐级发展的趋势。一级预防的对象是正常人群。开展一级预防的目的在于避免吸毒的发生，防患未然。其主要方法是通过大众传媒或教学系统开展宣传教育，普及有关毒品知识，教育人们抵御毒品的诱惑，使人们不要去错用、误用或试用毒品。二级预防的对象是高危人群，也包括偶尔试探性的吸毒者。此级预防的目的有两个：一是使高危人群了解毒品的危害；二是使偶尔滥用毒品者及早被制止，缩短滥用时间。其方法是以一级预防为基础，并设立一些心理咨询和辅导机构，以及相应的社会服务机构，为预防对象及早脱离毒品的诱惑提供条件。三级预防的对象是吸毒人群。此级预防的目的是让他们脱离毒瘾，并通过康复等措施，恢复正常的生理、心理和社会功能，重新回归社会。其方法是以二级预防为基础，制定有效的、长期的以治疗、康复、技能培训为主的干预性措施，使吸毒人群及早脱离毒瘾，以免对自身、对社会造成更严重的后果，并防止他们出现复吸的情况。

（五）在毒品预防机制上，要大胆创新，形成长效机制

随着禁毒形势的发展与国家禁毒工作方针的调整，毒品预防的地位逐渐为人所认知，其重要意义日益彰显。而以往体制的设置与机构的成立则偏重于打击毒品犯罪，毒品预防被边缘化。就以直接面对社会与基层的各县市区禁毒大队来看，没有专门的"毒品预防科"，承担毒品预防的为"两禁科"（禁吸、禁种），一般为 1~2 人，且缺乏专项经费，毒品预防各项工作难以开展与落实，无法使毒品预防常态化，更没有形成毒品预防长效机制。因此特提出三种思路（各地可根据毒情形势与地方特点选其一）：一是加强"两禁科"建设，确保编制（8~12 人）与专项工作经费。毒品预防经费包括宣传资料费、活动经费、相关工作人员聘用经费、宣传骨干培训费、宣传车辆（各县区应配备 1 辆）购买费、维修费、油料费等。经费来源应纳入同级财政经费预算。无毒县的禁毒宣传相关经费应略高于其他县区。二是毒品预防涉及教育学、心理学、管理学等诸多内容，需整合不同专业、不同行业的各种力量参加，而作为公安禁毒部门显然无此能力，因此特建议将"毒品预防"等职能从公安禁毒部门分离出来，由政府成立一个相关机构，统筹安排，确保编制与经费，做实做好毒品预防工作。三是整合禁毒委资源，将禁毒办实体化，可以设置"毒品预防处（科）"，下设专门从事"学校毒品预防""家庭毒品预防""场所毒品预防""社会毒品预防"等工作的职能部门。综上三种思路，其关键点就是在市级、县级两个层面要成立专门从事毒品预防的机构，毒品预防机构人员以机构为平台，充分动员社会力量，积极招募毒品预防志愿者、热心毒品预防者，并购买社会工作者、心理咨询师等专业人员的社会服务，组成稳定的毒品预防宣传队伍，以真正使毒品预防常态化、科学化，从而进一步形成毒品预防长效机制。

第十章　毒品成瘾心理学的未来研究展望

　　揭示某一现象或某一问题背后的真理是人类认识自然、顺应自然和征服自然的终极目的之一。毫无疑问，绝对真理是存在的，然而人类每一次探索获得的结果都是相对真理，只是一次比一次更加逼近绝对真理而已，这是因为人类的认知能力、水平是有限的。因此，人类对任何一个问题最初的研究和认知总是较为粗浅的、模糊的甚至是错误的，需要在实践中反复地探索和证伪，才能逐渐地深入、不断地完善。正可谓"路漫漫其修远兮，吾将上下而求索"。

　　毒品成瘾问题也不例外。尽管学界一直在努力探寻纷繁复杂的毒品成瘾现象的本质及其防治的根本途径，但是由于毒品成瘾的成因多元复杂、被发现的时间不长、临床诊治个体有限等客观原因，人们对它的探究和认知仍然处于初始阶段。针对毒品成瘾研究中存在的问题，采用多学科交叉与融合的研究范式，运用先进的脑科学研究方法和手段（如fMRI、ERP、EEG）透析毒品成瘾问题的本质，最终形成科学规范、安全可靠的毒瘾动态监测和干预体系，是毒品成瘾未来研究的努力方向。

第一节　毒品成瘾心理学研究存在的问题

　　学界对毒品成瘾心理现象的研究也日趋重视，并在毒品心理成瘾的界定、测量、诊断归属、成因、影响因素、发生机制、干预治疗等方面均取得了一定的成果。然而，客观地说，人类对于毒品成瘾的探索才刚刚起步，有关毒品成瘾的理论和实证研究还不够深入，在毒品成瘾的机制研究、临床干预治疗研究等方面仍然存在诸多迫切需要解决的问题。毒品成瘾研究中存在的问题主要包括以下几个方面：

一、心理干预模式单一，缺乏综合措施

　　药物依赖是一种慢性复发性脑病，对毒品的心理渴求是导致复吸的主要因素，需要心理学中多种方法综合干预。但我国戒毒措施比较单一，如强制隔离戒毒机构以法治教育、劳动及监管为主，而自愿戒毒机构以药物脱毒治疗为主，缺乏心理行为及社会干预等综合措施，无法为成瘾者提供适宜的、以循证心理为基础的、权利平等的治疗，加上对治疗效果缺乏科学的评估标准等因素，戒毒治疗很难取得理想效果。

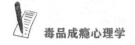

二、毒品成瘾心理研究人员及能力不足

药物依赖是一门专业性极强的学科，无论是强制还是自愿戒毒机构，抑或是社区戒毒机构，都需要大量的、经过系统培训的多学科专业人员，包括精神科医生、心理治疗师、社会工作者等。但我国戒毒相关专业人员缺乏，强制戒毒机构工作人员以警察为主，而自愿戒毒机构以医生和护士为主，社区康复专业人员缺乏，加上专业培训不足，因此需要建立相关专业人员职业体系及加强相关培训，为我国戒毒工作专业化提供支撑。

三、毒品成瘾心理研究发展较弱，缺乏相关研究

成瘾心理在国际发达国家已发展成独立的学科，拥有许多高水平的科研与学术机构，政府投入力度较大，戒毒相关研究比较先进。我国心理学相关教育中缺乏成瘾心理相关专业课程，对成瘾治疗尚缺乏系统的临床治疗指南及质量管理体系，缺乏统一的培训教材。我国戒毒工作以强制隔离戒毒为主，相关学术研究及心理戒毒专业机构缺乏，更注重管理及经验探索，对我国心理戒毒模式与方法缺乏系统的临床研究与评估。

四、缺乏毒品成瘾心理评估指标及体系的建立

戒毒人员对毒品的心理渴求是指一种意识层面的主观体验，体验到想要去使用毒品的渴望。它具有本能的驱力，对过去的毒品所引起的欣快感存有记忆。对毒品心理渴求的评估包括以下三种方法：一是自我报告评估法。通过自我报告测量个体毒品心理渴求水平是当前最广泛使用的方法。它是由不同学者根据不同成瘾物质及理论假设编制的多个条目、维度的自陈渴求量表。国外的有由弗兰克等人编制的海洛因强制用药量表（OCDUS）、毒品渴求量表（DDQ）。国内的有由刘克菊、郝伟等编制的《海洛因渴求问卷》、罗勇编制的《戒毒人员脱毒期间药物渴求调查问卷》。二是认知测量法。这是一种间接测量个体药物渴求感的方法。研究者会在实验室条件下通过实验操作诱导物质成瘾者对某种特定物质的渴求。实验对诱导材料一般包括真实的刺激、药物的图片或影像资料、详细生动地回忆和想象自己使用药物的情境。三是生理指标测量法。当个体面对毒品及其相关线索时，其心跳、血压及皮电等生理反应会发生变化，通过测量这些生理指标，便可间接测量被试者对毒品的渴求水平。生理指标测量方法可以避免被试者由于自我报告带来的要求特征和社会赞许偏好，更具客观性。但是由于生理指标的敏感性，个体的基线水平和测量环境也会影响测量结果，因此渴求感的评估应该综合主客观测量数据。

目前我国戒毒所内对戒毒人员的管理，社会戒毒、康复部门对康复人员的管理都采用大范围的统一管理，没有进行分类管理，其根源在于没有标准进行评估和分类，有些地方的评估标准大多采用戒毒人员的自我报告，存在很大偏差和客观性。这就无法实现"智慧戒毒""精准治疗"的总体目标。所以未来可使用虚拟现实等新技术，来客观评估戒毒人员对毒品的心理渴求程度，其应用前景广泛。

第二节　毒品成瘾心理学的未来研究方向

毒品成瘾具有成因复杂多变、影响因素多元、实验操作不易控制等特点，因此未来对毒品成瘾的深入研究，应充分吸收心理学、医学、脑科学、教育学、社会学、管理学等学科的最新研究成果、理念、方法和手段，从个体、家庭、学校和社会环境的全息视角来探究毒品成瘾问题。未来毒品成瘾心理学研究可以从以下几个方面入手：

一、多种方法结合对毒品成瘾记忆的干预治疗

记忆再巩固理论的提出改变了我们传统认为的长时程记忆的加工方式，它为改变已形成的成瘾记忆提供了一扇窗口。目前大量的实验室研究已展示了如何通过行为或药理的方法干预成瘾记忆再巩固过程从而削弱或者抹除已形成的成瘾记忆。然而，这些实验室结果在多大程度上可作为一种可行、稳定的干预手段应用到临床上还存在很大争议。

（一）实验结果争议

首先，记忆再巩固的研究目前还主要局限在动物实验模型上，而对人类成瘾记忆再巩固的研究还较少。未来研究应考虑到人类成瘾记忆形成的复杂因素：结合虚拟现实技术，尽可能地模拟临床中人类成瘾记忆形成的复杂环境；区分不同类型的成瘾记忆，分别探讨其有效激活记忆的时间长度或线索呈现次数；分别分析能有效激活不同不良记忆呈现的线索类型、结构及特异性。

其次，目前有效衡量成瘾记忆的消除以及预测其复吸的核心测量指标尚不明确，人类成瘾记忆是否被抹除或者被削弱的程度仍无法准确评估。若能结合个体的主观报告、行为指标（如记忆保持水平、回避行为）、生理特征（如皮肤电、心率）和神经影像特征（如脑区激活水平、神经环路变化），分析成瘾记忆再巩固加工过程及其后续记忆测试的特异性特征，这不仅有助于深入理解人类不良记忆再巩固过程的神经调控机制，而且有可能找到客观评估人类成瘾记忆是否被削弱或者抹除的关键指标。

最后，对于人类成瘾记忆在临床上的治疗，一方面综合应用不同的无创行为干预技术，比如再巩固时间窗内进行消退训练或者利用提取—再学习行为干预技术，同时结合再巩固"边界问题"开发稳定的消退疗法；另一方面应该结合无创脑部刺激（如TMS、tDCS和ECT）与脑影像技术，提取成瘾记忆再巩固过程中的特异性脑神经信号，进一步探明此过程中被激活脑区内的神经活动特点及脑区间的功能性连接特点，并对锁定的目标脑区或环路进行特定频率刺激干预成瘾记忆的再巩固加工。

（二）多种方法干预成瘾记忆

近年来，经颅磁刺激和经颅直流电刺激已经成为干预人类记忆最有前景的无创疗法。这种无创技术通过结合每个被试者的结构 MRI 数据，使用无框架的大脑定位系统锁定要刺激的目标区域，基于人类的记忆功能与相应脑区神经加工的对应关系，刺激特定的皮层区域损伤或者增强行为表现。由于 TMS 和 tDCS 的持续效应，这一技术也可以被用来治疗精神障碍。研究发现结合创伤性事件暴露和重复多次 TMS 刺激中部前额叶可以减轻 PTSD 患者的症状。类似地，尼古丁戒断者在吸烟相关线索暴露后，每天接受多次的深度 rTMS 刺激外侧前额叶和岛叶，结果发现高频率的 rTMS 刺激减少吸烟的次数，此方法治疗戒烟的成功率达 44%，6 个月之后的跟踪发现仍保持戒烟的人数达 33%。此外，rTMS 不仅可以应用于刺激单个脑区，还可以用来研究脑区间的功能性连接。来自人类动作记忆再巩固的研究提示，使用 rTMS 刺激海马不仅可以影响海马在再巩固中的作用，还对后续调控巩固后情境记忆加工的皮层产生影响，即增强 PFC 和海马之间的功能性连接。然而，目前 TMS 和 tDCS 在人类不良记忆再巩固的神经环路方面的研究应用还没有相关报道，但利用无创脑部刺激为系统水平探讨人类不良记忆再巩固的神经环路机制及其临床干预的研究拓展了新的视角，其研究进展值得期待。

有研究使用虚拟现实技术结合暴露疗法，对成瘾记忆进行干预，在成瘾记忆的多线索多情境消退中取得了较好的效果，并对成瘾记忆再巩固进行干预也有效地降低了毒品心理渴求程度。另有研究融合了 EMDR、内观、催眠、NLP 等干预技术，建立了一套用于成瘾记忆干预的新型治疗方案——"五步脱敏疗法"。在初步的探索性干预研究中，该疗法展现出了良好的应用效果，这说明"五步脱敏疗法"在成瘾记忆干预方面具有较好的应用潜力。综上所述，在临床干预人类成瘾记忆过程中，应充分考虑患者的个体差异，综合多方面因素制订个性化、有针对性的治疗方案。

（三）未来成瘾记忆研究需要解决的关键问题

再巩固研究中的"边界条件"包括记忆激活时间的长短、记忆新旧及强度、记忆提取时诱导记忆激活的线索特异性等，这些条件都有可能成为影响利用再巩固原理干预不良记忆的关键因素，同时是实验研究向临床上转化应用面临的关键问题。

动物研究中表明在记忆激活阶段，如果 CS 呈现的时间比记忆获得阶段学习 CS-US 连接的时间短，则无法激活已形成的记忆诱导出再巩固过程，而记忆激活时间长度超过学习的时间才可以有效激活已形成的记忆，但是记忆激活时间太长则引起记忆的消退而非再巩固。然而对于不同的记忆类型，记忆激活的时间有很大的差异。比如在人和动物的恐惧记忆研究中呈现与恐惧记忆相关的线索（8 秒~3 分钟）可激活恐惧记忆。而在抑制性回避的动物实验中表明记忆激活阶段呈现单次的线索刺激（约 200 秒）即可引起记忆的消退过程而非记忆的再巩固。类似地，在食物奖赏的条件性学习记忆模型中，多次呈现线索刺激（10~18 次）才可激活已形成的记忆，而同样的线索呈现次数在人类条件性恐惧学习中则引起记忆的消退。因此，未来研究需区分不同类型的不良记忆，分别探讨其有效激活记忆时间长度或线索呈现次数。

记忆新旧及强度大小也是决定临床上能否成功干预成瘾记忆的关键因素之一。新形成的、不牢固的记忆相较于异常牢固的、旧有的记忆更容易被激活并通过再巩固过程将其抹除或削弱。临床上 PTSD、焦虑症和药物成瘾等患者的不良记忆持久存在且异常牢固，这为临床上的干预带来了困难。目前在干预人类不良记忆的研究中，对于能否有效激活牢固存在的不良记忆诱导出再巩固过程还存在争议。在已有的动物实验中提示延长记忆激活的时间或者增加记忆形成与记忆激活之间的时间间隔有利于再次激活牢固保持的情绪记忆，但单纯的延长记忆激活的时间有可能引起记忆的消退而非记忆的再巩固，况且动物形成负性情绪记忆的复杂性及强度难以与人类不良记忆相比拟。所以在人类成瘾记忆的研究中，牢固且已持久存在的不良记忆能否被激活，以及如何激活还需要更多的实验支持。

另外，实验室研究的负性情绪记忆，比如恐惧记忆，通常使用简单的条件性恐惧模型，其刺激单一且连接结构简单，难以模拟人类在复杂环境中形成的恐惧记忆过程。目前，人类成瘾记忆再巩固的研究已尝试使用虚拟现实技术呈现多方位的复合刺激。然而，记忆再次激活时呈现的条件刺激或者背景环境与记忆获得时是否相同也有可能影响记忆的有效激活。目前无论在动物实验还是人类记忆再巩固的研究中针对这一问题仍存在很大分歧。通常在临床治疗中暴露的线索刺激或环境与之前患者形成不良记忆的相关刺激或环境可能完全不同。所以，对于记忆激活过程中呈现的线索特异性问题还需进一步探讨。

临床干预本身具有一定的复杂性。①临床精神类疾病患者个体焦虑水平或对应激的反应等个体精神特点差异较大，比如有高回避性或者具有高焦虑水平的患者在利用再巩固原理削弱或者抹除成瘾记忆时比较困难。②目前临床上并没有客观评估不良记忆是否被削弱或者抹除的核心指标。比如恐惧记忆，大部分研究结果提示能减轻受试者对恐惧的反应，其惊恐反射减弱，而对于能否抹除受试者恐惧相关 CS–US 连接性记忆或削弱 CS 呈现后对 US 的反应预期，目前的研究结果还不完全统一。综上所述，在临床干预人类成瘾记忆过程中，应充分考虑患者的个体差异，综合多方面因素制订个性化、针对性的治疗方案。

二、注重高危吸毒青少年的筛查

(一) 青少年吸毒高危诱发因素分析

1. 居住状态。通过数据对比，我们发现吸毒青少年群体的居住状态与普通青少年群体有明显差异。其中，入强制戒毒所之前处于居无定所状态或独居状态的青少年吸毒者合计占比达到 26.9%，而在普通青少年群体中，该数字仅为 2.1%。① 同时，与父母同住的吸毒青少年群体占比仅为 33.9%，远远不及普通青少年群体的 74.2%。② 独居状态或者居无定所的异常居住状态，导致青少年越轨行为难以被他人及时发现并制止，这是诱发青少年吸毒的主要原因之一。

2. 家庭结构与家人陪伴。青少年吸毒者的家庭结构呈异常状态的数量远远高于普通青少年群体。处于单亲家庭、父或母再婚、双亲去世等异常家庭状态的青少年吸毒者合计占比 27.3%，而在普通青少年群体中占比仅为 7.4%。在吸毒青少年群体的成长过程中家人陪伴缺乏的占比过半，表现为父母在外打工的占比 21.1%，自己在外打工的占比 29.9%，在外流浪的占比 4.6%，父母服刑或去世的占比 2.4%。③ 在青少年成长的过程中，父母的教育与陪伴发挥着关键的作用，"一般来说，父亲会给孩子坚强、勇敢、权威等方面的影响，使孩子有安全感，母亲则会给孩子以无微不至的关爱和体贴。父母的角色互有差异，但相互补充，相互配合。"④ 在成长过程中家人陪伴的缺位，很容易导致青少年心理方面的异常，如孤独、自卑、忧虑、失望等，甚至导致心理扭曲。

3. 家庭关系。青少年吸毒者的家庭关系相较于普通青少年群体呈明显的异常状态，如图 10-1 所示。入强制戒毒所之前家庭关系处于融洽状态的青少年吸毒群体占比仅为 57.9%，远远低于普通青少年群体的 90.6%。⑤ 家庭关系融洽程度对于青少年能否健康成长影响很大。家庭关系长期处于不和谐状态往往会诱发子女的越轨行为。美国犯罪学家詹姆斯·布雷和帕雷克·布雷德对破碎家庭子女进行研究后认为，"在破碎家庭中生活过的孩子比在正常家庭中生活的孩子更容易表现出行为失范问题，出现不恰当的行为。家庭破裂又常常与不和谐、冲突、敌意以及攻击性联系在一起，这一切都是导致青少年犯罪的因素"。⑥

① 王鹏飞：《青少年吸毒的高危因素及防控措施分析——基于对 6 省市涉毒青少年的实证考察》，载《中国青年社会科学》2020 年第 2 期。
② 王鹏飞：《青少年吸毒的高危因素及防控措施分析——基于对 6 省市涉毒青少年的实证考察》，载《中国青年社会科学》2020 年第 2 期。
③ 王鹏飞：《青少年吸毒的高危因素及防控措施分析——基于对 6 省市涉毒青少年的实证考察》，载《中国青年社会科学》2020 年第 2 期。
④ 许章润：《犯罪学》，法律出版社 2016 年版，第 180 页。
⑤ 王鹏飞：《青少年吸毒的高危因素及防控措施分析——基于对 6 省市涉毒青少年的实证考察》，载《中国青年社会科学》2020 年第 2 期。
⑥ 许章润：《犯罪学》，法律出版社 2016 年版，第 280 页。

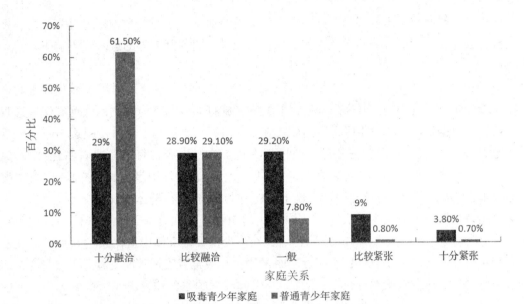

图 10-1 吸毒青少年群体与普通青少年群体家庭关系对比

4. 师生关系。青少年吸毒者在校期间的师生关系相较于普通青少年群体呈明显的异常状态。调查中，能够和老师融洽相处的普通青少年群体占比 78.5%，而在青少年吸毒者中仅占比 40%。[①] 教师作为青少年成长阶段人格形成的重要角色参与者，其对青少年的态度，直接影响着青少年自尊的培养和健康发展，也影响着其他学生对他的认识和评价。已有的研究结果表明，"当教师在儿童与同伴互动的过程中给予他积极反馈的时候，同伴会更加接纳他；而如果教师给予儿童消极反馈的时候，同伴则容易表现出不友好行为"。[②] 师生关系的好坏在对学生的自尊产生影响的同时，进一步影响到其学习兴趣和学习成绩。数据显示，青少年吸毒者在学校期间的学习成绩一般较差，辍学比例较高，未能正常毕业的青少年吸毒者占比达到了 54.5%，这些青少年辍学后往往会逐渐偏离正常轨道。

5. 不良行为。青少年吸毒者在上学期间存在不良行为的比例远高于普通青少年群体。调查结果表明，在读书期间经常逃课的青少年吸毒者占比近 30%，相对而言，普通青少年群体这个数字仅为 0.7%。青少年吸毒者在学校期间有过考试作弊的占比接近 60%，其中经常作弊的占 15.1%，远远高于普通青少年群体的 24% 和 1.1%。普通青少年殴打过同学的占比不足 10%，而青少年吸毒者殴打过同学的占比则超过了 50%，其中有 13.6% 的人经常殴打同学。在青少年吸毒者中，有 14.3% 的人曾经殴打过老师，有 20% 的人强行索要过

① 王鹏飞：《青少年吸毒的高危因素及防控措施分析——基于对 6 省市涉毒青少年的实证考察》，载《中国青年社会科学》2020 年第 2 期。

② 张晓、陈会昌：《儿童早期师生关系的研究概述》，载《心理发展与教育》2006 年第 2 期。

他人财物，而在普通青少年中，两项数字均在2%以下。[①] 在青少年出现的严重不良行为既没有得到及时纠正又未能接受充分的学历教育的情形下，他们就会过早地进入社会，极易受到社会不良风气的影响和侵蚀，在负面价值观以及朋辈群体等的进一步影响下，沾染上毒品。

6. 朋辈群体。在对青少年的朋辈群体调查中发现，青少年吸毒群体入强制戒毒所之前出入青少年不宜进入的公共娱乐场所以及共同实施打架斗殴行为的比例远远高于普通青少年群体。数据显示，青少年吸毒者与朋友在一起时，经常去网吧者占比超过50%，经常去酒吧者占比37.2%，经常去舞厅、迪厅者占比26.1%，经常打架斗殴者占比21.6%。相对而言，普通青少年群体经常去网吧者占11.1%，经常去酒吧者占比5.9%，经常去舞厅迪厅者占比2%，经常打架斗殴者占比1.1%。同时，在交往群体中其朋友曾有过因违法行为进出警察局者，在青少年吸毒群体中占比超70%，而在普通青少年群体中占比不足10%；交往群体中曾有人参加黑社会帮派者，在青少年吸毒群体中占比超过60%，而在普通青少年群体中占比不足10%；有接近70%的青少年吸毒者表示其朋友有过犯罪行为，而在普通青少年群体中占比不足5%。尤其需要引起注意的是，在青少年吸毒群体中，有朋友曾吸过毒品者占比达到了86.8%，而在普通青少年群体中占比仅为1.8%，这说明吸毒在青少年群体中的高度传染性。青少年吸毒者对于自己为什么会吸毒的自我分析中，除了青少年自身认知能力的局限性之外，有高达44.1%的青少年吸毒者表示自己吸毒的原因是"被朋友带坏"。有69.1%的青少年吸毒群体结合自身的经历进一步表示，不结交有吸毒行为的朋友是预防青少年吸毒的有效措施。[②]

当然，上述高危因素是与普通青少年群体对比而筛选出的异常因子，而对于青少年吸毒群体自身来说，最主要的诱发因素在于与青少年心智特点相关的个性因素，即认识与控制能力的局限性。表现在自评分析中，由于好奇而引发的吸毒者占比最高，达57.5%。此外，与此相关的"因为觉得无聊""叛逆""为了克服情绪低落"等因素占比均在20%以上，"为了减肥"的吸毒者也高达26.6%。这些数据说明青少年吸毒群体存在自身认识能力与控制能力弱、在面对毒品时自护意识不强等内在原因，在这种情形下一旦受到外界因素影响就极易吸食毒品。青少年吸毒原因分布情况如图10-2所示。

① 王鹏飞：《青少年吸毒的高危因素及防控措施分析——基于对6省市涉毒青少年的实证考察》，载《中国青年社会科学》2020年第2期。
② 王鹏飞：《青少年吸毒的高危因素及防控措施分析——基于对6省市涉毒青少年的实证考察》，载《中国青年社会科学》2020年第2期。

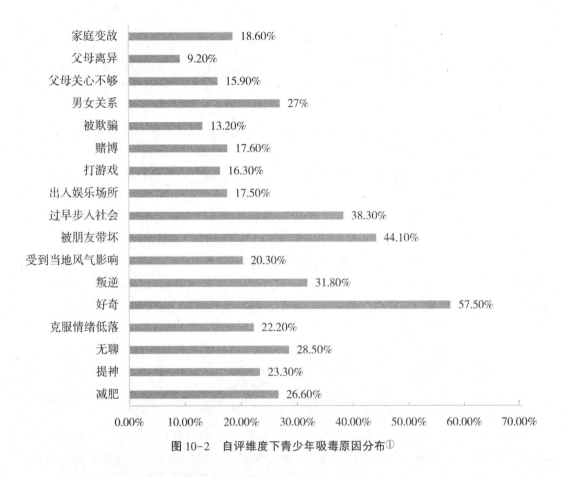

图 10-2　自评维度下青少年吸毒原因分布①

（二）青少年吸毒防控措施体系建构路径探索

1. 青少年防毒教育体系的搭建。青少年防毒教育体系的搭建应当以青少年的家庭和学校为主阵地，并保证教育体系的长效性、持续性和深入性。家庭防毒教育开展的前提在于家长或其他监护人自身对毒品预防相关知识的掌握，在此基础上才能够对青少年开展防毒教育。对此，还需要学校与家庭之间的二维互动与监督。具体来说，应当构建长期稳定的家校合作模式，要求家长或其他监护人定期接受禁毒教育，邀请社区志愿者、公安司法机关工作人员或者从事这方面工作的家长进课堂讲授相关知识，并通过微信群、QQ 群等网络互动交流平台或者其他方式，跟踪掌握家长或其他监护人家庭防毒教育开展情况。而学校也应当将以禁毒教育为核心内容的自护教育纳入青少年学生在校教育的必修课程之中，改变以往间歇性的禁毒教育为常态化模式，并将自护教育学习效果作为学生考核、教师考核、班级考核以及学校考核的重要项目之一。建议将青少年防毒教育作为小学、初

---

① 王鹏飞：《青少年吸毒的高危因素及防控措施分析——基于对 6 省市涉毒青少年的实证考察》，载《中国青年社会科学》2020 年第 2 期。

中、高中三阶段的必修课程设置写入《未成年人保护法》与《预防未成年人犯罪法》之中，并结合禁毒实践将课时量在前述《大纲》设置的基础上增添一倍为宜。

2. 青少年防毒陪伴体系的搭建。青少年的陪伴成长，对健康人格的形成具有至关重要的促进作用。前文所述的将青少年吸毒群体与普通群体对比研究后发现的高危诱发因素，均反映出吸毒青少年成长过程中陪伴的缺失与不足，这使得其与家庭、学校关系疏离，转而向朋辈群体寻求成长陪伴和支持，于是也就极易受到不良交往群体的负面影响。基于青少年涉毒群体显现出的上述规律性特点，应当搭建高质量的以家庭陪伴和学校陪伴为中心的青少年防毒陪伴体系。在家校合作与制约的基础上，纳入社区一方作为监督方，目前就实践情况而言，可由村委会、居委会儿童督导员为主负责定期排查有子女的家庭监护人陪伴情况，将那些外出务工人员、结构不完整的家庭以及家庭矛盾突出的家庭子女作为重点管护对象，为陪伴缺失的青少年设置专门的替代监护人履行青少年成长陪伴职责，并定期回访与监控。现阶段，许多地区已经设立青少年"社区生活之家""儿童之家"等为陪伴质量不佳的家庭子女提供保护场所，但实践中大多未能有效发挥其应有功能。对此，应当根据社区的不同情况，有重点地设置青少年保护场所，对那些人数少、陪伴缺失现象不明显的区域可以少设置或者不予设置，以实现资源的合理配置。学校应当强化班主任、教导员的班级管理之外的"学生家长"的角色认知与学校期间的成长陪伴功能，畅通渠道，增强与学生家长及其他监护人的沟通，及时掌握学生的思想动态与行为表现，其中寄宿学校更要重视这方面的工作。通过成长陪伴体系的构建与完善，减弱直至隔绝青少年因陪伴缺失而受到社会不良群体的影响沾染毒品。

3. 青少年防毒沟通体系的搭建。青少年吸毒者在校期间行为表现异常，甚至发生了严重不良行为，此时青少年吸毒者家人往往难以发现其异常行为，就更谈不上制止其不良行为。很多青少年吸毒者被采取强制措施后，其家人才得知子女有吸毒行为，这与青少年和家人之间的沟通体系不完善有直接的关系。对此，在青少年防毒问题上，应当加强防毒沟通体系的构建和完善。外部沟通机制的构建强调加强学校与家长之间的沟通，以及完善家长与子女之间的情感沟通。学校与家长之间沟通机制应当固化、常态化，有利于青少年不良行为的及时发现与矫正。家长学校应定期开展家长培训，提升家长或其他监护人的毒品识别能力与自觉抵制毒品意识，以进一步促进家长在防毒家庭教育方面的能力和水平。而家长与子女之间的情感沟通机制的完善，一方面，可以考虑通过家长学校对家长科学的沟通交流模式和技巧的培训予以实现；另一方面，需要在家校合作过程中，学校应承担起亲子关系僵化或破裂家庭中沟通桥梁的作用，在以化解纠纷、修复破裂的关系为核心内容的恢复性司法理念指导下，吸纳学生、家长或其他监护人以及其他有关力量参与修复。

4. 青少年防毒隔离体系的搭建。一方面，要努力做到让青少年与不良社会群体隔离，以隔绝朋辈群体对青少年吸毒的助推作用。这一层面的防毒隔离，主要任务在于搭建青少年防毒陪伴体系以及青少年防毒沟通体系，强化对青少年的管控，用家庭、学校陪伴来提升青少年的情感满足，以防止其向不良群体寻求价值观认同以及情感支撑。另一方面，要让青少年与涉毒监护人隔离。调查发现，有10%左右的青少年吸毒者其家人存在吸毒的情况，这一问题应当引起重视。青少年成长过程中其行为模式存在一定的模仿性，而家人的行为模式对青少年行为模式的影响是至关重要的。对此，在青少年防毒隔离体系的搭建上，应当完善相关制度机制。2015 年出台的《关于依法处理监护人侵害未成年人权益行为若干问题的意见》规定了撤销监护人资格的几种情况，而吸毒便是其中的一项，即"有吸毒、赌博、长期酗酒等恶习无法正确履行监护职责或者因服刑等原因无法履行监护职责，且拒绝将监护职责部分或者全部委托给他人，致使未成年人处于困境或者危险状态的"，人民法院可以撤销其监护资格。但是该规定附加了过多的限制性条件，即使是初次吸毒者也会对其子女造成负面模仿效应，甚至该负面影响要比朋辈群体严重得多。因此，对于沾染毒品的监护人的监护权撤销应当纳入青少年防毒隔离体系构建中，对于吸食毒品或者有其他涉毒违法犯罪行为的监护人，应中止其监护权的行使，并与子女隔离，视其脱毒情况以及矫治情况而逐步恢复。

三、注重从心理本能视角深入研究毒品成瘾现象

毒品成瘾是人类生物本能使然，人的本能驱动是人类一切行为的内在驱动力。性、好奇心、仇恨、荣誉感均是行为的驱动力。只有从控制人类行为的 15 种本能欲望出发，才有可能深度地揭示网络成瘾发生发展的内在机制，探寻出预防和矫治网络成瘾的有效策略。吸毒成瘾者的心理特征越来越多地受到人们的关注，同时心理矫治在戒毒工作中的作用，也得到了越来越多的认可。心理咨询包括很多流派和方法，其中，认知学派和团体辅导方法对吸毒工作者的帮助作用已经得到了探讨和研究。分析心理学是由荣格创立的一个心理学流派，属于精神分析的新发展。它的一些理论和方法可以给戒毒工作带来新的启发和帮助，国外已经有这方面的论述和研究了，但国内还鲜有这方面的探讨。

（一）仪式—原型

毒品最早是应用在原始部落的祭祀仪式上的，可以帮助祭司和人们更好地进入与神相通的境界。现代社会跟古代社会的一个重要区别就是，现代社会缺少仪式，人们失去了对待仪式的敬畏感，更迷失了仪式的意义。但对毒品的使用却一直延续下来了，尽管用法和态度发生了很大的变化。心理分析师鲁伊基·肇嘉（Luigi Zoja）认为对毒品的滥用是现代人对仪式的追求，渴望死亡与重生。[①] 吸食毒品，可以理解为一种不健全的仪式，而健全的仪式可以满足新入会人员的潜在心理需求。不健全的仪式可以分为三部分：①刚开始的处境因为没有意义而不得不被超越。原始部落的青少年因为找不到存在的意义而进入仪式中，而仪式会灌输给他们一种完全的成人式的认同感。同样地，现代人也处于冷漠和迷失中，被迫单纯依赖于消费主义，他们暗自渴望着可以转化为独立的、有创造力的成人，不

---

①　Luigi Zoja. Drugs，Addiction，and Initiation：The Modern Search for Ritual. Einsiedeln，CH：Daimon，2000.

再受限于消费主义。②仪式性死亡。这意味着放弃这个世界，拒绝之前的身份，并把力比多①从之前的习惯性定向投射（在现在社会中是消费主义行为）中收回来。③仪式性的重生，通过跟其他人分享这些经验或通过仪式（如对毒品进行有节制的使用）可以使其在心理上更容易发生。

在当代社会，毒品使用者很难完成这个过程，不仅是因为他们使用毒品的方式（毫无节制），而且因为他们完全忽略了第二个环节——仪式性死亡。他们缺少的是心灵的内部空间，跟外部仪式一起，承载着重生的体验。肇嘉甚至提议用"仪式性毒品"来代替"吸毒成瘾者"这个名词，这意味着他们不是滥用毒品，而是通过毒品来满足他们对于仪式最原始性的需求。

（二）阴影与转化

阴影是一种原型意象，是我们内心深处隐藏的或无意识的心理层面，是会让我们的意识自我觉得蒙羞或难堪的内容，多被压抑着，或被投射到其他人身上。吸毒是一种违法行为，大都在隐秘的地方进行，并且大部分人都有被公安机关强制戒毒的经历。吸毒人员也经常遭受周围人异样的眼光和别样的对待。随着新闻中关于吸毒成瘾者为了买毒品而伤害他人的报道越来越多，社会把它的阴影投射到了吸毒者身上，吸毒人员成为社会的阴影。当人们意识到自己本身存在阴影的时候，就不会把它投射到其他人身上了，也就不会出现道德的分裂和优越感。我们（包括国家和社会）都需要有勇气去承载自己的阴影，用开放的心态去理解他们，帮助他们转化。

（三）沙盘游戏的容纳与转化

沙盘、沙盘分析师和沙盘游戏者的动态关系共同营造了一种"自由、安全、保护和共情"的空间和氛围，让游戏者（吸毒成瘾者）的无意识得以自由表达，使其获得内心的整合和发展。② 吸毒成瘾者大都难以形成健康的依恋关系，与父母关系不好，难以获得足够的关爱和理解，尤其是在吸毒之后。而沙代表着大地，可以承载和容纳游戏者以及他们的问题，弥补他们对于父母之爱的缺失，为他们提供一个解决问题、发展自我的机会。同时，沙盘用具包含着各种各样的原型意象，即使对于那些学历低、不善于表达自己感受的吸毒成瘾者，也可以激发他们的内心情感，促使其心理能量的流动，展现他们的内心世界。随着工作的进展，沙盘分析师和游戏者之间会发生移情和反移情，这种关系与沙盘一起在沙盘室中营造出一种自由与受保护的空间，帮助游戏者发展出积极的应对方式，减少甚至消除对毒品的依赖，建立健康的自我。

（四）梦中的意象与治愈

吸毒人员大都做过跟毒品相关的梦，梦中的这些意象对戒毒效果有一定的预测作用。崔（Choi）通过对物质滥用者的研究发现，梦到服用滥用的物质（酒精）这一现象就说明

---

① 力比多，弗洛伊德精神分析心理学中的专有名词，指性本能。
② 申荷永：《荣格与分析心理学》，中国人民大学出版社 2012 年版，第 162 页。

他们对于戒断工作非常认真，是一个积极的表现。[1] 里德（Reid）和西米恩（Simeon）通过对可卡因成瘾者的研究发现，从梦到吸食可卡因到在梦中拒绝吸食可卡因这一转变意味着他们已经做好了戒除可卡因的准备，是一个积极的信号。[2] 而布朗（Brown）通过对物质滥用者的研究发现，梦到服用滥用的物质（酒精）并不重要，重要的是对这个梦的主观反应，假如感到很失望，则说明成瘾者还没有准备好戒除"瘾"患；假如感到松了一口气，则说明成瘾者已经准备好戒除毒瘾了。[3] 由此可见，梦中的毒品意象，尤其是对待方式的转变和主观态度，与成瘾者的戒毒效果密切相关。而通过对这类梦的工作，运用自由联想、扩充技术和积极想象技术，可以促使梦中的意象或对待它们的态度和方式发生转化，以帮助他们在心理上戒除毒瘾。

（五）总结与展望

心理学包含众多流派，没有一个流派可以完美地解决所有的问题，每个流派都从自己的角度出发阐述着问题解决之道。现在，越来越多的心理学家意识到，在解决实际问题时，需要的是各个流派之间的整合，而非分裂或排斥。在戒毒工作中，认知学派和团体辅导工作都得到了应用和探讨，取得了一定的效果。分析心理学作为一门重视原型和象征的深度心理学，将会在戒毒工作中发挥其独特的作用。分析心理学可以从原型与意象的角度分析吸毒成瘾者的内在需求和意义，并通过沙盘游戏和梦的解析等方法和技术来促进其治愈与转化。相信随着大家对分析心理学的理解以及分析心理学家对于吸毒成瘾问题的重视程度的提高，会有越来越多的心理学工作者从分析心理学的角度来对吸毒成瘾者进行工作，并做相关的实证研究。

四、注重多变量的整合研究和动态研究

（一）对毒品成瘾者的多种变量进行整合研究

目前，从心理角度对毒品成瘾者进行研究，无论是理论基础还是干预方法，大多只研究成瘾者的一种变量。既然成瘾的原因多种多样，那么心理治疗和干预的方法也应该关注多种变量。比如在关注毒品成瘾者情绪状态的同时，应该关注冲动性、个性特征等方面的研究。将多种变量进行整合后能够更好地对毒品成瘾者进行全方位的视角观测，研究结果将更有说服力。另外，也应开展各种因素在毒品成瘾中的量化研究，系统地研究各种因素在毒品成瘾发生中的作用并阐明各因素之间的关系。制定具有国内常模和评分标准的毒品成瘾心理量表，对毒品成瘾行为的动态发展过程进行纵向分析与阐述。

---

[1] Choi, S. (1973). "Dreams As A Prognostic Factor in Alcoholism". American Journal of Psychiatry, 130: 699~702.

[2] Reid, S. and Simeon, D. (2001). "Progression of Dreams of Crack Cocaine Abusers As A Predictor of Treatment Outcome." Journal of Mental and Nervous Disease, Vol. 198 (12).

[3] Brown, S. (1985). Treating the Alcoholic. John Wiley and Sons: New York.

（二） 对毒品成瘾者进行多阶段动态心理干预

根据戒断者的心理状态变化过程将对戒断者的心理干预流程分为四个阶段：第一阶段为萌动期，即树立戒断信心的开始，使其认识到戒毒的重要性，帮助其产生思考，初步塑造戒毒的意识；第二阶段为准备期，在这一阶段帮助戒断者增强动机，加强认知，从而有针对性地提高应对技能；第三阶段为行动期，开始细化戒毒措施，淡化戒毒者的戒毒感受，放大正面能量，通过连续激励，不断强化家庭社会的支持作用；第四阶段为维持期，需要提高戒断者操守动机、心理能量，提高家庭支持度，同时制定防复吸措施，即使复吸了，也要引导其总结经验教训，重新设定目标，再次进入改变的循环，淡化复吸心理感受。通过四个阶段的心理辅导，充分塑造戒断者本身的积极应对意识，帮助掌握应对技巧；发挥家庭社会支持的作用以强化其心理状态，有效提高戒断效率。

1. 萌动期——树立意识。在这一时期戒断者刚刚克服对毒品的生理依赖，在经历一个较长时期的生理戒断的痛苦过程后，往往意志薄弱，削弱戒毒的信心，甚至因为强烈的生理症状的折磨而放弃戒毒。针对这一情况，心理辅导人员有必要对戒断者对毒品的认识进行强化，如询问此时期对毒品的感受，回忆毒品对自身和家庭的危害，描绘戒毒成功后的美好生活等。通过提问、交谈使戒断者明确为什么要戒断成瘾的行为，戒断带来的好处是什么，不戒断的话又会有什么样的坏处。这一时期的心理辅导，为第二阶段提供了动机基础。

2. 准备期——强化动机。戒断准备期是尤为关键的一个阶段，巩固第一阶段所塑造的戒断意识，同时强化对戒毒的认知和戒毒动机，该时期的顺利完成有利于第三阶段细化具体戒毒措施。在此阶段主要介绍认知行为疗法，即通过改变思维和行为，达到消除不良情绪和不良行为的短程心理治疗。此方法强调改变认知，改变情感和行为，以谈话为主，辅以技能训练。通常观点认为人的行为是心理的外在表现，心理活动的产生源于内环境的生理冲突，且以外界环境信息为动力。行为可以通过学习和训练加以控制，个体认知的独特过程参与了行为的产生。因此心理干预人员通过强调、支持正确行为，提供正确信息，以老师的角色出现，在其认知完成过程中起引导指向作用。

认知行为疗法具有结构性、高度板块化特征，实施流程分为四个板块：第一，了解和理解戒断者的各方面顾虑、一般功能水平、评估上次辅导效果、目标完成情况。如果完成目标要支持，未完成要帮助其找到原因并进行分析。第二，介绍辅导的主题，遵循共情原则，将主题与戒断者担心的内容联系起来，讨论与主题相关的问题，提供相关的知识，练习相关技能。第三，探索戒断者的反馈，制定完成目标和下一阶段的计划。与戒断者共同审查计划的可行性，预估潜在的高危情境，提供相应的应对技巧。第四，对吸毒、复吸进行一个时间链的分解，令其认识到其中直接和间接的危险因素，通过功能分析的练习使戒断者掌握分析的技能。

3. 行动期——强化正面因素。这一时期在时间链上虽距离复吸较远，但仍存在潜在的复吸隐患。毒品滥用者精神状况差，在戒断中常常感到缺乏关爱，在此时期我们强调提高家庭社会的支持，帮助戒断者巩固戒断的阶段性成果，不断强化正面积极因素的影响。主要包括"渴求""借口""貌似无关的决定""拒绝"四个部分，针对四个不同时间段戒断者的心理状况，帮助其识别触发因素，掌握应对技术。

（1）"渴求"阶段。当戒断者处在戒断毒瘾的过程中时，极易受到外部的诱惑，强烈渴求心理的变化过程呈现一个抛物线形变化过程，当度过产生渴求心理的时限之后戒断者就能够平稳地控制内心的渴求。能否度过渴求时限的最关键一步在于能否成功应对渴求心理最强烈的时间点，也就是这条抛物线的顶点。

帮助戒断者应对渴求阶段有以下几个技巧：第一，分散注意力。有渴求的人兴趣爱好比较单一，大脑的兴奋点比较少。帮助戒断者从事多种工作，以分散他们的注意力，减少对毒品的关注。第二，谈论渴求。了解戒断者产生渴求时与何人交谈过，确保交谈对象是安全的、有正向引导的、能理解戒断者的。谈论心理上、生理上的感受，生活中、人际关系和事业中的影响等，关注戒断者之后的感受。第三，放松。谈话结束后一般戒断者都能感受到放松，用深呼吸等强化放松的状态。第四，回忆负面结果。填写一份关于吸毒损益的自我评价表，使其认识到吸毒的不良影响，制作成预警卡。第五，填写日常记录表。第六，自我谈话和自我暗示。通过训练来锻炼戒断者的自动化思维，将负向的自动化思维转化为正向的自动化思维。

（2）"借口"阶段。成瘾行为的戒断过程是一个环环相扣的链条，链条上的哪个环节出现问题就应该重点解决哪个环节。在"渴求"阶段之后，就过渡到"借口"阶段。将关注点放在借口上，此环节中戒断者会产生思想上的对抗，他们会不断寻找理由为自己的复吸行为披上合理化的外衣，内心深处存在"成瘾的自我"和"理性的自我"的斗争，一旦有了借口，成瘾的自我就会战胜理性的自我从而产生复吸行为。该阶段的主要方法有认知行为疗法、谈话疗法、动机疗法等。在谈话疗法中要将借口转换成生活中所关注的问题让戒断者回答，再从中进行引导，深化戒断者的戒毒目标和人生计划。在动机疗法中，从恢复戒断者的理性出发，不断启发戒断者的戒断动机，设置阶段性的目标。每一个目标的实现都会增强戒断者的信心。辅导过程中要不断强化有价值的目标，从而形成一个循序渐进的过程。

（3）"貌似无关的决定"阶段。到了这一阶段，在时间链上显示离复吸是越来越远，但此时是最容易打断时间链的环节，反而不能放松。此时不同于"渴求"和"借口"阶段可以接触到触发因素，只需要一个单纯的观念上的转变就极可能打断时间链，观念正向转变则远离复吸，反向转变则接近复吸。"貌似无关的决定"是一个源头，极容易引动触发因素。

（4）"拒绝"阶段。"拒绝"这一阶段强调针对外部的诱惑做出拒绝，有效切断触发因素。首先了解戒断者得到毒品的渠道，帮助患者掌握拒绝毒品的技巧，包括拒绝外部的诱惑和内在的欲望。方法是否合适、态度是否坚定都是影响其拒绝成功与否的关键因素，必须通过引导使戒断者自觉意识到应当果断拒绝。在这一环节提供果断拒绝的三个原则：一是迅速意识到诱惑因素；二是直接表明态度；三是清楚而坚定地说"不"，重复强调，强化拒绝的决心。

4. 维持期——巩固前期成果。进入维持期的阶段，主要是巩固前期成果，帮助戒断者回归正常人格。第四阶段关注于家庭社会的作用，淡化戒毒心理感受。对戒断者家庭功能进行了解，通过谈话告诉他戒毒成功家人会怎样，成为某些正能量的来源，反之如果你接着吸毒，会对你的家庭、亲人、生活造成什么样的影响，引导其意识到自身在家庭之中的重要性，培养其主动承担家庭责任的意识。对戒断者的社会功能进行了解，询问其现在如何与社会接触，与社会接触的困难等，帮助其分析提供切实可行的方案和想法，强调恢复社会功能可以帮助他重新融入社会，对家人和自己都是一种好的选择。

心理干预在我国目前的毒品戒断工作中已经得到了普遍的应用，并取得了一定的阶段性成果，但仍存在一些问题，如各地区的发展状况不平衡、"三位一体"的体系仍旧以强制戒毒为主、人员和设施等配备不齐全、人员专业性不强等。我国戒毒工作的发展受到时间、空间的限制，一方面是我国的历史原因，造成戒毒工作发展时间短；另一方面是由我国人口基数大、各地区经济发展不平衡的国情所决定的。所以要将我国戒毒工作看作一个不断完善、平稳有序的过程。就发达国家成功经验及我国社会现实需要来看，我国毒品戒断工作必然要向专业化、体系化发展，工作比重向自愿戒毒和社区戒毒发展。其中专业化程度体现了戒毒工作的发展水平，戒毒工作队伍与设施配备专业化程度的提高，预示着戒毒工作效率大幅提高的前景。"三位一体"的确立，标志着我国毒品戒断工作体系化的正式开始，目前戒毒工作正着力解决配备人员、设施，完善配套制度等问题，经过不懈努力，必将拥有一套科学成熟的工作体系。

五、注重探索心理易感因素或身心双重因素与毒品成瘾之间的关系

缺乏成就动机、寻找外界认可、适应环境困难、存在社交障碍等都可能是促成青少年渴求成瘾性行为的个体因素。如此形成了一种恶性循环，加剧了他们与现实的脱节，受到成瘾性行为的影响，这些青少年慢慢会变得情绪不稳定、闷闷不乐或喜欢寻衅搅扰，出现厌学逃学、离家出走、人际交往障碍、社交活动减少等。成瘾性行为的发生与否，不仅取决于个体的个性因素和使用态度，还受到周围环境的影响。有研究发现社会支持在生活事件对综合健康的影响中起到缓冲作用。在比较轻松的氛围中，青少年既感受到了社会环境对他的爱和鼓励，自己的心理需求也得到了适当的满足。在这种情况下，即使周围有不良的行为发生，也减少了他们想要接触和尝试的欲望。青少年正处于青春发育期，容易对吸烟、饮酒、吸毒等一些不良嗜好产生好奇，继而会尝试并进行模仿。吸烟、饮酒、吸毒对个体身体健康的不良影响是一个长期的、慢性的渐进过程，而毒品成瘾却对青少年的身心健康构成严重的威胁。青少年的成瘾性行为越多，越不利于他们的生理、心理和社会功能。青少年长时间进行成瘾性行为必然会影响自己的生理机能和身体健康；而在心理上，部分青少年依赖这些行为逃避现实生活中的种种生活事件，甚至发展成精神上的寄托，容易导致出现各种心理问题；在社会功能上成瘾者面对现实生活中的社会关系、人际交往反

而不适应，可能会出现社会关系紧张和人际交往障碍。最终使得这些青少年学习兴趣丧失、学习精力不足、自我评价能力降低、思维迟缓、社会活动减少、人际交往技能退化，个体的学习和生活不能正常进行。

种种症状表明，无论是成瘾性行为本身的危害性，还是从青少年进行成瘾性行为的结果对其产生的影响，对于正处在发育阶段的青少年来说，生理和心理影响都很大，最终会对青少年的心理健康发展产生负面影响。因此，预防和干预青少年的成瘾行为应从早期开始。学校和家长可以通过提高青少年对自己及行为的认知能力，让他们对自己的行为进行自我观察和自我调节，从而引导他们尽量不要去接触成瘾性行为。只有不接触才可以很好地控制。

第 三 节   毒 品 成 瘾 心 理 防 治 实 践

一、针对青少年的毒品成瘾预防计划

（一）情绪问题的早期诊断和治疗

在精神病治疗机构工作的从业者早就注意到了物质滥用和精神问题同时发生的情况，其中包括抑郁症、自杀行为、行为障碍、注意力缺陷多动障碍、饮食障碍、精神病和创伤后应激障碍。有75%接受物质滥用治疗的青少年同时发生精神障碍的情况。通常，精神疾病的症状出现在尝试和使用麻醉品及物质成瘾之前，因此，建议接受精神障碍治疗的青少年应该将预防药物滥用作为其精神治疗计划的一部分。高中和大学是开展药物滥用预防计划的理想平台，因为它们为目标人群提供了方便的途径，并提供了管理计划的课程、实践活动和评估结果的机会。最早的以学校/大学为基础的项目侧重于提供有关药物使用的危险事实，并鼓励健康的替代方案和情绪表达。其他项目则教授学生一些社会技能，这些技能被认为是避免吸毒所必需的。由于吸毒的诱惑无处不在，如果青少年和年轻人要成功地避免药物使用，就必须具备诸如拒绝毒品等的社交技能。

（二）基于学校的毒品成瘾预防计划

林斯基等人在2003年假设，如果在美国范围内实施有效的以学校为基础的物质滥用预防计划，儿童和年轻人使用物质的时间将平均推迟两年，物质使用者将减少150万人。有效的预防计划有望使13~15岁青少年中的酗酒者减少8%，使吸食大麻的青少年人数减少11.5%，使吸食可卡因的青少年人数减少45.8%，而使对烟草上瘾的青少年人数减少10.7%。米勒和亨德利（Hendry）2009年估计，在预防药物使用上每花费1美元，就能节省18美元。

在对药物成瘾的研究中出现了一些共同的特征，这些特征已被确定为风险因素。它们先于物质使用开始出现，共分为五类：第一类包括个人特征，如精神疾病、学业失败、反社会行为、年轻时的毒品尝试和犯罪活动；第二类包括对权威人物的不信任、对成年人的愤怒和对越轨行为的迷恋态度等；第三类包括心理社会特征，如低自尊、社交技能差、渴望融入同伴、拒绝同伴压力的技能差、缺乏自我表现的技能；第四类是家庭特征，如药物使用或依赖的家族史、家庭反社会行为和父母管理行为的技能低下；第五类包括环境特征，如贫穷、缺乏帮助服务、社区容忍或药物使用、暴力和犯罪行为、容易获得药物和酒精，以及有使用药物的家人和朋友。风险因素的存在并不具有因果关系。所有具有这些特征的人也不会自动成为物质滥用者。不过，如果存在的风险因素越多，年轻人就越容易受到成瘾的威胁。

研究人员可以用多种方式使用有关风险因素的信息。一些人利用这些信息对学生进行概况分析，并确定哪些学生应该被纳入初级预防计划。其他人利用风险因素提供信息，当风险因素被确定时，成瘾预防可以包括对其他已确定的问题进行干预，如创伤后应激障碍。

大多数青少年物质滥用预防计划的重点是防止学生尝试使用烟草、酒精和大麻，这些已经被认定为成瘾的"入门物质"。在调查中，大多数药物滥用者认为这些是他们尝试和使用的第一类物质。这些药物被视为进入药物滥用之门的标志。这就是为什么那么多早期预防计划把重点放在完全拒绝方面。任何物质的使用都被认为是导致药物滥用和成瘾的第一步。根据这一假设，为了阻止成年人滥用药物，重要的是防止青少年试验和使用这些已被确定的入门药物。然而，对于尝试性的烟草和药物使用与最危险的药物成瘾或滥用之间存在必然发展关系的这一假设还存在争议。

（三）针对青少年毒品使用的早期行动

校园毒品预防计划是针对青少年药物使用的早期行动，即青少年作为同龄交流者。这个计划是为高中生设计的，它结合了药物意识教育、问题解决技能培训、互动角色扮演、沟通技能培训、批判性思维技能、语言艺术和对积极同伴影响的认识。这是美国国家药物政策办公室（Office of National Drug Policy）和《纽约时报》（New York Times）的教育计划，该计划是一门综合性课程，旨在满足国家在语言艺术、健康、生活技能、视觉艺术、数学和行为研究等方面的教育标准。为了证明课堂上花费在预防项目上的时间是合理的以及该综合课程是非常重要的，教育工作者被鼓励在教授这些计划时证明他们达到了国家教育标准。在这个高利害测验盛行的时代，管理者不会批准不符合国家等级标准的课程。心理咨询师和教育工作者受到压力的驱使来证明他们的活动能够提高学生的学习能力。这些项目的长远目标是在满足美国国家教育标准的同时，防止未来的药物使用。

网络会免费向教育工作者提供针对青少年药物使用的早期行动课程计划：青少年作为同龄交流者的相关资料。该课程计划共有 14 个学习模块，整合了报纸文章、最新的研究结果和资源，指导学生和教师与药物滥用做斗争。该课程计划包括一系列活动，如抵抗药物策略角色扮演的主题列表，以及由一位朋友描述他的新朋友鼓励他吸烟的虚拟信件。学生必须回应朋友的求助，制定策略避免接触大麻的使用。此外，《纽约时报》还将当前有关物质使用风险的文章链接到在线注册的课程中。目前，还没有对这个项目的评估。

二、多模式计划

多模式计划是美国同时从多个角度解决成瘾预防问题的计划项目。有些是在学前班到12 年级的学校或高等教育机构推出的，为学生、家庭和教育工作者提供服务；另一些则关注改变社区和环境。这类计划基于生态系统理论，该理论认为行为会受社会经济、环境和文化因素、家庭关系、父母行为和父母能力的影响。关于成瘾和滥用的流行病学研究支持了这些发现。这些特征会对年轻人避免药物、酒精或烟草的使用产生保护性或破坏性的影响。因此，合乎逻辑的做法是在个人环境中对具有广泛影响力的成员（如父母、同学和教育工作者）进行培训，让他们了解如何改善沟通，教授有效的行为管理技能，并提供有关家庭动力对青少年药物滥用有影响的知识。让父母参与是因为尽管他们的孩子在追求自由和自我实现的过程中把他们推开，但他们仍然对孩子施加着强大的影响。让同龄人和同学参与是因为在这个发展时期，青少年越来越多地向朋友寻求信息，并将他们视为规范行为的榜样。让教师也参与是因为大多数青少年都在学校，教师有机会观察他们，并对他们的行为提供即时反馈。

青少年过渡计划就是这类计划的一个例子。该项目由美国国家药物滥用研究所资助，由学校的工作人员和行政部门管理。该项目需要一个家庭资源室，里面包含图书馆和咨询办公室。青少年过渡计划为中学生、中学生家庭、教师和同学提供预防和咨询服务，如在学校和家访中，为学生和他们的家人提供咨询服务。父母有机会接受育儿和家庭管理培训，以及有关药物使用和滥用的教育。这些服务贯穿整个学年，并在夏季进行家访。另一个以学校为中心的多模式方法的例子是成功、健康、安宁课程，这是一个为期六周的健康教育培训。在此期间，学生将与他们的父母一起完成家庭作业。这些作业的目标是改善父母和孩子的关系，以及提高学校的成功率、健康的选择、自我倡导、自尊、情感成熟度和和平解决问题的能力。每周的内部通讯和公共电视节目会提供额外的信息。

2007 年，美国国家成瘾和药物滥用中心为管理者提出了一些具体的建议。例如，高等教育机构应该制定明确的政策，以禁止在校园和宿舍使用毒品；禁止在校园内吸烟；校园内应提供全面的健康和咨询/心理服务，使用这些资源不会为学生带来负面影响；包括体育活动在内的娱乐活动应不含酒精和毒品；拒绝烟酒公司提供的赞助。此外，美国国家成瘾和药物滥用中心 2007 年的报告建议在周五和周六安排课程和考试，以抵消从周四晚上就开始度周末的趋势。在适当情况下，预防药物滥用的信息应列入课程。美国国家成瘾和药物滥用中心要求管理人员投入适当的财政资源来打击校园里的药物滥用，包括用足够的资金来支持学生的健康和心理/咨询服务。此外，还要求学校实施学生健康和保健方案，重点是改变校园对药物使用的态度，识别最有可能滥用药物的学生，并在适当的时候提供评估和干预服务。有些男性学生的成瘾程度和其他心理健康问题需要超出了大学福利健康干预的范围。因此，学生的健康保险政策应该包括心理健康和成瘾保险。

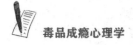

三、减少伤害计划

减少伤害计划的支持者将他们的思想体系描述为更现实、更实用。支持者们认识到，寻求刺激的青少年和大学生把禁令看作一种挑战，导致他们做的事情与告知他们的情况相反。此外，当社会只允许成年人饮酒时，酒精就成了禁果。由于这一禁令，一些年轻人在21岁生日那天喝酒狂欢，炫耀他们的新法律地位，这已经成了一种文化期待。由于酒精中毒导致的死亡人数上升，一些地方的酒吧禁止庆祝生日的人举办"21中的21"（庆祝生日的人在21分钟内喝21杯蒸馏酒）的派对。减少伤害计划的倡导者认为，如果公开推广负责任的饮酒，而不是不切实际地禁止人们在21岁之前饮酒，那么死于酒精中毒的人数就会减少。

这一做法得到了国际社会的支持。世界卫生组织（WHO）建议广泛采用各种方案，包括减少伤害的方法。作为一项主要预防措施，该组织建议让所有公民接触到有关适度饮酒的准确信息，如对有滥用迹象的人进行早期识别和干预。世界卫生组织建议将重点放在向年轻人宣传狂饮的危害，狂饮被视为一个国际问题，其定义是一个男性在5个小时内一次喝6杯或更多的酒，或者一个女性在5个小时内一次喝5杯或更多的酒。

（一）大学生酒精筛查与干预项目

大学生简易酒精筛查与干预项目是一个减少伤害项目的例子。它的前提是，大多数大学生会尝试使用酒精和物质，但大多数人在成年后不会出现成瘾问题。这个计划的目标是减少物质依赖的可能性，教那些刚接触酒精的大学生如何更安全地饮酒。计划的第一步是对酒精的使用模式、使用态度和改变的准备程度进行简要的评估。接下来是50分钟的训练课程。在这个环节中，参与者会得到关于酒精影响的一般信息，以及调节使用和影响的技巧，最重要的是用计算机打印出关于他们使用的具体模式、态度和未来滥用的风险因素。他们还要接受关于自我效能感和改变动机的认知行为策略培训。严重酗酒或身体状况不允许饮酒的学生不适合参与本计划。

（二）针对青年人的大众宣传活动

大众媒体是向公众传播信息的一种有效途径。通过平面新闻、电视和青少年观看的其他节目可以有效地接触到特定的群体。这些媒体包括《体育画报》（*Sports Illustrated*）等杂志、体育节目、MTV和其他网络节目。使用大众媒体的目的是传播信息，使青年人能够拒绝使用毒品，防止青年人进行尝试，并鼓励偶尔使用者停止使用。在过去，政府资助的广告活动试图通过恐吓战术和夸大毒品使用风险来保护年轻人免受毒品滥用的危害。有一则声名狼藉的广告展示了正在热锅里煎一个鸡蛋。旁白是："这是你吸毒的大脑。"这种简单化的信息成了喜剧节目的素材，但对年轻人认识到药物尝试、使用和滥用的真正风险却收效甚微。尽管恐吓战术可能会吓得一些人不敢使用，但对于那些脆弱的人来说，它们并没有起效，因为这些人往往既寻求刺激，又容易冲动。有证据表明，可怕的信息会吸引而不是阻止他们进行尝试。

最近，反毒品的媒体信息聚焦在了拒绝技巧和父母作为"反毒品"的力量上。这一信息的目的是让父母能够干预孩子的生活并参与其中。复杂的公共服务广告会向家长提供直接信息，并且提供包含更多信息和建议的网址。遗憾的是，这些信息可能不够有效。当被问到这些问题时，青少年报告说他们已经接触过广告并记住了信息，但是这些信息对自己的行为几乎没有影响。然而，有证据表明，这些广告对父母非常有效。研究表明，父母对大麻等毒品的危害的态度发生了变化。研究还表明，由于媒体的关注，越来越多的家长与孩子就使用药物的危险性进行了实质性的讨论，并加强了对孩子活动的监控。媒体宣传活动是全面预防药物滥用方案的重要组成部分。

（三）风险降低和保护计划

流行病学的公共卫生模型假设，可以通过研究疾病的自然发展过程的历史来更好地了解致病因素，从而预防或控制疾病。该模型会对风险和风险降低因素进行分析和隔离。存在的风险因素越多，疾病发生的可能性就越大。从理论上讲，如果风险/前兆因素得到控制，弹性/保护性因素增加，发展为疾病的风险就可能会下降。风险和保护因素因社区不同而发生变化。因此，在确定疾病或障碍后，应隔离该人群的风险和保护因素，并有针对性地进行干预。

风险和保护因素包括个人、家庭、社区、学校、同龄人群体和人口统计学数据等，它们经常以叠加的方式相互作用，产生协同效应。许多物质滥用预防计划从评估风险因素的存在开始，然后以风险因素最高的群体为目标。个人风险因素包括精神病史、寻求刺激的行为和冲动性。家庭风险因素包括严重的家庭不和、沟通方式失调、父母和家庭吸毒、缺乏父母监督和离婚。一些项目则侧重于加强家庭互动和育儿技能。例如，在成瘾母亲康复项目中，所有参与者都接受了传统的成瘾治疗，但有一半的参与者接受了额外的关于儿童发展的培训、依恋和育儿技能教育。还有人通过关注青少年的行为来改善健康决策。

大学就像一个有自己的文化、社区成员、行为标准和目标的村庄，主要由年轻人组成。因此，任何针对这个群体的预防计划都必须是专门为这个群体设计的。为了实现这些目标，美国得克萨斯州的卢伯克理工大学创建了一个名为"大学康复社区"的整体干预/复发预防项目。这个项目是通过成瘾康复中心实施的。大学康复社区以多种方式支持康复的学生。它提供教育、社区支持、奖学金和助学金。参加该项目的资格为至少 12 个月的戒酒、参加社区 12 步康复计划、注册并通过 1 学分的学院成瘾课程。此外，该中心还为正在努力学习课程的学生提供同伴辅导课程的学习，要求该中心的参与者互相帮助，需要对社区做出贡献。他们报告说，在平均学分绩点（GPA）为 4 分的等级范围内，参与者的平均成绩为 3.4~3.6 分。学术奖学金从每学期 500 美元到 5000 美元。申请奖学金的学生必须保持 3.0 分的平均成绩，并且必须完成在本科 12 学时和研究生院 9 学时的学习。这个康复社区为康复中的大学生提供了一个同伴团体，以便他们有不使用和滥用药物/酒精的朋友和广泛的支持网络。这也是社区药物滥用和酗酒标准的替代品。大学康复社区每学期会有 4.4% 的复发率，这意味着超过 90% 的参与者保持了清醒。该中心是 2004 年在物质滥用和精神健康服务管理局的赠款支持下成立的。从那时起，共有 27 所学院和大学建立

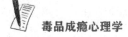

了大学康复社区。在这些学院和大学中有 13 所大学正在参与收集参加该项目的大学学生的复发、康复和恢复的数据。这些数据资料将提供有关大学生在康复过程中的信息。它还将提供关于这一整体康复计划功效的信息。

四、孕妇及老年人的预防和治疗计划

对于发育中的胎儿来说，没有哪种程度的酒精和药物使用是安全的。因此，给孕妇用药要非常谨慎。在美国，每瓶酒上都有关于饮酒风险的信息。一般认为，孕妇不应吸烟、使用阿片或违禁药物，或者饮酒。然而，10.8% 的美国孕妇会继续饮酒（3.7% 为狂饮），4.4% 的孕妇会使用非法药物，16.3% 的孕妇会吸烟。怀孕女性越年轻，她在怀孕期间使用药物的可能性越大。接受药物滥用治疗的孕妇可能受教育程度更低，经济资源较少，并曾使用过冰毒（甲基苯丙胺）或安非他命。另一项研究表明，与继续使用药物的母亲一起生活的儿童显示出发育迟缓的结果。这进一步证明了药物治疗和对母亲干预的价值。

（一）家访项目

美国开始实施的大规模家访项目，目标是 2010 年《平价医疗法案》资助的弱势人群。根据公法，美国各州将利用家庭访问来设计母婴和幼儿干预方案，协调高危社区内的服务，并提供综合服务，以帮助家庭及其成员充分发挥潜力和巩固家庭。该法案要求"护士、社会工作者、家长教育工作者或其他准专业人士"定期上门探访孕妇、父亲和家庭护理员、新的父母，直到孩子五岁为止。该法规要求，大部分资金要用于以证据为基础的母亲、婴儿和幼儿家庭探访和病例管理的干预措施。这些计划将为孕妇提供分娩、产后和幼儿发展阶段的持续护理。这类计划已被证明对母亲和儿童的未来生活产生了持久的影响。

这些计划是建立在小规模实践的模型之上的，可以分为教育、技能培养和家庭监控与持续的评估和转诊。以教育为基础的预防案例是"干净的开端"项目，该项目旨在提高医疗从业者对药物使用风险的认识，并对怀孕期间的成瘾和滥用进行诊断评估。"干净的开端"项目是"健康起点"项目的一个子项目，这是一项由美国卫生和公共服务部资助的全国性的新项目。"健康起点"项目以处于危险处境中的母亲和家庭为目标，为孕妇和婴儿提供教育材料，向医生和其他支持机构提供转介和病例管理。此外，家访由儿童发展专家或卫生保健提供者实施。另一项提供家访的联邦计划被称为"母婴及幼儿家庭探视计划"。该计划的目标如下：

（1）改善孕产妇和新生儿健康；

（2）预防儿童受伤、儿童虐待、忽视或粗暴对待儿童，减少急诊次数；

（3）减少犯罪或家庭暴力；

（4）提高家庭经济自给自足的能力；

（5）改善协调和转介，以获得其他社区资源和支持。

该项目要求所有滥用药物的孕妇接受有关药物对胎儿影响的教育、转介治疗、持续的药物使用评估、个体咨询和治疗的病历管理。有强有力的证据表明，对儿童产生持久影响

的最好办法是改变家庭系统。有证据表明，干预越早，对儿童的影响就越大。早期干预可以改善产前护理、减少孕产妇用药、保护胎儿健康和安全等方面的结果。

护理人员的家访项目结果表明，积极的影响从子宫开始，并持续到孩子两岁生日。在这个项目中，同一名护士在年轻母亲怀孕期间每月去她的家中探视她和她的家人两次，分娩后每周去一次。护士为母亲提供建议，在怀孕期间监测她的健康状况，在分娩后监测孩子的健康和发育情况。研究人员对这一干预/预防项目进行了15年的跟踪调查，结果表明，怀孕期间母亲的行为更健康；怀孕期间母亲戒烟和戒酒；虐待、忽视和伤害儿童的案例明显减少；福利依赖性降低；药物滥用和非法行为减少。这个项目也影响到下一代孩子即被逮捕和定罪的人数明显减少，饮酒量也较低。这也是非常有成本效益的。在这个项目上每花费1美元，就能节省下4美元。据估计，到孩子4岁的时候，这个项目的成本已经可以被收回。该福利还扩大到这些母亲今后几年所生的未来的孩子身上。

（二）老年人预防计划

处方药的非医疗使用问题最近得到了关注。从2002年到2010年，美国处方药物的不适当使用者从90.7万增加到237.5万，从2.7%增加到5.8%。很少有针对老年人的预防计划。现有的项目是以教育的形式提供给卫生保健提供者、老年人和他们的家庭，关注的焦点在于处方药的滥用。美国国家卫生研究院在网站上建议老年人在被健康护理提供者问及饮酒问题时要诚实；向药剂师询问如何服药，只按处方服药，不要服用其他任何人开的处方药。该网站列出了老年人滥用药物的警告信号：情绪波动；用药数量的增加，与处方允许的时间相比，更早要求补充药物，性格的改变；精神状态的改变迹象，在医院获取多个处方，而不告知健康提供者其他处方的信息，使用多家药店，虚假或伪造处方，以及因非医疗原因服用他人处方药。

五、毒品成瘾预防效果的评估

确定预防计划的有效性是困难的，因为成功的预防计划要么减少，要么阻止某些事情的发生。衡量发生了什么比衡量没有发生什么要容易得多。此外，为了减少物质滥用的可怕影响，许多项目的实施没有有效的评估措施，或者缺乏作为计划设计一部分的评估。例如，许多计划是在没有构建比较/控制组的情况下实施的。考虑到这一点，有证据表明，以学校为基础的计划在防止一些学生进行尝试和物质使用方面是有效的。有效的计划有几个共同的组成部分，包括社会技能培训、家长参与、同龄人作为教育者和调解者，以及与社区成员的伙伴关系。试图通过关注单一因素或教授一些特定技能来解决全球成瘾问题的预防计划是无效的。单次接触的方法，如20分钟关于烟草健康风险的药物教育，增加了学生关于使用药物健康风险的知识，但未能阻止学生尝试药物。

对于大多数参与预防计划的人来说，随着时间的推移，他们需要接触一系列的方法。由于许多因素导致药物滥用，有效的预防计划必须首先确定风险因素，决定谁将参与该方案，并随着时间的推移，创建具有多个联系人的多模式方法。这个过程应该是解决与成瘾相关的最重要的因素，因为这些因素共同作用，将使人们从清醒过渡到成瘾。茜恩（Shin）在2001年回顾了能够产生效果的计划，发现这些计划有5个基本组成部分：①有足够的接触时间，接触时间至少为三年；②同伴的参与；③强调拒绝技巧、社交技巧和决策技巧；④学生对"正常行为"的期望和定义发生改变；⑤家长、同龄人和社区成员的合作和参与。

将结果数据用于评估计划的有效性是非常重要的，因为人们已经发现一些计划增加而不是减少了目标行为。例如，一些计划试图规范药物使用，让学生们可以更加开放地讨论他们的问题，这可能会增加药物的使用，因为这会增强参与者的信心，让他们相信每个人都在这么做；使用恐吓策略的计划可能会在无意中激发寻求刺激者的兴趣，从而产生相反的效果。斯卡拉（Skara）和苏斯曼（Sussman）在2003年对25个青少年物质滥用预防项目的长期结果进行了元分析。分析这些数据是很困难的，因为项目之间的差异很大。例如，这些项目的实施时间从三个月到三年，次数从5次到384次。大多数研究表明，这些治疗方案在防止一些参与者吸烟方面是有效的。在某些情况下，这些影响（9%~14%的降低率）可持续长达15年。在评估酒精和大麻使用情况的9个项目中，有5个项目在最初培训后的一两年内又进行了强化培训，这对参与者产生了积极的长期影响。这些研究表明，大约71%的参与者比对照组使用更少的酒精，研究结果表明，有更多干预课程的综合方案以及加强的后续课程对减少物质使用具有更大的长期影响。这些项目都不如接种预防成瘾的疫苗有效。然而，考虑到尝试、使用和滥用烟草、酒精和其他麻醉物质的可怕后果，任何延迟或减少使用的计划都是值得努力的。这是因为人们开始使用药物的时间越早，使用的时间越长，使用的剂量越大，负面影响就越严重和普遍。

总之，烟草、酒精、麻醉品和其他物质的滥用是主要的公共卫生危害，可能会导致犯罪、贫困、虐待儿童、忽视、精神疾病和身体残疾、早产和过早死亡。许多人在出生前就已经接触，并且天生就患有癌症。大多数滥用物质的人都是从儿童或青少年开始的。在美国，儿童、青少年、年轻人和退伍军人的物质滥用率已上升到流行病的程度。为了应对这一公共健康的梦魇，教育工作者、立法者、公共健康和精神卫生专业人员纷纷制定了预防项目。大多数项目都是在不包括评估部分的情况下发起的。这些项目中有些承诺的奇迹般的结果是无法实现的。其中一些项目针对的是最脆弱的青年人，而其他项目则包括个人及其家庭。

滥用预防计划有许多不同的类型。一些计划侧重于教育人们了解药物滥用的风险；另一些则训练参与者拒绝同伴进行物质使用尝试的压力；还有一些侧重于采用多模式方法培训家长（改善沟通和行为管理）、学校人员、同龄人和学生（提高拒绝技能、自尊、解决问题的能力，减少压力）。最具影响力的项目是多模式项目，包括与学生、家庭、学校/高等教育机构和社区的合作。其中一些多模式项目在15年的随访研究中显示出了持久的效果。考虑到物质使用的严重性和终生的负面后果，这些预防方案的积极结果是备受欢迎的。然而，还需要进行更严格的研究来制订预防方案；以最有效果和最有效率地提供信息，并取得最大成果。

参考文献

著作：

[1] 蔡燕强：《戒毒矫治康复手册》，暨南大学出版社 2006 年版。

[2] ［美］大卫·卡普齐（David Capuzzi）、马克·D. 斯托弗（Mark D. Stauffer）：《成瘾心理咨询与治疗权威指南》，中国人民大学出版社 2021 年版。

[3] ［德］恩格斯：《反杜林论》，载《马克思恩格斯选集（第三卷）》，人民出版社 1972 年版。

[4] 风笑天：《社会学研究方法》，中国人民大学出版社 1999 年版。

[5] 高莹：《矫正教育学》，教育科学出版社 2007 年版。

[6] 郝伟、赵敏、李锦：《成瘾医学理论与实践》，人民卫生出版社 2016 年版。

[7] ［美］劳伦斯·纽曼著，郝大海译：《社会研究方法——定性和定量的取向》中国人民大学出版社 2007 年版。

[8] ［德］李斯特著，徐久生译：《德国刑法教科书》，法律出版社 2000 年版。

[9] ［德］马克思、恩格斯：《马克思恩格斯选集（第四卷）》，人民出版社 1972 年版。

[10] ［美］Mitch Earleywine 等著，张珂娃、包燕、池培莲译：《成瘾障碍的心理治疗：物质滥用、酒精依赖和赌博成瘾的临床治疗指南》，中国轻工业出版社 2012 年版。

[11] 施红辉、李荣文、蔡燕强：《毒品成瘾矫治概论》，科学出版社 2009 年版。

[12] 汤家朝、徐普：《当代国际禁毒风云》，经济科学出版社 1997 年版。

[13] 王玮：《毒品预防》，群众出版社 2018 年版。

[14] 吴宗宪：《西方监狱学》，法律出版社 2005 年版。

[15] 肖前：《马克思主义哲学原理（上）》，中国人民大学出版社 1994 年版。

[16] 杨波、戴建海、张卓、赵辉：《毒品成瘾与心理康复》，中国政法大学出版社 2015 年版。

[17] 杨波：《人格与成瘾》，新华出版社 2005 年版。

[18] 杨春洗：《刑事政策论》，北京大学出版社 1994 年版。

[19] 袁方：《社会研究方法教程》，北京大学出版社 1997 年版。

[20] 章恩友、姜祖桢：《矫治心理学》，教育科学出版社 2008 年版。

［21］章恩友：《罪犯心理矫治基本原理》，群众出版社 2004 年版。

［22］张效林：《远东国际军事法庭判决书》，群众出版社 1996 年版。

期刊：

［1］陈家言、王云翠、李帅奇、王增珍：《"五步脱敏疗法"在甲基苯丙胺成瘾患者中的应用效果初探》，载《中国药物依赖性杂志》2020 年第 2 期。

［2］陈晓云、朱晓莉、黄泽政、陈峰、张林：《吸毒青少年毒品使用状况调查及对学校毒品预防教育的启示——基于 C 省监管场所 201 份 25 岁以下青少年样本的分析》，载《青少年犯罪问题》2018 年第 2 期。

［3］戴雅玲：《成瘾行为毒品依赖人员应对方式与人格特质的相关分析》，载《西安文理学院学报》（自然科学版）2013 年第 3 期。

［4］段颖、沈芳、隋南：《强迫性用药行为的神经生物学机制研究进展》，载《科学通报》2015 年第 13 期。

［5］郭莲：《在家庭中开展毒品预防教育的必要性及可行性》，载《云南警官学院学报》2012 年第 3 期。

［6］黄辛隐、沙小晃、段越、张珂、柳毅：《基于内观疗法的毒品成瘾人员的依恋关系研究》，载《苏州大学学报》（教育科学版）2016 年第 3 期。

［7］李锦：《药物成瘾的神经生物学基础》，载《神经药理学报》2019 年第 9 期。

［8］李先林、王静、王雪颖.：《阿片成瘾的神经生物学机制研究进展》，载《临床医药文献电子杂志》2017 年第 33 期。

［9］李晓彤、江海峰、赵敏：《物质依赖者注意偏向的脑功能机制》，载《精神医学杂志》2017 年第 3 期。

［10］李荣文、蔡燕强、刘寿明：《关于建立"吸毒行为矫治学"学科的初步构想》，载《广东矫治研究》2006 年第 5 期。

［11］刘永翼：《发挥家庭在预防青少年吸毒中的积极作用》，载《中国药物滥用防治杂志》2015 年第 5 期。

［12］莫关耀、杜敏菊：《云南省青少年吸食新型化学合成类毒品的个人原因及其预防》，载《云南大学学报》（法学版）2014 年第 6 期。

［13］任文启、魏洽：《拟制的高峰体验与内在意义感的重构和维系：同伴教育戒毒模式机理探析》，载《兰州学刊》2020 年第 12 期。

［14］唐浩：《毒品预防教育的监测与评价》，载《中国药物滥用防治杂志》2017 年第 1 期。

［15］唐浩：《防止毒品复吸的记忆唤起消退范式》，载《中国药物依赖性杂志》2016 年第 5 期。

［16］唐浩：《记忆提取消退范式及其在毒品成瘾者中的应用》，载《中华行为医学与脑科学杂志》2016 年第 12 期。

［17］唐浩、李晨、王玮：《预防心理学视角下的青少年合成毒品预防教育》，载《中国药物依赖性杂志》2016年第2期。

［18］唐浩、潘雨薇、陈欢欢：《毒品成瘾戒断者的心理干预技巧及其适用性》，载《辽宁警察学院学报》2016年第5期。

［19］唐浩、李晨：《甲基苯丙胺成瘾者人格特质及其对心理渴求的影响》，载《中国预防医学杂志》2019年第10期。

［20］唐浩、李晨、宋恩丞、赵翎聿：《甲基苯丙胺成瘾者人格特质与心理渴求的关系》，载《中华行为医学与脑科学杂志》2018年第11期。

［21］唐浩、李勇辉、王玮、隋南、侯平川、何东鸿：《基于虚拟现实技术的甲基苯丙胺成瘾记忆消退研究》，载《中国药物依赖性杂志》2021年第3期。

［22］唐浩、王玮、崔洪源：《注意偏向训练对甲基苯丙胺成瘾者情绪调节的影响》，载《中国药物滥用防治杂志》2019年第1期。

［23］唐浩、肇恒伟、王玮：《毒品成瘾者注意偏向及注意偏向训练在成瘾行为中的应用》，载《中国药物依赖性杂志》2015年第3期。

［24］唐浩、赵翎聿、李丹阳、宋恩丞、马传昊：《新型毒品成瘾者人格特质分析及预防复吸策略》，载《中国药物依赖性杂志》2018年第1期。

［25］唐浩、周相全、魏菀：《辽宁省普通院校与艺术院校毒品预防教育现状及需求分析》，载《中国药物依赖性杂志》2018年第6期。

［26］汤宜朗：《药物依赖的神经生物学机制研究进展》，载《中国药物依赖性杂志》2004年第3期。

［27］王大安、胡敏、贾东明、单志强：《运动戒毒刍议》，载《中国药物滥用防治杂志》2020年第4期。

［28］王冬梅、刘彩谊、李勇辉、郑希耕、隋南：《应激易化药物成瘾的神经生物学机制》，载《中国心理卫生杂志》2004年第12期。

［29］王鹏飞：《青少年吸毒的高危因素及防控措施分析——基于对6省市涉毒青少年的实证考察》，载《中国青年社会科学》2020年第2期。

［30］王玮：《tDCS对甲基苯丙胺成瘾者认知功能、焦虑和抑郁的疗效评价》，载《中国药物依赖性杂志》2019年第4期。

［31］王云翠、陈家言、李帅奇、王增珍：《"五步脱敏法"对甲基苯丙胺依赖患者成瘾记忆及自尊水平的影响》，载《中国心理卫生杂志》2020年第10期。

［32］杨玲、马丽、赵鑫、张更生：《毒品成瘾者情绪加工及应对方式的特点：基于负性情绪的视角》，载《心理科学》2015年第2期。

［33］叶郁辉、陈君、王琦、贾少微：《推动社区预防毒品健康教育防止毒品蔓延》，载《医疗装备》2005年第9期。

［34］张静：《小学阶段针对新型毒品的学校预防教育策略》，载《中国药物依赖性杂志》2020年第5期。

［35］张雷：《毒品对个体前瞻记忆影响及经颅磁干预研究》，载《赣南医学院学报》2020 年第 7 期。

［36］周雨青、刘星、马兰：《药物成瘾的神经生物学机制研究》，载《生命科学》2014 年第 6 期。

［37］朱东、徐定、戴国斌、耿敬敬：《太极康复操对合成毒品成瘾者身心康复的实证研究》，载《中国药物依赖性杂志》2016 年第 3 期。

［38］朱龙凤：《成瘾性行为对青少年身心健康发展的影响》，载《校园心理》2011 年第 2 期。

毕业论文：

［1］陈谓：《吸毒预防论》，吉林大学 2004 年博士学位论文。

［2］冯家丹：《rTMS 对甲基苯丙胺依赖者认知功能和渴求研究》，蚌埠医学院 2018 年硕士学位论文。

［3］贺明圆：《冰毒成瘾对听觉刺激前注意加工的影响和干预研究》，华北理工大学 2020 年硕士学位论文。

［4］黄梓明：《正念疗法对戒毒人员心理干预的应用探析》，中国刑事警察学院 2020 年本科毕业论文。

［5］冷烨熹：《重复经颅磁刺激对甲基苯丙胺成瘾者的心理渴求感及认知功能的影响》，辽宁师范大学 2019 年硕士学位论文。

［6］梁若冰：《毒品文化批判》，黑龙江大学 2011 年博士学位论文。

［7］林华坚：《冰毒成瘾者中医证素特征、脑电信号变化及其关联性研究》，福建中医药大学 2017 年硕士学位论文。

［8］刘春梅：《不同戒断期劳教戒毒人员毒品识别的眼动研究》，华东师范大学 2012 年硕士学位论文。

［9］宋月晗：《阿片类物质心瘾形成相关证候及神经生物学机制研究》，北京中医药大学 2009 年博士学位论文。

［10］唐浩：《基于虚拟现实技术的甲基苯丙胺成瘾记忆消退及再巩固干预研究》，中国科学院心理研究所，中国博士后出站报告 2020 年。

［11］汪倩：《重复经颅磁刺激对甲基苯丙胺依赖者注意偏向和心理渴求的影响》，蚌埠医学院 2019 年硕士学位论文。

［12］翁雪玲：《青少年药物滥用的心理机制模型探索——基于多组中介分析》，天津师范大学 2020 年硕士学位论文。

［13］张明珍：《太极康复操对女性甲基苯丙胺依赖者心率变异性及相关指标影响的实证研究》，上海体育学院 2018 年硕士学位论文。

［14］许峻：《试论我国禁毒工作的矛盾及对策》，华东政法学院 2003 年硕士学位论文。